OTC医薬品の比較と使い分け

児島悠史【著者】
Yushi Kojima

坂口眞弓【監修】
Mayumi Sakaguchi

神田佳典【執筆協力】
Keisuke Kanda

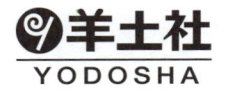
羊土社
YODOSHA

❖**本書関連情報のメール通知サービスをご利用ください**

メール通知サービスにご登録いただいた方には，本書に関する下記情報をメールにてお知らせいたしますので，ご登録ください．

・本書発行後の更新情報や修正情報（正誤表情報）
・本書の改訂情報
・本書に関連した書籍やコンテンツ，セミナーなどに関する情報

※ご登録の際は，羊土社会員のログイン／新規登録が必要です

ご登録はこちらから

監修の序

　筆者が管理をしているみどり薬局は，開局して70年を超えた，祖父，父から引き継いだ昔ながらの薬局です．子どもの頃は薬局が遊び場でした．父の目を盗んで，チョコレート状の虫下しを口に入れたり，ひっきりなしに訪れるお客様に相手をしてもらったり，セールスさんからもらう「おまけ」に大喜びをしていました．薬局の中はOTC医薬品で溢れていました．

　今は，国民皆保険制度や子どもの医療費政策もあり，OTC医薬品を買って自分で治すより，受診した方がいいのではという風潮で，調剤を主とする薬局が多くを占め，OTC医薬品を取り扱ったことのない薬剤師が増えてきました．

　しかし，2017年度の医療費は過去最高の42.2兆円，2040年まで高齢者人口の増加が影響して医療費を含めた社会保障費全体が増えていくと見通していますが[1]，増加要因として，「高齢化に伴う伸び」と「医療の高度化による伸び等」があるとしています．2019年6月21日閣議決定された経済財政運営と改革の基本方針2019〜「令和」新時代：「Society 5.0」への挑戦〜では，「一般用医薬品等の普及などによりセルフメディケーションを進めていく中で，健康サポート薬局についても，その効果を検証しつつ取組を進める」と記載されています[2]．また，日本臨床外科学会は，風邪や腹痛などのいわゆるcommon diseaseは，国民への知識を増やし，自分自身が受診するか，自分で治療すべきかを判断できるようにすることが大切であり，これにより医療費の削減につながると言っています[3]．これからは，セルフメディケーション＝OTC医薬品の活用を避けては通れません．

　OTC医薬品は売ればいいのではなく，『来局者が抱えている健康トラブルを解決するための支援を行う』という心構えで，来局者に対応することであり，症状を聞き取り判断をし，適切なOTC医薬品を選択し，適正使用が可能になるように情報提供，販売することが必須です．そして，選択して販売した商品についての責任を持ち，販売後のフォローも大変重要なことであると思います．

　本書は，薬効ごとのOTC医薬品を，多数の参考文献から効果を検証し，詳細に解説しています．薬局に常備する1冊として利用していただきたいと思います．

1）内閣府：2040年を見据えた社会保障の将来見通し（https://www5.cao.go.jp/keizai-shimon/kaigi/minutes/2018/0521/shiryo_04-1.pdf）
2）内閣府：経済財政運営と改革の基本方針2019〜「令和」新時代，「Society 5.0」への挑戦〜（https://www5.cao.go.jp/keizai-shimon/kaigi/cabinet/2019/2019_basicpolicies_ja.pdf）
3）日本臨床外科学会：http://www.ringe.jp/civic/medical_01.html

2019年10月

坂口　眞弓

序

OTC医薬品は，国民の税金や保険料を使って行われる医療と違い，基本的に全額自己負担で使います．そのため，たとえ根拠に乏しいものや，あまり効果が期待できないものであっても，使う人の希望や好みを優先して販売することも選択肢の1つです．

しかし，これはOTC医薬品の販売に関わる薬剤師や登録販売者が，薬の有効性や安全性に関する科学的根拠を軽視してよいということではありません．特に，期待できる効果のわりに「副作用のリスクが高い薬」や「値段が高い薬」を勧めてしまう行為は，薬で体調を良くしようと考えている自分の顧客に対し，体調を悪化させたり不必要な出費を強いたりすることに繋がってしまいます．「薬の専門家」として，より安全で効果的な薬の使い方を提案するためには，パッケージの雰囲気やテレビCMで流れるフレーズ，説明書だけで商品を比較するのではなく，その商品に配合されている個々の成分について有効性・安全性の根拠を踏まえ，目の前の顧客がその薬を使うことは本当に有益かどうかを考えるというステップが大切です．

そこで，本書ではOTC医薬品を「有効成分」という切り口で比較・使い分けができるように，20の主要なカテゴリについて約800点の参考文献をもとに，各成分の長所・短所や類似薬との違い，使い分けを考える際に役立つフローチャート，さらに現場でよく出会う117個の「クリニカルクエスチョン」をQ&A方式でまとめました．また，OTC医薬品の販売に際しては「医師の診察を受けていない人」の対応が基本になることから，緊急性の高い疾患を見落とさないための「病院受診のトリアージ」も紹介しています．

OTC医薬品には，医療用の薬と比べても決して効果の劣らないもの，むしろ魅力的な製剤工夫が施されているものがたくさんあります．本書が，「OTC医薬品の魅力を十二分に引き出しつつ，安全で効果的な使い方ができる」ための楽しい勉強の一助になることを願っています．

最後に，本書の執筆にあたり，完成まで2年近くを支えてくださった編集担当の秋本佳子さま，デザイン担当の鳥山拓朗さまをはじめとする羊土社編集部のみなさま，監修の坂口眞弓先生，情報収集に協力して頂いた神田佳典先生に心からの感謝を申し上げます．

2019年10月

児島 悠史

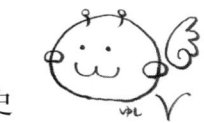

OTC医薬品の比較と使い分け

contents

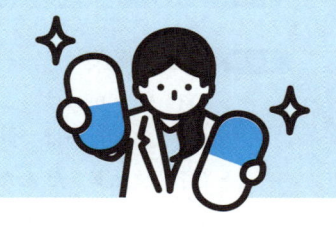

現場で役立つQ&A

次ページに続く ➡

OTC医薬品の比較と使い分け

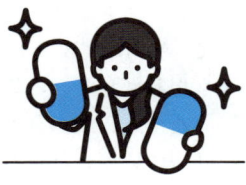

妊娠・授乳中の薬について

　妊娠・授乳中に薬を使用すると，胎児・乳児に悪影響を及ぼすことがあります．そのためOTC販売の現場では，妊婦・授乳婦から相談を受けた場合，例外なくすべて病院受診を勧めているところも少なくありません．

　確かに，妊娠中は定期的に病院を受診するのが一般的なため，何か薬が必要になった際は主治医に相談するのが基本です．しかし，病院の診察時間外や休日であったり，通院や待ち時間が大変であったりと，病院へ行く以外の解決方法を求めて相談に来られた人に対し，具体的なリスク説明や代替案の提示もなく，ただ「病院受診を」と返すだけでは，そこに薬剤師や登録販売者がいる意味はありません．

　どのような状況で，どの程度の量を，どのくらいの期間使うと，具体的にどういったリスク（危険性）があるのかを薬ごとに知り，その薬によって得られるベネフィット（有益性）と比べて，いま使うべきものか，他にもっとよい選択肢はないかを総合的に考えて判断することができれば，たとえ結論として「病院受診」を勧めることになったとしても，「相談してよかった」と思ってもらえるはずです．

　セルフメディケーションの重要性が叫ばれる昨今，「添付文書に書いてあるからダメ」という機械的な判断や，「これまでそうしてきた」といった根拠のない通説・雰囲気から脱却し，根拠に基づいた薬物治療コンサルテーションを行うために，本書では妊娠・授乳中の安全性評価について，報告されている疫学調査のほか，以下の資料を参考に一歩踏み込んだ記載をしています．

妊娠中の安全性評価：オーストラリア基準

　オーストラリア医薬品評価委員会・先天性異常部会による安全性評価です．妊娠中の安全性について，A・B1・B2・B3・C・D・Xの7段階にランク付けしたもので，処方薬のインタビューフォームにも掲載されている基準の1つです．

　ただし，この評価はあくまでこれからの治療を決める際の参考にするものであって，薬を服用中に妊娠に気づいた際の事後対応の根拠となるものではありません．

ランク分類		意味
A		これまでに多くの妊婦・妊娠可能年齢の女性に使用されてきたが，それによって奇形の頻度や胎児に対する有害作用の頻度が増す，という「いかなる証拠」も観察されていない．
B		ヒトへの使用経験はまだ限られているが，奇形や有害作用の頻度が増すという証拠は示されていない．
	B1	動物を用いた研究が十分になされ，胎児への障害が増加するという証拠は示されていない．
	B2	動物を用いた研究はまだ不十分だが，入手しうるデータからは，胎児の障害が増加するという証拠は示されていない．
	B3	動物を用いた研究では胎児への影響が示されているが，この結果がヒトに対してどういった意味をもつものか，わからない．
C		ヒト胎児の奇形を増やす作用はないが，その薬理作用によって，胎児や新生児に有害作用を引き起こす疑いがある（ただし，その有害作用は，薬を中断することで回復する（＝可逆的）こともある）．
D		ヒト胎児の奇形や，不可逆的な障害のリスクを増加させる疑いがある．
X		ヒト胎児に永久的な障害を引き起こすリスクの高い薬であり，妊娠中あるいは妊娠の可能性がある場合は使用すべきでない．

原典：https://www.tga.gov.au/australian-categorisation-system-prescribing-medicines-pregnancy

　医療の場では，【D】に分類されるものであっても，薬を使った方が母子ともに有益性があると判断されることもあります．しかし，あくまでセルフメディケーションの手段であるOTCでは，基本的に【B2】の薬までであればOKとするのが妥当と考えられます．安全性の確認された成分だけの製剤を必要最低限の量で選び，リスクのある薬や情報が不足している薬は避けるようにしてください．

● **安全とされる薬でも，十分な説明を**

　薬剤師や登録販売者が，妊娠中でも「安全」や「大丈夫」な薬だと安易な伝え方をすると，それは「リスクがゼロである」という意味で捉えられてしまう恐れがあります．しかし，薬を使わない自然な状態でも，流産は約15％，先天異常は2〜3％程度の頻度で起こるとされています[1]．そのため，あくまで**「ベースラインのリスクを薬が高めることはない」**という意味であることを，十分に説明する必要があります．

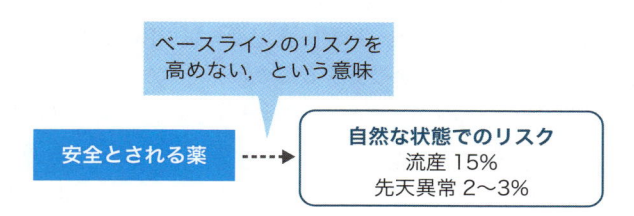

　流産や先天異常が起きた場合，母親や家族はどうしても「何が原因だったのか？」という犯人探しをし，たまたま薬を使っていた際にはその薬が原因だと思い込んでしまう傾向にあります．こうした誤解は，「薬を使わなければよかった」という無用の後悔や医療に対する不信感など，将来に渡って非常に悪い影響を与えてしまう要因になります．自分の説明が，患者の人生に大きな影響を与え得ることを念頭に，慎重な判断と言葉選びをするようにしてください．

授乳中の安全性評価 ① : Medications and Mothers' Milk

　授乳中の薬の安全性について，L1・L2・L3・L4・L5の5段階にランク付けした海外の専門書で，処方薬のインタビューフォームにも掲載されている基準の1つです．

ランク分類	意味
L1	**最も安全**：多くの授乳婦が使用してきたが，乳児への有害報告はない．対照試験でもリスクは示されず，乳児に害を与える可能性はほとんどない．
L2	**比較的安全**：少数例の研究に限られるが，乳児への有害報告はない．
L3	**中等度の安全**：授乳婦の対照試験は行われていないが，乳児に不都合な影響が出る可能性がある．または，対照試験では軽微で危険性のない有害作用しか示されていない（情報不足な新薬は，通常ここに分類される）．
L4	**悪影響を与える可能性がある**：乳児や乳汁産生にリスクがあるという証拠があるが，授乳婦に対する有益性が上回る場合には使用可能．
L5	**禁忌**：授乳婦の研究で，乳児に重大なリスクがあることが使用経験をもとに証明されている．

　医療の場では，【L4】に分類されるものであっても，母体の生命にかかわる場合などは使われることがあります．しかし，あくまでセルフメディケーションの手段であるOTCでは，基本的に【L2】までの薬であればOKとするのが妥当と考えられます．安全性の確認された成分だけの製剤を必要最低限の量で選び，リスクのある薬や情報が不足している薬は避けるようにしてください．

授乳中の安全性評価 ②：国立成育医療研究センター

　国立成育医療研究センターは，Web上で「授乳中に安全に使用できると考えられる薬」のリストを公開しています（https://www.ncchd.go.jp/kusuri/lactation/druglist.html）．ここに掲載された薬は，これまでに報告された情報をもとに安全性が評価されたもののため，OTCを選ぶ際にも重要な基準となります．

授乳中の安全性評価 ③：母乳とくすりハンドブック 改訂3版

　大分県地域保健協議会が発行している，827品目の薬について授乳中の安全性評価を示した書籍です．「Medications and Mothers' Milk」の分類のほか，「Drugs and Lactation Datebase」，「Drugs in Pregnancy and Lactation」の評価，相対的乳児投与量（RID）や薬の分子量・最高血中濃度・蛋白結合率など，母乳中への薬の移行量を推算するためのデータが掲載されています．臨床の場で薬剤師が広く活用している専門書です．ここで◎や○と評価されている薬は，OTCを選ぶ際にも選択肢になります．

● 授乳中止の指示を，安易に行わない

　授乳中である相談を受けた際，安易に「授乳をやめる」ことを指示する薬剤師・登録販売者は少なくありません．しかし，実際に授乳を中断しなければならないような薬はごくわずかで，多くの場合は母体の薬物治療と母乳育児は両立します．

　「授乳中止」の指示は，母親に対して非常に大きな不安を与える要因になります．科学的な安全性評価を行い，できる限り授乳を続けられるような指導を行うようにしてください．

なぜ「添付文書の通り」ではいけないのか〜添付文書の落とし穴

　添付文書は，確かに薬剤師や登録販売者がOTCを選ぶ際の重要な判断基準になります．しかし，添付文書はあくまでその1つの商品についての性能や注意事項が記載されたものであって，他の商品の添付文書と記載内容を見比べて「どちらがより安全」，「どちらがより効果的」と評価することはできません．特に，妊娠・授乳中の薬を考える際には，**添付文書の記載に忠実になればなるほど，かえって安全性評価の低い薬を選んでしまう事態も起こります**．そのため，「添付文書」だけに依存するのではなく，広くいろいろな資料に当たって，個々に安全性を考える必要があります．

「添付文書通り」では，かえって安全性の低い薬を選んでしまう例 [2〜4]

	クレマスチン	クロルフェニラミン	ジフェンヒドラミン	フェキソフェナジン	ロラタジン
OTC添付文書上の記載制限	制限なし	制限なし	**禁止**	**禁止**	**禁止**
Medications and Mothers' Milk 17th ed	L4	L3	L2	L2	L1
国立成育医療研究センター「授乳中に安全に使用できると考えられる薬」	非掲載	非掲載	○	○	○
大分県地域保健協議会「母乳とくすりハンドブック改訂3版」	○ 短期間は可	◎	◎	◎	◎

　このように，花粉症などのアレルギー疾患の治療に使う「抗ヒスタミン薬（☞ p.76）」では，**専門書や各専門機関で安全性が高く評価されている薬と，添付文書上で制限のかけられている薬とが，全くの逆になっています**．こうした「添付文書」の矛盾は「抗ヒスタミン薬」に限らず多くの薬で起こっているため，「添付文書」だけを見比べた判断はせず，薬の成分1つ1つについて個別に安全性評価を調べる必要があります．

■ **参考文献**

1）「薬物治療コンサルテーション 妊娠と授乳（改訂2版）」（伊藤真也，村島温子/編），南山堂，2014
2）「Medications and Mothers' Milk 17th ed」（TW Hale），Springer Pub Co, 2017
3）国立成育医療研究センター「授乳中に安全に使用できると考えられる薬」
4）「母乳とくすりハンドブック（改訂3版）」（大分県地域保健協議会大分県「母乳と薬剤」研究会/編），大分県地域保健協議会，2017

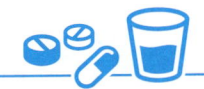

薬を使う目的

「解熱鎮痛薬」は，発熱や痛みを和らげる目的で使います．多くの人にとって馴染みのある薬ですが，あくまで発熱や痛みによる不快な症状を和らげるものであり，根本的な治療にはなりません．そのため，長引く場合は熱や痛みの原因を明確にすることも大切です．

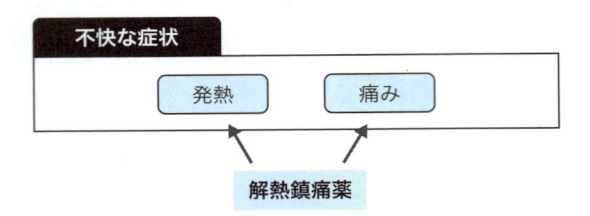

セルフメディケーションの位置づけ

OTCの解熱鎮痛薬だけでも，日常的な発熱・痛みには十分に対応できます．ただし，年齢，妊娠中や授乳中，インフルエンザに罹患している際など，状況によっては薬を慎重に選んだ方がよい場合もあります．購入時だけでなく，常備薬として後々にどんな状況で使う可能性があるのかも考慮した指導が重要です．

また，OTCの解熱鎮痛薬で痛みが十分に治まらない場合には，薬の量を増やしたり使い続けたりするのではなく，痛みの原因を明確にし，それぞれの症状により適した治療を受ける必要があります．

	分類	効果	副作用	
推奨	アセトアミノフェン	高	低	子ども・妊婦・授乳婦でも使え，インフルエンザのときにも安全
推奨	非ピリン系のNSAIDs	高	中	使用制限は多いが，アセトアミノフェンより鎮痛効果は高め
選択肢	カフェイン	中	中	摂取量には注意が必要だが，片頭痛などには使いどころがある
注意	ピリン系のNSAIDs	高	高	**ピリンアレルギーに注意**
注意	催眠鎮静薬	低	高	痛みに対する効果は限定的で，眠気や薬疹・習慣性のリスクがある

薬理作用

- アセトアミノフェン：痛覚閾値を高め（鎮痛），体温調節中枢に作用して皮膚血管からの放熱を促します（解熱）．

- NSAIDs：発熱や痛み・炎症の原因となる「プロスタグランジン」の生成を阻害します．

- カフェイン：中枢興奮作用によって鎮痛効果を助けます．

- 催眠鎮静薬：催眠・鎮静作用によって痛みを紛らわせます．

こぼれ話 「NSAIDs」とは「Non-Steroidal Anti-Inflammatory Drugs：非ステロイド性抗炎症薬」の略語です．

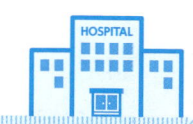

病院受診のトリアージ

「腰痛」などの「身体の痛み」を訴える人の中から，こんな人を見つける

⚠ 悪性腫瘍や，腎臓・膵臓などの内臓疾患

⚠ 脊髄圧迫が起こっている人

⚠ OTCでは十分な効果が得られにくい「神経痛」に悩む人

⚠ 痛みが長引き，痛み止めを長期間連続して服用している人

❶ 2週間以上，痛みが続いている

いわゆる普通の「腰痛」は，1週間で50％，2週間で80％が自然に治まります[1]．腰痛が2週間以上続く，時間経過で改善してこない場合には内臓疾患や自己免疫疾患による炎症などの可能性を疑う必要があります．また，痛み止めを長期間続けて服用していると，消化管出血のリスクも高くなります．痛みの原因を明確にするため，あるいは長期使用に適した痛み止めを処方してもらうためにも，一度病院を受診するよう勧める必要があります．

❷ 身体を動かさずに安静にしていても痛む

普通の「腰痛」や「関節痛」は，筋肉の炎症が主な原因のため，横になって安静にしていれば和らぎます．身体を動かさずに安静にしていても改善しない，夜間に痛みで目が覚めることがあるといった場合には，感染症や内臓疾患の可能性を疑い，早めに病院を受診するよう勧める必要があります．

❸ 発熱，体重減少などの全身症状を伴っている

「腰痛」などの関節痛に，発熱や体重減少などの全身症状が伴っている場合，感染症や悪性腫瘍などの可能性を疑う必要があります．特に腰〜背中の痛みは，悪性腫瘍の転移でもよくみられる初期症状であることに注意が必要です．

緊急 ❹ 脚やお尻が痺れている

脚やお尻に痺れの症状が現れている（特に，自転車などの「サドル状」に感覚がなくなる）場合は，脊髄圧迫による神経症状の可能性があります．麻痺が進行すると回復不能になる恐れもあるため，すぐに病院を受診するよう勧める必要があります．

緊急 ❺ 尿が出ない，血尿が出るなどの症状を伴っている

尿路結石や腎結石などでは，強い腰や背中の痛みと併せて尿が出ない・血尿が出るなどの症状を伴うことがあります．尿が出にくくなった，といった兆候があれば，すぐに病院を受診するよう勧める必要があります．

❻ ビリビリと電気が走る，チリチリと灼けるような痛み方をする

OTCとして販売されている痛み止めでは，ビリビリと電気が走る，チリチリと灼けるように痛む「神経障害性疼痛（☞ p.36）」には十分な効果が期待できません．また，帯状疱疹などの感染症の恐れもあるため，早めに病院を受診するよう勧める必要があります．

こぼれ話　一般的に「腰痛」は，発症から4週間未満のものを「急性」，4週間以上3カ月未満のものを「亜急性」，3カ月以上のものを「慢性」と定義されています．

緊急 ▶ 1 40歳以上の人が，はじめて経験するような頭痛

　OTCで対応できるような頭痛は，通常40歳までの間にすでに何度も経験していることになります．そのため，40歳以上の人が「はじめて経験するような頭痛」は，くも膜下出血や脳出血・緑内障などの疾患を疑い，すぐに病院を受診する必要があります．

緊急 ▶ 2 Ottawa SAH Rule に当てはまる

　頭痛で最も注意すべき疾患の1つに，「くも膜下出血」があります．症状の軽い「くも膜下出血」は，緊張型頭痛や片頭痛と間違えられることが多く，その後のQOLや生存率に大きく影響する[2]ため，注意が必要です．この病気の可能性を鑑別する「Ottawa SAH Rule」に当てはまる人は，すぐに病院を受診する必要があります．

Ottawa SAH Rule [3]

1	40歳以上
2	首に痛みや硬直がある
3	意識消失を目撃されている
4	活動中に頭痛がはじまった
5	痛みが，一瞬でピークに達した
6	顎が胸につかない

左の6項目いずれも当てはまらない場合，「くも膜下出血」はほぼ否定できます[3]．
40歳以上の人で，2〜6のいずれかの項目に当てはまるような場合は，「くも膜下出血」の可能性を伝え，病院で精密検査を受けるよう勧める必要があります．

緊急 ▶ 3 顔の片側に歪みがある，片腕に力が入らない，言葉がうまく出てこない（ろれつが回らない）

　こうした症状が見られる場合は，「脳卒中」を疑う必要があります[4]．すぐに119番通報してください（ACT-FASTキャンペーン）．

緊急 ▶ 4 視野に異常がある

　「閉塞隅角緑内障」の急性発作では，頭痛と併せて眼の痛みや視野に異常が起こります．薬が原因で悪化する（☞ p.79）こともあり，対応が遅れると失明の原因にもなるため，すぐに病院を受診する必要があります．

注意 ▶ 5 OTCを含めて，痛み止めを月に15日以上使っている

　痛み止めを使い過ぎると，薬物乱用頭痛を引き起こす恐れがあります（☞ p.39）．痛み止めの減量・中止や，片頭痛の場合は予防薬（☞ p.51）の使用など，医師の指導のもとでより適切な治療を受ける必要があります．

注意 ▶ 6 最近，頭をぶつけたことがある

　頭を強く殴打した経験が直近にある場合，そのときに生じた外傷や出血が原因の頭痛である可能性があります．時間経過とともに悪化していくような頭痛も含め，病院受診を勧める必要があります．

こぼれ話　Ottawa SAH Rule は，「感度」が98.5〜100％と高く，全て該当しなければ「くも膜下出血」である可能性は低いと言えます．しかし，「特異度」は15〜27％と低いため，この検査に該当した人には「くも膜下出血」でない人（偽陽性）も多いことになります．

> ## 「喉の痛み」を訴える人の中から，こんな人を見つける
>
> ⚠ 「扁桃周囲膿瘍」や「心筋梗塞」などの緊急性の高い疾患
>
> ⚠ 溶血性連鎖球菌による細菌性の「急性咽頭炎」
>
> ⚠ 異物を誤飲した際にできた外傷の悪化

緊急 1 唾液を飲み込んでも痛くない「喉の痛み」

通常，風邪などで喉が痛む際は「唾液を飲み込む」と痛みが強まります．唾液を飲み込んでも喉の痛みが強まらないときは，喉ではなく頸部の痛みを疑う必要があります．寝違えた，捻ったなどの明らかなケガをした覚えがない場合，心筋梗塞などの痛みを「頸部の痛み」として感じている可能性もあります．

緊急 2 口を開けにくい，息苦しさがある

口の中の扁桃に膿が溜まって腫れ上がる「扁桃周囲膿瘍」や，喉頭蓋の細菌感染症である「喉頭蓋炎」は，重症化すると気道を圧迫し，呼吸できなくなる恐れがあります．この「扁桃周囲膿瘍」では，喉の痛みに伴って口を開けにくい・息苦しいといった症状が現れるのが特徴です．こういった兆候がある場合は，すぐに病院を受診する必要があります．

緊急 3 「Centor Score」で2～3点以上になる

溶血性連鎖球菌による「急性咽頭炎」では，抗菌薬による治療が必要な場合があります．この咽頭炎を予測するツール「Centor Score」で2～3点以上になる場合は痛み止めを使うのではなく，病院を受診するよう勧める必要があります．

A群溶連菌性咽頭炎を予測するCentor Score [5]

症状	点数
15歳未満	＋1点
咳が出ない	＋1点
38℃以上の発熱	＋1点
リンパ節を押さえると痛む	＋1点
扁桃に白いブツブツがある	＋1点
45歳以上	－1点

合計点	A群溶連菌性咽頭炎の可能性
0点以下	2～3%
1点	4～6%
2点	10～12%
3点	27～28%
4点以上	38～63%

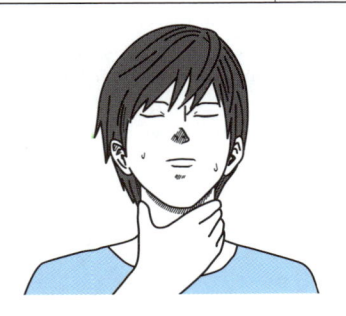

セルフメディケーションの現場では，リンパ節の正確な場所がわからなくとも，およそ「自分で顎の下，喉の横あたり」を押さえてみて痛むかどうかを確認できれば十分です．

4 最近，異物を誤飲したことがある

異物を誤飲した経験が直近にある場合，そのときに生じた外傷が悪化している可能性があります．喉に魚の骨が刺さった場合，その骨を目視できるのであればピンセットで除去することも選択肢ですが，

こぼれ話　魚の骨は先端・辺縁が鋭利なため食道壁などを傷付けやすく，局所の炎症・浮腫・腫瘍の原因になることがあります．特に「ご飯の丸呑み」は食道などに深く刺さってしまうこともあるため，厳禁です．

骨がとれない，あるいは骨を目視できないが1〜2日経っても喉の痛み，違和感が続くような場合は，病院で診てもらった方が無難です．

> **その他「痛み止め」を求める人の中から，こんな人を見つける**
> ! 悪性腫瘍や感染症，内臓疾患の恐れがある人
> ! 心筋梗塞などの「放散痛」が現れている人

緊急▶1 痛みで「冷や汗」が出る

特に，胸部の痛みで「冷や汗」が出るような場合，心筋梗塞など緊急性の高い疾患である可能性があります．すぐに病院を受診する必要があります．

2 身体を動かさずに安静にしていても痛む

身体を横にして安静にしていても痛みが改善しない，眠っていても痛みで目が覚めることがある場合，通常の炎症による痛みではなく，感染症や内臓疾患の可能性を疑う必要があります．

注意▶3 広範囲に漠然とした痛みがある，痛みの場所がハッキリしない，痛む部分を押しても痛みが強まらない（放散痛）

心筋梗塞などの虚血性心疾患では，胸が痛むのが一般的です．しかし，中には「胸の痛み」は現れず，下顎や歯・顔面への痛み・しびれ・違和感として現れる（放散痛）ことがあります[6]．**広範囲に漠然とした痛みがある，痛みの場所がハッキリしない，痛む場所を押しても痛みが強まらない**場合，こうした「放散痛」の可能性があります．早めに病院を受診するよう勧める必要があります．

4 痛みが時間経過とともに悪化している

OTCで対応できるような炎症性の痛みであれば，通常は時間経過とともに自然に改善してきます．痛みがどんどん悪化している，全く改善してこないといった場合には，一度痛みの原因を明らかにする必要があります．

■ 参考文献

1）Borenstein DG：A clinician's approach to acute low back pain. Am J Med, 102：16S–22S, 1997 [PMID：9217555]

2）Kowalski RG, et al：Initial misdiagnosis and outcome after subarachnoid hemorrhage. JAMA, 291：866–869, 2004 [PMID：14970066]

3）Perry JJ, et al：Clinical decision rules to rule out subarachnoid hemorrhage for acute headache. JAMA, 310：1248–1255, 2013 [PMID：24065011]

4）Kleindorfer DO, et al：Designing a message for public education regarding stroke: does FAST capture enough stroke? Stroke, 38：2864–2868, 2007 [PMID：17761926]

5）McIsaac WJ, et al：A clinical score to reduce unnecessary antibiotic use in patients with sore throat. CMAJ, 158：75–83, 1998 [PMID：9475915]

6）Kreiner M, et al：Craniofacial pain as the sole symptom of cardiac ischemia: a prospective multicenter study. J Am Dent Assoc, 138：74–79, 2007 [PMID：17197405]

こぼれ話　下顎や顔への「放散痛」は，虚血性心疾患（心筋梗塞など）の患者の38％（71/186名）に現れ，そのうち15％（11/71名）は胸に痛みを感じなかったという調査報告があります（参考文献5）．

使い分けフローチャート

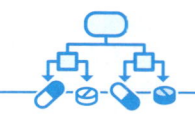

◆ 解熱鎮痛薬の選び方

病院受診のトリアージ

腰痛・背部痛

- ✓ 2週間以上，続いている
- ✓ 安静にしていても痛む
- ✓ 発熱・体重減少を伴っている
- ✓ 脚やお尻に「痺れ」がある
- ✓ 尿が出ない・血尿が出る
- ✓ 電気が走る・灼けるように痛む

頭痛

- ✓ 「はじめて経験する」ような痛み
- ✓ 「Ottawa SAH Rule」に当てはまる
- ✓ 「ACT-FAST」に当てはまる
- ✓ 視野に異常がある
- ✓ 痛み止めを月15日以上使っている
- ✓ 最近，頭をぶつけた経験がある

喉の痛み

- ✓ 唾液を飲み込んで痛みが悪化しない
- ✓ 口を開けにくい，息苦しい
- ✓ 「Centor Score」で2〜3点以上になる
- ✓ 最近，異物を誤飲した経験がある

その他の痛み

- ✓ 痛みで「冷や汗」が出る
- ✓ 安静にしていても痛む
- ✓ 広範囲の漠然とした，不明瞭な痛み
- ✓ 痛む部位を押しても痛みが強まらない
- ✓ 痛みが時間経過とともに悪化している

※「発熱」に対して使用する場合は，「総合感冒薬」のトリアージを参照のこと（☞ p.118）
※「喉の痛み」に対して使用する場合は，「うがい薬」のトリアージも参照のこと（☞ p.421）

NO

YES

病院受診

「アセトアミノフェン」を選ぶべき人

- ✓ 15歳未満
- ✓ 妊娠中〜後期（20週以降）に使う
- ✓ インフルエンザの時に使う
- ✓ アスピリン喘息の人

YES

NO

授乳中

- ✓ 授乳中に使う

YES

NO

薬のアレルギー

- ✓ ピリンアレルギー

YES

NO

解熱鎮痛薬　　非ピリン系

| アスピリン エテンザミド | イブプロフェン ロキソプロフェン | アセトアミノフェン |

授乳中でも選択肢になる解熱鎮痛薬

薬を飲んでも熱・痛みが改善しない

●基本方針●

15歳未満，妊娠中〜後期（20週以降）やインフルエンザのときに薬を使う可能性がある，アスピリン喘息の人の場合，「アセトアミノフェン」を選ぶ必要があります．授乳中は「イブプロフェン」や「ロキソプロフェン」も選択肢になります．ピリンアレルギーの人は「イソプロピルアンチピリン」を避けるよう注意しなければなりません．

なお，OTCの中では「イブプロフェン」や「ロキソプロフェン」は鎮痛効果が強めなため，効果の高い薬を求める人に適しています．

◆ **15歳未満の小児** ──────────→ 「アセトアミノフェン」を選ぶ

◆ **妊娠中〜後期(20週以降)に使う可能性がある** ─→ 「アセトアミノフェン」を選ぶ (☞ p.42)

◆ **インフルエンザのときに使う可能性がある** ─→ 「アセトアミノフェン」を選ぶ (☞ p.41)

◆ **アスピリン喘息** ──────────→ 「アセトアミノフェン」を選ぶ (☞ p.47)

◆ **授乳中に使う可能性がある** ──────→ 「アセトアミノフェン」・「イブプロフェン」・「ロキソプロフェン」から選ぶ (☞ p.43)

◆ **ピリンアレルギー** ──────────→ 「イソプロピルアンチピリン」は禁忌 (☞ p.47)

◆ **「アスピリン」を抗血小板薬として服用中** ─→ 「アセトアミノフェン」，「ロキソプロフェン（間隔が必要）」(☞ p.48)

◆ **効果の高い解熱鎮痛薬がよい** ─────→ 「イブプロフェン」・「ロキソプロフェン」

◆ **よく効く頭痛薬が欲しい** ───────→ 「アセトアミノフェン」＋「カフェイン」＋「アスピリン」の製剤 (☞ p.39)

◆ **お腹が痛い** ──────────────→ 生理痛には解熱鎮痛薬が有効，その他は「胃薬」を考慮 (☞ p.165)

◆ **喉が痛い** ──────────────→ 「うがい薬 (☞ p.420)」も選択肢になる

◆ **腰や首・腕などの関節が痛い** ─────→ 痛み止めの「塗り薬」や「貼り薬」も選択肢になる (☞ p.267)

💡 **豆知識** ──────────────────────────────

慢性頭痛に対する「漢方薬」の効果

　慢性頭痛に対し，『呉茱萸湯』が頭痛の発作頻度を減らせるとする報告があります [1,2]．OTCを継続服用するには経済的な負担が大きくなる傾向にありますが，他の痛み止めや予防薬が合わない場合には選択肢になります．

1）Odaguchi H, et al：The efficacy of goshuyuto, a typical Kampo (Japanese herbal medicine) formula, in preventing episodes of headache. Curr Med Res Opin, 22：1587-1597, 2006 [PMID：16870083]

2）丸山哲弘：片頭痛予防における呉茱萸湯の有用性に関する研究：塩酸ロメリジンとのオープン クロスオーバー試験．痛みと漢方，16：30-39，2006

 こぼれ話　解熱鎮痛薬は，風邪の際の頭痛・発熱・喉の痛みだけでなく，鼻症状にも効果があります（Cochrane Database Syst Rev, CD006362, 2015 [PMID：26387658]）．

◆ 製剤の選び方 ①催眠鎮静薬の扱い

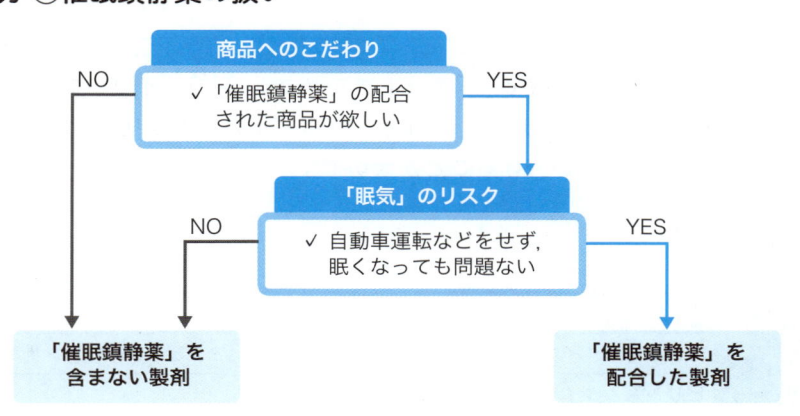

```
                商品へのこだわり
      NO  ┌──────────────────────┐  YES
    ───────┤ ✓「催眠鎮静薬」の配合 ├───────
    │      │   された商品が欲しい   │      │
    │      └──────────────────────┘      │
    │                                    │
    │              「眠気」のリスク       │
    │         NO  ┌──────────────────┐  YES
    │        ─────┤ ✓ 自動車運転などをせず、├─────
    │        │    │   眠くなっても問題ない │     │
    │        │    └──────────────────┘     │
    ▼        ▼                             ▼
┌──────────┐                        ┌──────────┐
│「催眠鎮静薬」を│                        │「催眠鎮静薬」を│
│ 含まない製剤 │                        │ 配合した製剤 │
└──────────┘                        └──────────┘
```

● 基本方針 ●

「催眠鎮静薬」で解熱・鎮痛効果が大幅に高まることはありません. 愛用の商品を希望する人以外は,「催眠鎮静薬」を含まない製剤を選んだ方が, 眠気や薬疹・習慣性のリスクを避けられます.

◆ 催眠鎮静薬の入った商品を適正に使用し, 効果を実感できている ⟶ そのままでもよい

◆ 風邪や頭痛でしんどいので, よく眠れる解熱鎮痛薬が欲しい ⟶ 適正使用に問題なければ選択肢に

◆ 上記以外 ⟶「催眠鎮静薬」の入った製剤を避ける

◆ 製剤の選び方 ②胃が弱い人の対応

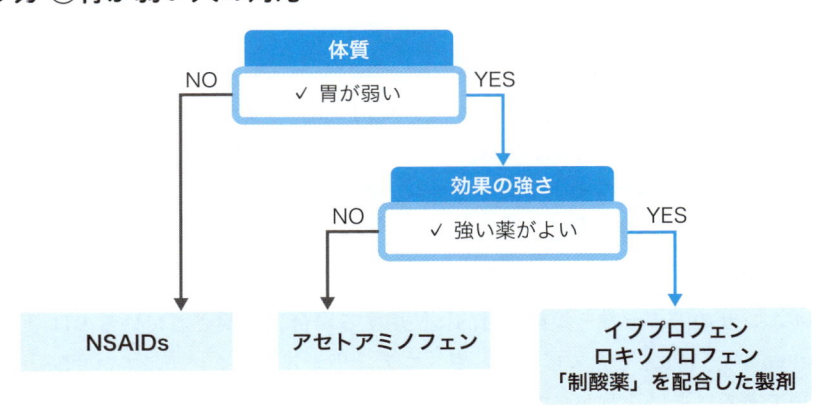

```
              体質
      NO  ┌──────────┐  YES
    ───────┤ ✓ 胃が弱い ├───────
    │      └──────────┘      │
    │                        │
    │            効果の強さ   │
    │       NO  ┌──────────┐  YES
    │      ─────┤ ✓ 強い薬がよい ├─────
    │      │    └──────────┘     │
    ▼      ▼                     ▼
┌────────┐ ┌────────────┐ ┌──────────────┐
│ NSAIDs │ │アセトアミノフェン│ │ イブプロフェン  │
└────────┘ └────────────┘ │ ロキソプロフェン │
                          │「制酸薬」を配合した製剤│
                          └──────────────┘
```

● 基本方針 ●

胃が弱い人には,「アセトアミノフェン」が無難ですが, 解熱・鎮痛効果はやや弱めなため, 胃粘膜を保護する「制酸薬」を配合した「イブプロフェン」や「ロキソプロフェン」も選択肢になります.

◆ 胃が弱い ⟶「アセトアミノフェン」, または外用薬も考慮 (☞ p.259)

◆「アセトアミノフェン」では物足りない ⟶「イブプロフェン」や「ロキソプロフェン」に「制酸薬」を配合した製剤

(胃潰瘍などの病歴がある人は, 病院で胃により適した薬を処方してもらう必要があります)

こぼれ話 「痛み止めを飲んで眠くなったことがある」という訴えに対しては, NSAIDsの副作用を疑うよりもまず「催眠鎮静薬」を配合した商品を使っていなかったかどうかを確認する必要があります.

分類と特徴

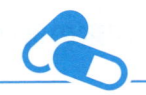

OTC に配合されている解熱鎮痛薬は，「アセトアミノフェン」・「イブプロフェン」・「ロキソプロフェン」・「アスピリン／エテンザミド」・「イソプロピルアンチピリン」の5種です．それぞれの長所・短所を把握した上で使い分けることが大切です．

解熱鎮痛薬の分類

アセトアミノフェン		アセトアミノフェン
NSAIDs	非ピリン系	イブプロフェン，ロキソプロフェン，アスピリン／エテンザミド
	ピリン系	イソプロピルアンチピリン
その他	中枢興奮薬	カフェイン
	催眠鎮静薬	ブロモバレリル尿素，アリルイソプロピルアセチル尿素
	制酸薬	メタケイ酸アルミン酸マグネシウム，酸化マグネシウム，ケイ酸アルミニウム，ヒドロタルサイト

使い分けのポイント

● 年齢による使い分け

OTCの解熱鎮痛薬のうち，15歳未満の子どもでも使えるものは「アセトアミノフェン」のみです（医療用では「イブプロフェン」も使うことがある）．子どもの発熱，中学生以下の生理痛などには「アセトアミノフェン」を選ぶ必要があります．

● 妊娠・授乳中の選択

妊娠初期は，特にどの解熱鎮痛薬を使っていても問題ありません．ただし，妊娠が判明した時点で「アセトアミノフェン」に切り替え，OTCで熱や痛みが治まらないようであれば病院で相談した方が無難です (☞ p.42)．授乳中は「アセトアミノフェン」だけでなく，「イブプロフェン」や「ロキソプロフェン」も選択肢になります (☞ p.43)．

● インフルエンザの時，もしくはその可能性がある時

インフルエンザの際の解熱・鎮痛を目的に使用する場合，推奨されているのは「アセトアミノフェン」です (☞ p.41)．特に，「アスピリン」や「エテンザミド」はインフルエンザ脳症のリスクを高めるため，禁忌であることに注意が必要です．なお，「イブプロフェン」や「ロキソプロフェン」は禁忌ではありませんが，安全性は確認されておらず，安易な使用は控えた方が無難です．

● アスピリン喘息の人

「アスピリン喘息」は，喘息・鼻詰まりの症状を起こすアレルギー性の副作用ですが，「アスピリン」に限らずNSAIDs全般の薬で起こるリスクがあります．「アセトアミノフェン」であれば安全に使えるとされています (☞ p.47)

● ピリンアレルギーの人

「イソプロピルアンチピリン」は，ピリン系（ピラゾロン骨格を有する）の薬です．そのため，ピリン系にアレルギーをもつ人には禁忌です．なお「アスピリン」には「ピリン」という言葉が入っていますが，ピリン系の薬ではありません (☞ p.47)．

こぼれ話　NSAIDsの分類は曖昧で，資料によっては「アセトアミノフェン」だけでなく「イソプロピルアンチピリン」もNSAIDsに分類されないこともあります．

■ 主な解熱鎮痛薬 ① アセトアミノフェン含有製剤

商品名 / 成分名	アセトアミノフェン	イブプロフェン	ロキソプロフェン	アスピリン（アセチルサリチル酸）	エテンザミド	イソプロピルアンチピリン	催眠鎮静薬	カフェイン	制酸薬	使用できる年齢
解熱鎮痛薬 / NSAIDs / その他										
インフルエンザのときの安全性	○	△	×	×	×	△				
ピリンアレルギー		○	○	○	○	×				
アスピリン喘息	○	×	×	×	×	×				
15歳未満の小児への使用	○	×	×	×	×	×				
カロナールA	●									15歳以上
タイレノールA	●									15歳以上
ラックル 速溶錠	●									15歳以上
バファリン ルナJ	●									7歳以上
小児用バファリン チュアブル	●									3〜14歳
ムヒのこども解熱鎮痛顆粒	●									1〜10歳
小中学生用 ノーシンピュア	●						●	●		7〜14歳
バファリン ルナi	●	●						●	●	15歳以上
バファリン プレミアム	●	●					●	●	●	15歳以上
バファリン プレミアム DX	●	●					●	●	●	15歳以上
エキセドリン A錠	●			●				●		15歳以上
エキセドリン プラスS	●			●			●	●		15歳以上
グレランエース錠	●				●		●	●		15歳以上
新セデス錠	●				●		●	●		7歳以上
サリドンエース	●				●			●		7歳以上
セデス・ファースト	●				●			●	●	7歳以上
セデス・ハイ	●					●	●	●		15歳以上
こどもパブロン坐薬	●									1〜12歳
妊娠 オーストラリア基準	A	C	–	C	–	–	–	–	–	
妊娠 疫学調査	○	–	–	–	–	–	–	–	–	
授乳 MMM	L1	L1	–	L2	–	–	–	–	–	
授乳 国立成育医療研究センター	○	○	○	–	–	–	–	–	–	

こぼれ話　妊娠後期（28週以降）は，痛み止めの塗り薬や貼り薬といった外用薬も禁忌であることに注意が必要です（☞p.262）.

■ 主な解熱鎮痛薬 ② NSAIDs 含有製剤

成分名 / 商品名	解熱鎮痛薬						その他			
	アセトアミノフェン	イブプロフェン	ロキソプロフェン	アスピリン（アセチルサリチル酸）	エテンザミド	イソプロピルアンチピリン	催眠鎮静薬	カフェイン	制酸薬	
インフルエンザのときの安全性	○	△	×		×	△				
ピリンアレルギー		○				×				
アスピリン喘息	○	×								
15歳未満の小児への使用	○	×								
イブメルト		●								
リングルアイビーα 200		●								
カイゲンパック IB 顆粒		●						●		甘草・芍薬
セデスキュア		●					●	●		
ノーシンピュア		●					●	●		
イブクイック 頭痛薬		●					●	●	●	
ナロンエース		●			●		●	●		
ナロンエース ロイヤル頭痛薬		●			●			●		
ロキソニン S			●							
コルゲンコーワ 鎮痛解熱 LX α			●							トラネキサム酸
ナロン Loxy			●							
ロキソニン S プラス			●						●	
ロキソニン S プレミアム			●				●	●	●	
ロキソニン S プレミアムファイン			●						●	芍薬ほか
バイエル アスピリン				●						
バッサニンエース				●					●	
バファリン A				●					●	
サリドン A					●	●		●		8歳以上
妊娠 オーストラリア基準	A	C	–	C	–	–	–	–	–	
妊娠 疫学調査	○	–	–	–	–	–	–	–	–	
授乳 MMM	L1	L1	–	L2	–	–	–	–	–	
授乳 国立成育医療研究センター	○	○	○	–	–	–	–	–	–	

特に明記のないものは「15歳以上」

こぼれ話 インフルエンザ脳症は急激に進行することも多いため，ワクチン接種によって発症・重症化を防ぐことが大切です（☞ p.41）．

■ 主な有効成分の特徴

以下は各成分を単独で使用した場合の情報であり，実際の商品を選ぶ際には「一緒に配合された他の成分」の短所やリスクも考慮する必要があります．

アセトアミノフェン　acetaminophen / paracetamol　　解熱鎮痛薬

商品例 タイレノールA，ラックル速溶錠，バファリンルナJ，こどもパブロン坐薬
医療用 カロナール，アルピニー

長　所	● 医療用の『カロナール（内服）』や『アルピニー（坐薬）』と同じ成分．医療用は0歳から使える解熱鎮痛薬[1] ● インフルエンザの際にも「インフルエンザ脳症」のリスクを高めることなく，安全に使える[2] ● 妊娠中や授乳中でも，安全に使える[3,4] ● アスピリン喘息の人でも，常用量であればほぼ安全に使えるとされている[5]
短　所	● 他のNSAIDsに比べると，鎮痛効果はやや優しめな傾向にある[6] ● 他のNSAIDsと違って，用量を増やしてもあまり鎮痛効果は高まらない[7] ● 薬理作用上，炎症を抑える効果はほとんど期待できない[1]
本成分の留意点	妊娠・授乳中 ▶ 可　　インフルエンザ ▶ 可　　15歳未満 ▶ 可　　アスピリン喘息 ▶ 可　　非ピリン系
妊娠中	A　先天異常に影響しないことが確認されている[3]，妊娠中の第一選択薬
授乳中	L1　「授乳中に安全に使用できると考えられる薬」に選ばれている[4]

イブプロフェン　ibuprofen　　解熱鎮痛薬　NSAIDs

商品例 バファリンルナi，ノーシンピュア，イブクイック頭痛薬，ナロンエース
医療用 ブルフェン

長　所	● 医療用の『ブルフェン』と同じ成分．医療用は5歳から使える解熱鎮痛薬 ● 「アセトアミノフェン」と比べて副作用に大きな差はなく[8]，解熱・鎮痛効果はやや強めな傾向にある[6,9] ● 授乳中でも安全に使える[4]
短　所	● OTCは，15歳未満の小児には使えない ● 妊娠20週以降は胎児に影響する恐れがあるため，できるだけ避けた方がよい[10,11] ● 「アセトアミノフェン」と併用しても，鎮痛効果が劇的に強まるわけではない[12]
本成分の留意点	妊娠中 ▶ △　　授乳中 ▶ 可　　インフルエンザ ▶ △　　15歳未満 ▶ 不可　　アスピリン喘息 ▶ 不可　　非ピリン系
妊娠中	C　妊娠中〜後期（20週以降）には避け，「アセトアミノフェン」を選ぶのが無難
授乳中	L1　「授乳中に安全に使用できると考えられる薬」に選ばれている[4]

ロキソプロフェン　loxoprofen　　解熱鎮痛薬　NSAIDs

商品例 ロキソニンS，ロキソニンS プレミアムファイン，ナロンLoxy
医療用 ロキソニン

長　所	● 医療用の『ロキソニン』と同じ成分．日本で広く使われているNSAIDsの代表格 ● NSAIDsの中でも最高血中濃度到達時間が30〜40分程度と短く[13]，すみやかな効果が期待できる ● ヒトでは母乳中にほとんど移行しない[14]ため，授乳中でも安全に使えるとされている[4]
短　所	● 妊娠20週以降は胎児に影響する恐れがあるため，できるだけ避けた方がよい[10,11] ● インフルエンザのときの使用，15歳未満の小児に対する使用は，安全性が確認されていない
本成分の留意点	妊娠中 ▶ △　　授乳中 ▶ 可　　インフルエンザ ▶ △　　15歳未満 ▶ 不可　　アスピリン喘息 ▶ 不可　　非ピリン系
妊娠中	−　妊娠中〜後期（20週以降）には避け，「アセトアミノフェン」を選ぶのが無難
授乳中	○　「授乳中に安全に使用できると考えられる薬」に選ばれている[4]

こぼれ話　妊娠初期（12週まで）のNSAIDs服用は，先天異常と関連しないという報告があります（PLoS One, 6：2011 [PMID：21789231]）．

アスピリン　aspirin
解熱鎮痛薬　NSAIDs

商品例 バイエルアスピリン，エキセドリンA錠
医療用 バファリン，バイアスピリン

長　所	● 医療用の『バファリン』と同じ成分．「アセチルサリチル酸」と表記されていることもある ● 医療現場では「抗血小板薬」（☞p.48）としても広く使われ，使用実績が豊富 ● アセトアミノフェン＋アスピリン＋カフェインの組合わせは，片頭痛にも効果が報告されている[15]
短　所	● 他のNSAIDsに比べると，鎮痛効果の点でやや劣るという報告がある[16] ● 妊娠20週以降は胎児に影響する恐れ，また分娩時には母体の出血リスクがあるため，避けた方がよい[10,11] ● インフルエンザの際は，「インフルエンザ脳症」のリスクを高める恐れがあるため禁忌[2]
本成分の留意点	妊娠中 ▶ △　授乳中 ▶ △　インフルエンザ ▶ 不可　15歳未満 ▶ 不可　アスピリン喘息 ▶ 不可　非ピリン系
妊娠中	C　妊娠中〜後期（20週以降）には避け，「アセトアミノフェン」を選ぶのが無難
授乳中	L2　他によい選択肢があるため，あえてこの薬を選ぶ必要はない[10]

川崎病などで「アスピリン」を継続服用している小児であっても，インフルエンザに罹患した際は「アスピリン」をいったん中止する可能性があります．必ず主治医に相談するよう指導してください．

エテンザミド　ethenzamide
解熱鎮痛薬　NSAIDs

商品例 新セデス錠，サリドンエース，ナロンエース
医療用 エテンザミド

長　所	● 作用本体は「アスピリン」と同じ「サリチル酸」[17]で，「アスピリン」とほぼ同じように扱われる解熱鎮痛薬
短　所	● 医療用としてはあまり使われておらず，使用実績・報告は少ない ● アスピリンと同様，妊娠中〜後期・授乳中やインフルエンザの際，15歳未満，アスピリン喘息の場合には使えない
本成分の留意点	妊娠中 ▶ △　授乳中 ▶ △　インフルエンザ ▶ 不可　15歳未満 ▶ 不可　アスピリン喘息 ▶ 不可　非ピリン系
妊娠中	－　妊娠中〜後期（20週以降）には避け，「アセトアミノフェン」を選ぶのが無難
授乳中	－　情報不足（アスピリンと同じ扱い）

イソプロピルアンチピリン　isopropylantipyrine
ピリン系　解熱鎮痛薬　NSAIDs

商品例 セデス・ハイ，サリドンA
医療用 『SG配合顆粒』などに配合

長　所	● 医療用の『SG配合顆粒』などに配合されている，ピリン系の解熱鎮痛薬
短　所	● 他のNSAIDsと同様，妊娠中〜後期，インフルエンザの際，15歳未満，アスピリン喘息の場合には使えない ● 「ピリン系」の薬のため，ピリンアレルギーの人には禁忌[18]
本成分の留意点	妊娠中 ▶ △　授乳中 ▶ 可　インフルエンザ ▶ △　15歳未満 ▶ 不可　アスピリン喘息 ▶ 不可　ピリン系
妊娠中	－　妊娠中〜後期（20週以降）には避け，「アセトアミノフェン」を選ぶのが無難
授乳中	－　情報は少ないが，短期的な使用であれば可とする見解もある[19]

こぼれ話　「アスピリン」などの抗血小板薬と，「ワルファリン」などの抗凝固薬は，どちらも血液を固まりにくくする薬ですが，作用も目的も異なる別の薬です．混同しないよう注意が必要です．

■ 参考文献

1) カロナール錠　添付文書

2) 日本小児神経学会：インフルエンザ脳症はどうしたら予防できますか？

3) Rebordosa C, et al：Acetaminophen use during pregnancy: effects on risk for congenital abnormalities. Am J Obstet Gynecol, 198：178.e1-178.e7, 2008 [PMID：18226618]

4) 国立成育医療研究センター：授乳中に安全に使用できると考えられる薬

5) 「喘息予防・管理ガイドライン2018」（日本アレルギー学会喘息ガイドライン専門部会/監，「喘息予防・管理ガイドライン2018」作成委員/作成），協和企画，2018

6) Bailey E, et al：Ibuprofen and/or paracetamol (acetaminophen) for pain relief after surgical removal of lower wisdom teeth. Cochrane Database Syst Rev：CD004624, 2013 [PMID：24338830]

7) Toms L, et al：Single dose oral paracetamol (acetaminophen) for postoperative pain in adults. Cochrane Database Syst Rev：CD004602, 2008 [PMID：18843665]

8) Southey ER, et al：Systematic review and meta-analysis of the clinical safety and tolerability of ibuprofen compared with paracetamol in paediatric pain and fever. Curr Med Res Opin, 25：2207-2222, 2009 [PMID：19606950]

9) Kauffman RE, et al：Antipyretic efficacy of ibuprofen vs acetaminophen. Am J Dis Child, 146：622-625, 1992 [PMID：1621668]

10) 「薬物治療コンサルテーション 妊娠と授乳（改訂2版）」（伊藤真也，村島温子/編），南山堂，2014

11) FDA：Nonsteroidal Anti-Inflammatory Drugs (NSAIDs): Drug Safety Communication – Avoid Use of NSAIDs in Pregnancy at 20 Weeks or Later（https://www.fda.gov/safety/medical-product-safety-information/nonsteroidal-anti-inflammatory-drugs-nsaids-drug-safety-communication-avoid-use-nsaids-pregnancy-20）

12) Thybo KH, et al：Effect of combination of paracetamol (acetaminophen) and ibuprofen vs either alone on patient-controlled morphine consumption in the first 24 hours after total hip arthroplasty：the PANSAID randomized clinical trial. JAMA, 321：562-571, 2019 [PMID：30747964]

13) ロキソニン錠　添付文書

14) 小森浩二，他：ロキソプロフェンの母乳への移行性．医療薬学, 40：186-192, 2014

15) Lipton RB, et al：Efficacy and safety of acetaminophen, aspirin, and caffeine in alleviating migraine headache pain: three double-blind, randomized, placebo-controlled trials. Arch Neurol, 55：210-217, 1998 [PMID：9482363]

16) Cooper SA, et al：Comparative analgesic potency of aspirin and ibuprofen. J Oral Surg, 35：898-903, 1977 [PMID：269932]

17) エテンザミド「ヨシダ」添付文書

18) SG配合顆粒　添付文書

19) 「母乳とくすりハンドブック（第3版）」（大分県地域保健協議会大分県「母乳と薬剤」研究会/編），大分県地域保健協議会，2017

 豆知識

痛み止めには「貼り薬」や「塗り薬」もある

　「ロキソプロフェン」には，塗り薬（ゲル剤）や貼り薬（テープ剤・パップ剤）も販売されています （☞p.253）．頭痛や生理痛には使えませんが，腰痛や関節痛・腱鞘炎・打撲・捻挫などの外傷にはよい選択肢になります．

■解熱鎮痛薬に配合されているその他の成分

無水カフェイン anhydrous caffeine 中枢興奮 鎮痛薬

商品例	小中学生用ノーシンピュア，バファリンルナ i，セデス・ハイ，イブクイック頭痛薬，ロキソニン S プレミアム
作用	中枢での興奮作用によって覚醒・鎮痛効果を発揮する

特徴	● コーヒーや清涼飲料水にも含まれる成分 ● アセトアミノフェン・アスピリンとの配合剤は，緊張型頭痛[1] や片頭痛[2] に対する効果が報告されている
注意点	● 過量摂取は不眠[3] や頭痛[4] の原因になるため，飲料も含めた総摂取量に注意が必要 ● 日本では規制されていないが，諸外国では 1 日の上限量が定められている ● 1 日 200 mg 以上の摂取では，流産リスクが指摘されている[5]
類似薬	カフェイン

諸外国のカフェイン上限量（コーヒー 1 杯でカフェインは 60 ～ 90 mg 程度）
・オーストラリア・ニュージーランド食品基準機関（FSANZ）⋯⋯⋯⋯ 成人で 1 日 210 mg 程度
・フィンランド食品安全局（EVIRA）⋯⋯⋯⋯⋯⋯⋯⋯⋯⋯⋯⋯⋯⋯ 成人で 1 日 125 mg を超えないことが望ましい
・カナダ保健省⋯⋯⋯⋯⋯⋯⋯⋯⋯⋯⋯⋯⋯⋯⋯⋯⋯⋯⋯⋯⋯⋯⋯ 健康な成人であれば 1 日 400 mg まで

アリルイソプロピルアセチル尿素 allylisopropylacetylurea 催眠鎮静薬

商品例	小中学生用ノーシンピュア，バファリンプレミアム，イブクイック頭痛薬，ロキソニン S プレミアム
作用	鎮静作用によって痛みを紛らわせる

特徴	● 解熱鎮痛薬の効果増強を目的に配合される（☞ p.44）
注意点	● 実際に頭痛や生理痛・腰痛などの痛みを和らげるという報告はほとんどない ● 眠くなる可能性があるため，服用した後の自動車運転などは禁止されている[6] ● 催眠鎮静薬を含む解熱鎮痛薬の使用で，慢性中毒[7] や薬疹の副作用は数多く報告されている[8,9,10] ● 「習慣性医薬品」に指定されており，安易な使用にはリスクが伴う
類似薬	ブロモバレリル尿素

メタケイ酸アルミン酸マグネシウム magnesium aluminometasilicate 制酸薬

商品例	ロキソニン S プレミアム
作用	胃粘膜を保護する

特徴	● 胃酸を中和し，胃粘膜を保護する作用がある
注意点	● NSAIDs で起こる消化管障害を，制酸薬の併用で実際に軽減できるとする報告はほとんどない
類似薬	酸化マグネシウム，ケイ酸アルミニウム，ヒドロタルサイト

トラネキサム酸 tranexamic acid 止血薬

商品例	コルゲンコーワ鎮痛解熱 LX α
作用	出血や炎症を抑える

特徴	● 古い研究だが，喉の痛み（咽頭炎・扁桃腺炎）の症状を和らげるという報告[11] がある
注意点	● 頭痛や腰痛には効果がない

■ 参考文献

1）Diener HC, et al：Use of a fixed combination of acetylsalicylic acid, acetaminophen and caffeine compared with acetaminophen alone in episodic tension-type headache: meta-analysis of four randomized, double-blind, placebo-controlled, crossover studies. J Headache Pain, 15：76, 2014 [PMID：25406671]

2）Goldstein J, et al：Acetaminophen, aspirin, and caffeine in combination versus ibuprofen for acute migraine: results from a multicenter, double-blind, randomized, parallel-group, single-dose, placebo-controlled study. Headache, 46：444-453, 2006 [PMID：16618262]

3）厚生労働省：健康づくりのための睡眠指針2014

4）「慢性頭痛の診療ガイドライン2013」（日本神経学会，日本頭痛学会／監，慢性頭痛の診療ガイドライン作成委員会／編），医学書院，2013

5）Weng X, et al：Maternal caffeine consumption during pregnancy and the risk of miscarriage: a prospective cohort study. Am J Obstet Gynecol, 198：279.e1-279.e8, 2008 ［PMID：18221932］

6）ロキソニンSプレミアム　添付文書

7）Kawakami T, et al：Chronic bromvalerylurea intoxication: dystonic posture and cerebellar ataxia due to nonsteroidal anti-inflammatory drug abuse. Intern Med, 37：788-791, 1998 ［PMID：9804091］

8）東 禹彦：アリルイソプロピルアセチル尿素とブロモバレリル尿素で同一部位に固定薬疹を生じた1例．皮膚の科学，13：435-438，2014

9）脇坂ちひろ，飯豊深雪：アリルイソプロピルアセチル尿素による固定薬疹の1例．アレルギー，54：569-571，2005

10）Hasegawa S, et al：Adverse event trends associated with OTC analgesic and antipyretic drug: data mining of the Japanese adverse drug event report database. Yakugaku Zasshi, 137：1301-1311, 2017 ［PMID：28966270］

11）宮城 平，広戸幾一郎：咽喉頭・口腔疾患におけるTranexamic acid(Transamin)の使用経験 −二重盲検法による−．臨牀と研究，46：243-245，1969

 豆知識

乳幼児に対する「ジェル状冷却シート」の使用に注意

　熱冷まし用の「ジェル状冷却シート」に熱を下げる効果はありませんが，貼るとひんやりした感覚を得られるため，発熱時の不快感に使うことがあります．しかし，乳幼児では剥がれたシートが口や鼻を塞ぎ，窒息してしまう事故が起こっています[1]．小さい子どもに使用する際には注意喚起が必要です．

　1）国民生活センター：熱さまし用ジェル状冷却シートの使用に注意〜生後4ヶ月の男児が重篤な窒息事故

現場で役立つQ&A

Q1 痛み止めは，どれを選んでも効果は同じ？

A：△「イブプロフェン」や「ロキソプロフェン」はやや強めな傾向

　OTCの痛み止めのうち，「イブプロフェン」と「ロキソプロフェン」は他の薬よりも効果がやや強めな傾向にあります．また，高い鎮痛効果を得るためには，「カフェイン」や「催眠鎮静薬」などと組合わせるよりも，1つの痛み止めを十分な量で使うことの方が先決です．

■ 痛み止めの位置づけと，「イブプロフェン」や「ロキソプロフェン」の効果

　痛み止めの世界基準であるWHO（世界保健機関）方式の「三段階除痛ラダー」では，「アセトアミノフェン」やNSAIDsは同じ3段階目に位置付けられている[1]ため，厳密な使い分けが必要なほどの差はないと考えて問題ありません．しかし，**「アセトアミノフェン」や「アスピリン」と比べると「イブプロフェン」や「ロキソプロフェン」の鎮痛効果はやや強い傾向**にあります[2,3,4,5]．そのため，強い痛み止めを求める人には，この2剤が適しています．

　ただし，NSAIDsは全般的に「アセトアミノフェン」より副作用も多い傾向にあるため，もともと副作用が出やすい高齢者などへの使用には注意が必要です[2]．

■ いろいろな成分を併用するより，まずは1つの成分が十分に配合された製剤を選ぶ

　「イブプロフェン」や「アスピリン」などのNSAIDsは，1回量と得られる鎮痛効果がおおむね相関します[6]．そのため，効果が不十分な場合には，まず成人としての十分な量が配合された製剤を選ぶ必要があります．

NSAIDsの用量とOTCの配合量

	アスピリン	イブプロフェン	ロキソプロフェン
医療用の1回量	660〜1,320 mg	200 mg	60 mg
OTCの1回量	440〜660 mg	130〜200 mg	60 mg

　OTCでは「カフェイン」や「催眠鎮静薬（☞p.44）」の入った製剤が多いですが，これらの成分を解熱鎮痛薬と併用することの臨床的な有益性はほとんど示されていません．また，「アセトアミノフェン」と「イブプロフェン」を併用すると，ある程度の効果の上乗せが期待できるとされています[4]が，新しい知見では「イブプロフェン」単独とほとんど差がないとするものもあります[7]．

　これらの点から，痛み止めとして高い効果を期待する場合には，いろいろな成分の入った製剤を選ぶよりも，十分な1回量の配合された製剤を選ぶ方が，理に適っています．

　なお，「アセトアミノフェン」＋「アスピリン」＋「カフェイン」の組合わせ（☞p.39）は，片頭痛に対して「イブプロフェン」単独より効果発現が速く，鎮痛効果も高いとする報告があります[8]．この3剤併用は緊張型頭痛に対しても効果が報告されている[9]ため，頭痛の際の鎮痛薬としてよい選択肢になります．

こぼれ話 「イブプロフェン」は小児に対する解熱効果で「アセトアミノフェン」より優れるという報告（Am J Dis Child, 146：622–625, 1992 [PMID：1621668]）はありますが，OTCの「イブプロフェン」は小児には使えません．

■ 参考文献

1 ）WHO：三段階除痛ラダー

2 ）Yoon YJ, et al：A comparison of efficacy and safety of non-steroidal anti-inflammatory drugs versus acetaminophen in the treatment of episodic tension-type headache: a meta-analysis of randomized placebo-controlled trial studies. Korean J Fam Med, 33：262-271, 2012 [PMID：23115700]

3 ）Onda A, et al：Comparison of the effects of treatment with celecoxib, loxoprofen, and acetaminophen on postoperative acute pain after arthroscopic knee surgery: A randomized, parallel-group trial. J Orthop Sci, 21：172-177, 2016 [PMID：26888227]

4 ）Bailey E, et al：Ibuprofen and/or paracetamol (acetaminophen) for pain relief after surgical removal of lower wisdom teeth. Cochrane Database Syst Rev：CD004624, 2013 [PMID：24338830]

5 ）Cooper SA, et al：Comparative analgesic potency of aspirin and ibuprofen. J Oral Surg, 35：898-903, 1977 [PMID：269932]

6 ）McQuay HJ & Moore RA：Dose-response in direct comparisons of different doses of aspirin, ibuprofen and paracetamol (acetaminophen) in analgesic studies. Br J Clin Pharmacol, 63：271-278, 2007 [PMID：16869819]

7 ）Thybo KH, et al：Effect of combination of paracetamol (acetaminophen) and ibuprofen vs either alone on patient-controlled morphine consumption in the first 24 hours after total hip arthroplasty: The PANSAID randomized clinical trial. JAMA, 321：562-571, 2019 [PMID：30747964]

8 ）Goldstein J, et al：Acetaminophen, aspirin, and caffeine in combination versus ibuprofen for acute migraine: results from a multicenter, double-blind, randomized, parallel-group, single-dose, placebo-controlled study. Headache, 46：444-453, 2006 [PMID：16618262]

9 ）Lipton RB, et al：Caffeine in the management of patients with headache. J Headache Pain, 18：107, 2017 [PMID：29067618]

💡 豆知識

帯状疱疹後の神経痛

　帯状疱疹の後には，神経痛が残ることがあります（帯状疱疹後神経痛）．NSAIDs などの一般的な痛み止めでは，こうした神経痛にはあまり効果が得られないため，病院受診を勧める必要があります．特に，50 歳以上の人では 5 人に 1 人が「帯状疱疹後神経痛」へ移行してしまうことが報告されています[1]．最近に帯状疱疹を発症した経歴がある人の痛みには，注意が必要です．

1 ）Takao Y, et al：Incidences of herpes zoster and postherpetic neuralgia in Japanese adults aged 50 years and older from a community-based prospective cohort study: the SHEZ study. J Epidemiol, 25：617-625, 2015 [PMID：26399445]

 こぼれ話 ワクチン接種によって，50 歳以上の人の帯状疱疹の発症を 97.2 ％抑制できることが報告されています（N Engl J Med, 372：2087-2096, 2015 [PMID：25916341]）．

Q2 痛み止めは，飲む量を増やせばよく効くようになる？

A：△ 十分な量を用いることは必要だが，それ以上に使うのは危険

NSAIDs は薬の量を増やせば鎮痛効果は強くなる傾向にありますが，「万能の痛み止め」ではありません．十分な量を用いても痛みが治らない場合，痛みの原因に対して薬が合っていない可能性もあるため，病院の受診を勧める必要があります．

■ NSAIDs は「万能の痛み止め」ではない

「ロキソプロフェン」などの NSAIDs は，頭痛や生理痛・歯痛など日常で問題になる多くの痛みに効果的です．そのため，どんな痛みにでも効果のある「万能の痛み止め」のように考えている人は少なくありません．

しかし NSAIDs は作用上，「プロスタグランジン」が関係しない片頭痛（☞ p.39）や神経の痛み（例：ビリビリと痺れる，チリチリと灼けるような痛み）には効果を発揮しません．

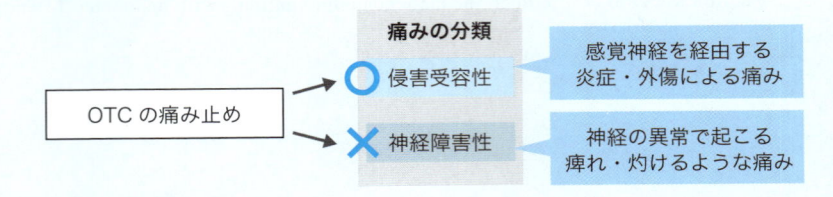

また，NSAIDs は副作用で胃を荒らしやすい性質があるため，胃が荒れて痛む場合に NSAIDs を使うと症状が悪化する恐れもあります．腹痛には痛み止めではなく胃薬（☞ p.165）から選ぶようにしてください．

こうした点から，**十分な量の痛み止めを試して効果が得られない場合には，それ以上に薬の量を増やすのではなく，病院を受診して痛みの原因を明らかにし，より適切な薬を選んでもらうこと**をお勧めします．

NSAIDs が適さない痛みの例

痛み	痛みの特徴	より適した対応・薬
片頭痛	光・匂いに敏感になり，脈打つように痛む	重症であれば片頭痛治療・予防薬（☞ p.39）
神経の痛み	ビリビリと電気が走る，チリチリと灼けるように痛む	神経障害性疼痛の薬（☞ p.51）
腹痛	胃がキリキリと痛む，冷えてお腹が痛む	胃粘膜を守る薬・胃腸の痙攣を抑える薬（☞ p.165）

■ 痛み止めの量を増やすことのリスク・デメリット

「ロキソプロフェン」や「イブプロフェン」・「アスピリン」などの NSAIDs は，服用する量を増やせば鎮痛効果は強くなる傾向にあります[1]が，消化管出血などの副作用も多くなる傾向にあります[2]．また「アセトアミノフェン」は，量を増やしても鎮痛効果があまり変わらない[3]ほか，過量になると肝臓に負担をかける恐れがある[4]ため，安易な増量には十分な注意が必要です．

こぼれ話　アメリカでは「アセトアミノフェン」の過量摂取による肝障害が多く，米国食品医薬品局（FDA）が1剤に 325 mg 以上を配合した製剤の販売を禁止しています．日本では1日 1,500 mg 以上使用する際に，定期的な肝機能検査が推奨されています．

■ 参考文献

1) McQuay HJ & Moore RA：Dose-response in direct comparisons of different doses of aspirin, ibuprofen and paracetamol (acetaminophen) in analgesic studies. Br J Clin Pharmacol, 63：271-278, 2007 [PMID：16869819]

2) Yoon YJ, et al：A comparison of efficacy and safety of non-steroidal anti-inflammatory drugs versus acetaminophen in the treatment of episodic tension-type headache: a meta-analysis of randomized placebo-controlled trial studies. Korean J Fam Med, 33：262-271, 2012 [PMID：23115700]

3) Toms L, et al：Single dose oral paracetamol (acetaminophen) for postoperative pain in adults. Cochrane Database Syst Rev：CD004602, 2008 [PMID：18843665]

4) カロナール錠　インタビューフォーム

🔆 豆 知 識

OTCで「アセトアミノフェン」が効かない・弱いと思われる原因の1つ，投与量の問題

「アセトアミノフェン」の鎮痛効果を検証した臨床試験では，ほとんどの場合1回500〜1,000 mgの量で使っています．そのため，増量しても鎮痛効果があまり変わらないというのも，500〜1,000 mgで使った場合の話[1,2]であって，500 mg未満で使用した場合の鎮痛効果については定かではありません．

OTCの「アセトアミノフェン」製剤は成人用でも1回500 mgに満たないものが多いため，これが「効かない」・「弱い」と思われる要因の1つになっている可能性があります．

医療用の「アセトアミノフェン」は1日4,000 mgまで増量できる（ただし1,500 mgを超える場合は定期的な肝機能検査が推奨）[3]ものですが，OTCでは1回量がかなり少なめに設定されているという点は覚えておく必要があります．

1) Toms L, et al：Single dose oral paracetamol (acetaminophen) for postoperative pain in adults. Cochrane Database Syst Rev, CD004602, 2008 [PMID：18843665]

2) McQuay HJ & Moore RA：Dose-response in direct comparisons of different doses of aspirin, ibuprofen and paracetamol (acetaminophen) in analgesic studies. Br J Clin Pharmacol, 63：271-278, 2007 [PMID：16869819]

3) カロナール錠　インタビューフォーム

 こぼれ話　参考文献のところで青字表記されている「PMID」を，PubMed（https://pubmed.ncbi.nlm.nih.gov/）のURLの後ろに付け加えることで，その論文を開くことができます．

Q3 解熱薬を飲んだら，体温は平熱まで下がる？

A：☒ 1℃程度しか下がらないが，それでも高熱による辛さを軽減できる

解熱薬を使う目的は，高熱による辛さを和らげることです．そのため，1℃程度でも下がれば十分に目的は達成されます．体温を平熱まで下げる必要はありません．

■ 解熱薬は，服用から1時間で1℃ほど体温を下げる

解熱薬としてよく使われる「アセトアミノフェン」は，服用から1時間後に0.7〜1.3℃ほど体温を下げる効果があります[1]．そのため，38℃を超えるような高熱がある場合には，薬を使っても平熱の36℃付近にまで体温は下がらないことがほとんどです．

しかし，そもそも薬で熱を下げても風邪やインフルエンザは早く治るわけではありません．あくまで，**解熱薬は「高熱による辛さを和らげる」ための対症療法**です．高熱による辛さが多少なりとも軽減されるのであれば，0.5℃程度の解熱であっても十分に薬の目的は達成されています．

こうした解熱薬の効果は，通常4時間ほど続きます[2,3]．高熱の辛さが和らいでいるこの間に，食事や水分補給・着替えをすませる，あるいは眠ってしまうといった対応をとるのが，賢い解熱薬の使い方と言えます．

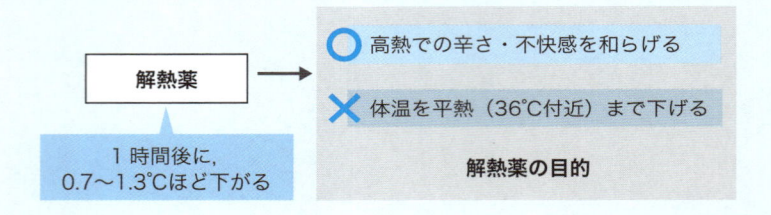

■ どのくらいの熱から，解熱薬を使うべきか

体温が〇〇℃を超えたら解熱薬を使うべき，という明確な基準はありませんが，38.0〜38.5℃を超え，高熱で体がだるい，眠れないといった場合に使うのが一般的です．

ただし，38.0℃以上の発熱時に解熱薬（アセトアミノフェン）を使うことで，熱性けいれんの再発率を半分以下に減らせるという報告もある[4]ことから，**熱性けいれんを起こしたことのある小児の場合は38.0℃を1つの目安にする**のがよいと考えられます．また，深部体温が40℃を超えると独立した死亡リスクになることが報告されている[5]ことから，**成人でも高熱時には我慢せず解熱薬を使うことが大切**です．

■ 参考文献

1）Karbasi SA, et al：Comparison of antipyretic effectiveness of equal doses of rectal and oral acetaminophen in children. J Pediatr (Rio J), 86：228-232, 2010 [PMID：20436978]
2）Kauffman RE, et al：Antipyretic efficacy of ibuprofen vs acetaminophen. Am J Dis Child, 146：622-625, 1992 [PMID：1621668]
3）Toms L, et al：Single dose oral paracetamol (acetaminophen) for postoperative pain in adults. Cochrane Database Syst Rev：CD004602, 2008 [PMID：18843665]
4）Murata S, et al：Acetaminophen and febrile seizure recurrences during the same fever episode. Pediatrics, 142：e20181009, 2018 [PMID：30297499]
5）Hausfater P, et al：Prognostic factors in non-exertional heatstroke. Intensive Care Med, 36：272-280, 2010 [PMID：19841896]

こぼれ話 「アセトアミノフェン」は，内服薬と坐薬で効き目の速さ・強さは変わらない（Arch Pediatr Adolesc Med, 162：1042-1046, 2008 [PMID：18981352]）ため，基本は内服薬，嘔吐や誤嚥の可能性がある場合には坐薬を選ぶのが一般的です．

Q4 片頭痛はOTCで治療できる？

A: △ 軽いものであれば対応できるが，治りが悪い場合は専用の治療薬が必要

症状の軽い片頭痛であれば「アセトアミノフェン」やNSAIDsでも対応できます．しかし，OTCの痛み止めでは治らない，頻繁に薬が必要になるといった場合には，病院を受診し，片頭痛専用の薬を処方してもらうことをお勧めします．

■ 片頭痛と痛み止め～現在の第一選択薬

日常でよく出会う頭痛には「緊張型頭痛」と「片頭痛」があります．OTCの痛み止めで十分に効果が得られない場合，その頭痛は「片頭痛」である可能性があります．

	緊張型頭痛	片頭痛
痛み方	圧迫感や締めつけ感，頭～首にかけた両側	拍動性（脈打つ），片側に起こることが多い
よく伴う症状	肩凝り	吐き気，まぶしさ，あくび
楽になる行動	温める，ストレッチをする	冷やす，目を閉じる，安静にする
悪化する行動	―	入浴や階段の昇降など，心拍数の上がる行動

「片頭痛」も，症状の軽いものであれば「アセトアミノフェン」やNSAIDsを試すことが選択肢になります[1]が，症状が重いと十分に改善しないことがあります．その場合，病院を受診して片頭痛治療の第一選択薬である「トリプタン (☞p.51)」を処方してもらう必要があります．ただし，「トリプタン」製剤は1回あたりの薬価が800～900円と高額なため，症状によってうまく使い分けることが大切です．

なお，『エキセドリンA錠』などの **「アセトアミノフェン」＋「アスピリン」＋「カフェイン」の3剤併用は，「アセトアミノフェン」やNSAIDs単独での治療よりも緊張型頭痛や片頭痛に効果的**とする報告[2,3,4]があります．どちらの頭痛か判断が難しい場合や，「緊張型頭痛」と「片頭痛」が混合しているような頭痛の際にはよい選択肢になります．

■ 痛み止めの使い過ぎによる「薬物乱用頭痛」に注意

NSAIDsなどの一般的な痛み止めを月に15日以上，片頭痛治療薬の「トリプタン」を月に10日以上使用している期間が3カ月以上続いている場合には，薬が原因の頭痛（薬物乱用頭痛）を疑う必要があります[5]．頭痛が頻発し，薬の使用頻度・量が多い人には，一度病院を受診するよう勧める必要があります．

なお，**片頭痛の発作が月に2回以上起こる，あるいは月に6日以上症状がある，といった状況が続く場合**には[1]，片頭痛の発作を減らす予防薬 (☞p.51) を使うことも選択肢になります．

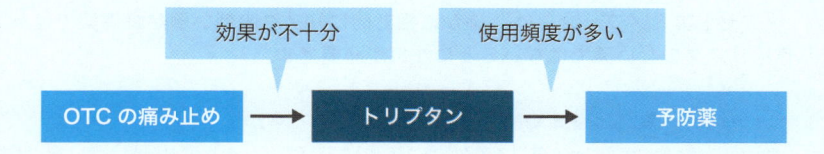

こぼれ話 片頭痛治療の第一選択薬であるトリプタンは，日本では病院で処方してもらう必要がありますが，海外にはOTC医薬品として販売されている国もあります．

■ 参考文献

1）「慢性頭痛の診療ガイドライン2013」（日本神経学会，日本頭痛学会／監，慢性頭痛の診療ガイドライン作成委員会／編），医学書院，2013

2）Diener HC, et al：Use of a fixed combination of acetylsalicylic acid, acetaminophen and caffeine compared with acetaminophen alone in episodic tension-type headache: meta-analysis of four randomized, double-blind, placebo-controlled, crossover studies. J Headache Pain, 15：76, 2014 [PMID：25406671]

3）Goldstein J, et al：Acetaminophen, aspirin, and caffeine in combination versus ibuprofen for acute migraine: results from a multicenter, double-blind, randomized, parallel-group, single-dose, placebo-controlled study. Headache, 46：444-453, 2006 [PMID：16618262]

4）Lipton RB, et al：Caffeine in the management of patients with headache. J Headache Pain, 18：107, 2017 [PMID：29067618]

5）Headache Classification Committee of the International Headache Society：The International Classification of Headache Disorders, 3rd beta edition criteria (ICHD-Ⅲb) for medication-overuse headache.

💡 豆知識

「アセトアミノフェン」の過量摂取とアルコール

　アルコールの摂取量が多い人は，肝臓で代謝酵素「CYP2E1」が増えているため，「アセトアミノフェン」が通常とは異なる「N-アセチル-p-ベンゾキノンイミン（NAPQI）」に代謝・分解されるようになりますが，この「NAPQI」が肝臓に蓄積すると，肝障害や肝不全を起こす恐れがあります[1]．実際，1日3合以上のお酒を常飲していた40歳女性が，アルコールと一緒に「アセトアミノフェン」4,800 mgを含む市販薬を大量服用した結果，急性肝不全で死亡した事例も報告されています[2]．

　「アセトアミノフェン」は，確かに相対的にリスクの低い解熱鎮痛薬ではありますが，決して副作用リスクのない薬ではないことに注意が必要です．

　1）カロナール錠　インタビューフォーム
　2）清水 勝，他：アルコール常用者にみられたアセトアミノフェンによる急性肝不全の1例. 肝臓，30：690-694, 1989

こぼれ話　「アセトアミノフェン」1,000 mgも，片頭痛にある程度有効とする報告があります（Arch Intern Med, 160：3486-3492, 2000 [PMID：11112243]）．

Q5 インフルエンザのときは，どの解熱鎮痛薬を使ってもよい？

A：☒ インフルエンザ脳症のリスクを避けるため「アセトアミノフェン」を選ぶ

インフルエンザの際に「アスピリン」など一部の解熱鎮痛薬を使うと，インフルエンザ脳症のリスクを高めてしまうことがあります．そのため，安全性の確認された「アセトアミノフェン」を選ぶようにしてください．

■ インフルエンザ脳症と解熱鎮痛薬

インフルエンザのときに，「アスピリン」や「ジクロフェナク」・「メフェナム酸」など一部の解熱鎮痛薬を使うと，インフルエンザ脳症の重症化・死亡リスクを高めることが報告されています[1,2]．

インフルエンザ脳症は，インフルエンザに伴って発症する急性脳症のことです．持病のない健康な小児が，設備の整った病院で集中治療を受けても，発症から1〜2日程度で死亡してしまった事例も報告されている[3]など，急激に重症化してしまうこともあるインフルエンザの最も危険な合併症の1つです．小児に多いものですが，大人でも起こらないわけではありません[4]．

そのため，インフルエンザと診断された時，あるいはインフルエンザの可能性があるときには，これらの解熱鎮痛薬を避け，安全とされる**「アセトアミノフェン」を選ぶことが推奨**されています[5]．

「イブプロフェン」や「ロキソプロフェン」にはインフルエンザ脳症のリスクを高めるとする明確な根拠はありません．しかし，「ジクロフェナク」などと同じNSAIDsで作用が共通していること，インフルエンザ脳症は発症した際のリスクが高いことから，可能な限りは「アセトアミノフェン」を選ぶのがよいと考えられます．

各解熱鎮痛薬の安全性の状況

安全性の状況	解熱鎮痛薬の成分
リスクを高めることが報告されている薬	**アスピリン**，ジクロフェナク，メフェナム酸
安全性は確認されていない薬	**イブプロフェン**，**ロキソプロフェン**などのNSAIDs全般
安全とされている薬	**アセトアミノフェン**

太字はOTCとして販売されているもの．

■ 解熱鎮痛薬は，家にあるものを使うことが多い

解熱鎮痛薬は，熱や痛みがあるときに「頓服薬」として使うことが多いため，購入時に使い残した薬を「常備薬」として保管しておくことが少なくありません．そのため解熱鎮痛薬を販売する際には，今すぐ使う際の注意点と併せて，「インフルエンザの際の注意」や「妊娠・授乳中の注意（☞ p.42,43）」など，今後起こり得ると予想されるリスクについても十分な注意喚起が必要です．

■ 参考文献

1）Mizuguchi M, et al：Acute encephalopathy associated with influenza and other viral infections. Acta Neurol Scand, 115：45-56, 2007 [PMID：17362276]
2）国立感染症研究所：インフルエンザの臨床経過中に発症した脳炎・脳症の重症化と解熱剤の使用について．
3）国立感染症研究所：インフルエンザA（H1N1）pmd09による生来健康小児の急性インフルエンザ脳症死亡例の報告．IASR, 35：78-79, 2014
4）国立感染症研究所：インフルエンザ脳症による成人の死亡例．IASR, 36：87-89, 2015
5）日本小児神経学会：インフルエンザ脳症はどうしたら予防できますか？

 こぼれ話 厳密には，インフルエンザの時に「アスピリン」など一部のNSAIDsを使うと，「インフルエンザ脳症（合併症）」と「ライ症候群（薬の副作用）」という2つのリスクを上昇させることになります（Clin Infect Dis, 36：567-574, 2003 [PMID：12594636]）．

Q6 妊娠中は，痛み止めを使ってはいけない？

A：△ 妊娠中〜後期（20週以降）にNSAIDsを使うのは，避けた方がよい

　妊娠中，特に初期のうちは，基本的にどの解熱鎮痛薬を使っていても大きな問題はありません．しかし，妊娠中〜後期（20週以降）にNSAIDsを使用すると，胎児に悪影響を及ぼす恐れがあるため，可能な限り避ける必要があります．

　OTCで相談を受けた際には，複数の成分が含まれた製品に注意し，全期間を通して安全に使用できる「アセトアミノフェン」単独の製剤を勧めるのが無難です．

■ 妊娠中〜後期（20週以降）のNSAIDs

　薬の安全性は妊娠の時期によって異なりますが，解熱鎮痛薬で問題になるのは，妊娠中〜後期（20週以降）の使用です．

　「ロキソプロフェン」や「イブプロフェン」，「アスピリン」などのNSAIDsには，「プロスタグランジン」合成阻害作用があります．そのため，**妊娠後期（28週以降）に使用すると胎児の動脈を収縮させ，新生児肺高血圧症などを誘発する恐れ**があります[1]．また2020年秋には，アメリカ食品医薬品局（FDA）が妊娠20週以降の時点でも，胎児の腎臓に悪影響を与える恐れがあるとして注意喚起を出しています[2]．このことから，妊娠20週以降の使用はできるだけ避ける必要があります．

　一方，「アセトアミノフェン」は先天異常のリスクを高めることなく[3]，全期間を通して安全に使用できるとされています[1]．

　このことから，妊娠中に解熱鎮痛薬が必要になった場合は「アセトアミノフェン」を優先的に選び，これで痛みや熱が治まらない場合には病院受診を勧めるのが無難です．

　なお，解熱鎮痛薬によく配合されている「カフェイン」も，1日の摂取量が200 mgを超えると流産リスクが高まる可能性が指摘されている[4]ため，過量摂取には注意が必要です．

■ 今後，妊娠を考える女性に薬を販売する際は要注意

　今回使い切らなかった解熱鎮痛薬は「常備薬」として保管される傾向にある以上，いま妊娠中でなくとも，今後妊娠を予定している女性や妊娠の可能性がある女性に解熱鎮痛薬を販売する場合にも，「アセトアミノフェン」単独の製剤を選んだ方が無難です．他の製剤を販売する場合には「妊娠中〜後期には避けた方がよい」ということを念入りに説明する必要があります．

　また，妊娠初期のNSAIDs服用はそれほど問題にならないため，「妊娠に気付かず服用してしまった」といった相談にも丁寧に対応することが大切です．

■ 参考文献

1 ）「産婦人科診療ガイドライン−産科編2017」（日本産科婦人科学会，日本産婦人科医会），日本産科婦人科学会事務局，2017
2 ）FDA：Nonsteroidal Anti-Inflammatory Drugs (NSAIDs): Drug Safety Communication − Avoid Use of NSAIDs in Pregnancy at 20 Weeks or Later（https://www.fda.gov/safety/medical-product-safety-information/nonsteroidal-anti-inflammatory-drugs-nsaids-drug-safety-communication-avoid-use-nsaids-pregnancy-20）
3 ）Rebordosa C, et al：Acetaminophen use during pregnancy: effects on risk for congenital abnormalities. Am J Obstet Gynecol, 198：178.e1-178.e7, 2008 ［PMID：18226618］
4 ）Weng X, et al：Maternal caffeine consumption during pregnancy and the risk of miscarriage: a prospective cohort study. Am J Obstet Gynecol, 198：279.e1-279.e8, 2008 ［PMID：18221932］

こぼれ話　「アセトアミノフェン」も，長期投与では胎児の神経運動発達障害との関連が指摘されているため，漫然とした使用はしないよう注意喚起されています（産婦人科診療ガイドライン−産科編2017）

Q7 授乳中は，痛み止めを使ってはいけない？

A：☒ 数は限られるが，使えるものがある

「アセトアミノフェン」と「イブプロフェン」は，授乳中の解熱鎮痛薬として世界でも広く使われています．「ロキソプロフェン」も母乳中へほとんど移行しないため，選択肢になります．授乳中のOTCとして，これら3剤以外の薬をあえて選ぶメリットはありません．

■ 授乳中の安全性評価 「Medications and Mothers' Milk 17ᵗʰ ed」の評価

L1	最も安全（多くの授乳婦が使用するが，乳児への有害報告なし．対照試験でもリスクが示されず，乳児に害を与える可能性はほとんどない）
	アセトアミノフェン，イブプロフェン

太字は国立成育医療研究センターの「授乳中に安全に使用できると考えられる薬」のリストに掲載されているもの[1]

「アセトアミノフェン」と「イブプロフェン」は，解熱鎮痛薬の中でも授乳中の安全性が確立された薬と言えます．また，「ロキソプロフェン」は海外であまり使用されていないため使用実績は少ないですが，ヒトでは母乳中へほとんど移行しないことが確認されており[2]，国立成育医療研究センターの「授乳中に安全に使用できると考えられる薬」のリストにも掲載されています[1]．

そのため，授乳中はこれら3剤の中から選ぶのが良いと考えられます．

■ 何でも「アセトアミノフェン」に注意

解熱鎮痛薬の中で，「アセトアミノフェン」は妊娠・授乳中どちらでも使える安全性の高い薬です．そのため，若い女性を見ると何でも「アセトアミノフェン」を選んでしまう薬剤師や登録販売者は少なくありません．

しかし，「アセトアミノフェン」は「イブプロフェン」や「ロキソプロフェン」などのNSAIDsと比べると，解熱効果や鎮痛効果[3,4,5]がやや弱めな傾向にあります．そのため，安易に「アセトアミノフェン」ばかり選んでいると，肝心の薬の効果が不十分になってしまうこともあります．

妊娠の初期（20週まで）や授乳中には，「アセトアミノフェン」以外にも選択肢になる解熱鎮痛薬はあります．安易な思い込みや決めつけで不必要に選択肢を狭めることがないようにしてください．

■ 参考文献

1）国立成育医療研究センター：授乳中に安全に使用できると考えられる薬．

2）小森浩二，他：ロキソプロフェンの母乳への移行性．医療薬学，40：186-192，2014

3）Kauffman RE, et al：Antipyretic efficacy of ibuprofen vs acetaminophen. Am J Dis Child, 146：622-625, 1992 [PMID：1621668]

4）Bailey E, et al：Ibuprofen and/or paracetamol (acetaminophen) for pain relief after surgical removal of lower wisdom teeth. Cochrane Database Syst Rev：CD004624, 2013 [PMID：24338830]

5）Yoon YJ, et al：A comparison of efficacy and safety of non-steroidal anti-inflammatory drugs versus acetaminophen in the treatment of episodic tension-type headache：a meta-analysis of randomized placebo-controlled trial studies. Korean J Fam Med, 33：262-271, 2012 [PMID：23115700]

こぼれ話 「アスピリン」も「L2」と安全性評価は高めですが，母親が治療用量（2,600 mg/日）で使用していた際に，母乳を飲んだ乳児に出血傾向が現れたとする報告（Clin Pediatr (Phila), 20：53-54, 1981 [PMID：7449246]）があります．

Q8 催眠鎮静薬を配合した薬の方が，痛みによく効く？

A：△ 眠気や薬疹・習慣性リスクが高い成分であることに注意

OTCの解熱鎮痛薬には，「催眠鎮静薬」が配合されたものがあります．鎮痛効果を高める目的で配合されていますが，眠気を催しやすいこと，また薬疹や習慣性リスクも高いことから，扱いには十分な注意が必要です．

■「催眠鎮静薬」を配合した商品のリスク

解熱鎮痛薬の中には，「ブロモバレリル尿素」や「アリルイソプロピルアセチル尿素」といった催眠鎮静薬を配合した製剤があります．これらの成分は，解熱鎮痛薬の効果を高める目的で配合されたものですが，併用によって実際に鎮痛効果が高まるかどうかを検証した，質の高い臨床試験はありません．

また，痛み止めの世界基準であるWHO（世界保健機関）方式の「三段階除痛ラダー」でも，「アセトアミノフェン」やNSAIDsは登場するものの，催眠鎮静薬は選択肢にあげられていません[1]．

一方，これら催眠鎮静薬は眠気を催すことがあるため，服用した日に自動車運転などをすることはできません[2]．さらに，催眠鎮静薬を配合した痛み止めでは，慢性中毒や皮膚障害を起こしやすい[3,4]ほか，「ブロモバレリル尿素」や「アリルイソプロピルアセチル尿素」はどちらも**「習慣性医薬品」**に指定されているなど，リスクの高い成分であることに注意が必要です．

催眠鎮静薬の配合された解熱鎮痛薬と，その価格

商品名	解熱鎮痛薬と1回量	催眠鎮静薬	1回量の価格
ロキソニンS	ロキソプロフェン60 mg	なし	1錠：約54円
ロキソニンS プレミアム		アリルイソプロピルアセチル尿素	2錠：約116円
バファリンルナi	イブプロフェン130 mg アセトアミノフェン130 mg	なし	2錠：約65円
バファリンプレミアム		アリルイソプロピルアセチル尿素	2錠：約98円

特に催眠鎮静薬が必要なければ，解熱鎮痛薬だけの製剤を選んだ方が値段も安い傾向にある

■ 催眠鎮静薬を配合した痛み止めの使いどころ

OTCでは，医療用にはない成分がいろいろ配合された商品があることも魅力の1つです．催眠鎮静薬も，風邪や頭痛で「症状がつらいので痛み止めを飲んで早く寝てしまいたい」といった場合や，生理痛に伴ってイライラがひどい場合などには，便利な選択肢になります．

ただし，いずれの場合も薬疹の副作用や習慣性には十分注意し，解熱鎮痛薬単独の製剤でもよい場合にまでむやみに勧めることがないよう注意が必要です．

■ 参考文献
1）WHO：三段階除痛ラダー
2）ロキソニンSプレミアム　よくあるご質問Q5「服用後、何時間経てば運転してもよいですか？」
3）Kawakami T, et al：Chronic bromvalerylurea intoxication: dystonic posture and cerebellar ataxia due to nonsteroidal anti-inflammatory drug abuse. Intern Med, 37：788–791, 1998 [PMID：9804091]
4）Hasegawa S, et al：Adverse event trends associated with OTC analgesic and antipyretic drug: data mining of the Japanese adverse drug event report database. Yakugaku Zasshi, 137：1301–1311, 2017 [PMID：28966270]

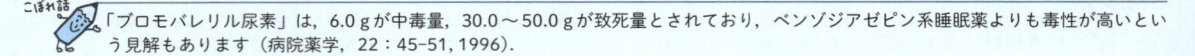 こぼれ話　「ブロモバレリル尿素」は，6.0 gが中毒量，30.0〜50.0 gが致死量とされており，ベンゾジアゼピン系睡眠薬よりも毒性が高いという見解もあります（病院薬学，22：45-51, 1996）．

豆知識

似た名前で成分の異なる製品群に注意

　解熱鎮痛薬には，似た名前で成分が全く異なる製品がたくさんあります．商品名の末尾についたアルファベットや単語まで確認し，成分や服用錠数には十分注意するようにしてください．

■『ロキソニン』シリーズ / 第一三共ヘルスケア

商品名	解熱鎮痛薬と1回量	カフェイン	催眠鎮静薬	制酸薬
ロキソニンS	ロキソプロフェン 60 mg	−	−	
ロキソニンSプラス		−	−	酸化Mg 33.3 mg
ロキソニンSプレミアム		50 mg	60 mg	メタケイ酸アルミン酸Mg 100 mg
ロキソニンSプレミアムファイン		−	−	メタケイ酸アルミン酸Mg 100 mg ほかに芍薬，ヘスペリジン

催眠鎮静薬は「アリルイソプロピルアセチル尿素」

■『イブ』シリーズ / エスエス製薬

商品名	解熱鎮痛薬と1回量	カフェイン	催眠鎮静薬	制酸薬
イブメルト	イブプロフェン 200 mg	−	−	
イブA錠EX		80 mg	60 mg	−
イブクイック頭痛薬DX				酸化Mg 100 mg
イブA錠	イブプロフェン 150 mg			−
イブクイック頭痛薬				酸化Mg 100 mg

催眠鎮静薬は「アリルイソプロピルアセチル尿素」

■『バファリン』シリーズ / ライオン

商品名	解熱鎮痛薬と1回量	カフェイン	催眠鎮静薬	制酸薬
バファリンA	アスピリン 660 mg	−	−	合成ヒドロタルサイト 200 mg
バファリンライト	アスピリン 440 mg	−	−	水酸化AIゲル 200 mg
バファリンルナJ	アセトアミノフェン 100〜300 mg	−	−	−
小児用バファリンCⅡ	アセトアミノフェン 99〜198 mg	−	−	−
バファリンルナi	イブプロフェン 130 mg	80 mg	−	水酸化AIゲル 70 mg
バファリンプレミアム	アセトアミノフェン 130 mg	80 mg	60 mg	
バファリンプレミアムDX	イブプロフェン 160 mg アセトアミノフェン 160 mg	50 mg		

催眠鎮静薬は「アリルイソプロピルアセチル尿素」

 こぼれ話

「ロキソプロフェン」は，二日酔いの頭痛に効果的とする報告があります（Alcohol, Nov 2, 2019 ［PMID：31689482］）.

■『エキセドリン』シリーズ / ライオン

商品名	解熱鎮痛薬と1回量	カフェイン	催眠鎮静薬	制酸薬
エキセドリンA錠	アスピリン 500 mg	120 mg	−	−
エキセドリンプラスS	アセトアミノフェン 300 mg		30 mg	水酸化 Al ゲル 70 mg

催眠鎮静薬は「アリルイソプロピルアセチル尿素」

■『セデス』シリーズ / シオノギヘルスケア

商品名	解熱鎮痛薬と1回量	カフェイン	催眠鎮静薬	制酸薬
セデスキュア	イブプロフェン 150 mg	80 mg	60 mg	−
新セデス錠	アセトアミノフェン 160 mg エテンザミド 400 mg	80 mg	60 mg	−
セデスV				−
セデス・ファースト			−	酸化 Mg 100 mg
セデス・ハイ	アセトアミノフェン 250 mg イソプロピルアンチピリン 150 mg	50 mg	60 mg	−
セデス・ハイG	アセトアミノフェン 250 mg イソプロピルアンチピリン 150 mg	50 mg	60 mg	−

催眠鎮静薬は「アリルイソプロピルアセチル尿素」

■『ナロン』シリーズ / 大正製薬

商品名	解熱鎮痛薬と1回量	カフェイン	催眠鎮静薬	制酸薬
ナロンエース	イブプロフェン 144 mg エテンザミド 84 mg	50 mg	200 mg	−
ナロンエースT				−
ナロンエースR				水酸化 Al ゲル 66.7 mg
ナロンエース ロイヤル頭痛薬	イブプロフェン 150 mg エテンザミド 500 mg	−	−	酸化 Mg 50 mg
ナロンメディカル	イブプロフェン 200 mg	−	−	
ナロン錠 / 顆粒	アセトアミノフェン 265 mg エテンザミド 300 mg	50 mg	200 mg	−

催眠鎮静薬は「ブロモバレリル尿素」

こぼれ話 NSAIDs過量摂取時の典型的な症状には「吐き気」や「頭痛」のほかに「眠気」が挙げられています（Drug Saf, 5：252-274, 1990［PMID：2198051］）．頻繁に眠気を訴えられる際は，服用量にも注意した方がよいかもしれません．

46

Q9 ピリンアレルギーの人は「アスピリン」を使えない？

A：✖ 「アスピリン」はピリン系の薬ではない

「アスピリン」は，ピリン系の薬ではありません．そのため，ピリンアレルギーの人でも使うことができます．ただし，「ピリンアレルギー」と「アスピリン喘息」の混同には注意が必要です．

■ ピリンアレルギーとは～「ピラゾロン基本骨格」を有する解熱鎮痛薬に対するアレルギー

「ピリン系」の薬とは，解熱鎮痛薬（NSAIDs）のうち「ピラゾロン基本骨格」を有する薬のことです．「ピリンアレルギー」とは，この「ピラゾロン基本骨格」を有する薬に対するアレルギーのことを指します．

ピラゾロン基本骨格

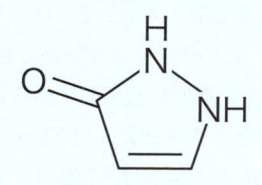

ピリン系の薬

ピラゾロン誘導体
アンチピリン，アミノピリン，スルピリン，**イソプロピルアンチピリン**
ピラゾリジン誘導体
フェニルブタゾン，ケトフェニルブタゾン，フェプラゾン，スルフィンピラゾン

OTCの解熱鎮痛薬では，『セデス・ハイ』『サリドンA』などに配合されている「イソプロピルアンチピリン」が該当します．「アスピリン」は名前に「ピリン」が入っていますが，「ピラゾロン基本骨格」をもっていないため，ピリンアレルギーの人でも安全に使うことができます．

■ よく混同される「アスピリン喘息」

解熱鎮痛薬を使用した後，**1時間以内に急激な喘息発作と鼻づまりの症状**が現れた場合，「アスピリン喘息」を疑う必要があります[1,2]．これは「ピリン系」に限らず，「ロキソプロフェン」や「イブプロフェン」・「アスピリン」などNSAIDs全般で起こるもので，「ピリンアレルギー」とは全く別の副作用です[1]．この「アスピリン喘息」は，NSAIDsの塗り薬や貼り薬（☞p.259）でも起こることに注意が必要です．

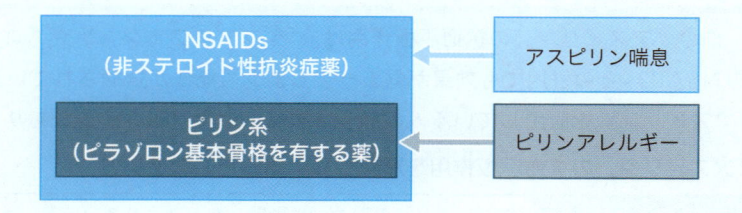

OTCで避けるべき解熱鎮痛薬

ピリンアレルギー
イソプロピルアンチピリン
アスピリン喘息
イブプロフェン，ロキソプロフェン，アスピリン／エテンザミド，イソプロピルアンチピリンなどNSAIDs全般

■ 参考文献

1）厚生労働省：重篤副作用疾患別マニュアル：非ステロイド性抗炎症薬による喘息発作
2）国立病院機構相模原病院臨床研究センター：NSAIDs（解熱鎮痛薬）不耐症・過敏症

こぼれ話　アスピリン喘息の人でも，「アセトアミノフェン」は高用量でなければ安全とされている（参考文献1）ほか，医療用には選択肢になる鎮痛薬もあります（☞p.52）．

Q10 「アスピリン」を定期服用している人は，痛み止めを使えない？

A：△ 一部の痛み止めは，「アスピリン」の心保護効果を弱める恐れがある

心筋梗塞などの予防のために「アスピリン（アセチルサリチル酸）」を定期的に服用している人が，痛み止めとして「アスピリン」や「イブプロフェン」，「ロキソプロフェン」を服用すると，その効果が失われてしまう恐れがあります．痛み止めを販売する際には，病院から処方されている薬を必ず確認するようにしてください．

■ 低用量「アスピリン」は抗血小板薬，高用量「アスピリン」は解熱鎮痛薬

高血圧や脂質異常症・糖尿病などで動脈硬化が進むと，血管の内側には「プラーク」と呼ばれる塊ができます．この「プラーク」が何らかの原因で剥がれたりすると，それに血小板が集まって血の塊（白色血栓）ができ，脳梗塞や心筋梗塞の原因になります．この「白色血栓」ができてしまうのを防ぐために，「アスピリン（アセチルサリチル酸）」を低用量で定期的に服用している人がいます．

こうした「抗血小板薬」として「アスピリン」を使用する場合，基本的に1日75〜325mg程度の低用量[1]ですが，「解熱鎮痛薬」として「アスピリン」を使用する場合は，1回500mgを超えるような高用量で服用します[2]．1日1,500mgまでは増量しても「抗血小板作用」が失われてしまう「アスピリン・ジレンマ」は起こらないとされています[3]が，痛み止めとして「アスピリン」を使用する場合は1日量がこれを上回る場合もあるため，注意が必要です．

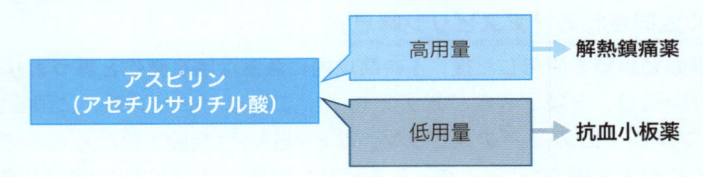

■「イブプロフェン」や「ロキソプロフェン」でも，抗血小板作用が減弱する恐れ

この「アスピリン」の抗血小板作用は，「イブプロフェン」[4]や「ロキソプロフェン」[5]など他のNSAIDsとの併用でも効果が弱まってしまう可能性が指摘されています．そのため，低用量の「アスピリン」を服用している人の痛み止めは，慎重に選ぶ必要があります．

「アスピリン」の抗血小板作用を邪魔しない痛み止めの使い方

アセトアミノフェン	「アスピリン」の薬力学に影響しないとされている[4]
ロキソプロフェン	同時服用を避け，服用のタイミングを「アスピリン」服用の2時間後に遅らせることで，相互作用を回避できるとされている[5]（イブプロフェンは時間をあけても影響する[4]）

■ 参考文献

1）バファリン配合錠A81 添付文書
2）バファリン配合錠A330 添付文書
3）Antithrombotic Trialists' Collaboration. : Collaborative meta-analysis of randomised trials of antiplatelet therapy for prevention of death, myocardial infarction, and stroke in high risk patients. BMJ, 324 : 71-86, 2002 ［PMID：11786451］
4）Catella-Lawson F, et al : Cyclooxygenase inhibitors and the antiplatelet effects of aspirin. N Engl J Med, 345 : 1809-1817, 2001 ［PMID：11752357］
5）赤木祐貴，他：アスピリンの抗血小板作用に及ぼすロキソプロフェンナトリウムの影響とその回避方法．医療薬学, 37：69-77, 2011

製剤上の特徴をもつOTC医薬品

タイレノールA

ジョンソン・エンド・ジョンソン

◎ **お勧めポイント**

↳「アセトアミノフェン」単独の製剤で，眠くなる成分などを含まない

↳成人（15歳以上）の，インフルエンザ・妊娠・授乳中の解熱鎮痛薬としての第一選択

成分（1錠中）
●解熱鎮痛：アセトアミノフェン 300 mg

バファリンルナJ

ライオン

◎ **お勧めポイント**

↳「アセトアミノフェン」単独の製剤で，眠くなる成分などを含まない

↳水なしで飲める「チュアブル錠」で，授業中や試験中でもすばやく服用できる

↳小〜中学生が，頭痛・生理痛にはじめて使う痛み止めとして最適

成分（1錠中）
●解熱鎮痛　アセトアミノフェン 100 mg

ムヒのこども解熱鎮痛顆粒

池田模範堂

◎ **お勧めポイント**

↳1歳から使える「アセトアミノフェン」製剤で，リスクのある成分を含まない

↳アンパンマンのイラスト付き，イチゴ味，顆粒と小さい子ども向けの製剤工夫

成分（1包中）
●解熱鎮痛：アセトアミノフェン 150 mg　●ビタミンC：アスコルビン酸　●アミノ酸：グリシン

こどもパブロン坐薬

大正製薬

◎ **お勧めポイント**

↳「アセトアミノフェン」単独の製剤

↳嘔吐していて飲み薬を使えない時にでも使える「坐薬」タイプ

成分（1個中）
●解熱鎮痛：アセトアミノフェン 100 mg

イブメルト

エスエス製薬

◎ **お勧めポイント**

↳「イブプロフェン」単独の製剤で，眠くなる成分などを含まない

↳水なしで飲める，レモンライム味

成分（1錠中）
●解熱鎮痛：イブプロフェン 200 mg

こぼれ話　「イブプロフェン」は，「アスピリン」と比べて頭痛に対する鎮痛効果はほぼ同等とされていますが，速効性ではやや優れるという報告があります（Cephalalgia, 15：531-535, 1995 [PMID：8706118]）.

ロキソニンS

第一三共ヘルスケア

◉ **お勧めポイント**

↳「ロキソプロフェン」単独の製剤で，眠くなる成分などを含まない

↳ 余計な成分を含まないことで，「ロキソニン」シリーズの中でも安価

成分（1錠中）
- ●解熱鎮痛：ロキソプロフェン 60 mg

ロキソニンS プレミアムファイン

第一三共ヘルスケア

◉ **お勧めポイント**

↳ リスクの高い催眠鎮静薬を含まない，"プレミアム"な商品

↳ 眠くならない

成分（1錠中）
- ●解熱鎮痛：ロキソプロフェン 30 mg
- ●制酸：メタケイ酸アルミン酸マグネシウム 50 mg
- ●生薬：芍薬エキス 18 mg
- ●その他：ヘスペリジン 15 mg

のどぬ〜る 鎮痛カプセル

小林製薬

◉ **お勧めポイント**

↳ 鎮痛薬の「イブプロフェン」と，抗炎症薬の「トラネキサム酸」を配合した薬

↳ のどの痛みに特化した痛み止め

成分（1カプセル中）
- ●解熱鎮痛：イブプロフェン 50 mg
- ●抗炎症：トラネキサム酸 46.7 mg
- ●制酸：水酸化アルミニウムゲル 23.2 mg

エキセドリンA錠

ライオン

◉ **お勧めポイント**

↳「アセトアミノフェン」＋「アスピリン」＋「カフェイン」の組合わせ

↳ 片頭痛と緊張型頭痛のどちらにも，単独薬での治療よりも高い効果が報告されているため，鑑別が難しい頭痛や複合的な頭痛の際に便利 (☞ p.39)

↳ 1カ月に 10 日以上の使用は，薬物乱用頭痛のリスクになる（米国の添付文書）

成分（1錠中）
- ●解熱鎮痛：アセトアミノフェン 150 mg
- ●解熱鎮痛：アスピリン 250 mg
- ●中枢興奮：無水カフェイン 60 mg

こぼれ話 消費者がOTCを選ぶ際，パッケージの「成分」やその「配合量」の部分は情報量が多い割に，あまり読まれないという調査報告があります（人間工学, 49：S278-279, 2013）.

医療用の医薬品にはこんなものがある

より高用量で使える，医療用の「アセトアミノフェン」製剤

商品名	●『カロナール（一般名：アセトアミノフェン）』
特徴	● 医療用の「アセトアミノフェン」単独製剤です． ● OTCと違い1日4,000 mgまで使うことができますが，1,500 mg以上を使用する際には定期的な肝機能検査が推奨されています．

「アセトアミノフェン」と非麻薬オピオイド鎮痛薬の配合薬

商品名	●『トラムセット（一般名：アセトアミノフェン＋トラマドール）』
特徴	●「アセトアミノフェン」に，非麻薬オピオイド鎮痛薬の「トラマドール」を配合した鎮痛薬です． ●「トラマドール」は，WHOの除痛ラダーでもNSAIDsより上のランクに位置する，より強力な鎮痛薬です．

胃腸に優しく，効果も長続きするNSAIDs

商品名	●『セレコックス（一般名：セレコキシブ）』
特徴	● 胃粘膜への副作用を減らすよう工夫されたNSAIDs（COX-2阻害薬）です． ● 作用が長続きするため，特に夜間に薬が切れて痛みがぶり返してくるような場合に適しています． ●「アスピリン喘息」の人でも安定期であれば使用することができます[1]．

片頭痛の第一選択薬「トリプタン」

商品名	●『イミグラン（一般名：スマトリプタン）』 ●『ゾーミッグ（一般名：ゾルミトリプタン）』 ●『レルパックス（一般名：エレトリプタン）』 ●『マクサルト（一般名：リザトリプタン）』 ●『アマージ（一般名：ナラトリプタン）』
特徴	● 片頭痛専用の治療薬「トリプタン」製剤で，現在の第一選択薬です． ● 片頭痛の症状が重く，アセトアミノフェンやNSAIDsで十分に改善しない場合でも効果が期待できます． ● アセトアミノフェンやNSAIDsと併用することもできます．

片頭痛の予防薬

商品名	●『デパケン（一般名：バルプロ酸）』 ●『インデラル（一般名：プロプラノロール）』 ●『ミグシス（一般名：ロメリジン）』 ●『ワソラン（一般名：ベラパミル）』（※保険適応外） ●『トリプタノール（一般名：アミトリプチリン）』（※保険適応外）
特徴	● 定期的に服用し続けることで，片頭痛の発作を予防する薬です． ●「トリプタン」製剤と比べて非常に安価で，経済的負担も軽減することができます． ● 片頭痛が月2回以上起こる，または症状が月6日以上ある場合には，こうした予防薬を考慮します．

神経痛専用の痛み止め

商品名	●『リリカ（一般名：プレガバリン）』 ●『タリージェ（一般名：ミロガバリン）』 ●『サインバルタ（一般名：デュロキセチン）』
特徴	● NSAIDsでは十分な効果が得られにくい「神経障害性疼痛」のための痛み止めです． ● 眠気や出血などのリスクも多い薬のため，患者に対して安易な推奨をしないよう注意が必要です．

アスピリン喘息でも使える解熱鎮痛薬

商品名	● 『ソランタール（一般名：チアラミド）』
特徴	● 添付文書上は禁忌ですが，「アスピリン喘息」の人でも選択肢になる解熱鎮痛薬です[2]． ● 解熱効果はほとんどなく，鎮痛効果も他の NSAIDs と比べるとやさしめです．

解熱鎮痛薬と一緒に使う，胃粘膜保護薬

商品名	● 『ネキシウム（一般名：エソメプラゾール）』
特徴	● 胃・十二指腸潰瘍などの病歴がある人は，解熱鎮痛薬での胃粘膜障害を防ぐために，OTC に配合される「制酸薬」のようなやさしい薬ではなく，より強力な胃酸抑制薬を使うことがあります．

■ 参考文献

1）日本アレルギー学会「喘息予防・管理ガイドライン2009」，協和企画，2009
2）厚生労働省「重篤副作用疾患別対応マニュアル：非ステロイド性抗炎症薬による喘息発作」

豆知識

「グルコサミン」や「コンドロイチン」は，膝などの痛みを和らげるか？

テレビ CM などでよく「膝などの痛みを和らげる」と紹介されている「グルコサミン」や「コンドロイチン」ですが，変形性関節症の痛みを少し和らげるとする報告もあります．しかし，こうした効果が示唆されているのは業界が主導した研究で，業界と独立して行われた研究だけで評価すると統計学的に有意な鎮痛効果は示されていない[1]など，その解釈は非常に難しいことになっています．使っている本人が効果を実感できているのかどうかが，重要な判断基準になりそうです．

1）Wandel S, et al：Effects of glucosamine, chondroitin, or placebo in patients with osteoarthritis of hip or knee: network meta-analysis. BMJ, 341：c4675, 2010 [PMID：20847017]

NSAIDs（非ステロイド性抗炎症薬）の分類

NSAIDs は「非ステロイド性抗炎症薬：Non-Steroidal Anti-Inflammatory Drugs」のことで，ステロイドの構造をもたない解熱・鎮痛・抗炎症作用をもつ薬の総称です．「ロキソプロフェン」や「イブプロフェン」，「アスピリン（アセチルサリチル酸）」などがこれに該当し，いずれも「プロスタグランジン」の産生を阻害することで効果を発揮します．

一方，「アセトアミノフェン」は「プロスタグランジン」の産生にはかかわらず，また抗炎症作用もほとんどありません[1]．そのため，「アセトアミノフェン」は NSAIDs として扱わないのが一般的です．

	解熱	鎮痛	抗炎症
アセトアミノフェン	体温中枢に作用	脳の痛覚閾値を高める	－
NSAIDs	発熱・痛み・炎症に関わるプロスタグランジンの産生阻害		

1）カロナール錠 インタビューフォーム

こぼれ話　「グルコサミン」は，副作用なく変形性関節症の痛みを軽減できるとする報告も一部あります．（Cochrane Database Syst Rev：CD002946, 2005 [PMID：15846645]）．

第2章 アレルギー性鼻炎の薬（抗ヒスタミン薬）

薬を使う目的

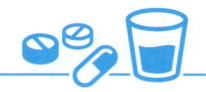

くしゃみ・鼻水は，鼻に入り込んだ異物を捕らえて，外に排出しようとする生体の防御反応ですが，あまりに多いと不快で生活に支障を来たします．そのため，必要以上に増えた「くしゃみ」や「鼻水」などの鼻炎症状を緩和するために，抗アレルギー薬を使います．

「くしゃみ」・「鼻水」・「痒み」といったアレルギー症状は主に「ヒスタミン」によって引き起こされるため，使う薬も「抗ヒスタミン薬」が中心です．「抗ヒスタミン薬」だけでは「鼻詰まり」に効果が不十分なため，「血管収縮薬」が配合されていることもあります．

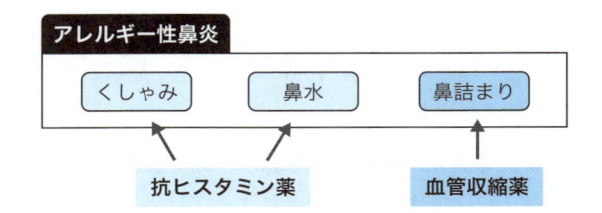

セルフメディケーションの位置づけ

「抗ヒスタミン薬」にはスイッチOTCが豊富で，医療用として使われている薬のほとんどをOTCとして使うことができます．そのため状況に応じたさまざまな使い分けも可能で，軽症のアレルギー性鼻炎であれば，基本的にOTCを活用したセルフメディケーションで十分に対応することができます．

ただし，OTCには鼻詰まりを解消する「血管収縮薬」など他の成分が一緒に配合されている製剤も多いため，花粉症などでシーズンを通して服用する際には，不必要な薬の長期摂取が起こらないよう注意が必要です．

	分類	効果	副作用	
推奨	抗ヒスタミン薬（第二世代）	高	低	副作用が少なく，多くの人で治療の基本になる
選択肢	抗ヒスタミン薬（第一世代）	高	中	速効性のある頓服薬が欲しい場合，「鼻水」の症状が強い場合の候補
切り札	血管収縮薬	高	高	どうしても今すぐ「鼻詰まり」を解消したい場合の，一時的な緊急措置

薬理作用

- **抗ヒスタミン薬：**アレルギーの原因物質（花粉・ホコリ・動物の毛など）が体内に侵入すると，体内の肥満細胞から伝達物質（ケミカルメディエーター）が放出されます．この伝達物質のうち，くしゃみ・鼻水・痒みの原因となる「ヒスタミン」の働きをブロックすることで，アレルギー症状を緩和します．

- **血管収縮薬：**アドレナリンα受容体を刺激することで，鼻粘膜の血管を収縮させ，「鼻詰まり」の症状を解消します．しかし，効果は一時的で長続きしません．また，自律神経系にも作用するため，ふるえ・不眠・血圧上昇などの副作用を起こす恐れがあります．そのため，必要最小限の使用に留める必要があります．

こぼれ話 ケミカルメディエーターとは，ヒスタミンやロイコトリエン・セロトニン・トロンボキサンなど，細胞間の情報伝達を担う物質のことで，それぞれ異なる生理作用があります．

病院受診のトリアージ

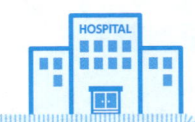

「くしゃみ」・「鼻水」・「鼻詰まり」を訴える人の中から，こんな人を見つける

⚠️「喘息」や「蕁麻疹」などと複合的なアレルギーを起こしている人

⚠️「細菌性の副鼻腔炎」

⚠️「薬剤性鼻炎（血管収縮薬の使い過ぎ）」

⚠️「熱性けいれん」の既往がある乳幼児

1 喘息や蕁麻疹などを伴っている

　鼻炎だけではなく，喘息や蕁麻疹など複合的にアレルギー症状が出ている場合は，病院で医師の指導のもと治療を受ける必要があります．

2「鼻詰まり」に，味覚・嗅覚の異常，膿のような鼻水，頬や上歯・頭の痛みが伴う

　慢性的な副鼻腔炎（いわゆる蓄膿症）は，場合によっては外科手術による治療も必要になるため，一度病院を受診する必要があります．

3 薬を飲んでも「鼻詰まり」が治らない

　鼻詰まりは「ヒスタミン」ではなく主に「ロイコトリエン」が関係したアレルギー症状のため，「抗ヒスタミン薬」では十分な効果が期待できません (☞p.71)．鼻詰まりには，ステロイドの点鼻薬 (☞p.144) が良い選択肢になりますが，治りが悪い場合は病院を受診することが勧められます．

注意▶ 4 点鼻薬を頻繁に使っても鼻詰まりが治らない

　点鼻薬のなかでも，鼻詰まりの一時的な解消に使う「血管収縮薬」の点鼻薬を連用している人は，薬が原因の「薬剤性鼻炎」を起こしている恐れがあります (☞p.155)．点鼻薬の使用をいったん止め，一度病院を受診する必要があります．

5 毎年，花粉症がひどい

　花粉症のような季節性のアレルギーでは，症状が悪化する前から薬を服用しておくことが推奨されています (☞p.70)．症状が軽い場合はOTCでも対応できますが，毎年のように症状がひどくなる場合は病院を受診した方が無難です．

6 2歳未満の乳幼児

　OTCには2歳未満でも使える抗アレルギー薬がありますが，これらの製剤に使われている「抗ヒスタミン薬」は熱性けいれんのリスクになる (☞p.75) ことから，使用は推奨されません．基本的に病院受診を勧め，やむを得ない場合でも5〜6日以内の短期間の使用に留めるよう指導してください．

7 5〜6日ほど市販薬を飲んだが，症状が改善しない

　OTCでは改善しないほど重症である可能性や，そもそもアレルギーではない可能性などが考えられます．OTCによる治療をいったん中止し，病院を受診して適切な治療を受ける必要があります．

使い分けフローチャート

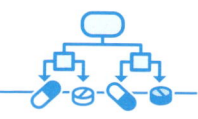

◆「抗ヒスタミン薬」の選び方

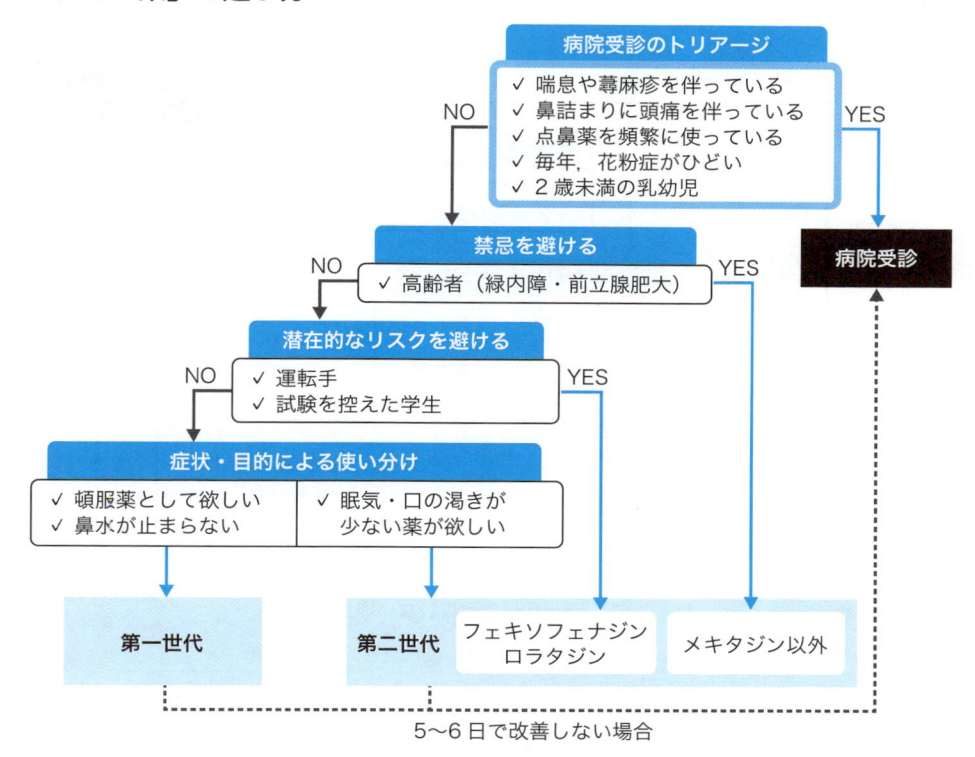

病院受診のトリアージ
- ✓ 喘息や蕁麻疹を伴っている
- ✓ 鼻詰まりに頭痛を伴っている
- ✓ 点鼻薬を頻繁に使っている
- ✓ 毎年，花粉症がひどい
- ✓ 2歳未満の乳幼児

NO　　　YES → **病院受診**

禁忌を避ける
- ✓ 高齢者（緑内障・前立腺肥大）

NO　　　YES

潜在的なリスクを避ける
- ✓ 運転手
- ✓ 試験を控えた学生

NO　　　YES

症状・目的による使い分け
- ✓ 頓服薬として欲しい
- ✓ 鼻水が止まらない

| ✓ 眠気・口の渇きが少ない薬が欲しい

第一世代　　**第二世代**　　フェキソフェナジン ロラタジン　　メキタジン以外

5～6日で改善しない場合

● 基本方針 ●

アレルギー性鼻炎に対する「抗ヒスタミン薬」の効果に，特別な使い分けが必要なほどの違いはありませんが，通常は副作用の少ない「第二世代」の薬を使います．眠気が問題になる場合は，「ステロイド」の点鼻薬も選択肢になります（☞ p.144）．

- ◆ **熱や咳もある** ─── 風邪の場合は，抗コリン作用のある「第一世代」の薬の入った総合感冒薬を選ぶ（☞ p.116）
- ◆ **どれでも構わない** ─── 副作用が少ない「第二世代」の薬
- ◆ **頓服薬として欲しい** ─── 速効性に優れた「第一世代」の薬（☞ p.57）
- ◆ **鼻水が止まらない** ─── 抗コリン作用のある「第一世代」の薬（☞ p.57）
- ◆ **口が渇くのは嫌** ─── 抗コリン作用の弱い「第二世代」の薬（☞ p.57）
- ◆ **前立腺肥大・緑内障** ─── 抗コリン作用の弱い「第二世代」の薬，ただし「メキタジン」を除く（☞ p.57）
- ◆ **高齢者** ─── 眠気・抗コリン作用の弱い「第二世代」の薬，ただし「メキタジン」を除く（☞ p.57）
- ◆ **眠いのは嫌** ─── 眠気の少ない非鎮静性の「抗ヒスタミン薬（☞ p.68）」，または「ステロイド」点鼻薬（☞ p.144）
- ◆ **自動車を運転する** ─── 集中力や判断力に影響しない「フェキソフェナジン」・「ロラタジン」（☞ p.72）
- ◆ **試験勉強をする** ─── 集中力や判断力に影響しない「フェキソフェナジン」・「ロラタジン」（☞ p.73）
- ◆ **朝は忙しくて飲み忘れる** ─── 1日1回の服用でよい「セチリジン」・「ロラタジン」・「エピナスチン」など
- ◆ **妊娠中** ─── 「ロラタジン」・「セチリジン」・「クロルフェニラミン」（☞ p.76）
- ◆ **授乳中** ─── 「ロラタジン」・「フェキソフェナジン」・「ジフェンヒドラミン」（☞ p.76）

こぼれ話　漢方薬の「小青竜湯」は軽度の花粉症に効果が報告されている（漢方診療，10：42-48,1991）ため，眠気のない薬として良い選択肢になります．

◆「血管収縮薬」の選び方

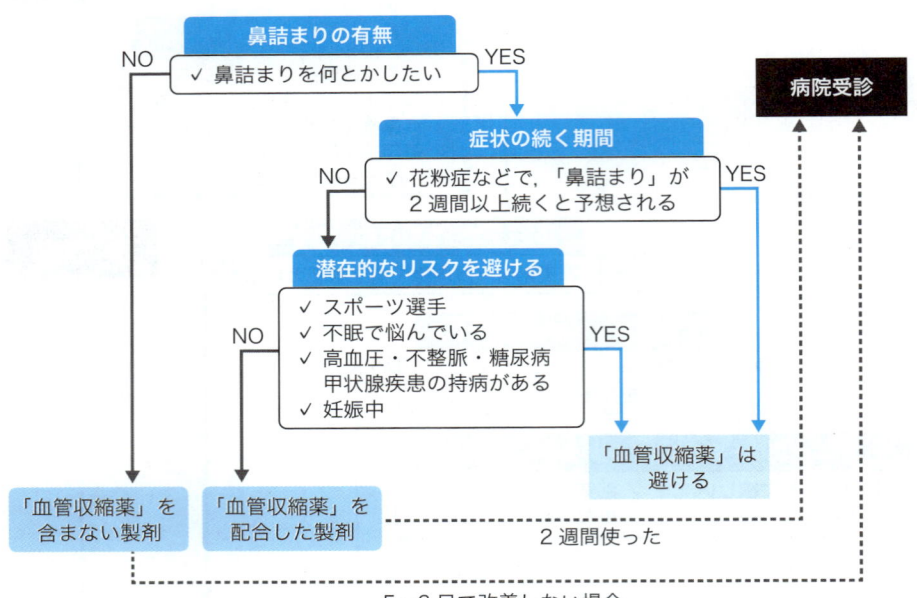

●**基本方針**●

「血管収縮薬」は鼻詰まりを解消したい場合に,使用を考慮します.しかし,副作用や注意点も多く,「プソイドエフェドリン」以外の薬は効果の根拠も乏しいため,積極的に使う必要はありません.鼻詰まりには,「ステロイド」の点鼻薬 (☞ p.144) を使う方が安全で効果的です.

◆**「鼻詰まり」は2週間以上続きそう** ───────→ 長期使用にリスクのある「血管収縮薬」は避ける

◆**大会を控えたスポーツ選手** ───────→ 禁止薬物（競技会時）の「血管収縮薬」を避ける

◆**不眠で悩んでいる** ───────→ 交感神経を刺激する「血管収縮薬」は避ける

◆**高血圧・不整脈の持病がある** ───────→ 血圧を上げ,心拍数を増やす「血管収縮薬」は避ける (☞ p.162)

◆**糖尿病の持病がある** ───────→ 血糖値に影響する恐れのある「血管収縮薬」は避ける (☞ p.162)

◆**甲状腺疾患の持病がある** ───────→ 交感神経を刺激する「血管収縮薬」は避ける

◆**妊娠中** ───────→ 子宮収縮作用のある「血管収縮薬」は避ける

◆**授乳中** ───────→ どうしても必要な場合は,全身移行の少ない「点鼻薬」を選ぶ (☞ p.144)

◆**効果に根拠のあるもの** ───────→ 「プソイドエフェドリン」(☞ p.64)

こぼれ話 OTCでは制限がかけられていますが,医療用の「ステロイド点鼻薬」は高血圧・糖尿病や妊娠中の患者に対する禁忌指定はありません (☞ p.161,162).

分類と特徴

　抗ヒスタミン薬は，古い「第一世代」と，新しい「第二世代」に分類されます．「第一世代」の薬は速効性と鼻水を止める効果に優れ，「第二世代」の薬は眠気や口の渇きといった副作用が少ない，という傾向にありますが，例外もあることに注意が必要です．現在は，副作用の少ない「第二世代」の薬を使うのが基本です．

抗ヒスタミン薬の分類

第一世代：クロルフェニラミン・ジフェンヒドラミン・クレマスチン

第二世代：ケトチフェン・アゼラスチン・メキタジン・セチリジン・エバスチン・エピナスチン・フェキソフェナジン・ロラタジン

	第一世代	第二世代		
	鎮静性	鎮静性	軽度鎮静性	非鎮静性
眠気の副作用	強い	強い	やや強い	弱い
抗コリン作用	ある	ほとんどない（メキタジンを除く）		
速効性	○	△		

使い分けのポイント

● 眠気の副作用〜脳への移行性

　「第二世代」の抗ヒスタミン薬は，脳へ移行しにくい薬が多く，眠気や集中力・判断力の低下といった副作用が少ない傾向にあります[1]．

例外

「第二世代」の薬でも，「ケトチフェン」は「第一世代」の薬と同じくらい眠気を起こしやすい[2] ほか，「アゼラスチン」や「メキタジン」も軽度鎮静性 (☞ p.68) に分類されます[1]．「第二世代」の薬であれば眠気や集中力・判断力の低下を起こさない，というわけではなく，多くの薬で自動車運転が禁止されている (☞ p.72) ことに注意が必要です．

● 抗コリン作用〜鼻水を止める効果と，口や喉の渇き・前立腺肥大や緑内障への影響

　「第一世代」の抗ヒスタミン薬は，抗コリン作用も併せもっています[3]．そのため，鼻水を止める効果に優れる反面，口や喉の渇き・眩しさ・便秘といった副作用が起こりやすいほか，前立腺肥大 (☞ p.78) や緑内障 (☞ p.79) の症状を悪化させる恐れがあります[3]．「第二世代」の抗ヒスタミン薬には抗コリン作用がないものがほとんどです[1]．

例外

「メキタジン」は第二世代に分類されますが，抗コリン作用があり，前立腺肥大や緑内障に禁忌です[4]．

● 速効性

　「第一世代」の抗ヒスタミン薬は，「第二世代」の薬と比べて速効性に優れています[5]．そのため，早く効く薬が欲しい，すでに症状がひどい，頓服薬として欲しい場合に適しています．

　「第二世代」の薬は，効果が現れるまでに時間がかかるため，花粉症では花粉飛散日や症状が現れた日から，早めに飲み始めておくことが推奨 (☞ p.70) されています[1]．

■ **参考文献**

1）「鼻アレルギー診療ガイドライン：通年性鼻炎と花粉症 2016年版（改訂第8版）」（鼻アレルギー診療ガイドライン作成委員会），ライフサイエンス，2016

2）Yanai K & Tashiro M：The physiological and pathophysiological roles of neuronal histamine: an insight from human positron emission tomography studies. Pharmacol Ther, 113：1-15, 2007 [PMID：16890992]

3）ポララミン錠 インタビューフォーム

4）ゼスラン錠 インタビューフォーム

5）久木田 淳，他：WAL801CL（epinastine）錠の湿疹・皮膚炎群，痒疹群および皮膚掻痒症に対する臨床試験．臨床医薬, 8（suppl-1）：73-86，1992

豆知識

スギ花粉だけでない花粉症

ひとことに花粉症といっても，地域によって飛散する花粉の種類や時期は大きく異なります．どの花粉で症状が出るかを知れば，早めの対応（☞ p.70）もやりやすくなります．

日本ではスギの花粉症が有名ですが，北海道（一部の道南を除く）や沖縄にはスギが自生していないため，スギの花粉症はほとんどありません．一方で，北海道ではシラカンバ，沖縄ではモクマオウによる花粉症がそれぞれ特徴的に多い傾向にあります [1,2]．

スギ		ブタクサ	
場所	北海道・沖縄を除く日本全国	場所	北海道・沖縄を除く日本全国
時期	2月〜4月中旬ころ	時期	9月ころ
ヒノキ		ヨモギ	
場所	北海道を除く日本全国	場所	日本全国
時期	3月〜5月中旬ころ	時期	9月ころ
シラカンバ		モクマオウ	
場所	北海道・東北地方	場所	沖縄
時期	4月〜6月ころ	時期	4〜6月
イネ			
場所	日本全国		
時期	4月〜6月，8月〜9月ころ		

1）北海道立衛生研究所：北海道の花粉情報

2）知念信雄：沖縄県におけるアレルギー性鼻炎の地域特異性．沖縄県医師会報（平成23年2月号）

こぼれ話　アレルギー性鼻炎に対するいろいろな「抗ヒスタミン薬」どうしの効果を比較した臨床試験がいくつかありますが，その優劣ははっきりしておらず，「どんぐりの背比べ」の状況と言えます．

■ 主なアレルギー性鼻炎の薬（内服）

第2章　アレルギー性鼻炎の薬（抗ヒスタミン薬）

	血管収縮薬		抗ヒスタミン薬												その他，生薬成分など
世代			第一世代						第二世代						
鎮静性・非鎮静性			鎮静性						軽度鎮静性	非鎮静性					
自動車運転			禁止							禁止/注意	制限なし				
前立腺肥大・緑内障			禁忌						禁忌						
1日の服用回数			1-3	2-3	3	2	2	2	2-3	1	1	1	2	1	
成分名	プソイドエフェドリン	フェニレフリン	クロルフェニラミン	d-クロルフェニラミン	ジフェンヒドラミン	クレマスチン	ケトチフェン	アゼラスチン	メキタジン	セチリジン	エバスチン	エピナスチン	フェキソフェナジン	ロラタジン	その他，生薬成分など
商品名															
エスタック鼻炎カプセル12	◆		●												◆
新コンタック600プラス	◆		●												◆
ストナリニS		◆	●												◆
コルゲンコーワ鼻炎フィルムクール		◆		●											◆
ロートアルガード鼻炎内服薬ゴールドZ	◆								●						◆
アレルギール錠			●												◆
レスタミンコーワ糖衣錠					●										
龍角散鼻炎朝タカプセル						●									◆
ザジテンAL鼻炎カプセル							●								
コンタック600ファースト							●								
ムヒAZ錠								●							
ストナリニ・ガード									●						
ストナリニZ										●					
コンタック鼻炎Z										●					
エバステルAL											●				
アレジオン20												●			
アレグラFX													●		
クラリチンEX														●	
アレグラFXプレミアム	◆												●		
妊娠　オーストラリア基準	B2	B2	A	A	A	A	–	B3	–	B2	–	–	B2	B1	–
妊娠　疫学調査	–	–	○	○	○	–	–	–	–	○	–	–	○	○	–
授乳　MMM	L3	–	L3	L3	L2	L4	L3	L3	–	L2	–	–	L2	L1	–
授乳　国立成育医療研究センター	–	–	–	–	○	–	–	–	–	–	–	–	○	○	–

（血管収縮薬の列、アレルギール錠以降は「配合なし」）

妊娠・授乳中の安全性評価は，その有効成分を単独で使う際の評価です．

こぼれ話　2017年の東京都「花粉症患者実態調査」では，「市販薬の服用等のセルフケアをすれば日常生活に支障はない」と回答した人が35.1％と，花粉症患者の3人に1人以上がOTCを活用していることが明らかになりました．

■ 主な有効成分の特徴 ①抗ヒスタミン薬

以下は各成分を単独で使用した場合の情報であり，実際の商品を選ぶ際には「一緒に配合された他の成分」の短所やリスクも考慮する必要があります．

クロルフェニラミン chlorpheniramine　　第一世代　鎮静性

商品例	エスタック鼻炎カプセル12，ストナリニS，新コンタック600プラス，アレルギール，コルゲンコーワ鼻炎フィルムクール
医療用	ポララミン

長　所	● 「第二世代」に比べて速効性に優れている[1] ため，頓服薬やすでに症状が出ている場合に適している ● 抗コリン作用が強いため，鼻水が多い水様性鼻漏に効果的 ● この成分は妊娠中の選択肢になるが，他の配合成分にも注意
短　所	● 眠気・集中力の低下を起こしやすいため，自動車運転などの危険作業は禁止[2] ● 抗コリン作用が強いため，口や喉の渇きを起こしやすく，前立腺肥大や緑内障に禁忌[2]
本成分の留意点	自動車運転 ▶ 禁止　前立腺肥大・緑内障 ▶ 不可　妊娠中 ▶ 可
妊娠中	A	先天異常に影響しないことが確認されている[3]
授乳中	L3	この薬をあえて選ぶ必要はない※

※ 授乳中の使用に関して，添付文書や多くの書籍で注意喚起はされていません．しかし，国立成育医療研究センターの「授乳中に安全に使用できると考えられる薬」にも記載はされておらず[4]，あまり推奨はできません．

ジフェンヒドラミン diphenhydramine　　第一世代　鎮静性

商品例	レスタミンコーワ糖衣錠
医療用	レスタミンコーワ

長　所	● 「第二世代」に比べて速効性に優れている[1] ため，頓服薬やすでに症状が出ている場合に適している ● 抗コリン作用が強いため，鼻水が多い水様性鼻漏に効果的 ● この成分は授乳中の選択肢になるが，他の配合成分にも注意
短　所	● 眠気・集中力の低下を起こしやすいため，自動車運転などの危険作業は禁止[5] ● 抗コリン作用が強いため，口や喉の渇きを起こしやすく，前立腺肥大や緑内障に禁忌[5]
本成分の留意点	自動車運転 ▶ 禁止　前立腺肥大・緑内障 ▶ 不可　妊娠・授乳中 ▶ 可
妊娠中	A	先天異常に影響しないことが確認されている[6]
授乳中	L2	国立成育医療研究センター「安全に使用できると考えられる薬」に記載[4]※

※ 授乳中の服用に関して，「ジフェンヒドラミン」を含む製剤の添付文書では使用を避けるように記載されており，多くの書籍もこれに準拠しています．しかし，MMMの評価は【L2】，国立成育医療研究センターの「授乳中に安全に使用できると考えられる薬」にも挙げられており[4]，「クロルフェニラミン」より安全に使用できる薬だと考えられます．

クレマスチン clemastine　　第一世代　鎮静性

商品例	龍角散鼻炎朝タカプセル
医療用	タベジール

長　所	● 「第二世代」に比べて速効性に優れている[1] ため，頓服薬やすでに症状が出ている場合に適している ● 抗コリン作用が強いため，鼻水が多い水様性鼻漏に効果的
短　所	● 眠気・集中力の低下を起こしやすいため，自動車運転などの危険作業は禁止[7] ● 抗コリン作用が強いため，口や喉の渇きを起こしやすく，前立腺肥大や緑内障に禁忌[7]
本成分の留意点	自動車運転 ▶ 禁止　前立腺肥大・緑内障 ▶ 不可
妊娠中	A	疫学調査なし
授乳中	L4	乳児の傾眠傾向が報告されている[8] ため，避ける

こぼれ話　「クロルフェニラミン」は乗り物酔い止め（☞ p.372），「ジフェンヒドラミン」は睡眠改善薬（☞ p.388）としても使われています．

ケトチフェン ketotifen 第二世代 鎮静性

商品例 ザジテンAL鼻炎カプセル，コンタック600ファースト
医療用 ザジテン

長　所	● 気道や鼻粘膜の過敏性を抑える作用がある[9]
短　所	● 「第二世代」の薬だが「鎮静性」に分類され，「第一世代」の薬と同じくらい眠気を生じやすい[9,10]
本成分の留意点	自動車運転 ▶ 禁止　前立腺肥大・緑内障 ▶ 可
妊娠中	－	情報不足
授乳中	L3	この薬をあえて選ぶ必要はない

アゼラスチン azelastine 第二世代 軽度鎮静性

商品例 ムヒAZ錠
医療用 アゼプチン

長　所	● 「軽度鎮静性」に分類され，「鎮静性」の薬よりは眠くなりにくい[11] ● 1日2回の服用が必要だが，食事の影響を受けない[12]ため，服用のタイミングを調節しやすい
短　所	● 「第二世代」の薬だが，眠気・集中力低下のリスクがあり，自動車運転などの危険作業は禁止[12]
本成分の留意点	自動車運転 ▶ 禁止　前立腺肥大・緑内障 ▶ 可
妊娠中	B3	この薬をあえて選ぶ必要はない
授乳中	L3	この薬をあえて選ぶ必要はない

メキタジン mequitazine 第二世代 軽度鎮静性

商品例 ロートアルガード鼻炎内服薬ゴールドZ，ストナリニ・ガード
医療用 ゼスラン

長　所	● 「軽度鎮静性」に分類され，「鎮静性」の薬よりは眠くなりにくい[11] ● 抗コリン作用があり，「第一世代」の薬と同様に鼻水が出るタイプの鼻炎に適している
短　所	● 「第二世代」の薬だが，眠気・集中力低下のリスクがあり，自動車運転などの危険作業は禁止[13] ● 抗コリン作用が強いため，口や喉の渇きを起こしやすく，前立腺肥大や緑内障に禁忌[13]
本成分の留意点	自動車運転 ▶ 禁止　前立腺肥大・緑内障 ▶ 不可
妊娠・授乳中	－	情報不足

セチリジン cetirizine 第二世代 軽度～非鎮静性

商品例 コンタック鼻炎Z，ストナリニZ
医療用 ジルテック

長　所	● 10mgであれば「非鎮静性」に分類され，眠気が少ない[11] ● 1日1回の服用でよく，食事の影響も受けない[14]ため，生活が不規則な人でも安定した効果が得られる ● 先天異常に影響しない[15,16]ため，妊娠中でも選択肢になる
短　所	● 20mgでは「軽度鎮静性」に分類される[11]など，眠気・集中力低下のリスクがある
本成分の留意点	自動車運転 ▶ 禁止　前立腺肥大・緑内障 ▶ 可　妊娠中 ▶ 可　1日1回でOK
妊娠中	B2	先天異常に影響しないことが確認されている[15,16]
授乳中	L2	選択肢になる（添付文書では避けるよう記載されている）

こぼれ話　風邪の鼻症状に対して効果があるのは鎮静性の「抗ヒスタミン薬」で，これには「抗コリン作用」が関係しているとされています（Cochrane Database Syst Rev, CD009345, 2015 [PMID：26615034]）.

第2章　アレルギー性鼻炎の薬（抗ヒスタミン薬）

エバスチン ebastine
第二世代 | 非鎮静性

商品例	エバステルAL
医療用	エバステル

長　所	• 「非鎮静性」に分類され，眠気が少ない • 1日1回の服用でよく，食事の影響も受けない[17] ため，生活が不規則な人でも安定した効果が得られる
短　所	• 医療用と異なり，OTCでは自動車運転が禁止されている
本成分の留意点	自動車運転 ▶ 禁止　前立腺肥大・緑内障 ▶ 可　1日1回でOK
妊娠・授乳中	－	情報不足

エピナスチン epinastine
第二世代 | 非鎮静性

商品例	アレジオン20
医療用	アレジオン

長　所	• 「非鎮静性」に分類され，眠気が少ない • 1日1回の服用でよく[18]，服用の手間が少ない
短　所	• 医療用と異なり，OTCでは自動車運転が禁止されている
本成分の留意点	自動車運転 ▶ 禁止　前立腺肥大・緑内障 ▶ 可　1日1回でOK
妊娠・授乳中	－	情報不足

フェキソフェナジン fexofenadine
第二世代 | 非鎮静性

商品例	アレグラFX，アレグラFXジュニア
医療用	アレグラ

長　所	• 「第二世代」の中でも眠気が少なく，判断力・集中力に影響せず，労働生産性を下げない[19] • 服用後の自動車運転に対する制限がない[20] • 妊娠中・授乳中の女性にも使える[4,16]
短　所	• 1日2回の服用が必要[20] • 食後服用や，グレープフルーツジュースなどの果実飲料との併用で，吸収が低下する[19,21] • アレグラFXジュニアは要指導医薬品に指定されているため，本人以外に販売できない
本成分の留意点	自動車運転 ▶ 可　前立腺肥大・緑内障 ▶ 可　妊娠・授乳中 ▶ 可
妊娠中	B2	「セチリジン」や「ロラタジン」と同様に，胎児のリスク増加と関連しない[16]
授乳中	L2	国立成育医療研究センター「安全に使用できると考えられる薬」に掲載[4]

「フェキソフェナジン」と「ロラタジン」は，授乳中の使用が添付文書上は制限されていますが，実際の安全性は高く評価されています．逆に，添付文書上で制限されていない薬の方が安全性評価は低いこともあるため，注意が必要です （☞ p.76）.

こぼれ話　眼圧が高めの人は，早めに薬物治療を行うことで，緑内障の発症を防ぐことが報告されています（Arch Ophthalmol, 120 : 701–713, 2002 [PMID : 12049574]）.

ロラタジン loratadine　　　　第二世代　非鎮静性

商品例 クラリチンEX
医療用 クラリチン

長　所	• 「第二世代」の中でも眠気が少なく，自動車だけでなく，航空機の操縦能力にも影響しない [22] • 1日1回の服用でよく，食事の影響も受けない [23] ため，生活が不規則な人でも安定した効果が得られる • 妊娠中・授乳中の女性にも使える [4] [15] [24]
短　所	• 要指導医薬品に指定されている
本成分の留意点	自動車運転 ▶ 可　前立腺肥大・緑内障 ▶ 可　妊娠・授乳中 ▶ 可　1日1回でOK
妊娠中	B1	先天異常に影響しないことが確認されている [15] [24]
授乳中	L1	国立成育医療研究センター「安全に使用できると考えられる薬」に掲載 [4]

「フェキソフェナジン」と「ロラタジン」は，授乳中の使用が添付文書上は制限されていますが，実際の安全性は高く評価されています．逆に，添付文書上で制限されていない薬の方が安全性評価は低いこともあるため，注意が必要です（☞p.76）．

■ 参考文献

1）久木田 淳，他：WAL801CL（epinastine）錠の湿疹・皮膚炎群，痒疹群および皮膚掻痒症に対する臨床試験．臨床医薬，8（suppl-1）：73-86，1992

2）ポララミン錠　インタビューフォーム

3）「Birth Defects and Drugs in Pregnancy」（Heinonen OP, et al），Publishing Sciences Group，1977

4）国立成育医療研究センター：授乳中に安全に使用できると考えられる薬

5）レスタミンコーワ錠　添付文書

6）Jick H, et al：First-trimester drug use and congenital disorders. JAMA, 246：343-346, 1981 [PMID：7241780]

7）タベジール錠　添付文書

8）Kok TH, et al：Drowsiness due to clemastine transmitted in breast milk. Lancet, 1：914-915, 1982 [PMID：6-22135]

9）ザジテンカプセル　インタビューフォーム

10）Yanai K & Tashiro M：The physiological and pathophysiological roles of neuronal histamine: an insight from human positron emission tomography studies. Pharmacol Ther, 113：1-15, 2007 [PMID：16890992]

11）「鼻アレルギー診療ガイドライン：通年性鼻炎と花粉症 2016年版（改訂第8版）」（鼻アレルギー診療ガイドライン作成委員会），ライフサイエンス，2016

12）アゼプチン錠　インタビューフォーム

13）ゼスラン錠　インタビューフォーム

14）ジルテック錠　インタビューフォーム

15）「薬物治療コンサルテーション 妊娠と授乳（改訂2版）」（伊藤真也，村島温子/編），南山堂，2014

16）Andersson NW, et al：Association between fexofenadine use during pregnancy and fetal outcomes. JAMA Pediatr, e201316, 2020 [PMID：32478810]

17）エバステル錠　インタビューフォーム

18）アレジオン錠　インタビューフォーム

19）Murota H, et al：Impact of sedative and non-sedative antihistamines on the impaired productivity and quality of life in patients with pruritic skin diseases. Allergol Int, 59：345-354, 2010 [PMID：20864795]

20）アレグラ錠　添付文書

21）Dresser GK, et al：Fruit juices inhibit organic anion transporting polypeptide-mediated drug uptake to decrease the oral availability of fexofenadine. Clin Pharmacol Ther, 71：11-20, 2002 [PMID：11823753]

22）Neves-Pinto RM, et al：A double-blind study of the effects of loratadine versus placebo on the performance of pilots. Am J Rhinol, 6：23-27, 1992

23）クラリチン錠　インタビューフォーム

24）Moretti ME, et al：Fetal safety of loratadine use in the first trimester of pregnancy: a multicenter study. J Allergy Clin Immunol, 111：479-483, 2003 [PMID：12642825]

こぼれ話　医療用の『タリオン』と同じ「ベポタスチン」製剤の『タリオンAR』も，2020年12月に発売されています．食事の影響を受けにくいのが長所です．

■主な有効成分の特徴 ②血管収縮薬

以下は各成分を単独で使用した場合の情報であり、実際の商品を選ぶ際には「一緒に配合された他の成分」の短所やリスクも考慮する必要があります。

プソイドエフェドリン pseudoephedrine 【血管収縮薬】

商品例	アレグラFXプレミアム、新コンタック600プラス
医療用	ディレグラ（フェキソフェナジンとの配合剤として）

長所	● 鼻詰まりに対する効果が示されており[1]、ガイドラインでも症状がひどい時の選択肢に挙げられている[2]
短所	● 高血圧・不整脈・糖尿病・甲状腺疾患や不眠のある人は、症状を悪化させる恐れがある[3] ● 医療用でも **「2週間以上の連用」は控える**よう注意喚起されている[3] ● 1カ月程度の使用で血圧が20 mmHg上昇した事例も報告されている[4] ため、長期連用は控える ● 興奮作用があるため、**ドーピングの禁止薬物**（競技会時）に指定されている[5] ● 濫用のリスクがあるため、含有するOTCは原則として1人に1包装単位しか販売できない[6]
本成分の留意点	〔2週間以上の連用 ▶ ×〕 〔ドーピング ▶ 禁止薬物〕
妊娠中	B2	子宮収縮作用があるため「使用を控えるべき」とする見解がある[7]
授乳中	L3	必要時には、全身移行の少ない「点鼻薬」を選んだ方が無難 (☞ p.144)

鼻詰まりの解消には「点鼻薬」としても使われています。

フェニレフリン phenylephrine 【血管収縮薬】

商品例	ストナリニS、コルゲンコーワ鼻炎フィルムクール
医療用	内服薬としては販売なし

長所	● 覚醒剤「メタンフェタミン」の違法製造を防ぐため、「プソイドエフェドリン」の代わりとして使われている[8]
短所	● 基本的に「プソイドエフェドリン」と同じ短所をもつ。 ● 鼻詰まりに対し、「プソイドエフェドリン」よりも効果が劣る[1]、ほとんど効果がない[9] という報告がある。
本成分の留意点	〔2週間以上の連用 ▶ ×〕 〔ドーピング ▶ 監視対象〕
妊娠中	B2	情報不足
授乳中	–	内服薬としての情報は不足

メチルエフェドリン methylephedrine 【血管収縮薬】

商品例	ロートアルガード鼻炎内服薬ゴールドZ
医療用	メチエフ

長所	● 医療用の『メチエフ』と同じ成分。喘息や気管支炎の治療に使われている[10]。
短所	● 基本的に「プソイドエフェドリン」と同じ短所をもつ。 ● 鼻炎に対する効果はあまり検証されていない。
本成分の留意点	〔2週間以上の連用 ▶ ×〕 〔ドーピング ▶ 禁止薬物〕
妊娠・授乳中	–	情報不足

こぼれ話 「エフェドリン」は「麻黄（マオウ）」に由来する成分です。そのため、「マオウ」を含む漢方薬でもドーピング違反になることに注意が必要です。

■ 参考文献

1）Horak F, et al：A placebo-controlled study of the nasal decongestant effect of phenylephrine and pseudoephedrine in the Vienna Challenge Chamber. Ann Allergy Asthma Immunol, 102：116-120, 2009 ［PMID：19230461］

2）「鼻アレルギー診療ガイドライン：通年性鼻炎と花粉症 2016年版（改訂第8版）」（鼻アレルギー診療ガイドライン作成委員会），ライフサイエンス，2016

3）ディレグラ配合錠　添付文書

4）Salerno SM, et al：Effect of oral pseudoephedrine on blood pressure and heart rate: a meta-analysis. Arch Intern Med, 165：1686-1694, 2005 ［PMID：16087815］

5）世界アンチ・ドーピング規程：禁止表国際基準，2018

6）厚生労働省：告示第252号（平成26年6月4日）

7）愛知県薬剤師会：妊娠・授乳と薬 対応基本手引き（改訂2版）

8）Eccles R：Substitution of phenylephrine for pseudoephedrine as a nasal decongeststant. An illogical way to control methamphetamine abuse. Br J Clin Pharmacol, 63：10-14, 2007 ［PMID：17116124］

9）Meltzer EO, et al：Oral phenylephrine HCl for nasal congestion in seasonal allergic rhinitis: a randomized, open-label, placebo-controlled study. J Allergy Clin Immunol Pract, 3：702-708, 2015 ［PMID：26143019］

10）メチエフ散10％　インタビューフォーム

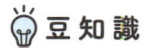 豆 知 識

花粉と野菜・果物のアレルギー交差性

　花粉のアレルゲンは，野菜や果物のアレルゲンと構造がよく似ているため，花粉症の人は一部の野菜・果物を食べた際にアレルギー反応を起こし，口や喉に痒み・しびれを感じることがあります．基本的に症状は口の中でしか起こりませんが，花粉症に伴ってこうした症状がある場合は，該当する野菜・果物は避けた方が無難です．

花粉の種類	交差性が報告されている野菜・果物 [1]
スギ花粉	トマト（ナス科）
ヨモギ花粉	セロリ・ニンジン（セリ科），マンゴー（ウルシ科）
ブタクサ花粉	メロン・スイカ・キュウリ（ウリ科），バナナ（バショウ科）
イネ科の花粉	メロン・スイカ（ウリ科），トマト（ナス科），キウイ（マタタビ科），オレンジ（ミカン科）
シラカンバの花粉	リンゴ・モモ・サクランボ（バラ科），セロリ・ニンジン（セリ科），キウイ（マタタビ科），マンゴー（ウルシ科）

1）「食物アレルギー診療ガイドライン2016」（海老澤元宏，他/監，日本小児アレルギー学会食物アレルギー委員会/作成），協和企画，2016

■ アレルギー性鼻炎の薬に配合されているその他の成分

無水カフェイン anhydrous caffeine
中枢興奮 | 鎮痛薬

商品例	エスタック鼻炎カプセル12，新コンタック600プラス，ロートアルガード鼻炎内服薬ゴールドZ
作用	中枢での興奮作用によって覚醒・鎮痛効果を発揮する
特徴	● コーヒーや清涼飲料水にも含まれる成分で，鼻炎で起こる倦怠感・頭重感・頭痛を解消する
注意点	● 抗ヒスタミン薬による眠気を防ぐ効果はなく，「カフェイン」を摂れば自動車運転をしてよいことにはならない ● 日本で上限量は定められていないが，近年は**過量摂取が問題**になっており，死亡例も報告されている ● 不眠の原因として問題視されている[1] ● 1日200 mg以上の摂取では，流産リスクが指摘されている[2]

諸外国のカフェイン上限量（コーヒー1杯でカフェインは60〜90 mg程度）
・オーストラリア・ニュージーランド食品基準機関（FSANZ）………… 成人で1日210 mg程度
・フィンランド食品安全局（EVIRA）………………………………… 成人で1日125 mgを超えないことが望ましい
・カナダ保健省……………………………………………………… 健康な成人であれば1日400 mgまで

ベラドンナ総アルカロイド Belladonna Alkaloid
生薬抽出物

商品例	コルゲンコーワ鼻炎フィルムクール，エスタック鼻炎カプセル12，新コンタック600プラス， ロートアルガード鼻炎内服薬ゴールドZ
作用	「アトロピン」などの抗コリン作用によって，鼻水症状を改善
特徴	● 抗コリン作用をもつ生薬で，「鼻水」の症状を改善する
注意点	● 抗コリン作用による，口の渇き・便秘・眩しさや，緑内障・前立腺肥大の症状悪化に注意

グリチルリチン酸 glycyrrhizic acid
抗炎症薬

商品例	アレルギール，龍角散鼻炎朝夕カプセル
作用	炎症を抑える
特徴	● 「甘草」の主成分で，抗ヒスタミン薬にはない「抗炎症作用」がある
注意点	● 長期・過量摂取で低カリウム血症・むくみ・高血圧・手足のしびれ等の「偽アルドステロン症」のリスクがある[3] ● 1日200 mgが目安（個人差が大きいため平成28年4月に上限量は撤廃）[4]，漢方薬との併用に注意
類似薬	グリチルリチン酸二カリウム，カンゾウ

■ 参考文献

1 ）厚生労働省：健康づくりのための睡眠指針2014
2 ）Weng X, et al：Maternal caffeine consumption during pregnancy and the risk of miscarriage：a prospective cohort study. Am J Obstet Gynecol, 198：279e1-8, 2008 [PMID：18221932]
3 ）Conn JW, et al：Licorice-induced pseudoaldosteronism. Hypertension, hypokalemia, aldosteronopenia, and suppressed plasma renin activity. JAMA, 205：492-496, 1968 [PMID：5695305]
4 ）厚生労働省：薬発第158号「グリチルリチン酸等を含有する医薬品の取扱いについて」

こぼれ話　清涼飲料水のエナジードリンクには，1本あたり30〜150 mgのカフェインが含まれていることがあります（食品安全委員会「食品中のカフェイン」ファクトシート）。

現場で役立つQ&A

Q1 花粉症は，OTCでも対応できる？

A：○ 病院で処方される薬と同じものを，OTCでも購入できる

花粉症の治療に使う薬は，病院でよく処方される薬と同じ成分のものをOTCでも購入できます．花粉症シーズンで耳鼻科が混雑していて億劫，受診する時間がない，毎年同じ薬で治療できているので特に医師に相談することがない，といった場合にはOTCで対応するのも良い選択肢になります．

■ 医療用の薬とOTCの差

花粉症（季節性のアレルギー性鼻炎）の治療の中心となる第二世代の「抗ヒスタミン薬」，特に眠気の少ない「非鎮静性（☞p.72）」の薬[1]は，病院で処方される薬と同じ成分のものがOTCとしても販売されています．

日本では病院を受診した方が負担金額も少なくなることから，OTCは後回しにされがちですが，**花粉症シーズンの医療機関は非常に混雑**し，体力的・時間的な負担は大きくなる傾向にあります．OTCには眠気の少ない「非鎮静性」の薬（☞p.72）や妊娠・授乳中でも使える薬（☞p.76）も揃っているため，重症でない場合や，医師に改めて相談したいことがない場合にはOTCによるセルフメディケーションも良い選択肢になります．

非鎮静性の抗ヒスタミン薬

一般名	医療用の薬	OTCの商品	特徴
セチリジン	ジルテック	ストナリニZ，コンタック鼻炎Z	妊娠・授乳中にも選択肢
エバスチン	エバステル	エバステルAL	
エピナスチン	アレジオン	アレジオン20	
フェキソフェナジン	アレグラ	アレグラFX	自動車運転が可，妊娠・授乳中にも選択肢
ロラタジン	クラリチン	クラリチンEX	自動車運転が可，妊娠・授乳中にも選択肢

「ステロイド」の点鼻薬も，一部はOTCとして販売されています（☞p.144）

＜OTCによるセルフメディケーションが便利な状況の例＞
・混雑した医療機関の待ち時間が億劫，しんどい
・仕事や家事などで忙しく，花粉症で病院を受診している余裕がない
・毎年，同じ薬の治療で安定しているので，改めて医師に相談することがない

■ 病院受診すべきタイミング

花粉症の治療では，症状が悪化する前から早めに薬の服用を始めておく（☞p.70）ことが重要です．この場合，薬の効果は実感しにくいですが，**薬を飲んでいるのに日に日に症状が悪化してきたような場合**は，明らかに薬が合っていないか，薬の効果が不十分と言えます．セルフメディケーションを勧める際には，病院受診すべきタイミングを具体的に示すことが大切です．

その際，病院で処方される薬はOTCとどういった差があるのか（☞p.82）を簡単に紹介できれば，なお良いと思われます．

■ 参考文献

1）「鼻アレルギー診療ガイドライン：通年性鼻炎と花粉症 2016年版（改訂第8版）」（鼻アレルギー診療ガイドライン作成委員会），ライフサイエンス，2016

こぼれ話 花粉症のくしゃみ・鼻水・鼻詰まりに対しては，抗ヒスタミン薬（内服）よりも，ステロイド点鼻薬（☞p.144）の方が効果的です（Am J Rhinol Allergy, 31：19-28, 2017 [PMID：28234147]）

Q2 眠くなりやすい薬ほど，よく効く？

A：❌ 眠気の副作用と薬の効果に，相関関係はない

　眠気が強く出る薬ほどアレルギーにもよく効く，という俗説があります．しかし，**眠気の副作用とアレルギーを抑える効果に，直接の相関関係はありません**．そのため，「よく効いて，眠くならない薬」を選ぶことが重要です．

■ 眠気は脳へ移行した薬が原因

　アレルギー症状の原因となる「ヒスタミン」は，脳では覚醒や集中を司っています．そのため，「抗ヒスタミン薬」が脳へ移行して脳内のヒスタミン受容体をブロックすると，眠気を感じる，集中力・判断力が低下する，といった現象が起こります．そのため，この脳内のヒスタミン受容体にどの程度作用するかが，眠気の出やすさを推測するひとつの基準になります．

【抗ヒスタミン薬の脳内ヒスタミン受容体占有率】[1,2,3]

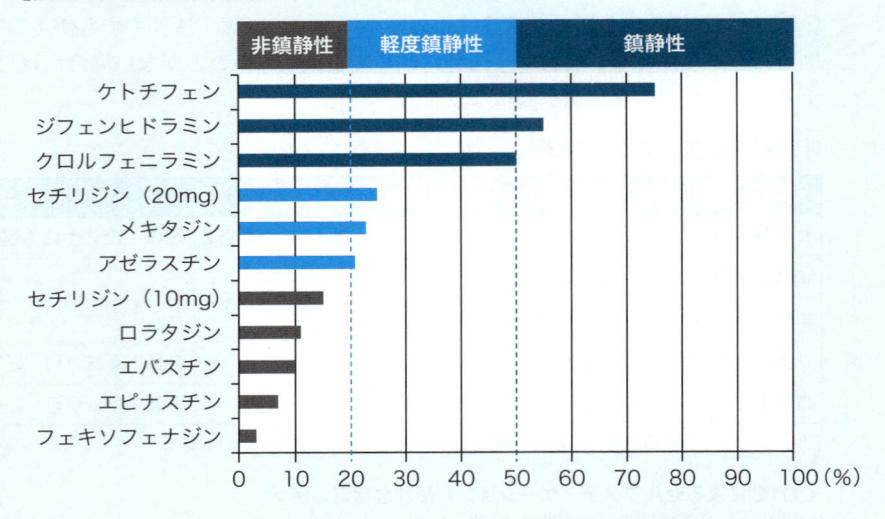

　占有率が 20% 未満の 「非鎮静性」 の薬と 50% 以上の 「鎮静性」 の薬を比較した場合，**アレルギーを抑える効果に大きな違いはないものの，「鎮静性」 の薬では眠気が強く出る**ことが報告されています[4]．そのため鼻炎の治療に際しては，眠気や集中力・判断力低下のリスクが少ない 「非鎮静性」 の抗ヒスタミン薬を選ぶのが基本です[5]．

　「第二世代」 の薬は眠気が少ないとされていますが，薬によって大きな違いがあり，特に **「ケトチフェン」 は 「鎮静性」 に分類される**ことに注意が必要です．

＜非鎮静性の抗ヒスタミン薬＞
フェキソフェナジン，エピナスチン，エバスチン，ロラタジン，セチリジン（10 mg）

こぼれ話　脳内ヒスタミン受容体占有率の差が 7 % 程度では，実際に感じる眠気の頻度に違いは現れないとする報告もあります（Ann Allergy Asthma Immunol, 107：517-522, 2011 [PMID：22123381]）.

■ **参考文献**

1 ）Yanai K & Tashiro M：The physiological and pathophysiological roles of neuronal histamine: an insight from human positron emission tomography studies. Pharmacol Ther, 113：1–15, 2007 ［PMID：16890992］

2 ）Yanai K, et al：Positron emission tomography evaluation of sedative properties of antihistamines. Expert Opin Drug Saf, 10：613–622, 2011 ［PMID：21521134］

3 ）Hiraoka K, et al：Brain histamine H1 receptor occupancy measured by PET after oral administration of levocetirizine, a non–sedating antihistamine. Expert Opin Drug Saf, 14：199–206, 2015 ［PMID：25466429］

4 ）川島 眞：第1世代と第2世代の抗ヒスタミン薬の比較試験（ACROSS trial）．臨床皮膚科，67：155–158，2013

5 ）「鼻アレルギー診療ガイドライン：通年性鼻炎と花粉症 2016年版（改訂第8版）」（鼻アレルギー診療ガイドライン作成委員会），ライフサイエンス，2016

 豆知識

どの薬を選んでも，効果には大差なさそう

OTCとしても販売されている「アゼラスチン」・「セチリジン」・「エバスチン」・「エピナスチン」・「フェキソフェナジン」・「ロラタジン」では，スギ花粉症に対する効果に差はないとする報告があります[1]．そのため，眠気のリスクや服用回数，値段などの観点から選ぶのがよいと考えられます．

1 ）Kakutani C, et al：Comparison of clinical efficacy and cost–quality of antihistamines in early treatment for Japanese cedar pollinosis. Arerugi, 55：554–565, 2006 ［PMID：16883093］

鼻の周りに「ワセリン」

鼻の周りに「ワセリン」（☞p.302）を塗っておくことで，鼻腔内に入ってくる花粉の量を減らし，花粉症の症状を軽減できることが報告されています[1]．「ワセリン」は値段も安く，また刺激や副作用がほとんどなく，粘膜に塗っても問題のない外用剤です．マスクの下であれば見た目も問題にならないため，簡単にできる花粉症対策として提案できる選択肢の1つです．

1 ）Li Y, et al：Randomized double–blind placebo–controlled crossover study of efficacy of pollen blocker cream for perennial allergic rhinitis. Am J Rhinol Allergy, 27：299–303, 2013 ［PMID：23883812］

こぼれ話　鼻腔内への花粉の侵入率は，マスクの着用によって減らせることが確認されていますが，風が強い日にはこの効果が弱まるとされています（Rhinology, 43：266–270, 2005 ［PMID：16405270］）．

第2章 アレルギー性鼻炎の薬（抗ヒスタミン薬）

Q3 薬は，花粉症がひどくなってから使えばよい？

A：❌ ひどくなる前に，花粉が飛び始めた日から使っておく

花粉症の症状がひどくなってからでは，必要な薬の量が増え，症状を抑えるのにも時間がかかってしまいます．そのため，毎年症状がひどくなる人は「抗ヒスタミン薬」や「ステロイド」の点鼻薬を**「花粉飛散予測日」**もしくは**「症状が少しでも現れ始めた日」**から使っておくこと（初期療法）が推奨されています．

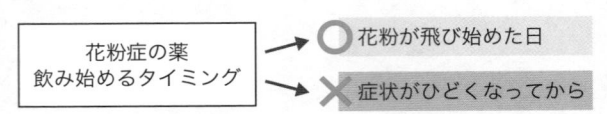

■ 花粉症の重症化は早めの服薬で防ぐ～ガイドラインでの推奨

花粉症は，発症をある程度予測できるアレルギーです．予防的に薬を使う（初期療法）ことで，症状を軽く抑えることができます[1]が，「第二世代」の抗ヒスタミン薬は効き始めるまでに少し時間がかかるため，花粉が飛び始める前，症状が少しでも現れた時から飲み始めることが推奨されています[2,3]．症状がひどくなるまで我慢していると，かえって治療が難しくなり，薬の量も増えてしまうことになります．地域によって飛散する花粉の種類や時期も異なる (☞p.58) ため，自分の身体がどの花粉に反応しやすいかを知っておくことも大切です．

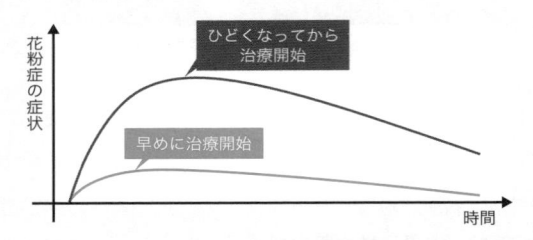

＜第二世代の抗ヒスタミン薬である『アレグラ』の添付文書上の記載[2]＞
季節性アレルギーに使用する場合は，好発季節の直前から投与を開始し，その季節が終了するまで続ける．

＜鼻アレルギー診療ガイドラインの記載[3]＞
「第二世代抗ヒスタミン薬」は，治療効果が現れ始めるまでに要する時間を考慮し，「花粉飛散予測日」または「症状が少しでも現れた時点」で内服を開始する．

なお，12歳以上の季節性アレルギーに対する「初期療法」では，飲み薬の「抗ヒスタミン薬」を使わずに，「ステロイド」の点鼻薬 (☞p.144) を単独で使う方法が強く推奨されています[4]．OTCであれば18歳以上，医療用であれば2歳から使えるステロイド点鼻薬 (☞p.164) があるため，こちらも選択肢になります．

■ 参考文献

1）Higaki T, et al：Early interventional treatment with intranasal corticosteroids compared with postonset treatment in pollinosis. Ann Allergy Asthma Immunol, 109：458–464, 2012 [PMID：23176888]
2）アレグラ錠　添付文書
3）「鼻アレルギー診療ガイドライン：通年性鼻炎と花粉症 2016年版（改訂第8版）」（鼻アレルギー診療ガイドライン作成委員会），ライフサイエンス，2016
4）Wallace DV, et al：Pharmacologic treatment of seasonal allergic rhinitis: synopsis of guidance from the 2017 joint task force on practice parameters. Ann Intern Med, 167：876–881, 2017 [PMID：29181536]

こぼれ話 しばらく服用を続ける際には，「血管収縮薬」などの成分が含まれていない，「抗ヒスタミン薬」単独の製剤（主にスイッチOTC）を探す必要があります．

Q4 鼻詰まりで困る場合は「血管収縮薬」の入った薬を選べばよい？

A：△ 受診を勧めるか，ステロイドの点鼻薬も選択肢になる

「血管収縮薬」は早く効くため人気ですが，効果は一時的で，不眠・ふるえの副作用があるほか，血圧などにも悪影響を及ぼす恐れがあります．使用は必要最小限に留め，鼻詰まりが続く際は，病院受診を勧めるようにしてください．なお，OTCでは「ステロイド」の点鼻薬 (☞ p.144) が，鼻詰まりに対する良い選択肢になります．

■「血管収縮薬」の服用は，2週間が上限

「血管収縮薬」は，鼻粘膜の血管を収縮させることで，一時的に「鼻詰まり」の症状を緩和させる薬です．アレルギー症状を抑える効果はないため，「くしゃみ」・「鼻水」には効果がありません．そのため，**鼻詰まり」の症状で困っていなければ，使う必要はありません**．

特に，「血管収縮薬」はアドレナリンに作用するため，不眠やふるえといった副作用が出やすいほか，高血圧・心臓疾患・糖尿病・甲状腺疾患・前立腺肥大などの持病がある人は避けた方が無難です[1]．1カ月程度の使用でも血圧上昇や心拍数増加といった影響を及ぼし，中には20mmHgもの血圧上昇をきたす事例も報告されている[2]ため，医療用でも**2週間が上限**とされ[1]，**花粉症などでシーズンを通して長めに薬を使う場合は，「血管収縮薬」が使われていない製剤を選ぶ必要があります**．また，これらの「血管収縮薬」には興奮作用があるため，ドーピングの禁止薬物（競技会時）にも指定されています[3]．スポーツ選手がうっかり使用してしまわないよう，注意が必要です．

血管収縮薬	⟵ 鼻詰まりの一時的な解消 ⟵	2週間を限度に，連用は控える

■「鼻詰まり」には，ステロイドの点鼻薬や「抗ロイコトリエン薬」を使う

アレルギー性鼻炎の症状のうち，くしゃみ・鼻水・痒みは「ヒスタミン」，鼻詰まりは「ロイコトリエン」がそれぞれ主な原因となっています．そのため，「くしゃみ・鼻漏型」には抗ヒスタミン薬，「鼻閉型」には抗ロイコトリエン薬と，優先される薬も異なっています[4]．

このうち「抗ロイコトリエン薬」は，市販薬として販売はされていません (☞ p.82)．軽い鼻詰まりであれば「抗ヒスタミン薬」で改善することもありますが，症状がひどい場合には病院の受診を勧める必要があります．

なお，**「ステロイド」の点鼻薬は，「くしゃみ」・「鼻水」・「鼻詰まり」のすべてに効果があります** (☞ p.144)．「抗ヒスタミン薬」より効果的[5]で眠気の副作用も起こさないため，点鼻に抵抗がなければ非常に良い選択肢になります．ただし，OTCには使用制限が多いことにも注意が必要です (☞ p.161,162)．

■ 参考文献

1）ディレグラ配合錠　添付文書
2）Salerno SM, et al：Effect of oral pseudoephedrine on blood pressure and heart rate: a meta-analysis. Arch Intern Med, 165：1686-1694, 2005 [PMID：16087815]
3）世界アンチ・ドーピング規程：禁止表国際基準，2018
4）「鼻アレルギー診療ガイドライン：通年性鼻炎と花粉症 2016年版（改訂第8版）」（鼻アレルギー診療ガイドライン作成委員会），ライフサイエンス，2016
5）Juel-Berg N, et al：Intranasal corticosteroids compared with oral antihistamines in allergic rhinitis：A systematic review and meta-analysis. Am J Rhinol Allergy, 31：19-28, 2017 [PMID：28234147]

こぼれ話　「血管収縮薬」の「フェニレフリン」は，花粉症などアレルギーの鼻詰まりには効果がほとんどない (☞ p.64) とされていますが，風邪による鼻詰まりには効果が得られたという報告があります（BMC Infect Dis, 13：556, 2013 [PMID：24261438]）．

Q5 眠気を感じていなければ，車を運転してもよい？

A：✖ 集中力や判断力が低下しているため，事故につながる

　眠気を感じていなくとも，自覚のないうちに集中力や判断力が低下していることがあります．とっさの危機回避に影響する恐れもあるため，「抗ヒスタミン薬」を服用した状態で車は運転しないよう注意喚起が必要です．

　ただし，一部の「抗ヒスタミン薬」では自動車運転能力に影響しないことが確認されています．鼻炎の薬を選ぶ際は，必ず自動車運転の有無を確認し，適切な薬を選ぶようにしてください．

■ 自動車運転に対する禁止・制限の分類

　「抗ヒスタミン薬」は，薬によって自動車運転が禁止されているもの，注意が必要なもの，制限されていないものの3つに分類することができます[1]．中でも，特に**「フェキソフェナジン」**と**「ロラタジン」**の2つは運転・操縦能力に影響しないことが示されている薬です[2,3]．日ごろからよく自動車を運転する人や，仕事で自動車を運転する人にも適した薬と言えます．

　病院で処方される「抗ヒスタミン薬」には，他にも自動車運転に制限のないものがあります．OTCでは良い選択ができない場合は，一度病院で相談するよう指導してください．また，眠気のリスクがない「ステロイド」の点鼻薬 (☞p.144) も選択肢になります．

「抗ヒスタミン薬」に関する，自動車運転など危険作業に対する制限

	医療用の制限レベル	OTCの制限レベル
クロルフェニラミン，ジフェンヒドラミン，クレマスチン，ケトチフェン，アゼラスチン，メキタジン，セチリジン	禁止	禁止
エバスチン，エピナスチン	注意	禁止
フェキソフェナジン，ロラタジン	制限なし	制限なし

＜インペアード・パフォーマンス＞

眠気を感じていなくとも，無自覚のうちに集中力や判断力が低下していることを「インペアード・パフォーマンス」と呼びます．自動車の運転だけでなく，仕事の作業効率や学生の試験結果にも影響する (☞p.73) ため，薬を使うメリット・デメリットの判断は慎重に考える必要があります．

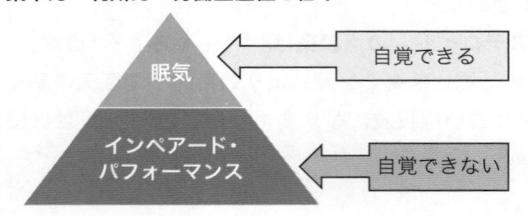

集中力・判断力・労働生産性の低下

■ 参考文献

1）各添付文書

2）Weiler JM, et al：Effects of fexofenadine, diphenhydramine, and alcohol on driving performance. A randomized, placebo-controlled trial in the Iowa driving simulator. Ann Intern Med, 132：354-363, 2000 [PMID：10691585]

3）Neves-Pinto RM, et al：A double-blind study of the effects of loratadine versus placebo on the performance of pilots. Am J Rhinol, 6：23-27, 1992

こぼれ話　「クロルフェニラミン」を服用した状態で自動車を運転すると，眠気を感じやすくなるだけでなく，眼球運動が遅くなる・ハンドル操作が大雑把になるといった弊害も生じることが報告されています（臨床薬理, 19：681-688, 1988）．

Q6 少しの鼻炎でも，薬を飲んだ方がよい？

A：△ 生活が楽になり，仕事がはかどるようになるなら，飲んだ方がよい

　薬で鼻炎の症状を抑えることによって，生活が楽になるか，仕事や勉強がはかどるようになるかを判断基準にします．鼻炎の症状が軽ければ薬を使わず，マスクや眼鏡などで対応する，といった選択肢も考える必要があります．

■ 労働生産性や試験成績への影響

　くしゃみや鼻水などのアレルギー症状がひどいと，仕事に集中できないため，労働生産性は低下します．しかし，「d-クロルフェニラミン」などの薬ではアレルギー症状を抑えられても，眠気や集中力の低下といった副作用によって，結局のところ労働生産性は改善されない場合もあります[1]．

　また学業の面でも，「抗ヒスタミン薬」の服用は学生の試験結果に悪影響を及ぼす，との報告もあります[2]．そのため，薬を使う際はできるだけ眠気の出にくい，集中力や判断力に影響しない「非鎮静性（☞p.68）」の薬を使うのが一般的です．

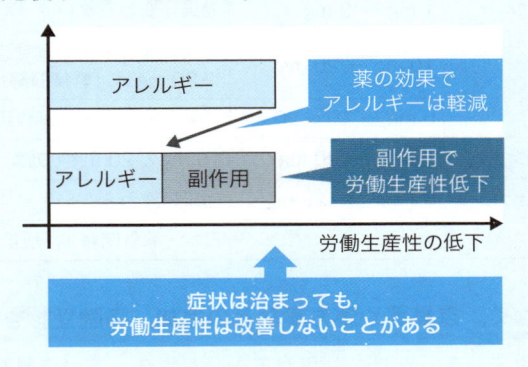

■ 眠気のリスクが低い鼻炎治療の例

・非鎮静性の抗ヒスタミン薬（☞p.68）：くしゃみ・鼻水・痒みの症状に困っている人，点鼻薬が苦手な人に

・ステロイドの点鼻薬（☞p.144）：鼻詰まりにも効果があるなど，基本的に「抗ヒスタミン薬」より効果が高い[3]

・「小青竜湯」：鼻水や痰・涙などの分泌過剰の症状に（☞p.441）

・「荊芥連翹湯」：慢性的な鼻詰まり，蓄膿気味の症状に（☞p.441）

・生理食塩水での鼻うがい：適切に行えるのであれば，安価で効果的な方法[4,5]

■ 参考文献

1）Murota H, et al：Impact of sedative and non-sedative antihistamines on the impaired productivity and quality of Life in patients with pruritic skin diseases. Allergol Int, 59：345-354, 2010 [PMID：20864795]

2）Walker S, et al：Seasonal allergic rhinitis is associated with a detrimental effect on examination performance in United Kingdom teenagers: case-control study. J Allergy Clin Immunol, 120：381-387, 2007 [PMID：17560637]

3）Nielsen LP & Dahl R：Comparison of intranasal corticosteroids and antihistamines in allergic rhinitis: a review of randomized, controlled trials. Am J Respir Med, 2：55-65, 2003 [PMID：14720022]

4）Satdhabudha A & Poachanukoon O：Efficacy of buffered hypertonic saline nasal irrigation in children with symptomatic allergic rhinitis: a randomized double-blind study. Int J Pediatr Otorhinolaryngol, 76：583-588, 2012 [PMID：22326210]

5）Kanjanawasee D, et al：Hypertonic saline versus isotonic saline nasal irrigation: systematic review and meta-analysis. Am J Rhinol Allergy, 32：269-279, 2018 [PMID：29774747]

Q7 効果が不十分なとき，もう1錠追加で飲めば効く？

A： ✗ 効果は変わらず，副作用だけが強くなる恐れがある

アレルギー性鼻炎に「抗ヒスタミン薬」を使う場合，薬の量を増やしてもほとんど効果は変わりません．一方で，眠気や集中力・判断力の低下といった副作用は強まる恐れがあるため，お勧めはできません．OTCで効果が不十分な場合は，重症である可能性や薬の選び方が誤っている可能性を踏まえ，病院を受診するよう指導してください．

■ 薬を増量した際の効果と副作用

薬の量を増やせばよく効くようになる…と考える人は少なくありませんが，アレルギー性鼻炎に対しては，増量による効果はほとんど認められていません．むしろ副作用が増える傾向にあるため，必ず規定の用量を守るようにしてください．

薬　剤	増量（1回量）	アレルギー性鼻炎に対する効果
アゼラスチン	1 mg → 2 mg	効果は変わらない[1]
セチリジン	10 mg → 20 mg	効果は変わらず，倦怠感が現れる[2] ※20 mgは「軽度鎮静性」に分類[3]
エバスチン	5 mg → 10〜20 mg	効果は変わらず，副作用は用量依存的に増加する[4]
エピナスチン	10 mg → 20 mg	10 mgと20 mgで効果・安全性に差はない[5]
フェキソフェナジン	60 mg → 120 mg	効果は変わらない[6]
ロラタジン		日本・海外問わず，増量時の有効性・安全性は確認されていない[7]

■ 増量ではなく，点鼻薬や漢方薬などの追加，病院受診を提案

「抗ヒスタミン薬」だけで効果が不十分な場合，薬の増量をするのではなく，別系統の薬と組み合わせて使うのが一般的です[3]．OTCの場合，一時的な鼻詰まりであれば「血管収縮薬」の点鼻薬，季節的なアレルギーであれば「ステロイド」の点鼻薬（☞ p.144），または漢方薬などと併用する方法があります．

ただし，「抗ヒスタミン薬」を飲んで5〜6日が経っても一向に効果が現れない場合は，そもそもアレルギー症状ではなく別の疾患である可能性を考慮し，一度病院を受診するよう指導が必要です．

■ 参考文献
1）奥田 稔，他：鼻アレルギーに対するE-0659の臨床成績．耳鼻咽喉科展望，23（suppl-6）：441-461，1980
2）奥田 稔，他：通年性鼻アレルギーに対するセチリジンの臨床評価．耳鼻咽喉科展望，37：754-779，1994
3）「鼻アレルギー診療ガイドライン：通年性鼻炎と花粉症 2016年版（改訂第8版）」（鼻アレルギー診療ガイドライン作成委員会），ライフサイエンス，2016
4）馬場駿吉，他：LAS-90の通年性アレルギー性鼻炎に対する前期臨床第II相試験．臨床医薬，10（suppl-1）：113-124，1994
5）奥田 稔，他：WAL 801 CL（epinastine）錠の通年性鼻アレルギーに対する臨床初期第II相試験．耳鼻咽喉科展望，35（suppl-2）：61-79，1992
6）アレグラ錠 インタビューフォーム
7）クラリチン錠 インタビューフォーム

 こぼれ話　蕁麻疹など別のアレルギー性疾患では「抗ヒスタミン薬」の増量が有効とされているものもあるため，医療用の薬は増量して使うことがあります．

Q8 2歳未満の乳幼児でも抗ヒスタミン薬は使える？

A：✗ 鎮静性の薬は避けた方がよい

「クロルフェニラミン」や「ケトチフェン」など**鎮静性の抗ヒスタミン薬**（☞p.68）**は，発熱時のけいれんを誘発するリスク**が指摘されています．そのため，発熱がある乳幼児など，熱性けいれんのリスクが高い場合には避けた方が無難です．薬物治療が必要な場合には，脳に移行しにくい非鎮静性の薬を使うのが望ましいですが，乳幼児でも使えるOTCはないため，病院受診が基本になります．

■ 抗ヒスタミン薬と熱性けいれん

脳内に移行しやすい第一世代の薬や，「ケトチフェン」など一部の第二世代の薬では，熱性けいれんのリスクが高まることが報告されています[1]．そのため，熱性けいれんの既往がある小児や，2歳未満の乳幼児への使用は推奨されていません[2,3]．

小児に比較的安全に使用できる薬としては，脳に移行しにくい「レボセチリジン」・「フェキソフェナジン」・「エピナスチン」が挙げられています[3]が，いずれも市販薬では対応できないため，病院受診が必要です．

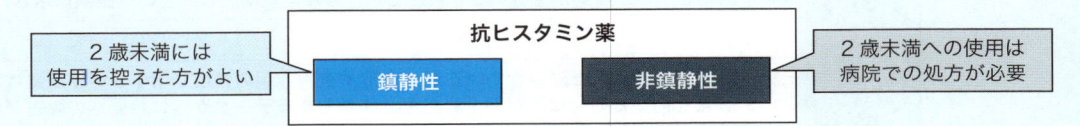

小児に比較的安全に使えるとされる「抗ヒスタミン薬」[3]

	医療用の年齢制限	OTCの年齢制限
レボセチリジン	0歳6カ月から使用可	OTCとして販売されていない
フェキソフェナジン	0歳6カ月から使用可	7歳以上（アレグラFXジュニア）
エピナスチン	3歳から使用可	15歳以上（アレジオン20）

■ 日本でも過量使用に注意

日本よりもセルフメディケーションが進んでいるアメリカでは，乳幼児が感冒薬として抗ヒスタミン薬を過量摂取している傾向にあり，アメリカ食品医薬品局（FDA）は2歳未満の乳幼児に対して，抗ヒスタミン薬や咳止め薬「コデイン」（☞p.96），鼻詰まりの解消薬「プソイドエフェドリン」を含む感冒薬の使用を禁止しています[4]．日本でも抗ヒスタミン薬を含む小児用の薬で**「2歳未満の乳幼児には，医師の診療を受けさせることを優先」**と記載されているのは，このためです．

日本のOTCに含まれる有効成分の量は全体的に少ないため，禁止措置はとられていないものが多いですが，今後セルフメディケーションが普及していく中では十分な注意が必要です．6歳未満の小児の風邪や咳にOTCの使用は推奨されない，とする見解もあります[5]．

■ 参考文献

1）木村 丈，他：鎮静性抗ヒスタミン薬の投与により熱性けいれんのけいれん持続時間は延長する．脳と発達，46：45-46，2014

2）CQ7-1 熱性けいれんの既往がある小児で注意すべき薬剤は何か．「熱性けいれん診療ガイドライン2015」（日本小児神経学会／監，熱性けいれん診療ガイドライン策定委員会／編），診断と治療社，2015

3）新島新一：小児科 乳幼児への抗ヒスタミン薬使用と熱性痙攣．日本医事新報，4732：105-106，2015

4）厚生労働省：「小児用かぜ薬・鎮咳去痰薬等の安全対策について」（医薬食品安全対策課）

5）Sharfstein JM, et al：Over the counter but no longer under the radar-pediatric cough and cold medications. N Engl J Med, 357：2321-2324, 2007 [PMID：18057333]

Q9 妊娠・授乳中でも使える抗ヒスタミン薬はある？

A：○ 数は限られるが，ある

「妊娠・授乳中はすべての薬を使えない」と考える人は多いですが，「抗ヒスタミン薬」には比較的安全に使えるものがあります (伝え方の注意 ☞ p.14). 安全性が確立されていない薬や情報が不足している薬をあえて選ぶメリットはありません. また，**OTCには複数の成分が含まれた製品が多いため，それぞれの成分について個別の注意が必要**です.

■ 妊娠中の安全性評価 「オーストラリア基準」の評価

A	これまでに多くの妊婦・妊娠可能年齢の女性に使用されてきたが，それによって奇形の頻度や胎児に対する有害作用の頻度が増す，という「いかなる証拠」も観察されていない.
	クロルフェニラミン，ジフェンヒドラミン，クレマスチン
B1	ヒトへの使用経験はまだ限られているが，奇形や有害作用の頻度が増すという証拠は示されていない. 動物を用いた研究が十分になされ，胎児への障害が増加したという証拠は示されていない.
	ロラタジン
B2	ヒトへの使用経験はまだ限られているが，奇形や有害作用の頻度が増すという証拠は示されていない. 動物を用いた研究はまだ不十分だが，入手し得るデータからは胎児への障害が増加するという証拠は示されていない.
	セチリジン，フェキソフェナジン

【A】に分類される「クロルフェニラミン」・「ジフェンヒドラミン」は妊娠中の安全性情報も豊富です[1]. また，「ロラタジン」[2]・「セチリジン」[3]・「フェキソフェナジン」[4]も疫学調査で催奇形性は否定されています. 古い「第一世代」の薬でなければならない，と思い込みで選択肢を狭めないよう注意が必要です.

■ 授乳中の安全性評価 「Medications and Mothers' Milk 17th ed」の評価

L1	最も安全 （多くの授乳婦が使用するが，乳児への有害報告なし. 対照試験でもリスクが示されず，乳児に害を与える可能性はほとんどない）
	ロラタジン
L2	比較的安全 （少数例の研究に限られるが，乳児への有害報告なし）
	ジフェンヒドラミン，フェキソフェナジン，セチリジン
L3	中等度の安全 （授乳婦の対照試験はないが，乳児に不都合な影響が出る可能性がある. または，対照試験で軽微で危険性のない有害作用しか示されていない）
	クロルフェニラミン，ケトチフェン，アゼラスチン

太字：国立成育医療研究センターの「安全に使用できると考えられる薬」のリストに掲載されているもの[5]

　このことから，授乳中の人には「ロラタジン」，あるいは「フェキソフェナジン」・「ジフェンヒドラミン」を選ぶのがよいと考えられます. また，「セチリジン」も十分に選択肢になります.
　なお，OTCでは制限がありますが，医療用のステロイドの点鼻薬は妊娠・授乳中どちらでも選択肢になります (☞ p.161).

こぼれ話 第二世代の抗ヒスタミン薬での疫学調査も進んでいますが，妊娠・授乳中には「第一世代の薬でなければならない」と考える医師・薬剤師・登録販売者は少なくありません.

■ 添付文書と実際の安全性評価の矛盾に注意

　授乳中の「抗ヒスタミン薬」の扱いについては，これらの安全性評価は添付文書には反映されておらず，添付文書上の制限と，実際の安全性評価には大きな矛盾が生じていることに注意が必要です．

　例えば，「フェキソフェナジン」と「ロラタジン」は，どちらも添付文書上は授乳中の使用が制限されています．しかし，どちらの薬も「Medications and Mothers' Milk 17th ed」で授乳中の安全性は高く評価され，また国立成育医療研究センターの「授乳中に安全に使用できると考えられる薬」にも掲載されています[5]．一方，乳児に傾眠傾向が報告された「クレマスチン」[6]の安全性は低く評価されていますが，添付文書上は制限がされていません．

　つまり，添付文書の記載に従っているだけでは，かえって安全性評価の低い薬を選んでしまうことになる (☞p.14) ため，個々の安全性評価の高い薬を選ぶ，あるいはこれらの薬を病院で処方してもらうよう勧めるなどの対応が必要です．

	クレマスチン	クロルフェニラミン	フェキソフェナジン	ロラタジン
添付文書上の扱い	制限なし	制限なし	禁止	禁止
Medications and Mothers' Milk 17th ed	L4	L3	**L2**	**L1**
国立成育医療研究センター	—	—	○	○

■ 参考文献

1）「Birth Defects and Drugs in Pregnancy」(Heinonen OP, et al)，Publishing Sciences Group, 1977
2）Moretti ME, et al：Fetal safety of loratadine use in the first trimester of pregnancy：a multicenter study. J Allergy Clin Immunol, 111：479-483, 2003 [PMID：12642825]
3）Källén B：Use of antihistamine drugs in early pregnancy and delivery outcome. J Matern Fetal Neonatal Med, 11：146-152, 2002 [PMID：12380668]
4）Andersson NW, et al：Association between fexofenadine use during pregnancy and fetal outcomes. JAMA Pediatr, e201316, 2020 [PMID：32478810]
5）国立成育医療研究センター：授乳中に安全に使用できると考えられる薬
6）Kok TH, et al：Drowsiness due to clemastine transmitted in breast milk. Lancet, 1：914-915, 1982 [PMID：6122135]

🔦 豆知識

妊娠・授乳中の除去食

　「妊娠・授乳中に卵や小麦・乳・ピーナッツなどを食べることが，子どものアレルギー発症リスクになる」と思い込んでいる方は多いですが，**そのような事実はありません**．ガイドラインでも，「妊娠・授乳中の母親が特定の食物を除去することは，効果が否定されているうえに母親の栄養状態に対して有害」と明記されています[1]．不確かな情報に惑わされて不便・不健康な生活を強いられないよう，正しい情報提供が必要です．

1）「食物アレルギー診療ガイドライン2016」（海老澤元宏，他/監，日本小児アレルギー学会食物アレルギー委員会/作成），協和企画，2016

こぼれ話　妊娠中は，全身移行の少ない「ステロイド」の点鼻薬の方が，内服の「抗ヒスタミン薬」よりも推奨できるという見解もあります（Drug Saf, 28：707-719, 2005 [PMID：16048356]）．

Q10 前立腺肥大の人に第一世代の抗ヒスタミン薬は禁忌？

A：△ 排尿障害のある人には禁忌

前立腺肥大で尿が出にくい（排尿障害）人が，「抗コリン作用」のある薬を使うと，**尿が出なくなってしまう恐れ**があります．そのため，前立腺肥大で排尿障害のある人に，第一世代の抗ヒスタミン薬や「メキタジン」を使うことはできません．

■ 排尿障害と抗コリン作用

排尿は，膀胱の周りの膀胱平滑筋が収縮して尿が押し出されることで起こります（①）．前立腺肥大症では，尿道が圧迫されている（②）ため，尿が出にくい状態です．このとき，薬の「抗コリン作用」によって膀胱平滑筋が弛緩すると，さらに尿は出にくくなり（③），尿閉（尿が出なくなってしまうこと）を起こす恐れがあります．

そのため，「抗コリン作用」をもつ抗ヒスタミン薬は，前立腺肥大で排尿障害のある人には禁忌で使うことはできません[1,2]．前立腺肥大は加齢と共に増える傾向にあります．高齢の人に抗アレルギー薬・総合感冒薬（☞p.116）を選ぶ際には，これらの薬が使われていないものを選ぶのが無難です．

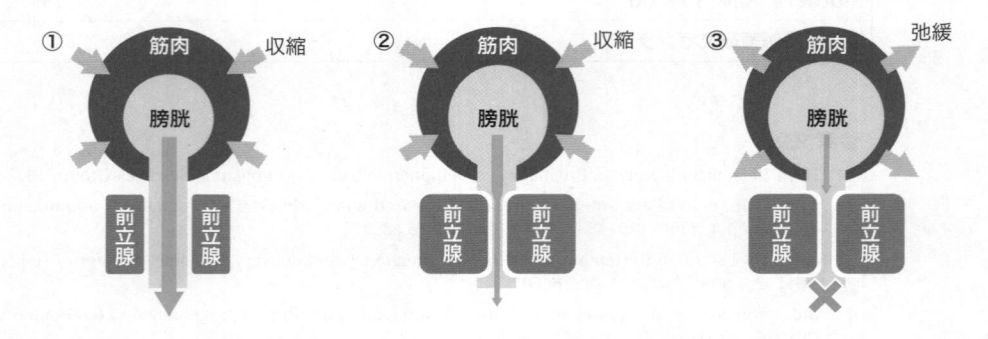

■ 抗コリン作用による「口の渇き」や「異常な眩しさ」にも注意

「抗コリン作用」とは，副交感神経を活発にさせるアセチルコリンの働きを抑える作用のことです．交感神経・副交感神経といった自律神経は，全身のさまざまな臓器の働きに影響するため，他にもいろいろな副作用が現れる恐れがあります．

＜抗コリン作用による副作用の例＞
口や喉の渇き：鼻水が減るのと同様，唾液も減るために口や喉が渇くようになる．
異常な眩しさ：瞳孔が開いて散瞳になるため，異常なまぶしさを感じることがある．
便秘：消化管の運動が抑えられるため，便秘になることがある．

口の渇きは味覚を鈍らせるほか，口臭などの原因にもなります．また，瞳孔が開いていると，運転中に日光や照明で眼が眩むことがあり非常に危険です．パソコン等の画面に眩しさを感じると，仕事の作業効率にも悪影響を及ぼすことがあります．緑内障や前立腺肥大にばかり気をとられがちですが，こうした日常生活に影響する副作用にも注意が必要です．

一方，この「抗コリン作用」は，過活動膀胱の治療薬や，消化管の動きを抑えて痛みを和らげる薬（☞p.165），乗り物酔いの薬（☞p.372）として利用されることもあります．

■ 参考文献
1）ポララミン錠　添付文書
2）ゼスラン錠　インタビューフォーム

こぼれ話 「前立腺」は精液を作る等の役割をもつ器官で，男性にしか存在しません．

Q11 緑内障の人に第一世代の抗ヒスタミン薬は禁忌？

A：△ すべての緑内障に禁忌というわけではない

緑内障には，「閉塞隅角緑内障」と「開放隅角緑内障」の2種類があります．このうち，**「抗コリン作用」をもつ抗ヒスタミン薬が禁忌とされるのは「閉塞隅角緑内障」**です．「開放隅角緑内障」と診断されている場合や，「閉塞隅角緑内障」であってもすでに手術が済んで安定している場合には，使えることがあります．患者自身もどちらの緑内障かを把握していないことが多いですが，きちんと区別しておくことで選択肢は広がります．

■ 緑内障と抗コリン作用

緑内障では，眼房水（眼球の中を満たす水）がうまく排泄されないために眼圧が上昇し，視神経などを圧迫して障害が起こります．この眼房水が排水される出口が「隅角」です．「抗コリン作用（☞ p.78）」をもつ薬を使うと，「隅角」が狭くなるため，眼圧を高めて緑内障の症状を悪化させることがあります．

もともと「隅角」が狭くなっている「閉塞隅角緑内障」では，薬でさらに「隅角」が狭くなると閉塞を起こし，**急性発作につながるリスク**が高まります．

一方，主に「隅角」から続く排水路（シュレム管）の目詰まりが原因で起こる「開放隅角緑内障」では，「隅角」は十分に開いた状態なので薬が作用しても病状にほとんど影響しません．

このことから，通常「抗コリン作用」をもつ第一世代の抗ヒスタミン薬や「メキタジン」が禁忌となるのは，未治療の「閉塞隅角緑内障」とされています[1]．

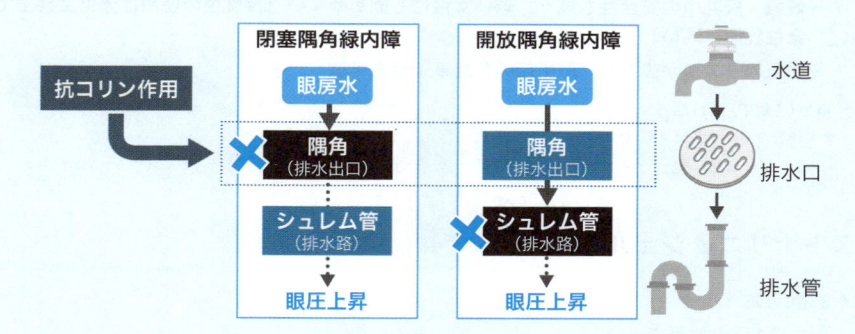

■ 隠れ緑内障の急性発作に注意

緑内障は自覚症状に乏しいため，病気をもちながらも治療を受けていない人が多数潜んでいることが指摘されています[2]．そういった人には，**「抗コリン作用」のある総合感冒薬や鼻炎薬を使ったことがきっかけ**で緑内障の急性発作を起こし，失明につながるリスクが潜んでいます．特に高齢になると緑内障の有病率も高くなるため，薬を選ぶ際には「抗コリン作用」がほとんどなく，急性発作のリスクも低い第二世代（「メキタジン」を除く）の薬を基本に考えるのが無難です．

■ 参考文献

1）15.緑内障患者への投与に注意が必要な薬剤．「くすりについてのQ&A」（福岡県薬剤師会），pp52-57，2008
2）日本緑内障学会緑内障診療ガイドライン作成委員会：緑内障診療ガイドライン 第4版．日眼会誌，122：5-53，2018

こぼれ話 「緑内障」は目の圧（眼圧）が高くなる疾患，「白内障」は目のレンズ部分（水晶体）が白く濁ってしまう疾患です．

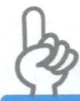# 製剤上の特徴をもつOTC医薬品

アレグラFX

久光製薬

◎ **お勧めポイント**
- ↳ 妊娠・授乳中の安全性も高く，若い女性にも勧めやすい（授乳中の使用は添付文書上で制限されているが，安全性評価は高い (☞ p.76)）
- ↳ 眠気のリスクが少なく，服用後の自動車運転も可能

成分（1錠中）1日2回
- ●非鎮静性：フェキソフェナジン60 mg

アレグラFX ジュニア

久光製薬

◎ **お勧めポイント**
- ↳ 7～14歳の小児が適応の「非鎮静性」の抗ヒスタミン薬

成分（1錠中）1日2回
- ●非鎮静性：フェキソフェナジン30 mg（7～11歳は1回1錠，12～14歳は1回2錠）

本人がいなければ購入できません

クラリチンEX「OD錠」

大正製薬

◎ **お勧めポイント**
- ↳ 1日1回，水なしで服用できる
- ↳ 妊娠・授乳中の安全性も高く，若い女性にも勧めやすい（授乳中の使用は添付文書上で制限されているが，安全性評価は高い）(☞ p.76)
- ↳ 眠気のリスクが少なく，服用後の自動車運転も可能

成分（1錠中）1日1回
- ●非鎮静性：ロラタジン10 mg

ストナリニZ ジェル

佐藤製薬

◎ **お勧めポイント**
- ↳ 1日1回の服用でよい
- ↳「*l*–メントール」を含まないため，清涼感が苦手な人でも飲みやすい

成分（1カプセル中）1日1回
- ●非鎮静性：セチリジン10 mg

コルゲンコーワ　鼻炎フィルムクール

興和

◎ **お勧めポイント**
- ↳ 水なしで服用できる0.13 mmの「フィルム剤」で，財布やスマホケースに入れておける薄さ
- ↳ 鼻水・鼻詰まりがひどくなった時の頓服薬として，保管・使用に便利

成分（1枚中）1日3回まで
- ●鎮静性：*d*–クロルフェニラミン2 mg
- ●血管収縮：フェニレフリン5 mg
- ●生薬：ベラドンナ総アルカロイド0.2 mg

アレルギール錠

第一三共

◎ お勧めポイント

↳「血管収縮薬」を含まない「クロルフェニラミン」製剤

↳第一世代の抗ヒスタミン薬を,「血管収縮薬」なしで使いたい時の選択肢

成分(1錠中)1日3回まで

- ●鎮静性：クロルフェニラミン1.5 mg
- ●消炎：グリチルリチン酸20 mg
- ●ビタミンB₆：ピリドキシン2.5 mg
- ●カルシウム：グルコン酸Ca 150 mg

長期使用は高カルシウム血症に注意

ロートアルガード鼻炎内服薬ゴールド Z

ロート製薬

◎ お勧めポイント

↳軽度鎮静性の抗ヒスタミン薬「メキタジン」と「血管収縮薬」の配合剤

↳鎮静性の薬を避けて,「血管収縮薬」を使いたい時の選択肢

成分(1カプセル中)1日3回

- ●軽度鎮静性：メキタジン1.33 mg
- ●血管収縮：プソイドエフェドリン25 mg
- ●血管収縮：*dl*-メチルエフェドリン25 mg
- ●生薬：ベラドンナ総アルカロイド0.133 mg
- ●生薬：シンイエキス8 mg
- ●中枢興奮・鎮痛：無水カフェイン36.66 mg

第2章 アレルギー性鼻炎の薬(抗ヒスタミン薬)

💡豆知識

「クロルフェニラミン」には2種の異性体(D体とL体)があり,薬理作用はほとんどD体の「*d*-クロルフェニラミン」が担っています.そのため「*d*-クロルフェニラミン」は,元のD体とL体の両方が混ざった「クロルフェニラミン(*dl*-クロルフェニラミン)」の半分の量で同じ効果が得られます.

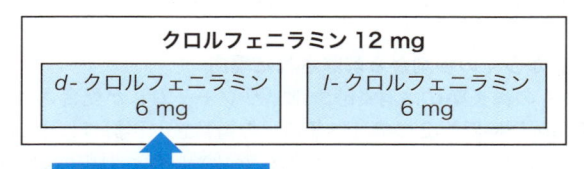

クロルフェニラミン 12 mg	
d-クロルフェニラミン 6 mg	*l*-クロルフェニラミン 6 mg

こちらが作用の本体

・用量が違っても薬理作用は同等な例

ストナリニS → クロルフェニラミン 12 mg

ストナリニ・サット → *d*-クロルフェニラミン6 mg

医療用の医薬品にはこんなものがある

自動車運転に制限のない「抗ヒスタミン薬」

商品名	● 『ビラノア（一般名：ビラスチン）』 ● 『デザレックス（一般名：デスロラタジン）』
特徴	● 自動車運転に制限がないOTCは「フェキソフェナジン」と「ロラタジン」の2種だけ（☞ p.72）ですが，医療用にはさらにこの2種があり，より広い選択肢から考えることができます．

非鎮静性の「抗ヒスタミン薬」と，「血管収縮薬」の配合薬

商品名	● 『ディレグラ（一般名：フェキソフェナジン + プソイドエフェドリン）』
特徴	● OTCにはない，非鎮静性（☞ p.68）の「抗ヒスタミン薬」と「血管収縮薬」の配合薬です．眠気や口の渇きの少なさと，鼻詰まりの解消を両立できます．

鼻詰まりに効果的な「抗ロイコトリエン薬」

商品名	● 『シングレア（一般名：モンテルカスト）』 ● 『キプレス（一般名：モンテルカスト）』 ● 『オノン（一般名：プランルカスト）』
特徴	● OTCとしては販売されていない，喘息や鼻詰まりといったアレルギー症状の原因となる「ロイコトリエン」を抑える薬です（☞ p.71）．「抗ヒスタミン薬」と併用することもあります．

液だれ・匂いのしない「ステロイド」の点鼻薬

商品名	● 『エリザス（一般名：デキサメタゾン シペシル酸エステル）』
特徴	● 点鼻薬が敬遠される理由の「液だれ」と「匂い」の少ない点鼻薬（☞ p.144）です． ● 粉末状の点鼻薬なので液だれの心配がなく，添加物も「乳糖」だけで匂いや刺激はほとんどありません．

 豆知識

抗ロイコトリエン薬は，なぜOTCにならない？

　2014年に，「抗ロイコトリエン薬」をOTCとして市販化することが議論されましたが，鼻炎薬として販売しても喘息の自己治療に使われてしまうリスクがある（医療用の「抗ロイコトリエン薬」は主に喘息治療に使われる）こと，また興奮・攻撃行動・神経過敏などの精神系の副作用が懸念されることから，アメリカ食品医薬品局（FDA）が承認しませんでした．日本でも，同様の考えから，現在のところOTCとして販売される予定はありません．

「リゾチーム」が多くの製剤から削除された理由

　これまで多くの鼻炎薬には消炎酵素剤「リゾチーム」が配合されていました．しかし，2015年12月に医薬品医療機器総合機構（PMDA）の再審査・再評価によって医療用の「リゾチーム」製剤の効能・効果が削除されたことから，OTCからも削除されるものが増えています．

再審査・再評価制度
効果や安全性のより高い新薬が登場して価値が相対的に低下した場合，あるいは最新の医学・薬学の水準に照らし合わせると有用性に乏しいと判断された場合などには，薬の効能・効果が削除されることがあります[1]．

1）医薬品医療機器総合機構（PMDA）：再審査・再評価業務

第3章 鎮咳・去痰薬

薬を使う目的

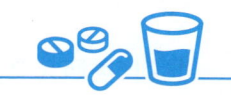

咳は，喉や気管に入り込んだ異物を排除しようとする生体の防御反応です．安易に薬を使うと病状を悪化させることもあるため，まずは咳の原因を突き止めることが大切です．しかし，咳によって体力を消耗し，仕事や学業・睡眠などに悪影響を及ぼすようであれば，咳止めの使用を考慮します．咳を減らす「鎮咳薬」，痰の絡みを減らす「去痰薬」，呼吸を楽にする「気管支拡張薬」の3種を，咳の原因によって明確に使い分けることが重要です．

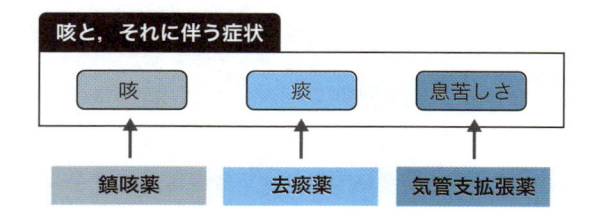

セルフメディケーションの位置づけ

OTCの咳止めには，「鎮咳薬」や「去痰薬」・「気管支拡張薬」だけでなく，「抗ヒスタミン薬」や各種生薬まで，網羅的に配合した製剤が多いため，咳の原因を特定しないまま適当に選んでも，おおむねどんな咳にも効果が期待できるようになっています．しかしその便利さの代償として，症状に合致しない不必要な薬もたくさん摂取することになり，それが副作用や相互作用のリスクにもつながっています．可能な限り咳の原因を類推し，必要最低限の薬を選ぶことが大切です．

なお，咳は肺炎や結核・百日咳・心不全・肺がんなど，危険な病気の兆候として現れることもあります．薬がたとえ効いたとしても長期使用はせず，原因がわからない場合や症状が続く場合は，早めの病院受診を勧める必要があります．

	分類	効果	副作用	
選択肢	去痰薬	中	低	痰が多く絡む場合には，良い選択肢になる
選択肢	抗ヒスタミン薬	中	中	アレルギーが原因の咳に，効果が期待できる
選択肢	鎮咳薬（非麻薬性）	中	中	咳の原因を見極めれば，効果的な使い方ができる
注意	鎮咳薬（麻薬性）	低	高	効果のわりに副作用リスクが大きく，あえて選ぶメリットは少ない
注意	気管支拡張薬	中	高	呼吸を楽にする効果はあるが，息苦しい時は病院受診した方が良い
推奨	ハチミツ	中	低	風邪の咳には良い選択肢になるが，1歳未満には禁忌 ☞ p.107

薬理作用

- 鎮咳薬：脳の咳中枢に作用し，**咳の頻度を減らします**．
- 去痰薬：痰のねばつきを減らすことで，**痰の絡みを減らし，出しやすくします**．
- 気管支拡張薬：狭くなった気管支を広げ，**呼吸を楽にします**．
- 抗ヒスタミン薬：アレルギーの原因となる「ヒスタミン」をブロックすることで，**アレルギー性の咳を抑えます**．

病院受診のトリアージ

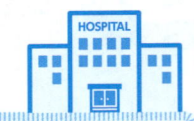

「咳」を訴える人の中から，こんな人を見つける

⚠ 喘息，肺炎，結核の疑いがある人

⚠ 薬の副作用で咳が出ている人

⚠ 高齢者

⚠ OTC を使い続けようとする人

緊急▶1 喘鳴や呼吸困難がある

　「ぜーぜー」・「ひゅーひゅー」という喘鳴がある，呼吸困難がある場合は，喘息の恐れがあります．悪化すると窒息死に至ることもあるため，病院を受診し，適切な治療を行う必要があります．特に，「コデインリン酸塩」等の麻薬性鎮咳薬は喘息の症状を悪化させることもあり，禁忌です（☞ p.109）．

緊急▶2 咳で胸が痛む・血痰が出る・体重が減っている

　胸の痛みを感じるほどの咳や，血の混じっている痰が出る，咳で体重が減っているような場合は，肺炎や結核など重篤な疾患である恐れがあります．

緊急▶3 悪寒によるふるえが止まらない

　通常，ただの風邪や咳で「悪寒によるふるえ」が止まらなくなることはありません．肺炎などの恐れがあるため，すぐに病院受診を勧める必要があります．

緊急▶4 Diehr の肺炎予測ルールで3〜4点以上になる

　鼻水や喉の痛みがなく，37.8℃以上の発熱，1分間に25回を超える呼吸，寝汗，筋肉痛などがあると，肺炎である可能性が高くなります（☞ p.86）．すぐに病院受診を勧める必要があります．

注意▶5 「ACE阻害薬」を服用している

　高血圧や心不全の治療薬「ACE阻害薬」には，「空咳」という痰の絡まない咳の副作用があります（☞ p.93）．この薬を服用していて「空咳」が出ている場合，主治医へのフィードバックが必要です．

6 高齢者

　高齢者は，もともと咳をする能力が衰えているため，「鎮咳薬」で咳を止めてしまうと痰を吐き出せなくなり，誤嚥性肺炎を起こすリスクが高くなります．「鎮咳薬」は安易に使用せず，別の選択肢を考えるか，病院受診を勧めるのが無難です．

7 長引く咳が，だんだん悪化している

　自然治癒しない咳，つまり咳がだんだん悪化しているような場合は，喘息や肺炎・結核・百日咳など重篤な病気である可能性があります．

注意▶8 咳が出る前，海外にいた

　海外で結核に感染する人は少なくありません．咳が出る前に海外渡航をしていた場合は，一度病院での検査を勧めるようにしてください．

こぼれ話　百日咳やマイコプラズマでは3週間以上咳が続くことがありますが，家庭や職場に同じような咳をしている人がいる場合には，こうした感染症による咳を疑う必要があります．

⑨咳止めの使用量が多い，使用頻度が高い

OTCの咳止めは5〜6回程度，一時的な症状の緩和のために使うもので，長期使用するものではありません．複数個購入しようとする人 (☞p.110) や，頻繁に購入している人を見つけた場合は，一度病院受診を勧める必要があります．

第3章
鎮咳・去痰薬

 豆知識

3週間未満の咳は，「急性」に分類される

ガイドラインでは，3週間未満は「急性」，3〜8週間は「遷延性」，8週間以上は「慢性」の咳に分類されています[1]．多くの人は「急性」と聞くと10日程度の咳を思い浮かべます[2]が，2〜3週間ほどの咳でも，まだまだ感染症の可能性が高い「急性」の咳です．この認識のズレは，危険な感染症の兆候を見落としてしまう要因にもなるため，「長く続く咳」という表現には注意が必要です．

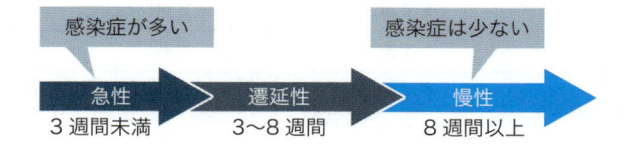

（本書籍では，「遷延性」と「慢性」をまとめて「急性」ではないものとして「慢性」と表記しています）

1）「咳嗽に関するガイドライン 第2版」（日本呼吸器学会 咳嗽に関するガイドライン第2版作成委員会/編），日本呼吸器学会，2015

2）Ebell MH, et al：How long does a cough last? Comparing patients' expectations with data from a systematic review of the literature. Ann Fam Med, 11：5-13, 2013 ［PMID：23319500］

こぼれ話 日本では1994年からDPT三種混合ワクチン（ジフテリア・百日咳・破傷風）が定期接種化されたことによって，乳幼児の百日咳は減少していますが，12年程度でワクチンの効果が弱まってくるため，成人での発症は少なくありません．

使い分けフローチャート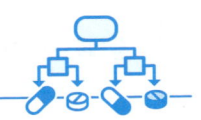

◆ 咳は３週間未満（急性の咳）

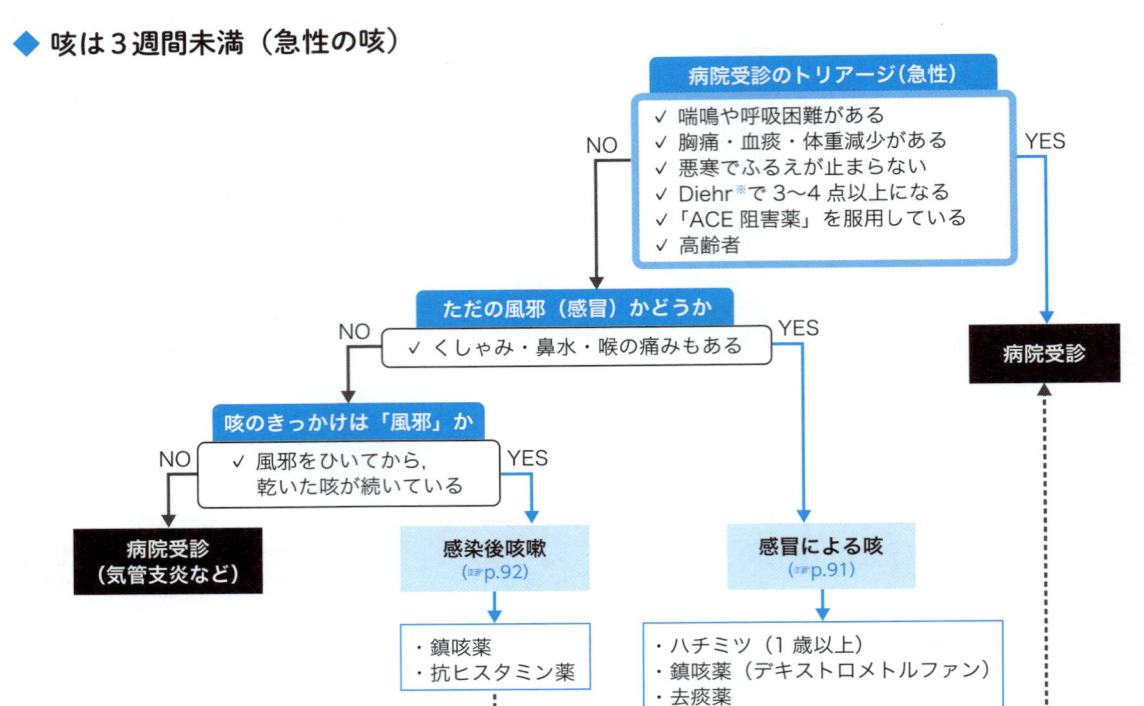

病院受診のトリアージ（急性）
- ✓ 喘鳴や呼吸困難がある
- ✓ 胸痛・血痰・体重減少がある
- ✓ 悪寒でふるえが止まらない
- ✓ Diehr※で３〜４点以上になる
- ✓ 「ACE阻害薬」を服用している
- ✓ 高齢者

NO → **ただの風邪（感冒）かどうか**
- ✓ くしゃみ・鼻水・喉の痛みもある

YES → **病院受診**

NO → **咳のきっかけは「風邪」か**
- ✓ 風邪をひいてから，乾いた咳が続いている

YES → **感染後咳嗽**（☞p.92）
- ・鎮咳薬
- ・抗ヒスタミン薬

YES → **感冒による咳**（☞p.91）
- ・ハチミツ（１歳以上）
- ・鎮咳薬（デキストロメトルファン）
- ・去痰薬

NO → **病院受診（気管支炎など）**

５〜６回服用しても症状が続く

●**急性の咳で気を付けること**●

３週間未満の急性の咳で多いのは，感染症による咳ですが，特に「肺炎」には注意が必要です．肺炎かどうかはX線検査をしなければわかりませんが，OTC販売の際は「Diehrの肺炎予測ルール※」が参考になります．

※ Diehrの肺炎予測ルール[1]

症状	点数
呼吸が荒い（１分間に25回超）	＋２点
37.8℃以上の発熱	＋２点
筋肉痛がある	＋１点
寝汗がある	＋１点
１日中痰が出る	＋１点
喉が痛い	−１点
鼻水が出る	−２点

合計点	肺炎の可能性
−３点	0％
−２点	0.7％
−１点	1.6％
0点	2.2％
1点	8.8％
2点	10.3％
3点	25.0％
4点以上	29.4％

高確率で見抜ける指標ではありませんが，患者に触れることなく問診だけで評価できるため，OTC販売時のトリアージとしては非常に役立つものと言えます．３〜４点以上になるようであれば，病院受診を勧めた方が無難です．

■ **参考文献**

1）Diehr P, et al：Prediction of pneumonia in outpatients with acute cough--a statistical approach. J Chronic Dis, 37：215-225, 1984 [PMID：6699126]

◆ 咳が3週間以上続く（慢性の咳）

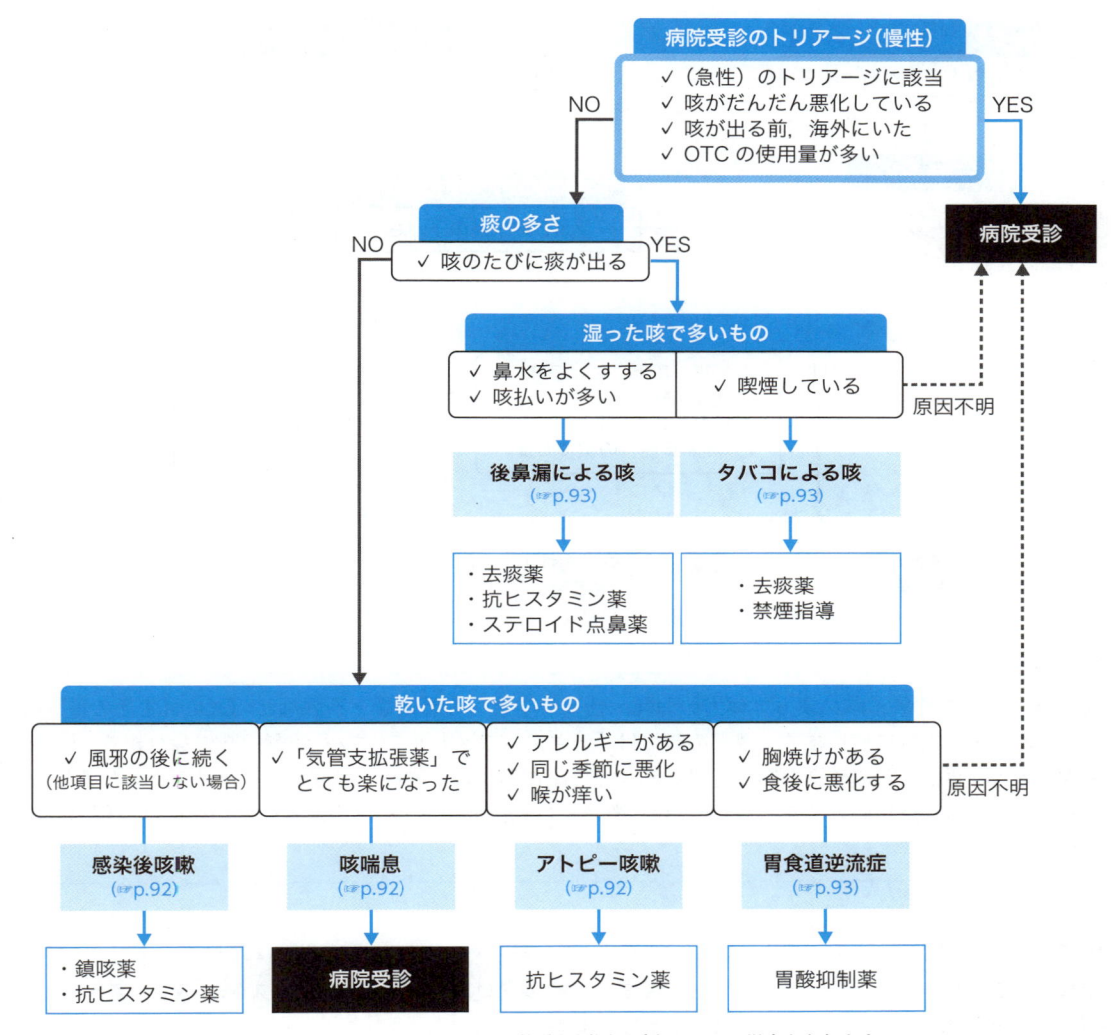

咳の原因は，1つとは限りません．場合によっては複数の原因が重なっている場合もあります．

●**慢性の咳で気を付けること**●

3週間以上続く慢性の咳には，さまざまな原因が考えられます．咳止めでは効果が期待できないもの，別の治療が必要なものも多いため，原因を明確にすることが先決です．慢性的な咳は，喘息や肺炎・結核・百日咳・心不全・肺がんなど重篤な疾患である恐れがあります．原因がよくわからない場合は，病院受診を勧める必要があります．

こぼれ話　咳が長引く人の中には，病院で処方された薬がなかなか効かず，医療機関への対応に不満を抱いている人も少なくありません．「咳の辛さ」に共感を示すことも大切です．

◆ 「鎮咳薬」の選び方

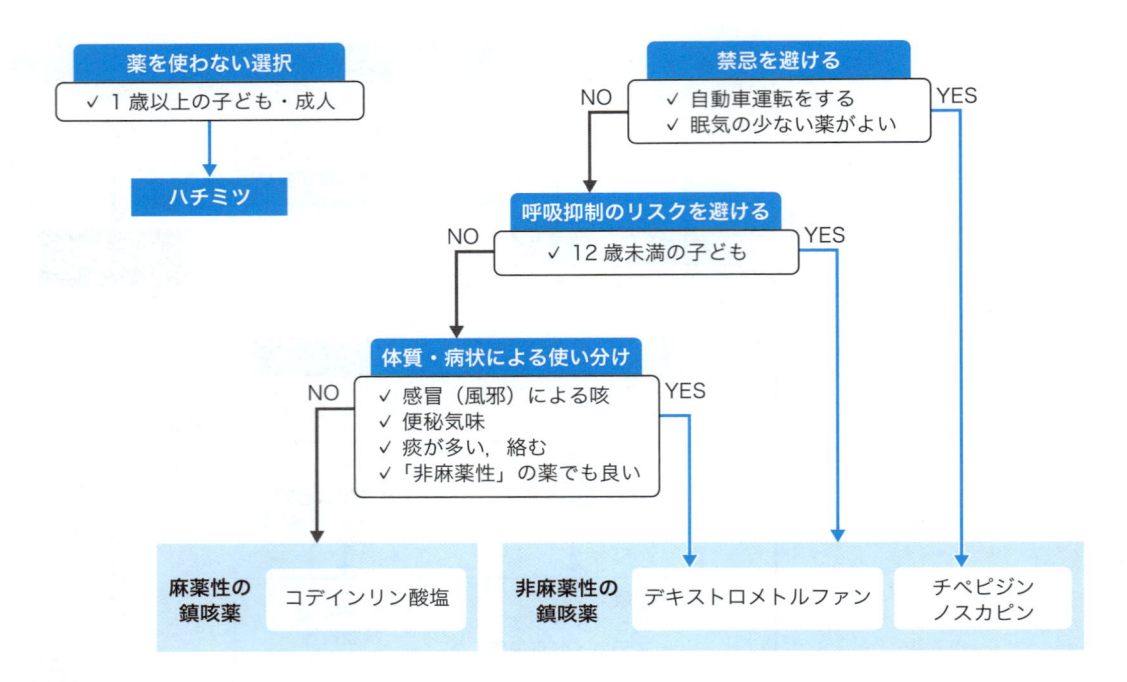

● 基本方針 ●

「鎮咳薬」は，長く続く咳によって体力の消耗・仕事や学業への悪影響・不眠など，QOL（生活の質）に大きく影響する場合に使います．風邪の咳には「デキストロメトルファン」が選択肢になります．「麻薬性鎮咳薬」は便秘や気道分泌抑制・呼吸抑制などの副作用，また依存・耐性といったリスクもあるため，安易な使用には注意が必要です．「ハチミツ」も咳には効果的ですが，1歳未満の乳幼児には使用できません．

- ◆ **感冒（風邪）による咳** ──────▶ 「デキストロメトルファン」と「ハチミツ」は効果が示されている （☞ p.104）
- ◆ **自動車運転をする** ──────▶ 「コデインリン酸塩」・「デキストロメトルファン」・「抗ヒスタミン薬」を避ける （☞ p.96）
- ◆ **12歳未満の子ども** ──────▶ 「コデインリン酸塩」は禁忌 （☞ p.109）
- ◆ **便秘気味** ──────▶ 「コデインリン酸塩」を避ける （☞ p.96）
- ◆ **痰が多い** ──────▶ 「コデインリン酸塩」を避ける （☞ p.96）
- ◆ **妊娠中** ──────▶ 「コデインリン酸塩」を避ける （☞ p.111）
- ◆ **授乳中** ──────▶ 「コデインリン酸塩」を避ける （☞ p.111）
- ◆ **使える薬がない** ──────▶ 「ハチミツ」を使う（1歳未満には禁忌） （☞ p.107）
- ◆ **5〜6回，薬を服用した** ────▶ 薬を5〜6回服用しても症状が続く場合，病院を受診する必要がある

こぼれ話　6歳未満の小児の咳には，OTCでの対応そのものが推奨されないとする見解もあります（N Engl J Med, 357：2321-2324, 2007 [PMID：18057333]）

◆「去痰薬」の選び方

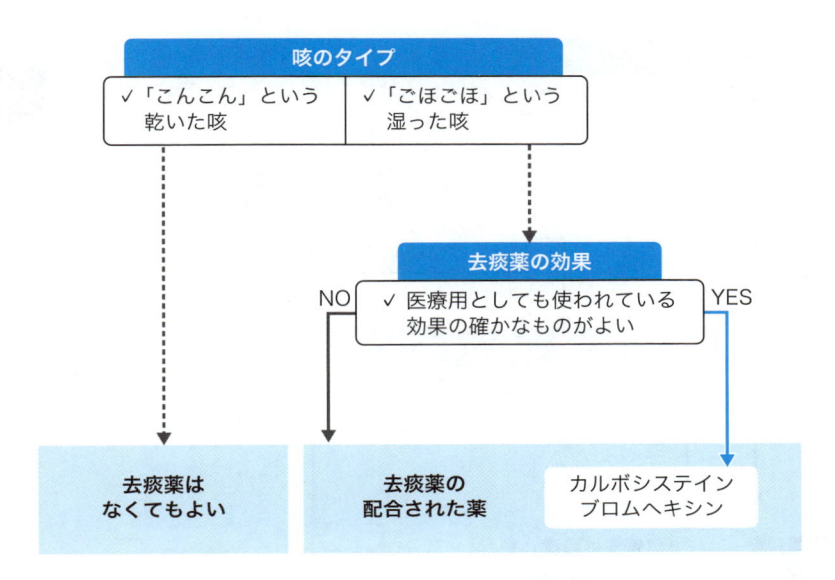

● **基本方針** ●

「去痰薬」は，咳の原因にかかわらず「ごほごほ」という湿った咳，痰のからむ咳に効果が期待できます．医療用としても広く使われている「カルボシステイン」や「ブロムヘキシン」の方が効果は確実です．乾いた咳であれば去痰薬の必要性は低いですが，全体的に副作用も少ない薬のため，鎮咳薬や気管支拡張薬による選択を優先します．

◆ **効果の確実なもの** ━━━━━━━▶ 「カルボシステイン（☞ p.98）」・「ブロムヘキシン（☞ p.98）」

◆ **乾いた咳が出る** ━━━━━━━▶ 去痰薬はなくてもよい（鎮咳薬や気管支拡張薬による選択を優先）

こぼれ話 総合感冒薬には「アンブロキソール」という去痰薬が配合されていることもあります．この薬も医療用として広く使われ，風邪の咳にある程度の効果が報告されています（BMC Fam Pract, 15：45, 2014 ［PMID：24621446］）.

◆「気管支拡張薬」の選び方

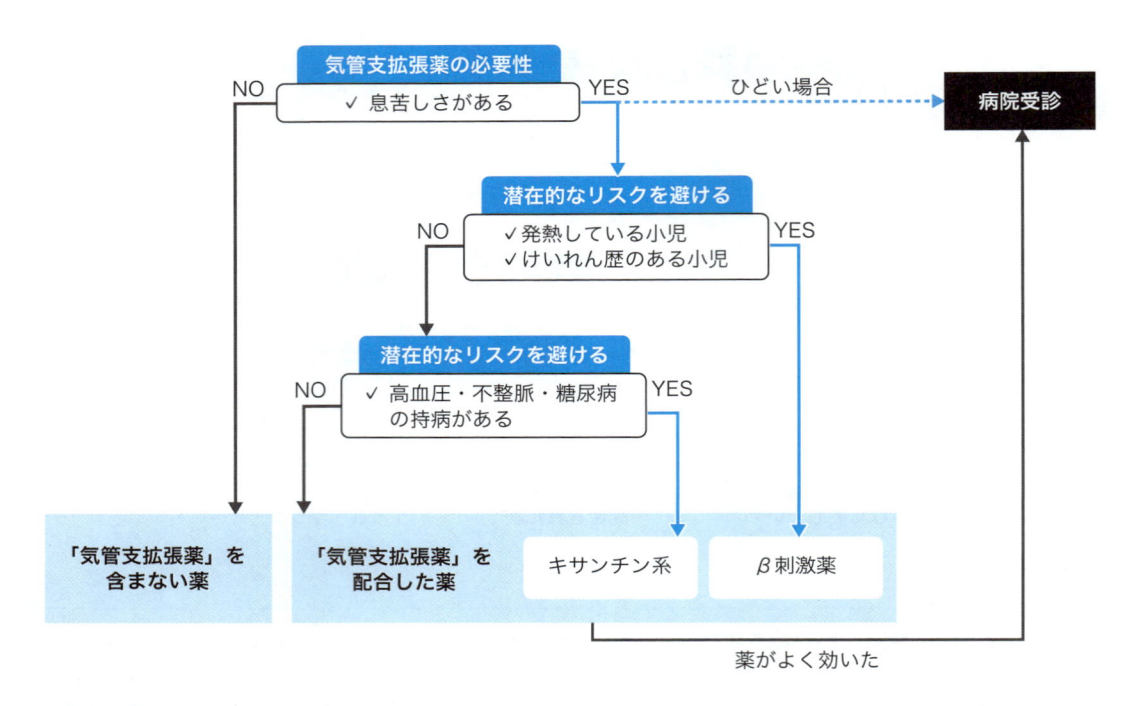

<figure>

気管支拡張薬の必要性
- ✓ 息苦しさがある

NO → 「気管支拡張薬」を含まない薬
YES → ひどい場合 ······> 病院受診

潜在的なリスクを避ける
- ✓ 発熱している小児
- ✓ けいれん歴のある小児

NO ↓
YES → β刺激薬

潜在的なリスクを避ける
- ✓ 高血圧・不整脈・糖尿病の持病がある

NO → 「気管支拡張薬」を配合した薬
YES → キサンチン系

キサンチン系　　β刺激薬

薬がよく効いた → 病院受診

</figure>

● 基本方針 ●

「気管支拡張薬」は，気管支を広げて呼吸を楽にする薬です．風邪の咳には効果が期待できないほか，さまざまな副作用も多く，安易に使用できる薬ではありません．また，「気管支拡張薬」を配合した薬がよく効いた場合，その咳は長期管理が必要な咳喘息である可能性があるため，早めの病院受診を勧める必要があります．

- ◆ **感冒（風邪）による咳** ──────→ 気管支拡張薬の効果は期待できないため，使わなくてよい
- ◆ **息苦しさがある** ──────→ 気管支拡張薬の使用を考慮，ひどければ病院受診 (☞ p.108)
- ◆ **発熱している小児** ──────→ 「キサンチン系」を避ける (☞ p.100)
- ◆ **けいれんの既往歴がある小児** ──────→ 「キサンチン系」を避ける (☞ p.100)
- ◆ **高血圧・不整脈・糖尿病** ──────→ 「β刺激薬」を避ける (☞ p.100)
- ◆ **気管支拡張薬を配合した薬が，とてもよく効いた** ──→ 「咳喘息」の可能性があるため，病院受診を勧める (☞ p.92)

こぼれ話　OTCに使われている「気管支拡張薬」と，医療現場で今よく使われている「気管支拡張薬」は，成分も投与経路も大きく異なります（☞ p.108）.

分類と特徴

咳の治療には，主に「鎮咳薬」・「去痰薬」・「気管支拡張薬」・「抗ヒスタミン薬」を使います．咳の原因によって効果のある薬は異なるため，明確に使い分け，不要な薬は飲まなくてもすむように商品を選ぶ必要があります．

鎮咳・去痰薬の種類と，使い分けのポイント

鎮咳薬	麻薬性	コデインリン酸塩，ジヒドロコデインリン酸塩
	非麻薬性	デキストロメトルファン，チペピジン，ノスカピン
去痰薬	去痰鎮咳薬	グアイフェネシン，グアヤコール
	気道粘液調整・粘膜正常化薬	カルボシステイン
	粘液溶解薬	エチルシステイン，ブロムヘキシン
気管支拡張薬	β刺激薬	メチルエフェドリン，トリメトキノール
	キサンチン系	テオフィリン，ジプロフィリン
抗ヒスタミン薬	第一世代	クロルフェニラミン，クレマスチン

よくある咳の原因と薬の選択

		鎮咳薬	去痰薬	気管支拡張薬	抗ヒスタミン薬	優先事項
風邪による咳		○：デキストロメトルファン	○	×	△	水分補給・休養・ハチミツ
感染後咳嗽		○	△	△	○	自然治癒
アトピー咳嗽		×	△	×	○	アレルギー治療※
咳喘息		×	△	○	△	喘息治療※
湿性咳嗽	後鼻漏	×	○	×	○	鼻炎の治療
	タバコ	×	○	×	×	禁煙
胃食道逆流症		×	×	×	×	PPI※/H₂ブロッカー
ACE阻害薬の副作用		×	×	×	×	該当薬剤の変更※

○：良い選択肢になる　△：選択肢の1つとして考えられる　×：注意が必要
※：病院受診

● 風邪（感冒）による咳 (☞ p.104)

風邪の場合，通常は「咳」だけでなく「鼻水」・「喉の痛み」といった症状が一緒に現れます．「麻薬性鎮咳薬」や「気管支拡張薬」ではほとんど効果が期待できないため，これらの薬を積極的に使う必要はありません．薬を使っても風邪が早く治るわけではない (☞ p.132) ことにも注意が必要です．

鎮咳薬	去痰薬	気管支拡張薬	抗ヒスタミン薬	優先事項
○：デキストロメトルファン △：非麻薬性鎮咳薬	○	×	△	ハチミツ，水分補給と休養

こぼれ話　鎮咳薬の○でも「デキストロメトルファン」は風邪の咳に効果の報告があるなど，他の薬と効果に差が生じるのには，複雑な作用機序（例：NMDA受容体拮抗作用）が関係していると考えられています．

- 風邪の咳には，鎮咳薬の「デキストロメトルファン」と「ハチミツ」で同程度の効果とされています[1].
- その他の「鎮咳薬」や「気管支拡張薬」では，ほとんど効果が期待できません[2].
- 「カルボシステイン」[3] や「ブロムヘキシン」[4]・「アンブロキソール」[5] といった去痰薬は，速効性は期待できませんが，痰が絡む場合には良い選択肢になります.
- 鎮静性の「抗ヒスタミン薬」も選択肢に挙げられています[6] が，「デキストロメトルファン」や「ハチミツ」には劣るとされています[1].
- 「ハチミツ」は1歳未満の乳幼児には禁忌です (☞ p.107).
- 漢方薬の『小青竜湯』は，湿った咳の症状によく使われます.

● 風邪の後に残った咳（感染後咳嗽）

　風邪の後に長く続くことがある咳です．熱や鼻水・呼吸苦など他の症状はなく，就寝前〜夜に症状がひどくなることや，乾いた咳であることが特徴です[7]．基本的に咳は悪化することはなく自然治癒しますが，場合によっては3週間以上続くこともあり，咳による消耗が激しい場合は薬を使います．

　感冒による咳との明確な区別は難しいため，OTC販売の現場では「熱」・「鼻水」・「喉の痛み」といった風邪の症状が治まった後に乾いた「咳」だけが続いている場合に考慮します．

鎮咳薬	去痰薬	気管支拡張薬	抗ヒスタミン薬	優先事項
○	△	△	○	自然治癒

- 基本的に自然治癒しますが，「鎮咳薬」や「抗ヒスタミン薬」の効果が期待できます[6].
- 漢方薬の『麦門冬湯』[7] や，「ハチミツ＋コーヒー」の効果も報告されています[8].
- 「気管支拡張薬」は，息苦しさがない場合にまで安易に使うべきではありません[6].

● アトピー咳嗽

　喉にいがいが感のある咳や，花粉症などと合わせて出るアレルギー性の咳のことです．重症化することは少ないですが，季節によって繰り返したり，エアコンやタバコなどの刺激によって悪化したりすることがあります[7]．「抗ヒスタミン薬」が第一選択薬となりますが，効果が不十分な場合は病院を受診した上での「吸入ステロイド」による治療が必要です．

鎮咳薬	去痰薬	気管支拡張薬	抗ヒスタミン薬	優先事項
×	△	×	○	アレルギー治療

- アレルギーによって起こる咳のため，「鎮咳薬」ではなく「抗ヒスタミン薬 (☞ p.53)」が第一選択薬です[7].
- 「気管支拡張薬」は効果がありません[7].

● 咳喘息

　慢性的な咳症状に「気管支拡張薬」がよく効く場合，「咳喘息」の可能性があります[9]．気管支喘息のような喘鳴や呼吸困難はありませんが，**適切な治療を行わなければ，4年後には3人に1人が喘息へ移行してしまう**[10] ため，たとえOTCがよく効いても使い続けるのではなく，早めに病院で適切な検査・治療を受ける必要があります．

　日本では，成人の慢性的な咳の36〜55％が咳喘息とされ[7]，OTC販売の現場でも遭遇しやすい疾患です．

鎮咳薬	去痰薬	気管支拡張薬	抗ヒスタミン薬	優先事項
×	△	○	△	喘息治療

- 重症化・喘息への進展を防ぐためにも，病院で検査を受け，適切な治療を受ける必要があります.
- OTCに使われている気管支拡張薬では，安全で効果的な治療はできません (☞ p.108).

こぼれ話　エビデンスはまだ十分ではありませんが，感染後咳嗽には中枢性鎮咳薬よりも漢方薬の『麦門冬湯』の方が効果的とする報告もあります（J Ethnopharmacol, 178:144–154, 2016 [PMID：26666732]）.

● 後鼻漏による湿った咳（湿性咳嗽）

鼻水を頻繁にする，咳払いを伴った湿った咳の場合，鼻水が喉に落ちることで起こる「後鼻漏」の咳である可能性があります[11]．鼻水の原因になっている鼻炎の治療を優先的に行います．

鎮咳薬	去痰薬	気管支拡張薬	抗ヒスタミン薬	優先事項
×	○	×	○	鼻炎の治療

- 鼻炎の治療に「抗ヒスタミン薬（☞p.53）」や「点鼻薬（☞p.144）」，痰の絡みに「去痰薬」を使います[7]．
- 原因である鼻炎を治療しなければ，咳は止まりません．「鎮咳薬」や「気管支拡張薬」を使う必要はありません．

● タバコによる咳や痰（湿性咳嗽）

タバコを吸っている人は，慢性的な気管支炎によって咳や痰の症状が現れることがあります．禁煙が最優先事項です．

鎮咳薬	去痰薬	気管支拡張薬	抗ヒスタミン薬	優先事項
×	○	×	×	禁煙

- 禁煙（☞p.396）が効果的です[7]．
- 痰が多い場合は，症状の緩和に「去痰薬」を使います[7]．
- 「コデインリン酸塩」などの麻薬性鎮咳薬は，気道分泌を妨げる[12]ため，痰の症状を悪化させる恐れがあります．

● 胃食道逆流症による咳

胃酸や胃の内容物が食道に逆流する刺激で出る咳のことです．胸焼けがある，食後に悪化するといった特徴があります[7]．効果的な治療のためには，病院で処方される薬が必要です．

鎮咳薬	去痰薬	気管支拡張薬	抗ヒスタミン薬	優先事項
×	×	×	×	PPI / H_2 ブロッカー

- 胃酸を抑える「H_2ブロッカー」（☞p.165）でも効果は期待できますが，病院で使われる「PPI」が第一選択薬です．
- 「鎮咳薬」や「気管支拡張薬」は基本的に使いません．

● ACE阻害薬による副作用

高血圧や心不全の治療に使う「ACE阻害薬」には，痰の絡まない「空咳」という副作用があります．「ACE阻害薬」を続けられない原因の約70％が，この「空咳」の副作用とされています[13]．この副作用が出ている人は，該当薬の変更について主治医と相談する必要があります．

鎮咳薬	去痰薬	気管支拡張薬	抗ヒスタミン薬	優先事項
×	×	×	×	該当薬剤の変更

- 「ACE阻害薬」による空咳の副作用で生活に支障が出る場合，別の薬へ変更する等の対応が必要なため，処方元の主治医へフィードバックを行います．
- 「ACE阻害薬」を自己判断で中断し，高血圧や心不全が無治療のまま放置されてしまわないよう，注意が必要です．

こぼれ話 ACE阻害薬は，その副作用である「空咳」を逆手にとって利用し，高齢者の誤嚥性肺炎の予防を目的に処方されることもあります（Neurology，64：573-574，2005 [PMID：15699404]）．

■ 参考文献

1）Oduwole O, et al：Honey for acute cough in children. Cochrane Database Syst Rev, 4：CD007094, 2018 [PMID：29633783]

2）Smith SM, et al：Over-the-counter (OTC) medications for acute cough in children and adults in community settings. Cochrane Database Syst Rev：CD001831, 2014 [PMID：25420096]

3）Chalumeau M & Duijvestijn YC：Acetylcysteine and carbocysteine for acute upper and lower respiratory tract infections in paediatric patients without chronic broncho-pulmonary disease. Cochrane Database Syst Rev：CD003124, 2013 [PMID：23728642]

4）Barth A, et al：Antitussive effect of a fixed combination of Justicia adhatoda, Echinacea purpurea and Eleutherococcus senticosus extracts in patients with acute upper respiratory tract infection: A comparative, randomized, double-blind, placebo-controlled study. Phytomedicine, 22：1195-1200, 2015 [PMID：26598919]

5）Chenot JF, et al：Efficacy of Ambroxol lozenges for pharyngitis: a meta-analysis. BMC Fam Pract, 15：45, 2014 [PMID：24621446]

6）Irwin RS, et al：Diagnosis and management of cough executive summary: ACCP evidence-based clinical practice guidelines. Chest, 129：1S-23S, 2006 [PMID：16428686]

7）「咳嗽に関するガイドライン 第2版」（日本呼吸器学会 咳嗽に関するガイドライン第2版作成委員会／編），日本呼吸器学会，2015

8）Raeessi MA, et al：Honey plus coffee versus systemic steroid in the treatment of persistent post-infectious cough: a randomised controlled trial. Prim Care Respir J, 22：325-330, 2013 [PMID：23966217]

9）Irwin RS, et al：Interpretation of positive results of a methacholine inhalation challenge and 1 week of inhaled bronchodilator use in diagnosing and treating cough-variant asthma. Arch Intern Med, 157：1981-1987, 1997 [PMID：9308510]

10）Matsumoto H, et al：Prognosis of cough variant asthma: a retrospective analysis. J Asthma, 43：131-135, 2006 [PMID：16517429]

11）Kaliner M：Medical management of sinusitis. Am J Med Sci, 316：21-28, 1998 [PMID：9671040]

12）コデインリン酸塩散1%　インタビューフォーム

13）Granger CB, et al：Effects of candesartan in patients with chronic heart failure and reduced left-ventricular systolic function intolerant to angiotensin-converting-enzyme inhibitors: the CHARM-Alternative trial. Lancet, 362：772-776, 2003 [PMID：13678870]

豆知識

『小青竜湯』と『麦門冬湯』

　咳に効果のある漢方薬として，ガイドラインでは『小青竜湯』と『麦門冬湯』があげられています[1]．漢方薬だけで明確な効果を示した報告は少ないですが，『小青竜湯』は「気管支炎」の湿った咳[2]に，『麦門冬湯』は「感染後咳嗽」の乾いた咳[3]に，それぞれ効果を示したことが報告されています．漢方薬を希望する人にはよい選択肢になります．

1）「咳嗽に関するガイドライン 第2版」（日本呼吸器学会 咳嗽に関するガイドライン第2版作成委員会／編），日本呼吸器学会，2015

2）宮本昭正，他：TJ-19ツムラ小青竜湯の気管支炎に対するPlacebo対照二重盲検群間比較試験．臨床医薬，17：1189-1214，2001

3）Irifune K, et al：Antitussive effect of bakumondoto a fixed kampo medicine (six herbal components) for treatment of post-infectious prolonged cough: controlled clinical pilot study with 19 patients. Phytomedicine, 18：630-633, 2011 [PMID：21514123]

こぼれ話　風邪（感冒）で熱や喉の痛み，くしゃみ，鼻水，咳の全部をまとめて何とかしたい場合には「総合感冒薬（☞p.116）」も選択肢として考えます．

■ 主な鎮咳・去痰薬

商品名 ＼ 成分名	鎮咳薬 麻薬性 ジヒドロコデインリン酸塩／コデインリン酸塩	鎮咳薬 非麻薬性 デキストロメトルファン	鎮咳薬 非麻薬性 チペピジン	鎮咳薬 非麻薬性 ノスカピン	去痰薬 グアイフェネシン類	去痰薬 カルボシステイン	去痰薬 エチルシステイン	去痰薬 ブロムヘキシン	気管支拡張薬 β刺激 メチルエフェドリン	気管支拡張薬 β刺激 トリメトキノール	気管支拡張薬 キサンチン テオフィリン	気管支拡張薬 キサンチン ジプロフィリン	その他 抗ヒスタミン薬	その他 無水カフェイン	その他 生薬	その他 トラネキサム酸
アネトンせき止め液	●								●				●	●	●	
エスエスブロン錠	●								●				●	●		
カイゲンせき止め液W	●				●				●				●	●	●	
アネトンせき止め顆粒	●				●				●		●			●	●	
新トニン咳止め液	●				●					●			●	●	●	
新エスエスブロン錠エース	●						●		●				●			
龍角散せき止め錠	●			●				●	●				●	●	●	
パブロンSせき止め	●			●					●				●	●		
ベンザブロックせき止め錠	●			●					●							●
ベンザブロックせき止め液					●										●	●
新ブロン液エース	●				●				配合なし				●	●		
メジコンせき止め錠Pro		●														
キッズバファリンせきどめシロップS		●			●				●				●		●	
プレコール持続性せき止めカプセル		●			●				●							
新コンタックせき止めダブル持続性		●										●				
エスエスブロン液L		●			●								●	●		
ベンザブロックトローチ		●			●				配合なし							
新エスベナントローチ				●	●											
小児用せきどめチュアブル			●	●					●				●			
ミルコデ錠A					●				●		●				●	
ムコダイン去たん錠Pro 500	配合なし					●			配合なし							
クールワン去たんソフトカプセル						●		●	配合なし							
ストナ去たんカプセル						●		●								
妊娠 オーストラリア基準	A	A	–	–	A	–	–	A	–	–	A	–	–	–	–	B1
妊娠 疫学調査	○	○									○					
授乳 MMM	L4	L3	–	–	L3	L3	–	–	–	–	L3	–	–	–	–	L3
授乳 母乳とくすりHB 第3版	–	◎	◎	○	○	◎	○	○	–	–	◎	○	–	–	–	○

こぼれ話　漢方薬の『清肺湯』は，禁煙と併せることで咳や痰・呼吸困難などの症状を緩和することが報告されていますが，効果を実感するには6カ月以上の継続が必要とされています（漢方と最新治療，14：260-265, 2005）．

■ 主な有効成分の特徴 ①鎮咳薬

以下は各成分を単独で使用した場合の情報であり，実際の商品を選ぶ際には「一緒に配合された他の成分」の短所やリスクも考慮する必要があります．

コデインリン酸塩 codeine phosphate / ジヒドロコデインリン酸塩 dihydrocodeine phosphate 鎮咳薬 麻薬性

| 商品例 | アネトンせき止め液，パブロンSせき止め，新ブロン液エース |
| 医療用 | コデインリン酸塩散 |

長　所	● モルヒネと同等の，咳止めとして最も強力な鎮咳作用をもつ[1]
短　所	● 1%以下の製剤は麻薬から除外されているが，原薬は麻薬成分であり，依存・耐性のリスクがある[1] ● 気道分泌を妨げる作用によって症状を悪化させる恐れがあるため，喘息には禁忌[1] ● 12歳未満の小児では呼吸抑制の副作用が出やすい（☞ p.109）ため，禁忌[2] ● 眠気の副作用を起こしやすいため，自動車運転などの危険作業は禁止[1] ● 腸管運動を抑制するため，便秘になりやすい[1] ● 濫用のリスクがあるため，含有するOTCは原則として1人に1包装単位しか販売できない（☞ p.110）
本成分の留意点	気管支喘息 ▶ 不可　12歳未満 ▶ 不可　自動車運転 ▶ 禁止　妊娠中 ▶ 可
妊娠中	A	先天異常は増加させない[3]が，新生児に禁断症状が出た報告がある[4]
授乳中	L4	乳児の死亡例も報告されている[5]ため，使用は避ける

「ジヒドロコデインリン酸塩」は「コデインリン酸塩」よりも鎮咳作用が約2倍強力[6]ですが，おおむね半分量で配合されているため，咳止めの効果としてはほぼ同等です．
1日量：コデインリン酸塩 50〜60 mg/日　⇔　ジヒドロコデインリン酸塩　24〜30 mg/日

デキストロメトルファン dextromethorphan 鎮咳薬 非麻薬性

| 商品例 | メジコンせき止め錠Pro，プレコール持続性せき止めカプセル，新コンタックせき止めダブル持続性 |
| 医療用 | メジコン |

長　所	● 非麻薬性だが，「コデインリン酸塩」に劣らない強力な鎮咳作用をもつ[7] ● 鎮咳薬の効果が乏しい感冒などの急性の咳に対し，効果があるという報告もある[8]
短　所	● 眠気の副作用を起こしやすいため，自動車運転などの危険作業は禁止[9] ● 海外では高用量に改造された薬が年少者の間で危険ドラッグとして濫用されており，日本でも年少者への使用は注意喚起がされている[10] ● 6歳未満への使用を制限している国もある[11]
本成分の留意点	6歳未満 ▶ 慎重に　自動車運転 ▶ 禁止　妊娠・授乳中 ▶ 可
妊娠中	A	先天異常に影響しないことが確認されている[12]
授乳中	L3	乳児にも適用のある薬のため，適正使用であれば問題ないとされている[13]

チペピジン tipepidine 鎮咳薬 非麻薬性

| 商品例 | 小児用せきどめチュアブル |
| 医療用 | アスベリン |

長　所	● この成分には耐性や依存のリスク，目立った副作用がなく，小児でも使いやすいが，他の配合成分に注意 ● この成分には眠気の副作用は少なく，自動車運転に対する制限がない[14]が，他の配合成分に注意
短　所	● 通常の用量では，「コデインリン酸塩」や「デキストロメトルファン」よりも鎮咳作用が弱い[14]
本成分の留意点	12歳未満 ▶ 可　自動車運転 ▶ 可　授乳中 ▶ 可
妊娠中	–	情報不足
授乳中	–	この成分は乳児にも使う薬のため，移行しても問題ないとされている[13]

> こぼれ話　薬師が主人公の漫画「薬屋のひとりごと」でも，ハチミツの乳幼児に対するリスク（乳児ボツリヌス症）がテーマとして扱われています．

ノスカピン noscapine

鎮咳薬　非麻薬性

商品例 ベンザブロックせき止め錠，新エスベナントローチ
医療用 ノスカピン

長　所	• この成分には耐性や依存のリスク，目立った副作用がなく，小児でも使いやすいが他の配合成分に注意 • この成分には眠気の副作用は少なく，自動車運転に対する制限がない[15] が他の配合成分に注意 • 医療用は，気管支喘息にも保険適用がある[15]
短　所	• 通常の用量では，「コデインリン酸塩」や「デキストロメトルファン」よりも鎮咳作用が弱い[15]
本成分の留意点	気管支喘息 ▶ 可　12歳未満 ▶ 可　自動車運転 ▶ 可　授乳中 ▶ 可
妊娠中	－	情報不足
授乳中	－	この成分は乳児に有害事象を起こす可能性は低いとされている[13]

■ 参考文献

1）コデインリン酸塩散1%　インタビューフォーム

2）厚生労働省：薬生安発0704第2号（平成29年7月4日）『コデインリン酸塩水和物又はジヒドロコデインリン酸塩を含む医薬品の「使用上の注意」改訂の周知について』

3）Jick H, et al：First-trimester drug use and congenital disorders. JAMA, 246：343-346, 1981 [PMID：7241780]

4）Mangurten HH & Benawra R：Neonatal codeine withdrawal in infants of nonaddicted mothers. Pediatrics, 65：159-160, 1980 [PMID：7355017]

5）Koren G, et al：Pharmacogenetics of morphine poisoning in a breastfed neonate of a codeine-prescribed mother. Lancet, 368：704, 2006 [PMID：16920476]

6）ジヒドロコデインリン酸塩散1%　インタビューフォーム

7）Yancy WS Jr, et al：Efficacy and tolerability of treatments for chronic cough: a systematic review and meta-analysis. Chest, 144：1827-1838, 2013 [PMID：23928798]

8）Oduwole O, et al：Honey for acute cough in children. Cochrane Database Syst Rev, 4：CD007094, 2018 [PMID：29633783]

9）メジコン錠　インタビューフォーム

10）国立医薬品食品衛生研究所：医薬品安全性情報, 13（26）, 2015

11）国立医薬品食品衛生研究所：医薬品安全性情報, 3（11）, 2005

12）Einarson A, et al：The safety of dextromethorphan in pregnancy : results of a controlled study. Chest, 119：466-469, 2001 [PMID：11171724]

13）「母乳とくすりハンドブック（第3版）」（大分県地域保健協議会大分県「母乳と薬剤」研究会/編），大分県地域保健協議会, 2017

14）アスベリン錠　インタビューフォーム

15）純正「ノスカピン」　添付文書

こぼれ話　「ハチミツ」も日本薬局方に掲載されていますが，効能は「栄養補給や粘膜の保護」とされています.

■ 主な有効成分の特徴 ②去痰薬

以下は各成分を単独で使用した場合の情報であり，実際の商品を選ぶ際には「一緒に配合された他の成分」の短所やリスクも考慮する必要があります．

グアイフェネシン guaifenesin 〔去痰・鎮咳薬〕

商品例	キッズバファリンせきどめシロップS
医療用	フストジル（注射）

長　　所	● 気道分泌を促して去痰作用を示すほか，鎮咳作用も併せもっている[1] ● 「グアヤコール」の味や匂いを改良し，胃粘膜への刺激を減らしたもの[1]
短　　所	● 単独では咳症状にほとんど効果がない[2] ほど，効果は弱い
本成分の留意点	〔12歳未満 ▶ 可〕　〔自動車運転 ▶ 可〕
妊娠中	A ｜ 疫学調査なし
授乳中	L3 ｜ この成分は乳児に有害事象を起こす可能性は低いとされている[3]

カルボシステイン carbocisteine 〔気道粘液調整・粘膜正常化薬〕

商品例	ムコダイン去たん錠Pro500，ストナ去たんカプセル，新エスエスブロン錠エース
医療用	ムコダイン

長　　所	● 医療用の『ムコダイン』は，子どもから大人まで，喘息の咳にもよく使われる，去痰薬の代表的存在 ● 痰の組成を調整して粘度を下げるだけでなく，過剰分泌を抑え，粘膜を修復する効果もある[4] ● 風邪による咳症状にもある程度の効果が示されている[5]
短　　所	● OTCでは配合されている製剤が少ない
本成分の留意点	〔12歳未満 ▶ 可〕　〔自動車運転 ▶ 可〕
妊娠中	－ ｜ 情報不足
授乳中	L3 ｜ この成分は乳児にも使う薬のため，移行しても問題ないとされている[3]

「エチルシステイン」：名前はよく似ていますが，効果は「カルボシステイン」よりも劣り，医療用の『チスタニン』も現在はほとんど使われていません．

ブロムヘキシン bromhexine 〔去痰薬〕〔粘液溶解薬〕

商品例	ベンザブロックせき止め錠，ストナ去たんカプセル
医療用	ビソルボン

長　　所	● 粘度の低い分泌液を増やすことで痰の粘度を下げる作用があり[6]，キレの悪い痰によく用いられる ● 「カルボシステイン」とは作用が異なるため，併用することもある ● 風邪による咳症状にもある程度の効果が示されている[7]
短　　所	● 一時的に，出てくる痰の量が増えることがある[6]
本成分の留意点	〔12歳未満 ▶ 可〕　〔自動車運転 ▶ 可〕
妊娠中	A ｜ 疫学調査なし
授乳中	－ ｜ この成分は乳児に有害事象を起こす可能性は低いとされている[3]

こぼれ話　「カルボシステイン」や「アセチルシステイン」は，2歳以上では安全性が概ね良好と評価されています（Cochrane Database Syst Rev：CD003124, 2013 [PMID：23728642]）．

アンブロキソール ambroxol 　　　　　　　去痰薬　気道潤滑薬

商品例 総合感冒薬に配合
医療用 ムコソルバン

長　所	• 気道の粘膜を整えることで痰を出しやすくする去痰薬[8] • 風邪による咳症状にも，ある程度の効果が示されている[9]
短　所	• 一時的に，出てくる痰の量が増えることがある[6]
本成分の 留意点	12歳未満 ▶ 可　　自動車運転 ▶ 可
妊娠中	－	情報不足
授乳中	－	この成分は乳児にも使う薬のため，移行しても問題ないとされている[3]

■ 参考文献

1 ）フストジル注射液　インタビューフォーム

2 ）Raeessi MA, et al：Honey plus coffee versus systemic steroid in the treatment of persistent post-infectious cough: a randomised controlled trial. Prim Care Respir J, 22：325-330, 2013　[PMID：23966217]

3 ）「母乳とくすりハンドブック（第3版）」（大分県地域保健協議会大分県「母乳と薬剤」研究会／編），大分県地域保健協議会，2017

4 ）ムコダイン錠　インタビューフォーム

5 ）Chalumeau M & Duijvestijn YC：Acetylcysteine and carbocysteine for acute upper and lower respiratory tract infections in paediatric patients without chronic broncho-pulmonary disease. Cochrane Database Syst Rev：CD003124, 2013　[PMID：23728642]

6 ）ビソルボン錠　添付文書

7 ）Barth A, et al：Antitussive effect of a fixed combination of Justicia adhatoda, Echinacea purpurea and Eleutherococcus senticosus extracts in patients with acute upper respiratory tract infection: A comparative, randomized, double-blind, placebo-controlled study. Phytomedicine, 22：1195-1200, 2015　[PMID：26598919]

8 ）ムコソルバン錠　インタビューフォーム

9 ）Chenot JF, et al：Efficacy of Ambroxol lozenges for pharyngitis: a meta-analysis. BMC Fam Pract, 15：45, 2014　[PMID：24621446]

■ 主な有効成分の特徴 ③気管支拡張薬

以下は各成分を単独で使用した場合の情報であり，実際の商品を選ぶ際には「一緒に配合された他の成分」の短所やリスクも考慮する必要があります．

メチルエフェドリン methylephedrine　　　気管支拡張薬　β刺激薬

商品例	カイゲンせき止め液W，小児用せきどめチュアブル
医療用	メチエフ

長　所	• 鎮咳作用や抗アレルギー作用ももつ，中枢興奮・気管支拡張薬[1]
短　所	• 高血圧・不整脈・糖尿病・甲状腺疾患や不眠のある人は，症状を悪化させる恐れがある[1] • 心臓への作用が強いため，現在の医療現場では喘息治療にほとんど使われていない（☞ p.108） • 興奮作用があるため，**ドーピングの禁止薬物**（競技会時）に指定されている[2] • 濫用のリスクがあるため，含有する「液剤」は，原則として1人に1包装単位しか販売できない（☞ p.110）
本成分の留意点	ドーピング ▶ 禁止薬物
妊娠中	－	子宮収縮作用があるため「使用を控えるべき」とする見解がある[3]
授乳中	－	情報不足

トリメトキノール trimetoquinol　　　気管支拡張薬　β刺激薬

商品例	新トニン咳止め液
医療用	イノリン

長　所	• 喘息だけでなく，喫煙で起こる「慢性気管支炎」にも使われる気管支拡張薬[4]
短　所	• 高血圧・不整脈・糖尿病・甲状腺疾患や不眠のある人は，症状を悪化させる恐れがある[4] • 心臓への作用が強いため，現在の医療現場では喘息治療にほとんど使われていない（☞ p.108） • 興奮作用があるため，**ドーピングの禁止薬物**（常時：競技会および競技会外）に指定されている[2]
本成分の留意点	ドーピング ▶ 禁止薬物
妊娠中	－	疫学調査なし
授乳中	－	情報不足

テオフィリン theophylline　　　気管支拡張薬　キサンチン系薬

商品例	アネトンせき止め顆粒，ミルコデ錠A
医療用	テオドール（徐放製剤）

長　所	• 気管支喘息の発作治療・予防に重要な気管支拡張薬で，「長期管理薬」の1つ[5]
短　所	• 有効血中濃度域が5.0～20.0 μg/mLと狭く[6]，薬としての扱いが非常に難しい[※] • 併用薬や喫煙によって薬の血中濃度が大きく変動する[6] ため，効果減弱・中毒症状を起こしやすい • 発熱した乳幼児では痙攣を起こしやすいため，使用を避ける[6]
本成分の留意点	相互作用 ▶ 注意
妊娠中	A	血中濃度の調節が難しいため，OTCとしての使用は控えた方がよい
授乳中	L3	血中濃度の調節が難しいため，OTCとしての使用は控えた方がよい

※医療用の薬も，副作用を防ぐために血中濃度のモニタリングを行いながら使います（TDM）．

こぼれ話 ▶ ドーピングの禁止薬物は毎年改訂されるため，定期的な確認が必要です（公益財団法人「日本アンチ・ドーピング機構「世界アンチ・ドーピング規程 禁止表国際基準」）．

ジプロフィリン diprophylline

気管支拡張薬　キサンチン系薬

商品例 新コンタックせき止めダブル持続性
医療用 アストフィリン，カフコデNに配合

長　　所	●「テオフィリン」と比べて毒性が低く，血中濃度の安全域が広い[7]	
短　　所	●「テオフィリン」よりも効果も緩和[7]で，気管支喘息の「長期管理薬」にもあげられていない[5]	
本成分の留意点	授乳中 ▶ 可	
妊娠中	－	疫学調査なし
授乳中	－	服用から3〜4時間は授乳を控えることが望ましい[8]

「ジフェンヒドラミン」との配合剤が，乗り物酔いの薬として使われています (☞ p.386).

参考文献

1）メチエフ散　インタビューフォーム
2）世界アンチ・ドーピング規程：禁止表国際基準，2018
3）愛知県薬剤師会：妊娠・授乳と薬 対応基本手引き（改訂2版）
4）イノリン錠　インタビューフォーム
5）「喘息予防・管理ガイドライン2018」日本アレルギー学会喘息ガイドライン専門部会/監，「喘息予防・管理ガイドライン2018」作成委員/作成，協和企画，2018
6）テオドール錠　インタビューフォーム
7）ジプロフィリン注「エーザイ」　インタビューフォーム
8）「母乳とくすりハンドブック（第3版）」（大分県地域保健協議会大分県「母乳と薬剤」研究会/編），大分県地域保健協議会，2017

💡豆知識

「作用がある」だけでは，効果がある・服用が有益とは言えない

　ある成分に何らかの薬理作用があるからといって，実際に人が服用した際に効果が発揮されるとは限りません．実際，咳中枢に作用する麻薬性鎮咳薬は，風邪などの急性の咳に効果がほとんどありません[1,2]．

また，効果が確認されている成分だからといって，いま自分の目の前にいる人にとって，その薬を服用することが必ずしも人生に有益だとも限りません．実際，花粉症の学生に鎮静性の抗ヒスタミン薬を使うと，鼻症状は軽減されるものの，集中力や判断力が低下し，試験の成績はかえって悪化するという報告があります[3]．試験のために薬で症状を抑えようとしたのであれば，本末転倒なことになってしまいます．

　そのため，「○○という作用があるから，△△の症状がある人にお勧め」と簡単に結論づけることなく，実際に服用するとどうなるのか，それは患者にとって有益と言えるのか，薬の効果は細かく検証することが大切です．

1）Smith SM, et al：Over-the-counter（OTC）medications for acute cough in children and adults in community settings. Cochrane Database Syst Rev, CD001831, 2014 [PMID：25420096]
2）Oduwole O, et al：Honey for acute cough in children. Cochrane Database Syst Rev, CD007094, 2018 [PMID：29633783]
3）Walker S, et al：Seasonal allergic rhinitis is associated with a detrimental effect on examination performance in United Kingdom teenagers: case-control study. J Allergy Clin Immunol, 120：381-387, 2007 [PMID：17560637]

■鎮咳・去痰薬に配合されているその他の成分

クロルフェニラミン chlorpheniramine 抗ヒスタミン薬 鎮静性

商品例	アネトンせき止め液，エスエスブロン錠
作用	アレルギーの症状を抑える

特徴	• 風邪（感冒）や，花粉症などアレルギーによる咳に効果のある，鎮静性の抗ヒスタミン薬[1,2]
注意点	• 眠気・集中力の低下を起こしやすいため，自動車運転などの危険作業は禁止[3] • 抗コリン作用が強いため，口や喉の渇きを起こしやすく，前立腺肥大や緑内障に禁忌[3]
類似薬	クレマスチン

詳細は「抗ヒスタミン薬」の項目 (☞ p.53) を参照．

無水カフェイン anhydrous caffeine 中枢興奮・鎮痛薬

商品例	アネトンせき止め液，カイゲンせき止め液Ｗ
作用	中枢での興奮作用によって覚醒・鎮痛効果を発揮する (☞ p.18)

特徴	• 気管支拡張作用があり，喘息患者の肺機能を改善する効果が報告されている[4]
注意点	• 日本で上限量は定められていないが，近年は**過量摂取が問題**になっており，死亡例も報告されている • 不眠の原因として問題視されている[5]

諸外国のカフェイン上限量（コーヒー1杯で60〜90 mg程度）
・オーストラリア・ニュージーランド食品基準機関（FSANZ）……… 成人で1日210 mg程度
・フィンランド食品安全局（EVIRA）………………………………… 成人で1日125 mgを超えないことが望ましい
・カナダ保健省……………………………………………………………… 健康な成人であれば1日400 mgまで

セチルピリジニウム cetylpyridinium 殺菌・消毒薬

商品例	新エスベナントローチ，ベンザブロックトローチ
作用	口や喉の殺菌・消毒

特徴	• 口や喉で炎症が起きている際の殺菌・消毒を目的に，トローチ剤に使われている成分 (☞ p.425) • 「VICKS メディケイテッドドロップ」等，のど飴にも配合されている
注意点	• 咳に対する効果は示されていない

トラネキサム酸 tranexamic acid 抗炎症・止血薬

商品例	ベンザブロックせき止め液・錠
作用	口や喉の炎症を抑える

特徴	• 口や喉で起きている炎症を鎮め，腫れを抑えることを目的に，主に総合感冒薬 (☞ p.116) に配合されている • 古い報告だが，急性の咽喉炎や扁桃炎に対する効果が報告されている[6]
注意点	• 咳に効果のある薬ではない

■ 参考文献

1) 「咳嗽に関するガイドライン 第2版」（日本呼吸器学会 咳嗽に関するガイドライン第2版作成委員会/編），日本呼吸器学会，2015
2) Irwin RS, et al：Diagnosis and management of cough executive summary: ACCP evidence-based clinical practice guidelines. Chest, 129：1S-23S, 2006 [PMID：16428686]
3) ポララミン錠 添付文書
4) Welsh EJ, et al：Caffeine for asthma. Cochrane Database Syst Rev：CD001112, 2010 [PMID：20091514]
5) 厚生労働省：健康づくりのための睡眠指針2014
6) 宮城 平，広戸幾一郎：咽喉頭・口腔疾患における Tranexamic acid（Transamin）の使用経験 −二重盲検法による−．臨牀と研究，46：243-245，1969

現場で役立つQ&A

Q1 いろいろな成分が入っているOTCは，使わない方がよい？

A：☒ 一時的な症状緩和のためなら，便利な選択肢になる

「鎮咳薬」・「去痰薬」・「気管支拡張薬」・「抗ヒスタミン薬」が配合されたOTCであれば，おおむねどのような原因の咳であっても効果が期待できます．そのため，原因の推察が難しい咳に対する一時的な症状緩和のためであれば，非常に便利な選択肢になります．ただし，その便利さの代償として不必要な薬までたくさん服用していることはリスクとして認識しておかなければなりません．

■「下手な鉄砲も数打ちゃ当たる」の理論

咳は，その原因によって効く薬・効かない薬が異なるため，本来は咳の原因によって薬も厳密に使い分ける必要があります．しかし，消費者が直接薬を選ぶ機会の多いOTCでは，咳の原因を明確にしてから薬を選ぶよりも，**咳の薬を網羅的に配合し，どんな咳にもある程度の効果が得られるようにした商品の方が便利**なため，いろいろな成分が入った商品が豊富に販売されています．

しかし，複数の成分を組合わせた方が，咳に対する効果が高まるということはありません．**便利さの代償に不要な薬をたくさん併用してしまうのは副作用・相互作用の観点からも望ましくない**ため，できる限り咳の原因を推察した上で，薬剤師や登録販売者が効果の期待できる薬を選ぶようにしてください．

■ 原因不明の咳の「一時的な症状緩和」には，「鎮咳薬」や「抗ヒスタミン薬」が選択肢

原因が明確でない慢性的な咳に，「鎮咳薬」[1]や「抗ヒスタミン薬」[2]が有効とする報告があります．そのため，「咳の原因はよくわからないが，休日明けに病院を受診するまでの間，一時的な咳の緩和のための薬が欲しい」という人に，「鎮咳薬」や「抗ヒスタミン薬」の配合されたOTCは良い選択肢になり得ます．

しかし，咳は喘息や肺炎・結核・百日咳・心不全・肺がんなど，危険な病気の兆候である場合もあります．たとえ効果があっても，OTCの咳止めは**「一時的な症状緩和」として5〜6回程度の使用に留め**，機会を見つけて病院を受診するよう指導してください．特に，「コデインリン酸塩」などの麻薬性鎮咳薬は，喘息の症状を悪化させる（☞p.108）ため禁忌に指定されていることにも注意が必要です[3]．

■ 参考文献

1）Yancy WS Jr, et al：Efficacy and tolerability of treatments for chronic cough: a systematic review and meta-analysis. Chest, 144：1827-1838, 2013 [PMID：23928798]

2）Tanaka S, et al：Effect of loratadine, an H1 antihistamine, on induced cough in non-asthmatic patients with chronic cough. Thorax, 51：810-814, 1996 [PMID：8795669]

3）コデインリン酸塩散1%　インタビューフォーム

Q2 風邪の咳に，咳止めは効く？

A：⚠ 効果が期待できない薬も多いため，選択肢になる薬の把握が大切

風邪（感冒）の咳に，「鎮咳薬」や「気管支拡張薬」はほとんど効果が期待できないため，安易にこれらの薬を勧めないよう注意が必要です．しかし，風邪の咳症状に対する薬の需要は高いため，選択肢になり得る薬の把握は大切です．

■ 風邪の咳には，「鎮咳薬」や「気管支拡張薬」の効果は薄い

風邪の咳に対して効果が報告されている薬は，鎮咳薬の中でも「デキストロメトルファン」や「去痰薬」，鎮静性の「抗ヒスタミン薬」ですが，いずれも期待できる効果は限定的であることは知っておく必要があります．

なお，「ハチミツ」は風邪の咳に対して安価で副作用もなく良い選択肢になりますが，1歳未満の乳幼児には禁忌である（☞ p.107）ことや，糖分の摂り過ぎや虫歯には注意が必要です．

風邪の咳に対する薬の効果（☞ p.125）

デキストロメトルファン	風邪の咳にも効果は示されているが，「ハチミツ」と同程度[1]
その他の鎮咳薬	効果はほとんど期待できない[2]
気管支拡張薬	効果はほとんど期待できない[2]
去痰薬	風邪の咳にも効果は示されているが，劇的な効果や速効性は期待できない[3,4,5]
抗ヒスタミン薬（鎮静性）	選択肢にはなるが，「デキストロメトルファン」や「ハチミツ」には劣るとされる[6]

■ 風邪の後に残る，長引く乾いた咳「感染後咳嗽」

風邪が治った後に，乾いた咳だけが残ったものは「感染後咳嗽」の可能性があります[7]．この咳は基本的に自然治癒しますが，「鎮咳薬」や「抗ヒスタミン薬」で効果が期待できる[6] ため，咳の出始めに風邪をひいていた場合はOTCで様子をみるのも選択肢になりますが，「咳の悪化」には要注意です．

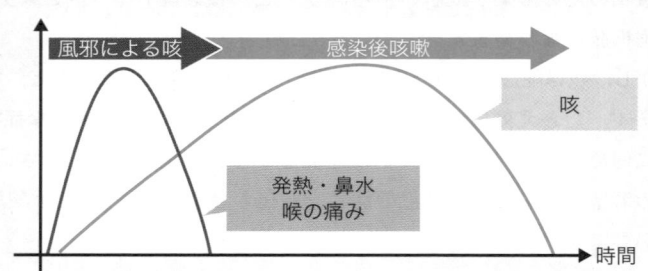

■ 参考文献

1）Oduwole O, et al：Honey for acute cough in children. Cochrane Database Syst Rev, 4：CD007094, 2018 ［PMID：29633783］

2）Smith SM, et al：Over-the-counter (OTC) medications for acute cough in children and adults in community settings. Cochrane Database Syst Rev：CD001831, 2014 ［PMID：25420096］

3）Chalumeau M & Duijvestijn YC：Acetylcysteine and carbocysteine for acute upper and lower respiratory tract infections in paediatric patients without chronic broncho-pulmonary disease. Cochrane Database Syst Rev：CD003124, 2013 ［PMID：23728642］

4）Barth A, et al：Antitussive effect of a fixed combination of Justicia adhatoda, Echinacea purpurea and Eleutherococcus senticosus extracts in patients with acute upper respiratory tract infection: A comparative, randomized, double-blind, placebo-controlled study. Phytomedicine, 22：1195-1200, 2015 ［PMID：26598919］

5）Chenot JF ,et al：Efficacy of Ambroxol lozenges for pharyngitis: a meta-analysis. BMC Fam Pract, 15：45, 2014 ［PMID：24621446］

6）Irwin RS, et al：Diagnosis and management of cough executive summary：ACCP evidence-based clinical practice guidelines. Chest, 129：1S-23S, 2006 ［PMID：16428686］

7）「咳嗽に関するガイドライン 第2版」（日本呼吸器学会 咳嗽に関するガイドライン第2版作成委員会/編），日本呼吸器学会，2015

Q3 咳止めは，麻薬性の「コデインリン酸塩」が一番強力？

A：△ 「デキストロメトルファン」は同じくらい強力

　一般的に，「コデインリン酸塩」のような麻薬性鎮咳薬は，非麻薬性鎮咳薬よりも強力とされています．しかし，非麻薬性の薬の中でも「デキストロメトルファン」は麻薬性の薬と同じくらい強力です．ただし，他の非麻薬性の薬と比べると，副作用や濫用リスクといった欠点も多い傾向にあります．

■ 麻薬性と非麻薬性の優劣

　長引く咳を何とかしようと，「コデインリン酸塩」や「ジヒドロコデインリン酸塩」など麻薬性鎮咳薬が配合された咳止めを求める人は多い傾向にあります．確かに，「チペピジン」や「ノスカピン」などの非麻薬性鎮咳薬と比べると鎮咳効果は強力ですが，**「デキストロメトルファン」は麻薬性鎮咳薬とほぼ同等の作用がある**[1]とされ，優劣は明確になっていません[2]．

　特に，鎮咳薬がほとんど効果を示さない風邪に対する咳に対しても，「デキストロメトルファン」では一部で効果が示唆されています (☞p.96)．「コデイン」にこだわりがなければ，耐性や依存性・便秘の副作用が少ない「デキストロメトルファン」はよい選択肢になります．

	コデインリン酸塩との換算量	コデインリン酸塩との優劣
デキストロメトルファン	10～20 mgで，コデインリン酸塩15 mgに相当[1]	優劣は明確になっていない[2]
チペピジン	16 mg/kgで使えば，コデインリン酸塩と同等[3]	通常量では，コデインリン酸塩の方が強力
ノスカピン	（比較データなし）	鎮咳効果は麻薬性のものに及ばない[4]

「コデイン」や「デキストロメトルファン」は医療用でも使われていますが，これらの薬より強力な咳止めはありません．

■ 非麻薬性なら安全，というわけでもない

　「コデインリン酸塩」は強力な咳止めですが，その反面，耐性や依存性の問題，12歳未満での呼吸抑制のリスク (☞p.109)，成人でも眠気や便秘などの副作用も多い[5]ことから，より安全な非麻薬性の薬の方がよいという意見があります．確かに，「チペピジン」や「ノスカピン」には耐性・依存性のリスクもなく，目立った副作用もないため，比較的安全に使えるという利点があります．

　しかし，「デキストロメトルファン」は「コデインリン酸塩」と同様に眠気を起こしやすく，服用後の自動車運転は禁止されています[2]．また，海外では副作用の観点から6歳未満への使用を規制している国もあることや，危険ドラッグの入り口として年少者が過量摂取する事例が多発している[6]ことにも注意が必要です．

	耐性・依存性	濫用リスク	小児への使用	自動車運転
麻薬性鎮咳薬	あり	あり	12歳未満に禁忌	禁止
デキストロメトルファン	なし	あり	可（国による）	禁止
チペピジン・ノスカピン	なし	なし	可	可

こぼれ話 鎮咳薬の濫用は，特に20代以下の男性による承認外使用（咳を止める目的以外での使用）が多いことが報告されています（医薬品情報学，20：145-155, 2018）．

■ 参考文献

1）メジコン錠　インタビューフォーム
2）Yancy WS Jr, et al：Efficacy and tolerability of treatments for chronic cough: a systematic review and meta-analysis. Chest, 144：1827-1838, 2013 ［PMID：23928798］
3）アスベリン錠　インタビューフォーム
4）純正「ノスカピン」添付文書
5）コデインリン酸塩散1%　インタビューフォーム
6）国立医薬品食品衛生研究所：医薬品安全性情報, 3（11）, 2005

 豆知識

医療用にも，より強力な咳止めは存在しない

　咳止めとして強力な薬は，麻薬性鎮咳薬の「コデインリン酸塩」や「ジヒドロコデインリン酸塩」と，それに匹敵する非麻薬性の「デキストロメトルファン」です（☞ p.105）．これらの薬よりも強力な鎮咳薬は存在しません．そのため，医療用でもこれらの薬が強力な鎮咳薬として使われています．

こぼれ話　ピアニストのKeith Jarrett氏は，観客の「咳」に厳しいことで有名ですが，2014年5月4日に大阪のフェスティバルホールで行われたコンサートでは，客席からのあまりの「咳」の多さに気分を害し，演奏を何度も中断しました．

Q4 「ハチミツ」は，咳止めにも使ってよい？

A：○ ただし，1歳未満は「乳児ボツリヌス症」のリスクがあるため，禁忌

「ハチミツ」は咳止めとして有用ですが，免疫が未発達な1歳未満の乳児が「ハチミツ」を摂取すると，「乳児ボツリヌス症」を起こす恐れがあります．国内産のものを選んだり，加熱処理をしたりしてもこのリスクは回避できません．世代によってはこのリスクを知らない場合もあるため，特に祖父母世代の看病や子守りの際には注意が必要です．

■ ハチミツの咳止め効果

「ハチミツ」が咳を止める効果のメカニズムは明らかになっていませんが，小児の咳を中心に，多くの論文でその効果が報告されています[1]．特に，**「鎮咳薬」や「気管支拡張薬」の効果がほとんど期待できない風邪の咳**（☞p.125）**にも効果**が示されています[2]．どのくらいの量を摂取すればよいかの明確な基準はありませんが，風邪による夜間の咳に対しては，就寝30分前に10gを摂取した際の効果が報告されている[3]ため，これが1つの目安になります．

「ハチミツ」には大きな副作用もなく，通常そこまで高額なものでもないため，試してみる価値は十分あると考えられます．

■ 1歳未満に「ハチミツ」は禁忌～国内産でも，加熱調理してもダメ

「ハチミツ」は自然から採取された食品のため，土壌や水たまりなどに広く生息する「ボツリヌス菌」が混入している場合があります．通常，こうした少量の菌であれば免疫によって排除されますが，腸内細菌や免疫機能が未発達な**1歳未満の乳児では感染が成立して体内で「ボツリヌス菌」が増殖し，中毒症状（乳児ボツリヌス症）を起こす**恐れがあります[4]．そのため，厚生労働省は「ハチミツ」を1歳未満の乳児に与えないよう注意喚起しています[5]．

この「乳児ボツリヌス症」は1986年6月にはじめて確認されたもののため，それ以前に子育てをした世代はこのリスクを知らない恐れがあります．

また，インターネットでは，国内産のものであれば大丈夫とする情報が出回ることもありますが，**国内産・海外産どちらにも同程度の確率で「ボツリヌス菌」が含まれていた**ことが確認されています[6]．さらに，ハチミツに含まれる「ボツリヌス菌」は，熱にきわめて強い芽胞の状態になっているため，120℃で30分間の湿式滅菌でなければ確実な殺菌ができません[7]．つまり，**加熱調理をしても安全にはなりません**．「ハチミツ」が咳止めに効果的という情報はよく話題になりますが，そのリスクについてもしっかりと周知徹底する必要があります．

■ 参考文献

1）Oduwole O, et al：Honey for acute cough in children. Cochrane Database Syst Rev, 4：CD007094, 2018 ［PMID：29633783］

2）Smith SM, et al：Over-the-counter (OTC) medications for acute cough in children and adults in community settings. Cochrane Database Syst Rev：CD001831, 2014 ［PMID：25420096］

3）Cohen HA, et al：Effect of honey on nocturnal cough and sleep quality: a double-blind, randomized, placebo-controlled study. Pediatrics, 130：465-471, 2012 ［PMID：22869830］

4）東京都福祉保健局：食中毒を起こす微生物「ボツリヌス菌」

5）厚生労働省：ハチミツを与えるのは1歳を過ぎてから

6）内村眞佐子, 他：乳児ボツリヌス症の原因食品に関する調査「ハチミツのボツリヌス菌汚染について」. 千葉衛研報告, 11：39-41, 1987

7）MSDマニュアル：ボツリヌス症

Q5 喘息は OTC で治療できる？

A: ✗ できない

　OTC には，喘息に効果のある「気管支拡張薬」が含まれているものもありますが，OTC で喘息を治療・コントロールすることはできません．呼吸の際に「ぜーぜー」・「ひゅーひゅー」という喘鳴がある場合は，OTC での対処ではなく病院を受診するよう指導してください．

■ 喘息治療の基本と「気管支拡張薬」の位置づけ

　喘息の治療では，喘鳴・呼吸困難などの発作を予防することが重要です．そのために，「ステロイド」の吸入薬や「抗ロイコトリエン薬」を中心とした長期管理薬を続ける必要があります[1] が，これらの薬は OTC に存在しません．

　また，「気管支拡張薬」も喘息治療に大切な薬ですが，OTC に使われている「気管支拡張薬」は，医療用として使われている「気管支拡張薬」とは成分や製剤が大きく異なりますので，喘息の治療やコントロールに使うことはできません．

OTC と医療用の「気管支拡張薬」の違い

	OTC の成分・製剤	医療用の成分・製剤
気管支拡張薬（β 刺激薬）	メチルエフェドリン トリメトキノール	ツロブテロール（貼付薬） プロカテロール（短時間型：吸入薬） サルメテロール（長時間型：吸入薬）
	〈医療用の特徴〉 ● β_2選択性が高く，心臓などへの影響が少ない ● 全身作用の少ない貼付薬や吸入薬として使用できる ● 短時間型は発作治療，長時間型は長期管理に，それぞれ使い分ける	
気管支拡張薬（キサンチン系）	テオフィリン	テオフィリン（徐放製剤）
	〈医療用の特徴〉 ● 血中濃度の変動を減らし，より安定した効果と少ない副作用で治療できる	

OTC の「メチルエフェドリン」や「トリメトキノール」はβ_1受容体とβ_2受容体に作用する「β 刺激薬」ですが，現在医療用として広く使われている「ツロブテロール」等の「β_2刺激薬」は，β_2受容体を選択的に刺激します．
・β_1刺激作用：心拍数増加，心筋収縮力増加，脂肪分解促進，腸管弛緩など
・β_2刺激作用：気管支拡張，血管弛緩，子宮弛緩，インスリン分泌促進など

■ 「コデインリン酸塩」は，喘息の症状を悪化させる

　喘息治療では，基本的に「咳止め」の薬は使いません．特に，「麻薬性鎮咳薬」には気道分泌を妨げる作用があるため，喘息の症状を悪化させる恐れがあり，禁忌に指定されています[2]．そのため，息苦しさや喘鳴がある場合には OTC での対処は試みず，病院受診を勧めるようにしてください．

　ただし，休日などで病院を受診できない状況で，今の息苦しさをどうしても解消したいというような場合には，「鎮咳薬」を含まない「去痰薬」や「気管支拡張薬」だけの製剤 (☞ p.113) を一時的な症状緩和のために使うことも考慮します．

■ 参考文献

1）「喘息予防・管理ガイドライン2018」日本アレルギー学会喘息ガイドライン専門部会/監，「喘息予防・管理ガイドライン2018」作成委員/作成，協和企画，2018
2）コデインリン酸塩散1%　インタビューフォーム

こぼれ話　「気管支拡張薬」を含む OTC が咳症状によく効いた場合，「咳喘息」である可能性がある（Prim Care Respir J, 22：325-330, 2013 [PMID：23966217]）ため，病院受診を勧める必要があります．

Q6 「コデインリン酸塩」は12歳未満に使っても大丈夫？

A：✕ 呼吸抑制のリスクがあるため，使ってはいけない

「コデインリン酸塩」や「ジヒドロコデインリン酸塩」などの麻薬性鎮咳薬は，呼吸抑制という危険な副作用を起こす恐れがあります．特に小児では死亡例も報告されているため，**12歳未満の小児に使用することはできません**．以前は禁忌ではありませんでしたが，2019年から日本でも「コデインリン酸塩」・「ジヒドロコデインリン酸塩」を含むすべてのOTCが禁忌に指定されています．

■ 海外での死亡例の報告と，日本人の遺伝的体質

「コデインリン酸塩」は「モルヒネ」と同程度の鎮咳作用をもちながら，呼吸抑制の副作用は少ない，咳止めに適した薬です[1]．普段から，摂取した「コデイン」の約10％は代謝酵素「CYP2D6」の働きによって「モルヒネ」に代謝されています[1]が，通常はこの「モルヒネ」で中毒症状を起こすことはありません．

しかし，遺伝的に代謝酵素「CYP2D6」が強力に働くUltrarapid Metabolizerの人は，「コデイン」から「モルヒネ」への代謝がきわめて速く進むため，「モルヒネ」の血中濃度が一般人の20〜80倍にまで高まり[2]，中毒症状を起こすことがあります．海外では12歳未満の小児で死亡例が報告されているため，すでに禁忌に指定されています．これを受けて日本でも，2019年から禁忌に指定されました[3]．

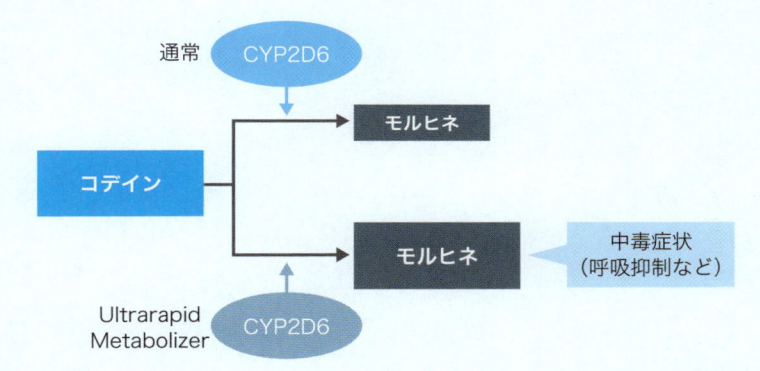

欧米にはUltrarapid Metabolizerの人が多いため，中には**「コデイン」を服用していた母親の授乳によって乳児が「モルヒネ」中毒を起こして死亡した事例**も報告されています[4]．一方，日本人でUltrarapid Metabolizerの人は1％未満と非常に少ないとされています[5]．しかし，2018年5月には「ジヒドロコデインリン酸塩」を含むOTCを使用した小児が「モルヒネ」中毒によって高次脳機能障害になった事例が報告されている[6]など，遺伝的体質の関与が疑われる副作用も起こっています．数が少ないからと楽観視できる副作用ではないため，十分に注意してください．

なお，2018年以前には，麻薬性鎮咳薬を配合した咳止め・総合感冒薬が100種以上販売され，中には小児用の製剤もありました．当分の間は，**「家にある咳止めを12歳未満の小児に使う」**という可能性も想定した注意喚起が必要です．

こぼれ話　小児に対する「麻薬性鎮咳薬」の使用に対する注意喚起は，イギリスでは2010年10月，カナダでは2013年6月，欧州では2015年3月と，日本よりもかなり早い時期から行われていました．

■ 参考文献

1）コデインリン酸塩散1％　インタビューフォーム
2）Gasche Y, et al：Codeine intoxication associated with ultrarapid CYP2D6 metabolism. N Engl J Med, 351：2827-2831, 2004［PMID：15625333］
3）厚生労働省：薬生安発0704第2号（平成29年7月5日）『コデインリン酸塩水和物又はジヒドロコデインリン酸塩を含む医薬品の「使用上の注意」改訂の周知について』
4）Koren G, et al：Pharmacogenetics of morphine poisoning in a breastfed neonate of a codeine-prescribed mother. Lancet, 368：704, 2006［PMID：16920476］
5）「Codeine Therapy and CYP2D6 Genotype」（Dean L），NCBI, 2012［PMID：28520350］
6）医薬品医療機器総合機構（PMDA）：副作用救済給付の決定に関する情報（平成30年度5月分）

豆知識

販売個数の制限

　「コデインリン酸塩」などの麻薬性鎮咳薬を含む咳止めは濫用の恐れがあるため，原則として1人に1包装単位，適正使用のために必要と認められる量しか販売することができません.

「濫用等のおそれのある医薬品」に指定されているもの[1]
コデイン，ジヒドロコデイン
エフェドリン，プソイドエフェドリン，メチルエフェドリン
ブロモバレリル尿素

1）厚生労働省：薬生発0208第1号 厚生労働省医薬・生活衛生局長通知（令和5年2月8日）

Q7 妊娠・授乳中にも使える咳止めはある？

A：△ 使える薬はあるが，OTCには複数の成分が配合されているため使いづらい

　妊娠中でも，鎮咳薬の「デキストロメトルファン」は比較的安全に使うことができます．また，授乳中は「デキストロメトルファン」に加えて「チペピジン」や「ノスカピン」，各去痰薬も選択肢になります（伝え方の注意☞p.14）．

　しかし，OTCの咳止めには複数の薬が一緒に配合されているため，これらの薬だけを選んで使うことは困難です．相談された際は病院受診を勧めた方が無難です．

■ 妊娠中の安全性評価 「オーストラリア基準」の評価

A	これまでに多くの妊婦・妊娠可能年齢の女性に使用されてきたが，それによって奇形の頻度や胎児に対する有害作用の頻度が増す，という「いかなる証拠」も観察されていない．
	コデインリン酸塩，デキストロメトルファン，ブロムヘキシン，テオフィリン

　「コデインリン酸塩」などの麻薬性鎮咳薬は，疫学調査によって先天異常のリスクが否定されています[1]．「オーストラリア基準」では最も安全な「A」に評価されていますが，妊婦が服用したことで，新生児にふるえなどの一時的な退薬症状が出たとする報告[2]もあり，OTCの安易な使用は控えた方がよいと考えられます．

　一方，非麻薬性鎮咳薬では，「デキストロメトルファン」の先天異常のリスクは疫学調査によって否定されています[3]．しかし，その他の非麻薬性鎮咳薬や去痰薬は，疫学調査が行われていないため，安全性は不明です．

　「テオフィリン」は喘息治療に不可欠な薬なため，医師から処方されることはよくあります．しかし，薬が胎盤を簡単に通過するため，通常より血中濃度を低めの5〜12μg/mLに調整することが推奨されています[4]．こうした調整はOTCでは不可能なため，妊娠中には使えない薬と認識しておく必要があります．

■ 授乳中の安全性評価 「Medications and Mothers' Milk 17th ed」の評価

L3	中等度の安全 （授乳婦の対照試験はないが，乳児に不都合な影響が出る可能性がある．または，対照試験で軽微で危険性のない有害作用しか示されていない）
	デキストロメトルファン，グアイフェネシン，カルボシステイン，テオフィリン
L4	悪影響を与える可能性がある （乳児や乳汁産生にリスクがあるという証拠があるが，授乳婦に対する有益性が上回る場合には使用可能）
	コデインリン酸塩

　鎮咳薬の「デキストロメトルファン」や「チペピジン」，「ノスカピン」，それに各去痰薬は，通常の使用であれば授乳中でも使用できるとされています[5]．「テオフィリン」も治療上必要であれば使用しますが，妊娠中と同様の理由からOTCとしての使用は控えた方が無難です．

　「コデインリン酸塩」などの麻薬性鎮咳薬を服用した母親の授乳によって，乳児が死亡した事例が報告されています[6]．遺伝的体質の観点から，日本で同様の事例が起こるリスクは低い（☞p.109）と考えられますが，非麻薬性鎮咳薬に選択肢がある状況で，あえて麻薬性鎮咳薬を選ぶ必要はありません．

■ 参考文献

1 ）Jick H, et al：First-trimester drug use and congenital disorders. JAMA, 246：343-346, 1981 ［PMID：7241780］

2 ）Mangurten HH & Benawra R：Neonatal codeine withdrawal in infants of nonaddicted mothers. Pediatrics, 65：159-160, 1980 ［PMID：7355017］

3 ）Einarson A, et al：The safety of dextromethorphan in pregnancy：results of a controlled study. Chest, 119：466-469, 2001 ［PMID：11171724］

4 ）Busse WW, et al：NAEPP expert panel report. Managing asthma during pregnancy: recommendations for pharmacologic treatment-2004 update. J Allergy Clin Immunol, 115：34-46, 2005 ［PMID：15637545］

5 ）「母乳とくすりハンドブック（第3版）」（大分県地域保健協議会大分県「母乳と薬剤」研究会/編），大分県地域保健協議会，2017

6 ）Koren G, et al：Pharmacogenetics of morphine poisoning in a breastfed neonate of a codeine-prescribed mother. Lancet, 368：704, 2006 ［PMID：16920476］

 ## 豆知識

「ヴェポラップ」という選択肢

　塗布剤「ヴェポラップ」は，2〜11歳の小児に対し，鼻炎症状だけでなく咳の症状を緩和する効果も報告されています[1]．ただし，2歳未満の小児では粘液分泌によって気道閉塞が起こり，呼吸困難を起こしたと考えられる事例[2] も報告されているため，喘息傾向にある子どもには注意が必要です．

1 ）Paul IM, et al：Vapor rub, petrolatum, and no treatment for children with nocturnal cough and cold symptoms. Pediatrics, 126：1092-1099, 2010 ［PMID：21059712］

2 ）Abanses JC, et al：Vicks VapoRub induces mucin secretion, decreases ciliary beat frequency, and increases tracheal mucus transport in the ferret trachea. Chest, 135：143-148, 2009 ［PMID：19136404］

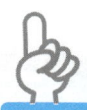

製剤上の特徴をもつOTC医薬品

メジコンせき止め錠Pro

シオノギヘルスケア

◎ **お勧めポイント**

↳ 風邪の咳に効果が確認されている「デキストロメトルファン」単独の製剤

↳ 余計な成分を含まない，医療用と同成分・同含有量の咳止め

成分（1錠中）1日3回

●鎮咳：デキストロメトルファン15 mg

エスエスブロン液L

エスエス製薬

◎ **お勧めポイント**

↳「鎮咳薬」・「去痰薬」・「抗ヒスタミン薬」が配合され，おおむねどんな咳にも効果が期待できる

↳「気管支拡張薬」が入っていないため，より安心して勧めやすい

成分（1日量）1日6回

●鎮咳：デキストロメトルファン60 mg ●去痰：グアイフェネシン170 mg ●抗ヒスタミン：クロルフェニラミン12 mg
●中枢興奮・鎮痛：無水カフェイン62 mg

ピタスせきトローチ

大鵬薬品

◎ **お勧めポイント**

↳「デキストロメトルファン」以外の配合成分が少ない製剤

↳「ハチミツ」では胸焼けする人の，風邪の時の咳止めに

成分（1個中）1日6回

●鎮咳：デキストロメトルファン10 mg ●去痰：グアヤコール23.3 mg ●殺菌消毒：セチルピリジニウム1 mg

ストナ去たんカプセル

佐藤製薬

◎ **お勧めポイント**

↳「去痰薬」だけの製剤で，副作用の心配が少ない

↳ 医療用としてもよく使われる「去痰薬」を2種併用できる

成分（1カプセル中）1日3回

●去痰：L–カルボシステイン125 mg ●去痰：ブロムヘキシン4 mg

小児用せきどめチュアブル

樋屋奇応丸

◎ **お勧めポイント**

↳「コデインリン酸塩」や「デキストロメトルファン」を避けた，小児用の咳止め製剤

↳ 1錠中の成分は非常に少なく，5歳の子どもから使える

成分（1錠中）1日3回

●鎮咳：チペピジン3.125 mg ●鎮咳：ノスカピン2.5 mg
●気管支拡張：*dl*−メチルエフェドリン3.125 mg ●抗ヒスタミン：*d*−クロルフェニラミン0.25 mg

こぼれ話 「ハチミツ」を使った「のど飴」なども，風邪の咳には良い選択肢になります.

ミルコデ錠A

佐藤製薬

◎ **お勧めポイント**

↳「鎮咳薬」や「抗ヒスタミン薬」を含まない,「テオフィリン」製剤

↳喘鳴や息苦しさがあるのに喘息の薬がないなどの際に,貴重な選択肢になる

成分(1錠中)1日3回

● 気管支拡張:テオフィリン 50 mg ● 気管支拡張:*dl*–メチルエフェドリン 6.25 mg ● 去痰:グアイフェネシン 50 mg
● 生薬:カンゾウ ● 生薬:キキョウ ● 生薬:セネガ

龍角散ダイレクトトローチ

龍角散

◎ **お勧めポイント**

↳生薬成分だけの,ノンシュガータイプの「のど飴」

↳眠くなる成分も入っていない

成分　1日3～6回

● 生薬:キキョウ ● 生薬:キョウニン ● 生薬:セネガ
● 生薬:カンゾウ

 豆知識

エビデンス(科学的根拠)がなければ,使ってはいけないのか？

　薬は,「使うメリット」が「使うリスク・デメリット」を上回る場合に使うのが大原則です.このとき,特にセルフメディケーションの場で大切にしたいのは,「使うメリット」の中には「本人の満足度」といった感情的な要素も含まれるという点です.

　OTC医薬品の中には,確かに効果のエビデンス(科学的根拠)に乏しいものも少なくありませんが,目立ったリスクやデメリットがなく,価格も手頃なものであれば,本人が気に入っている商品を「根拠がない」と酷評するのは,良い対応とは言えません.ただし,本人がリスクやデメリットを正確に把握していない場合や,価格が比較的高額な商品については,慎重に考える必要があります.

医療用の医薬品にはこんなものがある

喘息や気管支炎による喘鳴・息苦しさを解消する，気管支拡張薬の「貼り薬」

商品名	●『ホクナリン（一般名：ツロブテロール）』のテープ
特徴	●皮膚に貼ることで経皮吸収させ，全身作用を少なく抑えることができる気管支拡張薬です． ● 1日1回の貼り替えで，24時間の安定した効果が続きます．

喘息の発作に使う，短時間型の β_2 刺激薬（吸入）

商品名	●『メプチン（一般名：プロカテロール）』の吸入薬
特徴	● OTCの気管支拡張薬よりも β_2 選択性 (☞p.108) が高く，心臓への負担が少ない β_2 刺激薬です． ●速効性があるため，喘息の発作時に吸入して用います．

喘息の発作予防に使う，ステロイドと長時間型の β_2 刺激薬の配合剤（吸入）

商品名	●『アドエア（一般名：フルチカゾン ＋ サルメテロール）』の吸入薬 ●『シムビコート（一般名：ブデソニド ＋ ホルモテロール）』の吸入薬
特徴	●喘息発作を予防するために重要な「長期管理薬」です[1]． ●吸入薬は，ステロイドに長時間型の β_2 刺激薬を追加しても副作用は増えず，安全に併用できるとされています[2]．

血中濃度の変動を抑える，「テオフィリン」の徐放製剤

商品名	●『テオドール（一般名：テオフィリン）』
特徴	●血中濃度の変動を抑えることで，安定した効果と少ない副作用を実現する徐放製剤です． ●喘息発作を予防するために重要な「長期管理薬」の1つにあげられています[1]．

■ 参考文献

1）「喘息予防・管理ガイドライン2018」日本アレルギー学会喘息ガイドライン専門部会/監，「喘息予防・管理ガイドライン2018」作成委員/作成，協和企画，2018

2）Cates CJ, et al：Safety of regular formoterol or salmeterol in adults with asthma: an overview of Cochrane reviews. Cochrane Database Syst Rev：CD010314, 2014 [PMID：24504983]

こぼれ話　近年は，「ステロイド」と「β_2 刺激薬」に加え，「抗コリン薬」も合わせた3剤の吸入療法を行える製剤も登場しています．

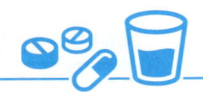

薬を使う目的

「感冒（風邪）」は，主に「ウイルス」が感染したことで起こる急性上気道炎のことです．基本的に自然治癒するため，栄養・水分補給をしつつ，暖かくして休養をとるのが最善の方法です．

しかし，時に発熱や喉の痛み，くしゃみ・鼻水，咳などの症状が休養・睡眠を妨げることがあります．そのため，必要に応じて「解熱鎮痛薬」や「抗ヒスタミン薬」，「鎮咳去痰薬」などで対症療法を行います．「総合感冒薬」は，対症療法によく使うこれらの薬をひとまとめにしたものです．

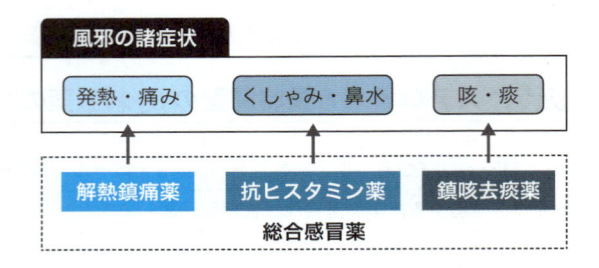

セルフメディケーションの位置づけ

OTC・医療用を問わず，薬を使っても「風邪」が早く治るわけではありません．そのため，どうしても我慢できない症状がある場合に，薬の使用を考慮します．「総合感冒薬」には，風邪によく使われる薬がたくさん配合されているため便利ですが，その反面，不必要な薬まで一緒に服用してしまうリスクがあることに注意が必要です．

また，セルフメディケーションの場では，「風邪」を自称する症状の中に紛れ込んだ，緊急性の高い危険な疾患の兆候を見逃さないことも大切です．

	分類	効果	副作用	
推奨	栄養・水分補給＋睡眠	高	低	風邪をひいたときの最優先事項
推奨	ハチミツ	高	低	風邪で咳が出るときの，よい選択肢（1歳未満は禁忌）
選択肢	総合感冒薬	低	中	急いでいる人や，すでに風邪でしんどい人などには便利
選択肢	症状に合わせた個別の薬	中	低	不必要な薬を使わなくてすむため，リスクを減らせる
選択肢	漢方薬	中	中	体質に合っていれば，インフルエンザのときでも選択肢になる
注意	総合感冒薬（サリチル酸系の製剤）	中	高	脳症リスクを高めるため，インフルエンザの際は禁忌
注意	総合感冒薬（麻薬性鎮咳薬の製剤）	低	高	依存・耐性・呼吸抑制・便秘などのリスクが高いため，注意

こぼれ話　一般的な成人でも，年間に2〜3回ほど風邪をひくとされています（CDC：アメリカ疾病予防管理センター「Common Colds：Protect Yourself and Others」）．

薬理作用

● **解熱鎮痛薬**

風邪に伴う高熱や頭痛・関節痛・喉の痛みを和らげます．

● **抗ヒスタミン薬**

「抗コリン作用」によって，風邪に伴う鼻症状を和らげます．

● **鎮咳薬**

咳中枢に作用し，咳の症状を和らげます．

● **去痰薬**

粘液の分泌量と粘度を減らし，鼻水や痰を出しやすくします．

 豆知識 ━━━━━━━━━━━━━━━━━━━━━━━━━━━━━━

セルフメディケーションの現場にも応用できる，簡単な「quick SOFA」

救急外来を受診した患者や入院患者に，何らかの感染症が疑われた際，簡単に重症患者（敗血症）を見分ける方法として「qSOFA（quick Sequential Organ Failure Assessment）」という指標があります．この指標で2項目以上を満たした場合，その患者の死亡率は通常より3〜14倍ほど高いため，すぐに専門的な治療が必要になります．

この指標は，セルフメディケーションの場で「風邪」を自称する人のなかから危険な感染症を見分ける際にも有用ですが，特に「呼吸数」は肺炎の兆候を拾い上げるためにも重要なバイタルサインです．日頃から「呼吸数」には注目しておくことをお勧めします．

quick SOFA
・呼吸数が1分間に22回以上
・意識レベルが低下している
・収縮期血圧が100 mmHg以下

 こぼれ話　「薬を飲まないと風邪は治らない」，「かぜ薬は根本的な治療になる」といった誤解は，テレビCMを判断材料として重視する人に多いという調査があります（社会薬学, 34：7-19, 2015）．

病院受診のトリアージ

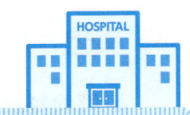

> **「総合感冒薬」を求める人の中から，こんな人を見つける**
>
> ⚠ 自然に治る「風邪」ではない，危険な感染症の疑いがある人
>
> ⚠ 海外から何らかの感染症をもち込んだ疑いがある人

注意▶1 **「鼻水」や「鼻詰まり」といった鼻症状が全くない**

　　自然に治るウイルス感染症である「風邪」では，多くの場合「鼻水や鼻詰まり」・「咳」・「喉の痛み」が全部現れます[1]．**特に鼻症状がなく，「咳だけ」・「喉の痛みだけ」が突出して強い場合は，**緊急性の高い病気である可能性があるため，すぐに病院を受診する必要があります．

◆**一般的な「風邪」の症状**[2]

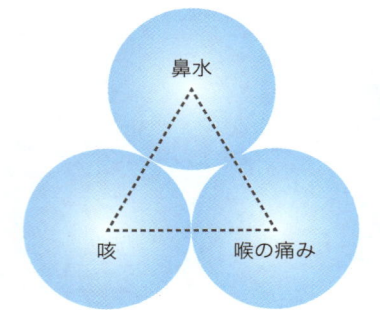

症状	発生頻度
鼻水・鼻詰まり	**95 %**
咳	80 %
喉の痛み	70 %

◆**「1つの症状だけ」が突出して強い場合は，「風邪」ではない何かを疑う必要がある**

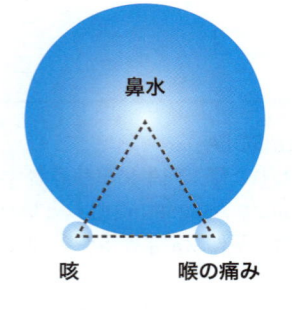

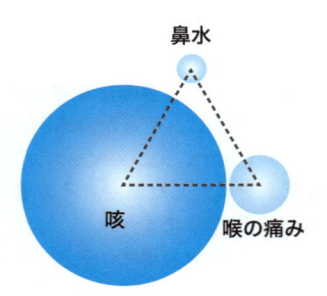

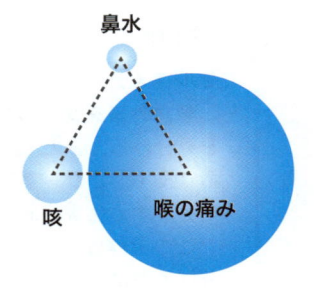

▲「鼻水・鼻詰まり」だけが突出
- ✓ アレルギー性鼻炎（花粉症）
- ✓ 副鼻腔炎
- ✓ 薬剤性の鼻炎
- ➡ **鼻炎のトリアージ**（☞p.54）

▲「咳」だけが突出
- ✓ 感染後咳嗽
- ✓ 気管支喘息，咳喘息
- ✓ 肺炎や結核，百日咳
- ➡ **咳のトリアージ**（☞p.84）

▲「喉の痛み」だけが突出
- ✓ 誤飲による外傷
- ✓ A群溶連菌性咽頭炎
- ✓ 扁桃周囲膿瘍
- ➡ **喉の痛みのトリアージ**（☞p.21）

特に，「鼻水」や「鼻詰まり」といった鼻症状が全くなく，「咳だけ」や「喉の痛みだけ」が強い場合には，安易に「風邪」と決めつけないよう注意が必要です．

こぼれ話　風邪の三症状はほぼ同時に現れますが，最初に自覚するのは「喉の痛み」であることが多く，「咳」の出始めは少し遅い傾向にあります（Curr Med Res Opin, 31：1527-1538, 2015 [PMID：25535904]）.

2 顎が胸につかない（Neck Flexion Test）

座った状態で顎を胸に付けられない場合，「髄膜炎」や「くも膜下出血」といった緊急性の高い疾患を疑う必要があるため，すぐに病院を受診する必要があります．

 3 最近，海外にいた時期がある（特に，ワクチン未接種の場合）

海外には，危険な感染症が流行している地域があります．海外旅行から帰ってきてすぐの「風邪」は，病院でその旨を伝え，詳しく検査してもらう必要があります（いきなり受診するのではなく，まずは「電話」で相談）．

4 3日以上，風邪の症状が続いている

OTCの総合感冒薬が効果的なのは，およそ3日程度です．3日以上「風邪」の症状が治らない，むしろ悪化する場合は，一度「風邪」以外の可能性も疑い，病院受診を勧める必要があります．

《鼻水》鼻水だけが強い場合は，アレルギー性鼻炎の薬のトリアージも確認 ☞p.54
《咳》　咳だけが強い場合は，鎮咳薬のトリアージも確認 ☞p.84

 5 咳で胸が痛む・血痰が出る・体重が減っている

胸の痛みを感じるほどの咳や，血が混じっている痰が出る，咳で体重が減っているような場合は，肺炎や結核など重篤な疾患である恐れがあります．すぐに病院を受診する必要があります．

 6 Diehr の肺炎予測ルールで3〜4点以上になる

「鼻水」や「喉の痛み」がなく「咳」だけがあり，37.8℃以上の発熱，1分間に25回以上の呼吸，寝汗，筋肉痛などがあると，肺炎である可能性が高くなります．すぐに病院を受診する必要があります．

《喉の痛み》喉の痛みだけが強い場合は，解熱鎮痛薬のトリアージも確認 ☞p.21

Diehr の肺炎予測ルール[3)]

症状	点数
呼吸が荒い（1分間に25回超）	＋2点
37.8℃以上の発熱	＋2点
筋肉痛がある	＋1点
寝汗がある	＋1点
1日中痰が出る	＋1点
喉が痛い	−1点
鼻水が出る	−2点

合計点	肺炎の可能性
−3点	0％
−2点	0.7％
−1点	1.6％
0点	2.2％
1点	8.8％
2点	10.3％
3点	25.0％
4点以上	29.4％

高確率で見抜ける指標ではありませんが，患者に触れることなく問診だけで評価できるため，OTC販売時のトリアージとしては非常に役立つものと言えます．3〜4点以上になるようであれば，病院受診を勧めた方が無難です．

こぼれ話 風邪の原因となるウイルスは200種類以上あるとされ，症状の出かたも少しずつ異なるため，鼻症状が出にくい風邪もあります．

注意▶7 唾液を飲み込んでも痛くない「喉の痛み」

通常，風邪などで喉が痛む際は「唾液を飲み込む」と痛みが強まります．唾液を飲み込んでも喉の痛みが強まらないときは，喉ではなく頸部の痛みを疑う必要があります．寝違えた，捻ったなどの明らかなケガをした覚えがない場合，心筋梗塞などの痛みを「頸部の痛み」として感じている可能性もあります．

緊急▶8 口を開けにくい，息苦しさがある

口の中の扁桃に膿が溜まって腫れ上がる「扁桃周囲膿瘍」や，喉頭蓋の細菌感染症である「喉頭蓋炎」は，重症化すると気道を圧迫し，呼吸できなくなる恐れがあります．喉の痛みに伴って口を開けにくい・息苦しいといった症状がある場合は，すぐに病院を受診する必要があります．

緊急▶9 「Centor Score」で2〜3点以上になる

溶血性連鎖球菌による「急性咽頭炎」では，抗菌薬による治療が必要な場合があります．この咽頭炎を予測するツール「Centor Score」で2〜3点以上になる場合は，すぐに病院を受診する必要があります．

A群溶連菌性咽頭炎を予測するCentor Score [4]

症状／条件	点数
15歳未満	＋1点
咳が出ない	＋1点
38℃以上の発熱	＋1点
リンパ節を押さえると痛む	＋1点
扁桃に白いブツブツがある	＋1点
45歳以上	−1点

合計点	A群溶連菌性咽頭炎の可能性
0点以下	2〜3％
1点	4〜6％
2点	10〜12％
3点	27〜28％
4点以上	38〜63％

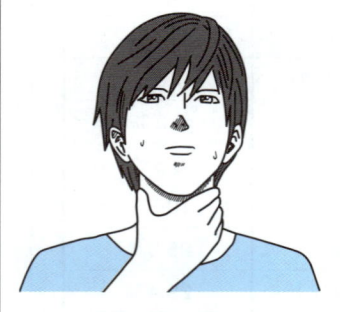

セルフメディケーションの現場では，リンパ節の正確な場所がわからなくとも，およそ「自分で顎の下，喉の横あたり」を押さえてみて痛むかどうかを確認できれば十分です．

■ 参考文献

1）「総合診療医が教えるよくある気になるその症状」（岸田直樹／著），じほう，2015
2）Turner RB：Epidemiology, pathogenesis, and treatment of the common cold. Ann Allergy Asthma Immunol, 78：531–539; quiz 539–40, 1997 [PMID：9207716]
3）Diehr P, et al：Prediction of pneumonia in outpatients with acute cough--a statistical approach. J Chronic Dis, 37：215–225, 1984 [PMID：6699126]
4）McIsaac WJ, et al：A clinical score to reduce unnecessary antibiotic use in patients with sore throat. CMAJ, 158：75–83, 1998 [PMID：9475915]

こぼれ話　その人の普段をよく知る家族やヘルパー等が訴える，高齢者や乳幼児の「何か変」も，重要なレッドフラッグサインです．

使い分けフローチャート

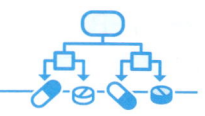

◆ STEP1：OTC対応でよいかどうかの選別

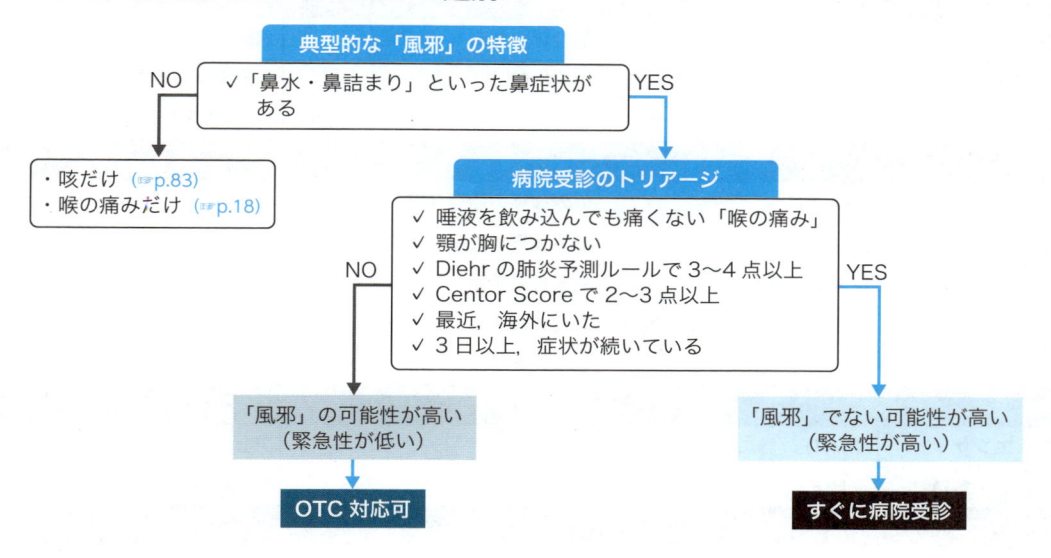

典型的な「風邪」の特徴

NO ← ✓「鼻水・鼻詰まり」といった鼻症状がある → YES

・咳だけ (☞p.83)
・喉の痛みだけ (☞p.18)

病院受診のトリアージ

NO ↙
✓ 唾液を飲み込んでも痛くない「喉の痛み」
✓ 顎が胸につかない
✓ Diehr の肺炎予測ルールで 3〜4 点以上
✓ Centor Score で 2〜3 点以上
✓ 最近，海外にいた
✓ 3 日以上，症状が続いている
↘ YES

「風邪」の可能性が高い（緊急性が低い） → **OTC 対応可**

「風邪」でない可能性が高い（緊急性が高い） → **すぐに病院受診**

●基本方針●

「風邪」であれば，基本的に栄養・水分補給をし，暖かくして寝ていれば治ります．問題は，「風邪をひいた」と自称する人のなかに，稀に肺炎や咽頭炎・髄膜炎，麻疹（はしか）などの危険な疾患が紛れ込んでいることです．正確な診断は医師にしかできませんが，前述のトリアージに該当する場合は緊急性の高い疾患である可能性があるため，すぐに病院を受診するよう勧める必要があります．

◆ STEP2：「総合感冒薬」を選択肢にするかどうかの選別

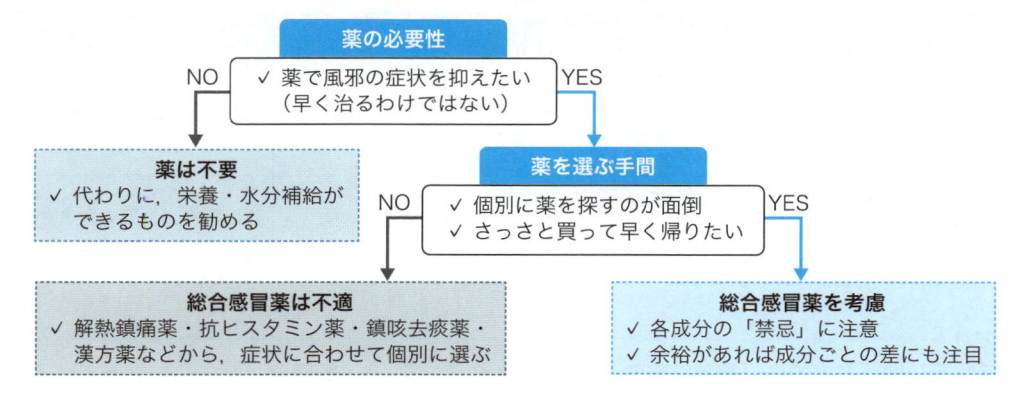

薬の必要性

NO ← ✓ 薬で風邪の症状を抑えたい（早く治るわけではない） → YES

薬は不要
✓ 代わりに，栄養・水分補給ができるものを勧める

薬を選ぶ手間

NO ↙
✓ 個別に薬を探すのが面倒
✓ さっさと買って早く帰りたい
↘ YES

総合感冒薬は不適
✓ 解熱鎮痛薬・抗ヒスタミン薬・鎮咳去痰薬・漢方薬などから，症状に合わせて個別に選ぶ

総合感冒薬を考慮
✓ 各成分の「禁忌」に注意
✓ 余裕があれば成分ごとの差にも注目

●基本方針●

総合感冒薬は，「どうしても辛い風邪の症状を薬で抑えたい」という希望があって，なおかつ「症状に合わせた薬を個別に探すのが面倒」，「何か薬を買って早く帰りたい」という場合に便利な選択肢になります．ただし，「総合感冒薬」には非常にたくさんの薬が配合されているため，**個々の成分についての禁忌事項**に十分な注意が必要です．余裕があれば，個々の症状から「解熱鎮痛薬」や「抗ヒスタミン薬」・「鎮咳去痰薬」・「漢方薬」・「うがい薬」・「トローチ剤」などから必要な薬だけを個別に選ぶ (☞p.123) 方が効果的で，副作用のリスクも減らせます．

◆ STEP3：「リスクの高い使い方」にならないためのチェックリスト

	リスク		代替案
	該当する薬	リスクの内容	
年齢			
2歳未満の乳幼児	鎮静性の抗ヒスタミン薬	熱性けいれん （☞p.75）	病院受診
12歳未満の小児	ジヒドロコデインリン酸塩	呼吸抑制 （☞p.109）	非麻薬性鎮咳薬
高齢者	鎮静性の抗ヒスタミン薬	自覚のない緑内障・前立腺肥大	「総合感冒薬」は不適
妊娠・授乳			
妊娠中	NSAIDs	妊娠後期の胎児発育 （☞p.42）	安全性の確認された薬を個別に選ぶ
	カフェイン	過量摂取は流産リスク （☞p.32）	
	情報不足の薬が多い	安全性が不明	
授乳中	ジヒドロコデインリン酸塩	乳児の呼吸抑制 （☞p.109）	
	情報不足の薬が多い	安全性が不明	
風邪の状況			
インフルエンザ	NSAIDs（特にアスピリン）	脳症 （☞p.41）	アセトアミノフェン, 漢方薬 （☞p.135）
痰がからむ・多い	ジヒドロコデインリン酸塩	症状悪化 （☞p.108）	非麻薬性鎮咳薬
基礎疾患や体質			
前立腺肥大，緑内障	鎮静性の抗ヒスタミン薬	症状悪化・急性発作 （☞p.78,79）	「総合感冒薬」は不適
	ヨウ化イソプロパミド		
ピリンアレルギー	イソプロピルアンチピリン	アレルギー症状	非ピリン系の解熱鎮痛薬 （☞p.47）
アスピリン喘息	NSAIDs全般	喘息症状	アセトアミノフェン, 漢方薬
循環器疾患，甲状腺疾患，代謝疾患（糖尿病）	エフェドリン類・麻黄・半夏	症状悪化	エフェドリン類・麻黄・半夏を含まない製剤
不眠に悩んでいる	カフェイン	症状悪化	カフェインを含まない製剤
薬を服用中	解熱鎮痛薬・抗ヒスタミン薬	薬の重複	成分が重複しない製剤
仕事や生活環境			
自動車運転	鎮静性の抗ヒスタミン薬	眠気	「総合感冒薬」は不適
	ジヒドロコデインリン酸塩		
	デキストロメトルファン		
スポーツ選手	エフェドリン・気管支拡張薬	ドーピングの禁止薬物	禁止薬物・生薬を含まない薬
	生薬全般		

ドーピングの禁止薬物と漢方薬については （☞p.441）

●**基本方針**●

「総合感冒薬」は，基本的に「解熱鎮痛薬」・「抗ヒスタミン薬」・「鎮咳薬」が中心になっているため，それぞれの薬についての注意点を押さえておく必要があります．

「総合感冒薬」に厳密な使い分けが必要なほどの違いはないため，配合されている成分に目立ったリスクがなければ，使う人の希望に沿った商品を販売することでも問題はありません．しかし，各成分についてより詳しく考える余裕があれば，少しでも効果が期待できるもの，少しでもリスクを減らせるものを選ぶことができます（→**STEP4へ**）．

こぼれ話　水分や電解質の補給には「経口補水液」が便利です．いろいろな商品が販売されていますが，成分にそれほど大きな違いはないため，カロリーや風味・値段などから好みにあったものを選べます（☞p.221）．

◆ STEP4：症状に応じた薬の選び方

●**基本方針**●

「総合感冒薬」によく使われている成分の長所や短所を考慮すれば，より症状に合わせてリスクの少ない使い方ができます．基本的に，「解熱鎮痛薬」や「鼻炎薬」，「咳止め」，「漢方薬」などの薬から，必要な薬だけを個々に選んだ方が安全で効果的です．

「発熱による辛さ・不快感」，「頭痛や関節痛・筋肉痛」を何とかしたい

原則① 「解熱鎮痛薬」は，発熱時の体温を1.0℃程度下げ[1]，高熱による不快感や辛さを緩和します （☞ p.38）．

原則② 「解熱鎮痛薬」は，風邪に伴う頭痛や関節痛・筋肉痛などの「痛み」を和らげる効果が示されています[2]．

原則③ 「解熱鎮痛薬」で熱を下げても，風邪が早く治るわけではありません[2]．

◎	アセトアミノフェン
	インフルエンザのときでも安全に使える （☞ p.41）ため，流行期の薬や常備薬として便利です．
	アスピリン喘息の人でも使えます．
○	イブプロフェン
	アセトアミノフェンより解熱・鎮痛効果は強めな傾向にあります[3,4]．
	アセトアミノフェンと併用しても効果はそれほど変わらない[5]ため，基本的にはどちらか1つの成分で十分です．
△	エテンザミド / サリチルアミド
	インフルエンザのときに使用すると「インフルエンザ脳症」のリスクを高める恐れ （☞ p.41）があります[6]．
	購入時だけでなく，常備薬をインフルエンザ流行期に使用する可能性がある場合にも注意が必要です．
△	イソプロピルアンチピリン
	ピリン系の薬 （☞ p.47）のため，ピリンアレルギーの人には禁忌です．
○	麻黄湯，葛根湯 など
	風邪の発熱や頭痛・関節痛によく使われる漢方薬です （厳密な使い分けは専門書を参照してください）．
	『麻黄湯』は，インフルエンザに対し，抗ウイルス薬に劣らない効果が報告されています[7]．
	「麻黄」には「エフェドリン」が含まれるため，循環器系への悪影響やドーピング違反に注意が必要です．

◎：良い選択肢になる　○：選択肢の1つとして考えられる　△：注意が必要

- インフルエンザである可能性も考えると，解熱鎮痛薬は「アセトアミノフェン」を選んでおくのが無難です．
- 頭痛や筋肉痛・関節痛・喉の痛みが強い場合は「イブプロフェン」が適しています．
- 『麻黄湯』や『葛根湯』などの漢方薬は，インフルエンザかどうか疑わしい場合でもよい選択肢になります．

こぼれ話　「イソプロピルアンチピリン」は，資料によってはNSAIDsに分類されていないこともありますが，インフルエンザの際の安全性は確立されていません．

「喉の痛み」を何とかしたい

原則「喉の痛み」も，頭痛や関節痛・筋肉痛と同様，「解熱鎮痛薬」で対応できます[8,9].

◎	解熱鎮痛薬	
	解熱鎮痛薬は，風邪に伴う「喉の痛み」を和らげ，飲み込む際の苦痛を軽減する効果があります[8,9].	
○	トラネキサム酸	
	喉の痛みに対する明確な効果の根拠はありませんが，副作用も少ない[10]ため，選択肢になります.	
○	アズレン（うがい薬）	
	口内炎などに使われる消炎薬で，喉の痛みに対しても使われることがあります（☞ p.425）.	
○	桔梗湯	
	効果はプラセボと変わらないという報告もありますが，副作用もほとんどない[11]ため，選択肢になります.	
○	トローチ剤，のど飴	
	喉の不快感や違和感，イガイガ感であれば，「トローチ」や「のど飴」などを使って対処することも考慮します.	

◎：良い選択肢になる　○：選択肢の1つとして考えられる

- ● 基本的に「解熱鎮痛薬」で対応できます.
- ●「解熱鎮痛薬」だけでは物足りない場合，「トラネキサム酸」や「うがい薬」・「漢方薬」・「のど飴」などを活用します.

「くしゃみ」・「鼻水」を何とかしたい

原則①「解熱鎮痛薬」にも，風邪に伴う鼻症状を抑える効果があります[2].
原則②「抗ヒスタミン薬」は，風邪に伴うくしゃみ・鼻水に対して有効ですが，効果が期待できるのは最初の1〜2日程度で，それ以上使い続けても効果は得られません[12].
原則③「抗ヒスタミン薬」のうち，風邪に効果が示されているのは「抗コリン作用」をもつ鎮静性（☞ p.68）の薬です[12].

○	解熱鎮痛薬	
	「鼻症状＝抗ヒスタミン薬」と考えがちですが，「解熱鎮痛薬」だけでも風邪の鼻症状には効果があります[2].	
○	抗ヒスタミン薬（鎮静性）	
	短期的（1〜2日）な症状緩和には効果的です[12].	
	成分ごとに，厳密な使い分けが必要なほどの違いはありません.	
	眠気が強いほか，前立腺肥大（☞ p.78）や緑内障（☞ p.79）の症状を悪化させる恐れがあります.	
	発熱している小児への使用は，熱性けいれんのリスクになるため，避けた方が無難（☞ p.75）です.	
△	抗ヒスタミン薬（非鎮静性）	
	「抗コリン作用」をもたない第二世代（非鎮静性）の「抗ヒスタミン薬」は風邪に効果がなく，推奨されていません[12].	
○	小青竜湯	
	水っぽい鼻水や湿った咳の症状によく使われる漢方薬です.	
	「麻黄」には「エフェドリン」が含まれるため，循環器系への悪影響やドーピング違反に注意が必要です.	
△	ヨウ化イソプロパミド	
	「抗コリン作用」が鼻水を止めるとされていますが，風邪に対する効果は確認されていません.	

○：選択肢の1つとして考えられる　△：注意が必要

こぼれ話　「ジフェンヒドラミン」は過量摂取が起こりやすい成分ですが，摂取量 7.5mg/kg を超える場合は緊急受診が推奨されています（Clin Toxicol (Phila), 44：205-223, 2006 ［PMID：16749537］）.

- 緑内障の急性発作や前立腺肥大による尿閉のリスクが高いため，高齢者は「抗ヒスタミン薬（鎮静性）」を含む「総合感冒薬」の使用を避けた方が無難です．
- 「抗ヒスタミン薬」の副作用である眠気は，休養・睡眠する際にはむしろメリットになる場合もあります．
- 「抗ヒスタミン薬」が適さない場合は，「解熱鎮痛薬」や「漢方薬」で対応することもできます．

「鼻詰まり」を何とかしたい

原則 「血管収縮薬」は，風邪の「鼻詰まり」に一定の効果が得られますが，長期連用しないよう注意が必要です．

○	プソイドエフェドリン	
	「抗ヒスタミン薬」との併用で，風邪に伴う「鼻詰まり」を解消する効果が報告されています [13]．	
	高血圧や不整脈・糖尿病・不眠の症状を悪化させる恐れがあります（☞ p.64）．	
	ドーピングの禁止薬物にあたる [14] ため，スポーツ選手には使えません．	
○	フェニレフリン	
	「解熱鎮痛薬」・「抗ヒスタミン薬」との併用で，風邪の症状緩和に有効とする報告があります [15]．	
	高血圧や不整脈・糖尿病・不眠の症状を悪化させる恐れがあります（☞ p.64）．	
	ドーピングの監視プログラムに指定されている [14] ため，スポーツ選手には使わない方が無難です．	
○	生理食塩水の点鼻	
	生理食塩水（塩水）の点鼻は，風邪に伴う鼻水・鼻詰まりに対して小さいながらも効果が報告されています [16]．	
−	ステロイドの点鼻薬	
	同じ「鼻詰まり」でも，アレルギー性鼻炎には非常に効果的（☞ p.154）ですが，風邪にはほとんど効果が期待できない [17] ため，選択肢にはなりません．	

○：選択肢の1つとして考えられる

- 風邪に伴う「鼻詰まり」のような，ごく短期的な症状であれば「血管収縮薬」はよい選択肢になります．
- 咳に困っていないのであれば，「鼻炎薬（☞ p.53）」のカテゴリから探した方が選択肢は豊富です．
- 生理食塩水の点鼻（鼻うがい）は，血管収縮薬のリスクを回避・軽減するのに効果的です．

「咳」を何とかしたい

原則① 「麻薬性鎮咳薬」や「気管支拡張薬」は，風邪などの急性の咳にほとんど効果が期待できません [18]．

原則② 「鎮咳薬」は，風邪が治った後に続く乾いた咳（感染後咳嗽）には一定の効果があります（☞ p.104）．

原則③ 「ハチミツ」は，風邪の咳に効果がありますが，1歳未満には禁忌です（☞ p.107）．

こぼれ話 「麻薬性鎮咳薬」・「メチルエフェドリン」・「抗ヒスタミン薬」・「カフェイン」の配合剤を濫用した結果，依存が生じ，全身性痙攣・混合性アシドーシスを起こした症例が報告されています（Intern Med, 47：1013-1015, 2008 [PMID：18520112]）．

◎	ハチミツ		
	風邪の咳に対して，「デキストロメトルファン」と同程度の効果があるとされています[19]．		
	特に，寝る前の10 gのハチミツ摂取は夜間の咳症状を緩和し，睡眠の質を向上できます[20]．		
	1歳未満は「乳児ボツリヌス症」のリスクがあるため，禁忌です (☞ p.107)		
○	デキストロメトルファン		
	風邪などの急性の咳に効果があるという報告もありますが，「ハチミツ」と同程度です[19]．		
	乱用リスクがあるため，6歳未満には慎重に使う必要があります (☞ p.105)．		
△	チペピジン，ノスカピン		
	厄介な副作用が少なく，小児でも使える鎮咳薬です．		
	咳止めとしての作用は弱め (☞ p.96) で，効果の根拠は乏しいのが欠点です．		
−	ジヒドロコデインリン酸塩		
	多くの総合感冒薬に配合されていますが，効果がほとんど期待できない[18] 一方で，痰の絡みを強くする，依存や耐性，呼吸抑制・眠気・便秘といった副作用リスクも多い[21] ため，積極的に選ぶ必要はありません．		
	2019年1月から，12歳未満への使用は禁忌に指定されています (☞ p.109)．常備薬の使用にも注意が必要です．		
−	メチルエフェドリン		
	多くの総合感冒薬に配合されていますが，効果がほとんど期待できない[18] 一方で，循環器疾患や糖尿病などの疾患を悪化させるリスク，休養に必要な眠りを妨げる恐れもあるため，積極的に選ぶ必要はありません．		
	ドーピングの禁止薬物にあたる[14] ため，スポーツ選手には使えません．		
	漢方薬との配合剤で，虚血性脳卒中を起こした事例も報告されており[22]，安易な使用にはリスクが伴います．		
	気管支拡張薬がよく効いた場合，その咳は「咳喘息」を疑う必要があります (☞ p.92)．病院でその旨を伝え，より適切な治療を受けるよう勧める必要があります．		
○	ヴェポラッブ (塗布剤)		
	小児（2歳以上）の風邪に伴う鼻炎や咳に対し，症状を和らげる効果が報告されています[23]．		
	刺激性がある[23] ため，喘息傾向にある子どもには使用を控えた方が無難です．		
○	小青竜湯，麦門冬湯		
	湿った咳には「小青竜湯」，乾いた咳には「麦門冬湯」がよく使われます (☞ p.440)．		
	「麻黄」には「エフェドリン」が含まれるため，循環器系への悪影響やドーピング違反に注意が必要です．		
△	抗ヒスタミン薬 (鎮静性)		
	鎮静性の「抗ヒスタミン薬」は，風邪の咳に対して選択肢になります[24] が，「ハチミツ」や「デキストロメトルファン」には劣るとされています[19]．		

◎：良い選択肢になる　○：選択肢の1つとして考えられる　△：注意が必要

- 咳止めの薬を使うのであれば，効果と副作用のバランスから「デキストロメトルファン」を選ぶのが無難です．
- 1歳以上であれば「ハチミツ」，2歳以上であれば「ヴェポラッブ」といった薬以外の手段も考慮します．
- 湿った咳には「小青竜湯」，乾いた咳には「麦門冬湯」などの漢方薬もよい選択肢になります．
- 咳に困っていないのであれば，無理に咳止めを使う必要はありません．

こぼれ話　「桔梗湯」の服用で，服用前より喉の痛みが軽減されるという報告がありました（J Complement Integr Med, 11：51–54, 2013 [PMID：24356393]）が，2019年の報告ではその効果はプラセボ（偽薬）と変わらないとされています（参考文献11）．

「鼻水・痰の量やねばつき」を何とかしたい

原則 「去痰薬」は，大きな効果や速効性は期待できませんが，2歳以上であれば副作用も少なく使えます[24].

○	アンブロキソール，カルボシステイン，ブロムヘキシン	
	医療用としても使われている「アンブロキソール」[25]や「カルボシステイン」[26]，「ブロムヘキシン」[27]は，風邪の咳症状に多少の効果が報告されています.	
△	グアヤコール / グアイフェネシン	
	痰の粘度・量を軽減する作用は報告されています[28]が，咳の重症度を改善できるほどではありません[18].	

○：選択肢の1つとして考えられる　△：注意が必要

- 湿った咳や，鼻水・痰の量や絡み方に困っている場合には，使用を考慮します.
- 咳や喉の症状がある場合には，「アンブロキソール」・「カルボシステイン」・「ブロムヘキシン」を選ぶのが無難です.

「その他の成分」に対する考え方

△	無水カフェイン	
	風邪の症状に対する明確な効果の根拠はありません.	
	「アセトアミノフェン」・「アスピリン」との併用は，頭痛に効果があります (☞ p.39).	
	過量摂取は不眠や頭痛の原因になる (☞ p.32) ため，注意が必要です.	
△	ビタミン類	
	特に目立った害はありませんが，風邪に効果があるわけでもありません.	
	日頃からの「ビタミンC」の摂取量は風邪の罹病期間と関係する可能性が示唆されていますが，風邪をひいてから摂取しても効果はありません[29]	

△：注意が必要

- ゆっくりと眠りたい場合には，「カフェイン」の摂取は避けた方が無難です.
- 「ビタミン」の種類や有無によって，厳密な使い分けを考える必要はありません.

■ 参考文献

1）Karbasi SA, et al：Comparison of antipyretic effectiveness of equal doses of rectal and oral acetaminophen in children. J Pediatr (Rio J), 86：228–232, 2010 [PMID：20436978]

2）Kim SY, et al：Non-steroidal anti-inflammatory drugs for the common cold. Cochrane Database Syst Rev：CD006362, 2015 [PMID：26387658]

3）Bailey E, et al：Ibuprofen and/or paracetamol (acetaminophen) for pain relief after surgical removal of lower wisdom teeth. Cochrane Database Syst Rev：CD004624, 2013 [PMID：24338830]

4）Kauffman RE, et al：Antipyretic efficacy of ibuprofen vs acetaminophen. Am J Dis Child, 146：622–625, 1992 [PMID：1621668]

5）Little P, et al：Ibuprofen, paracetamol, and steam for patients with respiratory tract infections in primary care: pragmatic randomised factorial trial. BMJ, 347：f6041, 2013 [PMID：24162940]

6）日本小児神経学会：小児神経Q&A「Q57：インフルエンザ脳症はどうしたら予防できますか？」

7）Yoshino T, et al：The use of maoto (Ma-Huang-Tang), a traditional Japanese Kampo medicine, to alleviate flu symptoms: a systematic review and meta-analysis. BMC Complement Altern Med, 19：68, 2019 [PMID：30885188]

こぼれ話 「風邪のような症状」に対し，薬剤師や登録販売者が「受診勧奨」を行った症例の中には，脳梗塞や結核の初期症状も含まれていたことが報告されています（日本プライマリ・ケア連合学会誌, 42：98–102, 2019）.

第4章　総合感冒薬

8) Schachtel BP, et al：Sore throat pain in the evaluation of mild analgesics. Clin Pharmacol Ther, 44：704–711, 1988 [PMID：3197368]

9) Kenealy T：Sore throat. BMJ Clin Evid, 2007 [PMID：19450346]

10) 宮城平，広戸幾一郎：咽喉頭・口腔疾患における Tranexamic acid（Transamin）の使用経験 –二重盲検法による–．臨牀と研究，46：243-245，1969

11) Ishimaru N, et al：Kikyo-to vs. placebo on sore throat associated with acute upper respiratory tract infection：a randomized controlled trial. Intern Med, Jun7, 2019 [PMID：31178508]

12) De Sutter AI, et al：Antihistamines for the common cold. Cochrane Database Syst Rev：CD009345, 2015 [PMID：26615034]

13) De Sutter AI, et al：Oral antihistamine–decongestant–analgesic combinations for the common cold. Cochrane Database Syst Rev：CD004976, 2012 [PMID：22336807]

14) 世界アンチ・ドーピング規程「2019年禁止表国際基準」

15) Picon PD, et al：Symptomatic treatment of the common cold with a fixed-dose combination of paracetamol, chlorphenamine and phenylephrine: a randomized, placebo-controlled trial. BMC Infect Dis, 13：556, 2013 [PMID：24261438]

16) King D, et al：Saline nasal irrigation for acute upper respiratory tract infections. Cochrane Database Syst Rev：CD006821, 2015 [PMID：25892369]

17) Hayward G, et al：Corticosteroids for the common cold. Cochrane Database Syst Rev：CD008116, 2015 [PMID：26461493]

18) Smith SM, et al：Over-the-counter (OTC) medications for acute cough in children and adults in community settings. Cochrane Database Syst Rev：CD001831, 2014 [PMID：25420096]

19) Oduwole O, et al：Honey for acute cough in children. Cochrane Database Syst Rev, 4：CD007094, 2018 [PMID：29633783]

20) Cohen HA, et al：Effect of honey on nocturnal cough and sleep quality: a double-blind, randomized, placebo-controlled study. Pediatrics, 130：465–471, 2012 [PMID：22869830]

21) コデインリン酸塩散 インタビューフォーム

22) Imai N, et al：Ischemic stroke associated with cough and cold preparation containing methylephedrine and supplement containing Chinese herbal drugs. Intern Med, 49：335-338, 2010 [PMID：20154441]

23) Paul IM, et al：Vapor rub, petrolatum, and no treatment for children with nocturnal cough and cold symptoms. Pediatrics, 126：1092-1099, 2010 [PMID：21059712]

24) Irwin RS, et al：Diagnosis and management of cough executive summary: ACCP evidence–based clinical practice guidelines. Chest, 129：1S-23S, 2006 [PMID：16428686]

25) Chenot JF, et al：Efficacy of Ambroxol lozenges for pharyngitis: a meta-analysis. BMC Fam Pract, 15：45, 2014 [PMID：24621446]

26) Chalumeau M & Duijvestijn YC：Acetylcysteine and carbocysteine for acute upper and lower respiratory tract infections in paediatric patients without chronic broncho–pulmonary disease. Cochrane Database Syst Rev：CD003124, 2013 [PMID：23728642]

27) Barth A, et al：Antitussive effect of a fixed combination of Justicia adhatoda, Echinacea purpurea and Eleutherococcus senticosus extracts in patients with acute upper respiratory tract infection: A comparative, randomized, double-blind, placebo-controlled study. Phytomedicine, 22：1195-1200, 2015 [PMID：26598919]

28) Kuhn JJ, et al：Antitussive effect of guaifenesin in young adults with natural colds. Objective and subjective assessment. Chest, 82：713-718, 1982 [PMID：6754274]

29) Hemilä H & Chalker E：Vitamin C for preventing and treating the common cold. Cochrane Database Syst Rev：CD000980, 2013 [PMID：23440782]

 豆知識

早めの『葛根湯』vs 早めの『パブロン』

　『パブロン』は，テレビコマーシャルの影響から，「早めに服用する」と風邪によく効くように思われている薬です．

　これに関して，風邪のひきはじめに『パブロンゴールドＡ（旧製品）』と『葛根湯』を服用し，その後の風邪の進行や転帰を比較検証した臨床試験がありますが，この試験では，どちらを服用しても風邪の進行具合に差はありませんでした[1]．

1) Okabayashi S, et al：Non-superiority of Kakkonto, a Japanese herbal medicine, to a representative multiple cold medicine with respect to anti-aggravation effects on the common cold: a randomized controlled trial. Intern Med, 53：949-956, 2014 [PMID：24785885]

分類と特徴

　OTCの総合感冒薬には，解熱鎮痛薬・抗ヒスタミン薬・鎮咳薬・気管支拡張薬・去痰薬・消炎薬・生薬など，非常に多くの成分が配合されています．薬を選ぶ余裕がある場合には，不必要な薬で副作用のリスクを負うことがないよう，その人にとって必要最低限の薬が配合された製剤を選ぶことが大切です．

総合感冒薬に含まれる薬の分類

解熱鎮痛薬	アセトアミノフェン		
	NSAIDs	非ピリン系	イブプロフェン，エテンザミド/サリチルアミド
		ピリン系	イソプロピルアンチピリン
抗ヒスタミン薬	第一世代		クロルフェニラミン，クレマスチン，マレイン酸カルビノキサミン，プロメタジン，ジフェニルピラリン
鎮咳薬	麻薬性		ジヒドロコデインリン酸塩
	非麻薬性		デキストロメトルファン，チペピジン，ノスカピン
去痰薬	アンブロキソール，カルボシステイン，ブロムヘキシン，グアヤコール，グアイフェネシン		
気管支拡張薬	メチルエフェドリン		
血管収縮薬	プソイドエフェドリン		
抗炎症薬	トラネキサム酸		
抗コリン薬	ヨウ化イソプロパミド		
中枢興奮薬	無水カフェイン		
ビタミン類	アスコルビン酸（C），チアミン（B$_1$），リボフラビン（B$_2$），ヘスペリジン（P）		

各有効成分の特徴については，解熱鎮痛薬（☞p.29），抗ヒスタミン薬（☞p.60），鎮咳薬（☞p.96），去痰薬（☞p.98），気管支拡張薬（☞p.100），血管収縮薬（☞p.64）を参照．

基本的な禁忌・注意事項

● **インフルエンザ**：インフルエンザの可能性がある際は，解熱鎮痛薬は「アセトアミノフェン」を選ぶ必要があります．

● **前立腺肥大・緑内障**：前立腺肥大や緑内障の人は，「抗コリン作用」をもつ薬を使えません．

● **自動車運転**：「抗ヒスタミン薬」は眠気，「抗コリン薬」はまぶしさを感じることがあるため，服用後に自動車運転などの危険作業に従事することは禁止されています．

● **ドーピング**：「エフェドリン」はドーピングの禁止薬物に指定されています．また，生薬には予期せぬ成分が含まれている恐れもあるため，すべて避けた方が無難です（☞p.441）．

● **妊娠・授乳中**：妊娠後期（28週以降）はすべてのNSAIDsが，授乳中は麻薬性鎮咳薬がそれぞれ禁忌です．そのほかにも安全性が確認されていない成分が多いため，妊娠・授乳中は安易に「総合感冒薬」を選ばないよう注意が必要です（☞p.139）．

こぼれ話　「エテンザミド」は，体内で加水分解されると「サリチルアミド」に変化し，作用を発揮します．

■主な総合感冒薬 ①成分を軸にした表

商品名＼成分名	解熱鎮痛薬 アセトアミノフェン	イブプロフェン	エテンザミド／サリチルアミド	イソプロピルアンチピリン	抗ヒスタミン薬 クロルフェニラミン	クレマスチン	マレイン酸カルビノキサミン	プロメタジン	ジフェニルピラリン	鎮咳薬 ジヒドロコデインリン酸塩	デキストロメトルファン	チペピジン	ノスカピン	去痰薬 アンブロキソール	カルボシステイン	ブロムヘキシン	グアヤコール／グアイフェネシン	その他 メチルエフェドリン	プソイドエフェドリン	トラネキサム酸	ヨウ化イソプロパミド	無水カフェイン	生薬
インフルエンザ		△	×	△																			
前立腺肥大・緑内障					×	×	×	×	×												×		
自動車運転					×	×	×	×	×	×	×										×		
ドーピング																		×	×				※
パブロンゴールドA錠	●				●					●							●	●				●	
パブロンSゴールドW錠	●				●					●				●	●								
ベンザブロックSプラス（黄）	●				●					●								●		●	●	●	
新コンタックかぜ総合	●				●						●				●			●					
エスタック総合感冒	●				●						●							●					●
カコナールこどもシロップa	●				●						●						●	●					
パブロンキッズかぜシロップ	●				●						●												
パブロンキッズかぜ微粒	●				●							●											
ムヒのこどもかぜシロップSα	●				●												●						●
新ルルAゴールドDX	●					●				●						●		●				●	●
新ルルAゴールドs	●					●				●			●					●				●	●
パブロンSα錠	●						●			●								●				●	
ストナジェルサイナス	●								●		●		●				●	●				●	●
パブロンエースPro錠		●			●					●				●	●			●					
パブロンエースAX微粒		●			●					●								●					
コルゲンコーワIB透明カプセルα		●								●								●					
コルゲンコーワIB錠TXα		●			●					●								●					
エスタックイブファインEX		●			●					●								●		●		●	●
エスタックイブ		●			●					●								●					
ベンザブロックLプラス（銀）		●			●											●		●		●			
バファリンかぜEX		●				●				●							●					●	
ルルアタックEX		●								●							●					●	●
ストナアイビージェルS		●			●					●								●					
ベンザブロックIPプラス（青）	●	●			●					●								●				●	
プレコール持続性カプセル	●			●						●								●				●	●
ペラックコールドTD錠	●		●						●								●	●				●	
パイロンPL顆粒	●		●					●														●	

※「麻黄」や「半夏」には「エフェドリン」が含まれるため，ドーピング禁止薬物に該当します（☞ p.441）．

■ 主な総合感冒薬 ②ブランドを軸にした表

第4章　総合感冒薬

	解熱鎮痛薬				抗ヒスタミン薬					鎮咳薬				去痰薬				その他					
成分名 ／ 商品名	アセトアミノフェン	イブプロフェン	エテンザミド／サリチルアミド	イソプロピルアンチピリン	クロルフェニラミン	クレマスチン	マレイン酸カルビノキサミン	プロメタジン	ジフェニルピラリン	ジヒドロコデインリン酸塩	デキストロメトルファン	チペピジン	ノスカピン	アンブロキソール	カルボシステイン	ブロムヘキシン	グアヤコール／グアイフェネシン	メチルエフェドリン	プソイドエフェドリン	トラネキサム酸	ヨウ化イソプロパミド	無水カフェイン	生薬
インフルエンザ		△	×	△																			
前立腺肥大・緑内障					×	×	×	×	×												×		
自動車運転					×	×	×	×	×	×	×										×		
ドーピング																		×	×				※
パブロンゴールドA錠	●				●					●							●	●				●	
パブロンSゴールドW錠	●				●					●					●	●						●	
パブロンSα錠	●						●			●							●					●	
パブロンエースPro錠		●			●					●					●	●						●	
パブロンエースAX微粒		●			●					●												●	
パブロンキッズかぜシロップ	●				●						●						●						
パブロンキッズかぜ微粒	●				●								●				●						
ベンザブロックSプラス(黄)	●				●					●										●	●	●	
ベンザブロックIPプラス(青)	●	●			●					●												●	
ベンザブロックLプラス(銀)	●	●			●											●			●				
エスタック総合感冒	●				●						●							●				●	●
エスタックイブファインEX		●			●									●				●				●	●
エスタックイブ		●			●													●				●	●
新ルルAゴールドDX	●					●										●		●				●	●
新ルルAゴールドs	●				●							●						●				●	●
ルルアタックFXa				●							●	●						●				●	●
ルルアタックEX		●			●													●				●	●
ルルアタックTR					●						●							●			●		●
コルゲンコーワIB透明カプセルα		●			●					●								●				●	●
コルゲンコーワIB錠TXα		●		●	●					●								●				●	●
新コンタックかぜ総合	●				●						●					●		●				●	
新コンタックかぜEX	●				●						●							●			●	●	
ストナジェルサイナス								●					●						●			●	
ストナアイビージェルS		●			●											●				●		●	
カコナールこどもシロップa	●				●					●											●		
ムヒのこどもかぜシロップSα	●				●													●					●

※ 「麻黄」や「半夏」には「エフェドリン」が含まれるため，ドーピング禁止薬物に該当します (☞ p.441)．

現場で役立つQ&A

Q1 風邪は，「総合感冒薬」を飲んだ方が早く治る？

A：❌ 症状を抑えるのが目的で，根本的な治療にはならない

　「総合感冒薬」に，風邪を早く治す作用はありません．栄養・水分補給をし，休養をとることが最も重要です．

■ 症状を抑えても，風邪は治ったことにならない

　「風邪」は主にウイルスによる感染症（風邪症候群 / 急性上気道炎）ですが，「総合感冒薬」にその原因となるウイルスを退治する作用はありません．そのため，「総合感冒薬」で熱や痛み，鼻水などの症状を抑えても，ウイルス感染症自体が治るわけではありません[1]．

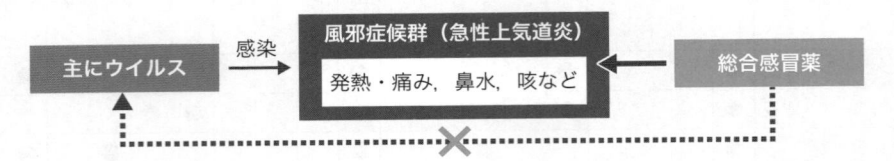

　「総合感冒薬」はあくまで風邪に伴うつらい諸症状を抑えるための対症療法で，根本的な治療にはなり得ません．休養するのに支障がないのであれば，薬の代わりに栄養・水分補給 (☞ p.221) できるものを勧めた方がよい買いものができます．

■ 風邪の諸症状は，身体の防衛反応

　風邪の諸症状は，基本的に「ウイルス」などの外敵に対する身体の防衛反応です．そのため，休養するのに症状がひどくて困る，といった場合を除き，薬で無理に止める必要はありません．

風邪の諸症状とその目的

発熱	体温を高めて免疫を賦活化し，風邪の原因であるウイルスとの戦いを助けるための反応
くしゃみ，鼻水	鼻に入ってきた異物・外敵を排除しようとする反応
咳，痰	喉に入ってきた異物・外敵を排除しようとする反応
喉の痛み	免疫を賦活化した結果として起こる炎症反応が原因

　ただし体温に関しては，40℃を超える高熱は死亡リスクになること[2] や，38℃を目安に解熱薬を使うことで小児の熱性けいれん再発率を半分に減らせる[3] ことなどが報告されています．体温が38.0〜38.5℃を超えた際には，解熱薬をうまく活用することが大切です．

　このとき，特に鼻や咳の症状に困っていないのであれば，「総合感冒薬」ではなく「解熱鎮痛薬」単独の薬 (☞ p.141) を選んだ方が，余計な薬を飲まなくてすみます．

■ 参考文献

1）Kim SY, et al：Non-steroidal anti-inflammatory drugs for the common cold. Cochrane Database Syst Rev：CD006362, 2015 ［PMID：26387658］

2）Hausfater P, et al：Prognostic factors in non-exertional heatstroke. Intensive Care Med, 36：272-280, 2010 ［PMID：19841896］

3）Murata S, et al：Acetaminophen and febrile seizure recurrences during the same fever episode. Pediatrics, 142 (5), 2018 ［PMID：30297499］

こぼれ話　「アセトアミノフェン」単独の製剤（例：『タイレノールA』や『ムヒのこども解熱鎮痛顆粒』）は，インフルエンザの時でも使える (☞ p.141) ため，常備薬として便利です．

Q2 いろいろな成分の入った「総合感冒薬」の方が，よく効く？

A：✖ むしろ不必要な薬まで飲むことになり，副作用のリスクが増す

「総合感冒薬」には，解熱鎮痛薬・抗ヒスタミン薬・鎮咳去痰薬を中心に，風邪によく使われる薬がまとめて配合されています．症状に合わせて1つずつ薬を選ばなくてもよいという便利さはありますが，使う薬が多い分だけ副作用のリスクも高くなっている点に注意し，余裕があれば症状に合わせて個別に薬を選ぶようにしてください．

■ 便利さとリスクを天秤にかけて，選ぶ

「風邪」に薬を使う際は，どうしても薬で解消したい症状に対して，個別に必要最低限の薬だけを選ぶ（☞p.123）ことが理想です．しかし，こうした選び方は専門知識がなければ難しく，また急いでいる人や，すでに風邪をひいていて「何か薬を買って早く帰りたい」という人には非常に面倒なため，「総合感冒薬」が便利な選択肢になります．

	手間	効果や副作用	適する状況
個別に薬を選ぶ	面倒	●少しでも効果が期待できるものを選べる ●副作用のリスクを最小限に抑えられる	余裕のある人 常備薬として選ぶ
「総合感冒薬」を選ぶ	簡単	●必要ない薬まで服用することになる可能性がある ●効果の根拠に乏しい薬まで服用することになる可能性がある	急いでいる人 しんどい人

※「総合感冒薬」を選ぶ際でも，各成分の禁忌に触れないための最低限のチェック（☞p.122）は必要です．

■ 自店舗にある「特徴のある商品」をリストアップしておく

「総合感冒薬」は種類も多く，似たような配合の製剤がたくさんあります．そのため，自店舗にある「総合感冒薬」のうち，副作用リスクの高い「麻薬性鎮咳薬」を含まない製剤や，ドーピングの禁止薬物（生薬含む）が含まれていない製剤など，特徴のある商品（☞p.140）をあらかじめいくつかリストアップしておき，使う人の状況や希望に合わせて「定番となる選択肢」を決めておくと便利です．

■「風邪」には，薬以外のものを勧めるのも手

「総合感冒薬」は便利な製剤ですが，期待できる効果は限定的で副作用のリスクも高く，また比較的高価です．場合によっては，以下のような療養に適した「薬以外のもの」を勧める方が有益である可能性もあります．

ハチミツ	風邪の咳に対する効果が報告されている（☞p.107）　※1歳未満には禁忌
ヴェポラッブ（塗布剤）	風邪の鼻・咳の症状に効果が報告されている（☞p.112）　※2歳未満や喘息患者には注意
経口補水液	風邪の際の水分・ミネラル補給に．スポーツドリンクでも可（☞p.221）．
アイスクリーム	食欲がない場合でも，冷たくて心地よく，カロリーも摂取できる．※お腹の冷えには注意
おかゆ・うどん	風邪のときは，お腹にやさしい，温かい食べものが最適．
のど飴	喉の痛みや不快感を解消するための選択肢として．

こぼれ話　病院で処方される医療用の「トローチ剤」と違い，「のど飴」にはシュガーレスのものがある点も強みと言えます（☞p.431）．

Q3 風邪は，抗生物質を飲めば早く治る？

A：☒ 治らないので，必要ない

「風邪」の大部分は，「ウイルス」による感染症です．抗生物質（抗菌薬）は「細菌」を退治する薬なので，「ウイルス」が原因の「風邪」は治療できません．

■「ウイルス」が主な原因の「風邪」は，「細菌」を退治する「抗菌薬」では治せない

いわゆる「風邪」を引き起こす病原体の9割近くは，「アデノウイルス」や「ライノウイルス」・「コロナウイルス」などの「ウイルス」です[1]．「ウイルス」と「細菌」は，ヒトに感染して病気の原因になることがあるという点では共通していますが，全くの別物です．そのため，「細菌」を退治する「抗菌薬」では，「風邪」の原因である「ウイルス」を退治することはできません．

	ウイルス （Virus）	細菌 （Bacterium）
一般的な大きさ	10〜100 nm	1 μm＝1,000 nm
一般的な構造	DNA または RNA と外殻のみ	細胞壁・細胞膜・染色体などをもつ
増え方	生物に寄生してはじめて増える	土や水の中にて，自分で数を増やす
代表的な感染症	風邪症候群，流行性のインフルエンザ，麻疹（はしか），風疹，水疱瘡・帯状疱疹，AIDS，ヒトパピローマウイルス（HPV）	A群溶血性連鎖球菌による急性咽頭炎，細菌性髄膜炎，破傷風，赤痢，コレラ，結核，腸管出血性大腸菌 O-157，MRSA，VRE

実際，「風邪」のときに抗菌薬を使っても治りがよくなるわけではなく[2]，また，「風邪」の後の細菌合併症を防げるわけでもありません[3]．一方，抗菌薬の副作用で救急外来を受診するケースはめずらしくありません[4]．つまり，**「風邪」に抗菌薬を使うという選択は，個人レベルでもメリットがなく，副作用や耐性化のリスクだけを負うことになる「かなりの悪手」である**ということです．

■ 多くの人は，「熱」や「鼻水」・「咳」のどれかが出たらすべて「風邪」を自称する

「風邪」のように見えて，じつは全く異なる疾患であることはたくさんあります（☞ p.118）．そのなかには「抗菌薬」による治療が重要なものもあるため，「風邪」と「風邪を自称するもの」の混同には注意が必要です．

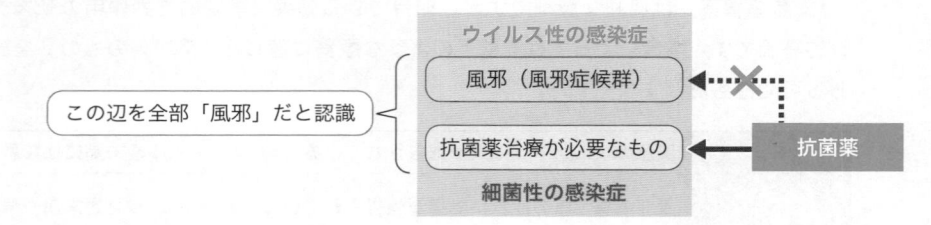

■ 参考文献

1）日本呼吸器学会：市民のみなさまへ「かぜ症候群」

2）Spurling GK, et al：Delayed antibiotic prescriptions for respiratory infections. Cochrane Database Syst Rev, 9：CD004417, 2017 ［PMID：28881007］

3）Cars T, et al：Antibiotic use and bacterial complications following upper respiratory tract infections: a population-based study. BMJ Open, 7（11），2017 ［PMID：29146635］

4）Shehab N, et al：Emergency department visits for antibiotic-associated adverse events. Clin Infect Dis, 47：735-743, 2008 ［PMID：18694344］

こぼれ話 風邪は，他人にうつしても治りません．治癒にかかる時間と潜伏期間が同じくらいなため，うつした人が治る頃に，うつされた人が発症するだけです．

Q4 インフルエンザだったら，必ず病院を受診すべき？

A：△ 健康な若い人で，なおかつ軽症であれば，必ずしも病院へは行かなくてもよい

「インフルエンザの疑いがあれば，すぐに病院を受診する」ように書かれた書籍は多いですが，必ずしもすべての人が病院を受診する必要はありません．持病のない健康な若い人で症状も軽ければ，「アセトアミノフェン」や「麻黄湯」などによるセルフメディケーションでも十分です．

■ 病院を受診すべき人・状況～インフルエンザのレッドフラッグ

ほとんどの場合，インフルエンザは薬を使わなくても3～4日で自然に治ります．そのため，重症化のリスクが高い人や，重症化の兆候がみられる人以外は，無理に病院を受診する必要はありません．

インフルエンザのハイリスク群 [1]

● 5歳未満（特に2歳未満）	● BMIが40以上	● 先天性の心疾患や心不全・不整脈
● 65歳以上	● 糖尿病	● 喘息や慢性閉塞性肺疾患（COPD）
● 妊娠中，産後2週間	● 腎機能障害，肝機能障害	● 長期で「アスピリン」を服用している小児
● 介護施設の長期居住者	● 免疫不全，ステロイド内服中	（※重症化の意味は☞ p.430）

緊急受診の基準 [2]

成人	子ども
● 呼吸困難や息切れ	● 呼吸困難，呼吸が速い
● 胸や腹部に痛みや圧迫感	● 青みがかった肌
● 突然の眩暈	● 十分に水を飲まない
● 混乱，意識混濁	● 反応がない，鈍い
● ひどい嘔吐，持続する嘔吐	● 抱っこを嫌がるほどイライラしている
● いったん症状が治ってからの，再悪化	● いったん症状が治ってからの，再悪化

■ インフルエンザに対するOTCの使い方～流行期の発熱に『麻黄湯』という選択肢

病院でインフルエンザと診断されると，『タミフル（一般名：オセルタミビル）』や『ゾフルーザ（一般名：バロキサビル）』などの治療薬を処方されることがあります．これらのインフルエンザ治療薬は，治癒まで通常72～87時間ほどかかるところ，これを24時間ほど短縮する効果があります [3] が，漢方薬の『麻黄湯』でもさほど変わらない効果が報告されています [4]．そのため，**特に重症化リスクがない人であれば，インフルエンザかどうか怪しい場合に『麻黄湯』などの漢方薬を勧める**ことは，よい提案になります（体質に合わせ，『葛根湯』や『麻黄附子細辛湯』なども選択肢になります）．

なお，インフルエンザの際の解熱鎮痛薬は「アセトアミノフェン」を選ぶのが無難です （☞ p.41）．脳症のリスクを避けるためにも，常備薬も含めて「アスピリン」や「サリチルアミド」・「エテンザミド」などのサリチル酸系の薬を使わないよう，注意喚起が必要です．

こぼれ話 日本の6歳未満の小児に対するインフルエンザワクチンの接種では，最大70％近い予防効果と，重症化して入院するリスクを軽減する効果が報告されています（Vaccine, 29：1844-1849, 2011 [PMID：21195802]）

■ インフルエンザは熱が下がっても，すぐに登校・出社してはいけない

　インフルエンザに罹患した場合，「**発症した後5日を経過し，かつ解熱した後2日（保育所や幼稚園に通う幼児では3日）を経過するまで**」は，出席停止が定められています[5]．ウイルスをばらまき，周囲の人にインフルエンザを広げてしまわないよう，この期間は外出や登校・出社を控えるようにしてください．

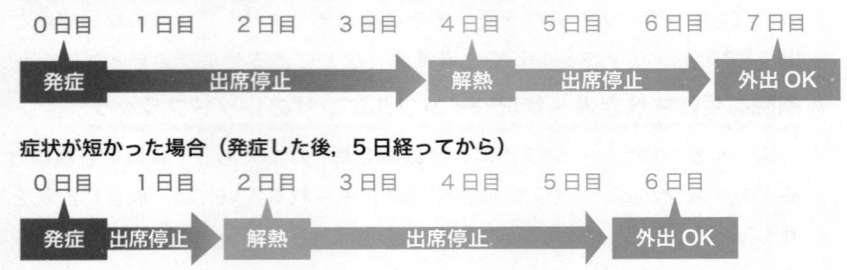

■ 参考文献

1）CDC：People at high risk of developing flu-related complications.

2）CDC：Influenza(Flu)：What are the emergency warning signs of flu sickness?

3）Hayden FG, et al：Baloxavir marboxil for uncomplicated influenza in adults and adolescents. N Engl J Med, 379：913-923, 2018 [PMID：30184455]

4）Yoshino T, et al：The use of maoto（Ma-Huang-Tang），a traditional Japanese Kampo medicine, to alleviate flu symptoms: a systematic review and meta-analysis. BMC Complement Altern Med, 19：68, 2019 [PMID：30885188]

5）学校保健安全法施行規則第19条

💡 **豆知識**

インフルエンザを予防する最善の方法は，ワクチン接種

　テレビやインターネットでは，さまざまなインフルエンザの予防方法が紹介されますが，現時点では「ワクチン接種」が最も効果的な予防方法であり[1]，これを上回る効果が確認されたものはありません．「ワクチン接種をしても発症した」という経験からワクチンの効果に懐疑的な人も少なくありませんが，まずは予防効果について正確に知ることが大切です（☞ p.430）.

1）WHO：How can I avoid getting the flu?

こぼれ話　インフルエンザの「治癒証明書」は，病み上がりで病院へ行って新たな病気に罹るリスク，余計な手間で医療機関を混雑・疲弊させるデメリットがあるため，国も「必要ない」との通達を何度も出しています．

Q5 高齢者でも，「総合感冒薬」は使える？

A：△ 前立腺肥大や緑内障の症状悪化リスクがあるため，避けた方が無難

「総合感冒薬」に配合されている鎮静性の「抗ヒスタミン薬」は，前立腺肥大や緑内障の症状を悪化させる恐れがあります．高齢者は自覚症状がなくこれらの疾患を抱えていることが多いため，「総合感冒薬」は避けた方が無難です．

■「抗コリン作用」と前立腺肥大・緑内障

風邪に伴う鼻水の症状に効果があるのは，「抗コリン作用」をもつ鎮静性の「抗ヒスタミン薬」です[1]．そのため，総合感冒薬に配合されている「抗ヒスタミン薬」はすべて鎮静性の薬です．

この「抗コリン作用」をもつ薬を高齢者が服用すると，病気だと認識せずに抱えていた前立腺肥大や緑内障の症状を悪化させてしまう恐れがあります[2]．

そもそも「総合感冒薬」に期待できる効果は決して大きなものではないため，あえてこれらのリスクを冒してまで使う必要はないと思われます．

前立腺肥大で尿が出にくい人	尿が出なくなってしまう（尿閉）（☞ p.78）
閉塞隅角緑内障	緑内障の急性発作（失明のリスク）（☞ p.79）

■ 高齢者に対する「総合感冒薬」の代替案

高齢者は腎臓や肝臓の機能が低下している傾向にあるため，薬の副作用は出やすくなっています．また，持病ですでに複数の薬を服用している場合には，そこに「総合感冒薬」を追加することでさらに相互作用を起こすリスクが高くなります．

そのため，高齢者から「総合感冒薬」を求められた際には，1回の服用量を減らす提案をする，あるいは個々の症状に合わせて個別に薬を選ぶ，場合によっては「風邪であれば薬を使わず療養する」という選択が最善である可能性も踏まえ，慎重に判断する必要があります．

高齢者に対し，特別な注意が必要な「風邪」の薬[3]

	起こりやすいリスク	代替案
NSAIDs	腎機能低下，消化管出血	アセトアミノフェン
抗ヒスタミン薬（鎮静性）	認知機能の低下，せん妄，口の渇き，便秘	漢方薬，去痰薬など
麻薬性鎮咳薬	呼吸抑制，便秘	デキストロメトルファン，漢方薬など
気管支拡張薬	手指の振戦，頻脈，睡眠障害	使用を避ける
麻黄湯，葛根湯，小青竜湯	「麻黄」による循環器疾患の悪化，排尿障害	減量，あるいは「麻黄」を含まない類似薬
桔梗湯，甘草湯	「甘草」による浮腫，高血圧，低K血症	減量，頓服での使用に留める

■ 参考文献

1）De Sutter AI, et al：Antihistamines for the common cold. Cochrane Database Syst Rev：CD009345, 2015 [PMID：26615034]

2）日本緑内障学会緑内障診療ガイドライン作成委員会：緑内障診療ガイドライン 第4版．日眼会誌，122：5-53，2018

3）日本老年医学会：高齢者の安全な薬物療法ガイドライン2015

こぼれ話 OTCの総合感冒薬を服用した50〜69歳の男性の約1割が，排尿困難などの症状を経験したことがあるという調査があります（薬学雑誌，128：1301-1309, 2008）．

Q6 子どもに使える「総合感冒薬」はある？

A：△ 商品はあるが，基本的にはお勧めできない

子ども用の「総合感冒薬」もOTCとして販売されていますが，基本的に小児の風邪に対する「総合感冒薬」の使用は推奨できないため，「病院受診」か「自宅療養」が基本になります．どうしても薬が必要な場合でも，症状に合わせて個別の薬を選ぶことを優先してください．

■ 鎮静性の「抗ヒスタミン薬」と熱性けいれん

発熱した小児（特に2歳未満）に鎮静性の「抗ヒスタミン薬」を使うと，熱性けいれんのリスクを高める恐れがあります（☞p.75）．小児用の「総合感冒薬」にも基本的に鎮静性の「抗ヒスタミン薬」が配合されているため，使用はお勧めできません．実際，アメリカでは米国食品医薬品局（FDA）が2歳未満の乳幼児に対する「抗ヒスタミン薬」や「プソイドエフェドリン」を含む総合感冒薬の使用を禁止しています[1]．

代替案：「アセトアミノフェン」は風邪による発熱・痛みだけでなく，鼻症状にも効果的[2]．

■ 「解熱鎮痛薬」とインフルエンザ脳症

インフルエンザの際に，「アスピリン」・「エテンザミド（サリチルアミド）」などの一部の解熱鎮痛薬を使うと，インフルエンザ脳症のリスクを高める恐れがあります（☞p.41）．インフルエンザ流行期に12歳以下の小児が「38.2℃以上の発熱」と「咳」を発症した場合，8割近くの確率でインフルエンザであるという推計もある[3]ため，冬場の子どもの「風邪」には慎重に対応する必要があります．

代替案：「アセトアミノフェン」はインフルエンザの時でも安全に使えます（☞p.41）．

■ 「麻薬性鎮咳薬」と呼吸抑制

「麻薬性鎮咳薬（コデイン類）」は呼吸抑制の副作用によって，海外で死亡例，国内でも重篤な症状に陥った事例が報告されている（☞p.109）ことから，2019年1月に12歳未満への投与が禁忌に指定されました．そもそも，「麻薬性鎮咳薬」は風邪の咳にほとんど効果も期待できない[4]ため，あえてリスクを冒してまで使う必要はありません．

代替案：「非麻薬性鎮咳薬」，1歳以上であれば「ハチミツ」（☞p.107）．

■ 「メチルエフェドリン」や「カフェイン」と睡眠への悪影響

「総合感冒薬」には，「メチルエフェドリン」や「カフェイン」といった成分もよく配合されています．しかし，「メチルエフェドリン」などの気管支拡張薬も風邪の咳にはほとんど効果が期待できず[4]，「カフェイン」と同様，風邪の際に最も大切な睡眠を妨げる恐れがあります．あえてこれらの成分を積極的に服用する必要はありません．

■ 参考文献

1）厚生労働省 医薬食品局安全対策課「小児用かぜ薬・鎮咳去痰薬等の安全対策について」
2）Kim SY, et al：Non-steroidal anti-inflammatory drugs for the common cold. Cochrane Database Syst Rev：CD006362, 2015［PMID：26387658］
3）Ohmit SE & Monto AS：Symptomatic predictors of influenza virus positivity in children during the influenza season. Clin Infect Dis, 43：564-568, 2006［PMID：16886147］
4）Smith SM, et al：Over-the-counter（OTC）medications for acute cough in children and adults in community settings. Cochrane Database Syst Rev：CD001831, 2014［PMID：25420096］

 こぼれ話 そもそも，6歳未満の小児の風邪や咳をOTCで対応することは推奨しない，という見解もあります（N Engl J Med, 357：2321-2324, 2007［PMID：18057333］）．

Q7 妊娠・授乳中でも，「総合感冒薬」は使える？

A：☒ リスクのある成分が含まれることが多いので，避ける

ほとんどの「総合感冒薬」には，妊娠・授乳中にリスクのある成分や，安全性が確認されていない成分が含まれています．そのため，妊娠・授乳中の人は「総合感冒薬」ではなく，安全性の確認された薬だけを個別に選ぶ必要があります．また，漢方薬についても「生薬だから安心」というわけではないことに注意が必要です．

■「総合感冒薬」で得られるメリットは，そもそも非常に限定的であることを踏まえる

妊娠・授乳中に限らず「薬」を使うのは，薬で得られるメリットと負わなければならないリスクを天秤にかけ，得られるメリットの方が大きいと判断された場合に限ります．そもそも，通常の状態でも「総合感冒薬」は「風邪」の治療に必須というわけでもなく，期待できる効果は非常に限定的です．妊娠・授乳中にあえて「総合感冒薬」を使うメリットはほとんどありません．

ただし，妊娠・授乳中は「すべての薬を使えない」というわけではありません．安全性の確認された薬だけの製剤を選ぶことで，風邪にも十分に対応することができます．

妊娠中でも使用できるとされている，「風邪」に有用な薬

解熱鎮痛薬	アセトアミノフェン[1]
抗ヒスタミン薬（鎮静性）	クロルフェニラミン[1]
鎮咳薬	デキストロメトルファン[1]
去痰薬	ブロムヘキシン

授乳中でも使用できるとされている，「風邪」に有用な薬[2,3]

解熱鎮痛薬	アセトアミノフェン，イブプロフェン，ロキソプロフェン
抗ヒスタミン薬（鎮静性）	クロルフェニラミン
鎮咳薬	デキストロメトルファン，チペピジン
去痰薬	カルボシステイン，アンブロキソール，ブロムヘキシン

各成分の詳細はそれぞれ該当する章の「主な有効成分の特徴」を参照のこと

■ 漢方薬にも注意〜「生薬」だから安心，というわけではない

「漢方薬」については，根拠なく安全と考えている人が少なくありませんが，以下の生薬を含むものは添付文書上でも妊娠中の投与が禁忌になっています[1]．また，他の漢方薬に関しても，妊娠中の安全性が明確に確認されているものはほとんどないため，積極的に勧めることはできません．安全性が確認された薬を選ぶ方が無難です．

なお，授乳中に関しては，用法用量を守った使い方であれば漢方薬の使用は基本的に問題ないとされています（☞ p.441）．

妊娠中は「禁忌」の生薬	ダイオウ，ボタンピ，ブシ，トウニン，ゴシツ，ボウショウ，アロエ

■ 参考文献

1）「薬物治療コンサルテーション 妊娠と授乳（改訂2版）」（伊藤真也，村島温子/編），南山堂，2014
2）「母乳とくすりハンドブック（第3版）」（大分県地域保健協議会大分県「母乳と薬剤」研究会/編），大分県地域保健協議会，2017
3）国立成育医療研究センター「授乳中でも安全に使用できると考えられる薬」

こぼれ話　授乳中の「クロルフェニラミン」は，抗アレルギー薬（☞p.60）としては推奨していません．これは，ほかにもっと良い選択肢がたくさんあるからです．

第4章 総合感冒薬

製剤上の特徴をもつOTC医薬品

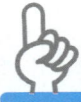

ストナファミリー
佐藤製薬

◉ **お勧めポイント**

↳ 鎮咳薬として「デキストロメトルファン」を配合した製剤

↳ 血管収縮薬，気管支拡張薬，カフェインを含まない

成分（6錠中）
- ●解熱鎮痛：アセトアミノフェン900 mg
- ●抗ヒスタミン：クロルフェニラミン7.5 mg
- ●鎮咳：デキストロメトルファン45 mg
- ●去痰：グアイフェネシン150 mg

改源かぜカプセル
カイゲンファーマ

◉ **お勧めポイント**

↳「抗ヒスタミン薬」を含まない製剤

↳ 眠くなる成分を含まないため，運転などを避けられない場合に適する

↳「抗コリン作用」をもつ成分を含まないため，高齢者でも選択肢になる総合感冒薬

成分（6カプセル中）
- ●解熱鎮痛：アセトアミノフェン900 mg
- ●気管支拡張：メチルエフェドリン40 mg
- ●中枢興奮・鎮痛：無水カフェイン75 mg
- ●生薬：カンゾウ・ケイヒ・ショウキョウ

エフェドリン・カンゾウなどの成分を含むため，高齢者に販売する際は適宜減量も考慮する必要があります．

パイロンPL顆粒
シオノギヘルスケア

◉ **お勧めポイント**

↳ 鎮咳薬を含まない総合感冒薬としての選択肢に

↳ ドーピングの禁止薬物を含まない総合感冒薬

（似たような名前で禁止薬物を含む製剤もあるため，名称の完全一致を要確認）

成分（3包中）
- ●解熱鎮痛：アセトアミノフェン360 mg
- ●解熱鎮痛：サリチルアミド648 mg
- ●抗ヒスタミン：プロメタジン32.4 mg
- ●中枢興奮・鎮痛：無水カフェイン144 mg

パブロンSゴールドW錠
大正製薬

◉ **お勧めポイント**

↳ ドーピングの禁止薬物を含まない総合感冒薬

（似たような名前で禁止薬物を含む製剤もあるため，名称の完全一致を要確認）

成分（2錠中）
- ●解熱鎮痛：アセトアミノフェン300 mg
- ●抗ヒスタミン：クロルフェニラミン2.5 mg
- ●鎮咳：ジヒドロコデインリン酸塩8 mg
- ●去痰：アンブロキソール15 mg
- ●去痰：L–カルボシステイン250 mg
- ●ビタミン：リボフラビン

こぼれ話　非鎮静性の「抗ヒスタミン薬」では風邪の鼻症状に効果がない（Cochrane Database Syst Rev, CD009345, 2015 [PMID：26615034]）ため，総合感冒薬には配合されていません．

ツムラ漢方麻黄湯エキス顆粒 ツムラ

◉ **お勧めポイント**
- ↳インフルエンザであっても，罹病期間を短縮する効果が期待できる （☞p.135）
- ↳1箱8包で，必要最低限の量だけを購入できる

成分
- ●生薬：マオウ・ケイヒ・キョウニン・カンゾウ

葛根湯エキス顆粒クラシエ クラシエ薬品

◉ **お勧めポイント**
- ↳最も有名な漢方薬の1つ.
- ↳「麻黄湯」が適するほどではないが，体力が中等度以上の人の漢方薬として

成分
- ●生薬：カッコン・マオウ・タイソウ・ケイヒ・シャクヤク・カンゾウ・ショウキョウ

―「総合感冒薬」以外から選ぶ―

タイレノールA ジョンソン・エンド・ジョンソン

◉ **お勧めポイント**
- ↳解熱鎮痛薬の「アセトアミノフェン」単独の製剤
- ↳インフルエンザのときや，妊娠・授乳中でも使えるため，常備薬として便利

成分（1錠中）
- ●解熱鎮痛：アセトアミノフェン300 mg

ムヒのこども解熱鎮痛顆粒 池田模範堂

◉ **お勧めポイント**
- ↳1歳から使える「アセトアミノフェン」製剤
- ↳小児用の「風邪薬」を求められた際に提示できる，リスクの少ない選択肢

成分（1包中）
- ●解熱鎮痛：アセトアミノフェン150 mg
- ●ビタミンC：アスコルビン酸
- ●アミノ酸：グリシン

イブメルト エスエス製薬

◉ **お勧めポイント**
- ↳解熱鎮痛薬の「イブプロフェン」単独の製剤
- ↳頭痛や筋肉痛・関節痛，喉の痛みの症状が強い場合の選択肢

成分（1錠中）
- ●解熱鎮痛：イブプロフェン200 mg

こぼれ話 「カフェイン」は，風邪によって起こる"注意力の低下"を軽減する効果が確認されています（J Psychopharmacol, 11：319-324, 1997 [PMID：9443519]）.

コルゲンコーワ　鼻炎フィルムクール

興和

◉ **お勧めポイント**
- ↳ 風邪に伴う鼻水・鼻詰まりの症状に困っている場合の選択肢に

成分(1枚中)
- ●抗ヒスタミン：d-クロルフェニラミン2 mg
- ●血管収縮剤：フェニレフリン5 mg
- ●生薬：ベラドンナ総アルカロイド

エスエスブロン液L

エスエス製薬

◉ **お勧めポイント**
- ↳ 「麻薬性鎮咳薬」や「気管支拡張薬」を含まない咳止め

成分(30mL中)
- ●鎮咳：デキストロメトルファン60 mg
- ●去痰：グアイフェネシン170 mg
- ●抗ヒスタミン：クロルフェニラミン12 mg
- ●中枢興奮・鎮痛：無水カフェイン62 mg

メジコンせき止め錠Pro

シオノギヘルスケア

◉ **お勧めポイント**
- ↳ 風邪の咳に効果が確認されている「デキストロメトルファン」単独の製剤
- ↳ 余計な成分を含まない，医療用と同成分・同含有量の咳止め

成分(6錠中)
- ●鎮咳：デキストロメトルファン90 mg

ストナ去たんカプセル

佐藤製薬

◉ **お勧めポイント**
- ↳ 医療用としても使われている「去痰薬」だけの製剤
- ↳ 他の解熱鎮痛薬や抗ヒスタミン薬，鎮咳薬などに重ねて使える

成分(6カプセル中)
- ●去痰：L-カルボシステイン750 mg
- ●去痰：ブロムヘキシン12 mg

ツムラ漢方トローチ桔梗湯

ツムラ

◉ **お勧めポイント**
- ↳ 喉の痛みを何とかしたい際に，選択肢になる漢方薬
- ↳ お湯に溶かしたり，「うがい」をしたりする必要のない，便利な「トローチ剤」

成分(6個)
- ●生薬：カンゾウ1.5 g
- ●生薬：キキョウ1.0 g

こぼれ話 「カフェイン」の摂取は，総睡眠時間を45分短縮，睡眠効率を7％悪化させる，とされています（Sleep Med Rev, 69：2023［PMID: 36870101]）.

医療用の医薬品にはこんなものがある

医療用の総合感冒薬

商品名	・『PL配合顆粒（一般名：アセトアミノフェン＋サリチルアミド＋無水カフェイン＋プロメタジン）』
特徴	・医療用の総合感冒薬も，OTCと成分は同じです． ・医療用の薬に，「風邪の特効薬」があるわけではありません．

医療用でも重宝される「アセトアミノフェン」

商品名	・『カロナール（一般名：アセトアミノフェン）』
特徴	・「アセトアミノフェン」は小児から妊婦・授乳婦，インフルエンザの際にも使えるため，医療用の薬も非常に重宝されています． ・OTCよりも高用量（最大1日1,500mg）で使えます．

インフルエンザの治療薬

商品名	・『タミフル（一般名：オセルタミビル）』（内服薬/5日間） ・『リレンザ（一般名：ザナミビル）』（吸入薬/5日間） ・『イナビル（一般名：ラニナミビル）』（吸入薬/1回） ・『ラピアクタ（一般名：ペラミビル）』（点滴） ・『ゾフルーザ（一般名：バロキサビル）』（内服/1回）
特徴	・インフルエンザの治療に使う「抗ウイルス薬」です． ・いずれの薬も，通常治癒まで72〜87時間ほどかかるところを24時間ほど短縮する効果があります． ・『ゾフルーザ』は1回服用で治療が終わるため便利ですが，得られる効果は同じ[1]で非常に高額です．

■ 参考文献

1）Hayden FG, et al：Baloxavir marboxil for uncomplicated influenza in adults and adolescents. N Engl J Med, 379：913-923, 2018 [PMID：30184455]

豆知識

風邪の予防に，「うがい薬」は必要か？

「うがい」は，風邪の予防法として日本で古くから行われてきましたが，「うがい薬」で予防効果が高まるわけではない[1]ため，基本的に水道水での「うがい」で十分と考えられます（☞p.427）．

1）Satomura K, et al：Prevention of upper respiratory tract infections by gargling: a randomized trial. Am J Prev Med, 29：302-307, 2005 [PMID：16242593]

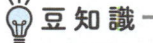 こぼれ話 風邪に特効薬やワクチンが存在しないのは，風邪の原因となるウイルスが200種以上あるからです．しかし，今はワクチンや治療薬がある「インフルエンザ」も，昔は「流行性感冒」と呼ばれ，風邪の一種とされていました．

薬を使う目的

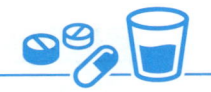

　点鼻薬は，鼻の粘膜だけで作用し，全身に移行する薬が少なくなるように工夫された剤形です．アレルギー性鼻炎の治療に使う点鼻薬は，「くしゃみ」・「鼻水」・「鼻詰まり」の症状を抑えるために使います．すべての症状に効果がある「ステロイド」，くしゃみ・鼻水に速く効く「抗ヒスタミン薬」，鼻詰まりをすぐに解消する「血管収縮薬」の3種を，明確に使い分ける必要があります．

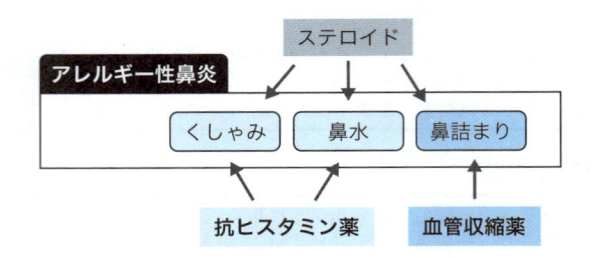

セルフメディケーションの位置づけ

　多少のアレルギー性鼻炎であれば，OTCの「点鼻薬」をうまく活用することで十分に対応することができます．OTCでは，鼻詰まりの症状を数分で解消してくれる「血管収縮薬」の点鼻薬が非常に人気ですが，使い過ぎによる「薬剤性鼻炎」が多発しています．販売時には，薬が原因で鼻炎になるリスクもあることを伝えるようにしてください．

　一方，「ステロイド」の点鼻薬は値段が高いことや「ステロイド」に対する誤解から，あまり人気は高くありませんが，効果・安全性の観点からは最も優れた薬と言えます．花粉症などでシーズンを通して鼻炎の症状がある人にとって，非常によい選択肢になります．点鼻薬に使われている薬の違いを意識した情報提供・使い分けが必要です．

	分類	効果	副作用	
推奨	ステロイド	高	低	くしゃみ・鼻水・鼻詰まりの3症状に効果があり，副作用も少ない
選択肢	抗ヒスタミン薬	低	低	「鼻詰まり」の症状がなく，ステロイドを避けたい場合の選択肢
切り札	血管収縮薬	中	高	どうしても今すぐ「鼻詰まり」を解消したい場合の，一時的な緊急措置

薬理作用

● **ステロイド**：鼻粘膜の炎症を抑えることで，**くしゃみ・鼻水・鼻詰まり**という，**鼻炎の3大症状**をすべて**解消**します．

● **抗ヒスタミン薬**：「ヒスタミン」をブロックすることで，**くしゃみ・鼻水の症状を解消**します．

● **血管収縮薬**：α受容体を刺激し血管を収縮させることで，**鼻詰まりを解消**します．効果は一時的ですが，速効性があります．

こぼれ話　日本では，アレルギー性鼻炎の治療には内服の「抗ヒスタミン薬」が人気ですが，治療効果は「ステロイド点鼻薬」の方が高いとされています（Am J Respir Med, 31：19-28, 2017 [PMID：28234147]）.

病院受診のトリアージ

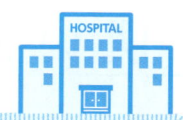

> **「くしゃみ」・「鼻水」・「鼻詰まり」を訴える人の中から，こんな人を見つける**
>
> ⚠ 「喘息」や「蕁麻疹」などと複合的なアレルギー症状を起こしている人
>
> ⚠ 「細菌性の副鼻腔炎」
>
> ⚠ 「薬剤性鼻炎（血管収縮薬の使い過ぎ）」

1 喘息や蕁麻疹などを伴っている

　　鼻炎だけではなく，喘息や蕁麻疹など複合的にアレルギー症状が出ている場合は，病院で治療を受ける必要があります．

2 頭痛を伴う鼻詰まりがある

　　頭痛や頬・上歯の痛みがある場合，副鼻腔炎（いわゆる蓄膿症）になっている可能性があります．場合によっては抗菌薬での治療，あるいは外科手術も必要なため，病院を受診した方が無難です．

注意 3 「血管収縮薬」の点鼻薬を頻繁に使っている，1週間続けて使っている

　　「血管収縮薬」の点鼻薬は，どうしても鼻詰まりを解消させたいときに，あくまで一時的（1〜2週間程度）に使うものです．使い過ぎは「薬剤性鼻炎」の原因になる (☞ p.155) ため，使用中止と病院受診を勧める必要があります．

4 「血管収縮薬」の点鼻薬を3日ほど使っても，効かない

　　通常，アレルギー性の鼻炎による鼻詰まりであれば，「血管収縮薬」の点鼻薬は一時的であれ，非常によく効きます．効果が得られない場合，その鼻詰まりはアレルギー性のものではなく，細菌性副鼻腔炎など別の病気によるものである可能性があります (☞ p.149)．一度，病院を受診するよう勧める必要があります．

5 「抗ヒスタミン薬」の点鼻薬を，2週間続けて使っている

　　「抗ヒスタミン薬」の点鼻薬を2週間続けて使った時点でまだ鼻炎の症状が残っている場合，より効果の高い「ステロイド」の点鼻薬への切り替えも含め，治療方針を考え直す必要があります (☞ p.157)．

6 「ステロイド」の点鼻薬を，1カ月間続けて使っている

　　「ステロイド」の点鼻薬は数カ月に渡って使うこともある薬ですが，OTCでは1カ月の制限が設けられています．1カ月使った時点でいったん病院を受診し，副作用の兆候や，鼻炎の陰に他の病気（例：鼻粘膜のポリープ・感染性副鼻腔炎）が潜んでいないか等を医師に確認してもらった方が無難です (☞ p.159)〔製剤によっては3カ月間使えるものもあります (☞ p.163)〕．

　　※その他，内服の「アレルギー性鼻炎の薬」のトリアージも参照のこと (☞ p.54)

使い分けフローチャート

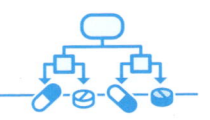

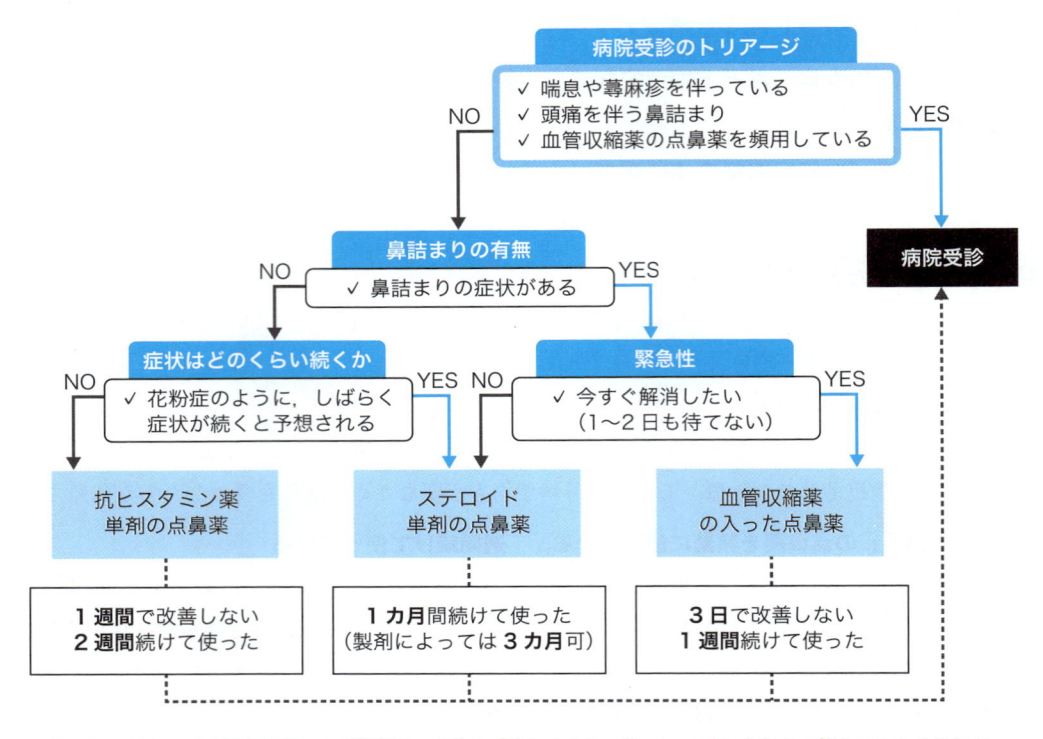

「ステロイド」・「血管収縮薬」の点鼻薬は，内服の「抗ヒスタミン薬」(☞ p.53) と併せて使うこともできます．

●基本方針●

基本的に，効果が高く副作用も少ない「ステロイド」単剤の点鼻薬が推奨されます．「鼻詰まり」がなく，突発的・短期的な鼻炎の場合は「抗ヒスタミン薬」単剤の点鼻薬も選択肢になります．「血管収縮薬」は速効性があり人気も高く，多くの製剤に含まれていますが，緊急性がない場合は避けるなど，使い過ぎを防ぐための注意が必要です．

◆ **特にこだわりはない** ————————→ 効果・安全性の高い「ステロイド」の点鼻薬が基本

◆ **花粉症などで，しばらく症状が続く** ————→ 使い続けた際の効果が高い「ステロイド」の点鼻薬 (☞ p.157)

◆ **掃除などで一時的な鼻炎になった** ————→ 使いはじめの効果が高い「抗ヒスタミン薬」の点鼻薬 (☞ p.157)

◆ **今すぐに，鼻詰まりを解消させたい** ———→ 「血管収縮薬」の入っている点鼻薬 (☞ p.156)

◆ **鼻詰まりはあるが，緊急性はない** ————→ 「ステロイド」の点鼻薬 (☞ p.156)

◆ **「抗ヒスタミン薬」を服用している** ————→ 「抗ヒスタミン薬」の重複は避ける

◆ **自動車を運転する** ————————→ 「抗ヒスタミン薬」の点鼻薬は避ける (☞ p.151)

◆ **何回も点鼻するのは面倒** ————————→ 少ない噴霧回数でよい「ステロイド」の点鼻薬

◆ **妊娠中** ————————————→ 病院で医療用の「ステロイド」点鼻薬を処方してもらうのが良い (☞ p.161)

◆ **高血圧・糖尿病・緑内障** ————————→ 添付文書上の制限と代替案のリスクに注意 (☞ p.162)

分 類 と 特 徴

　点鼻薬には，主に「ステロイド」・「抗ヒスタミン薬」・「血管収縮薬」の3種の薬が使われています．効果・安全性の面からは「ステロイド」単剤の点鼻薬が最も推奨されますが，鼻炎の続く期間や求める効果によって「抗ヒスタミン薬」や「血管収縮薬」の点鼻薬を選ぶ場合もあります．

点鼻薬の分類

ステロイド：ベクロメタゾン，フルチカゾン，プレドニゾロン

抗ヒスタミン薬：クロルフェニラミン，ケトチフェン

血管収縮薬：ナファゾリン，テトラヒドロゾリン

使い分けのポイント

効果		ステロイド	抗ヒスタミン薬	血管収縮薬
効果	くしゃみ・鼻水	○	○	×
	鼻詰まり	○	×	○
速効性		△	○	◎
副作用		ほぼない	眠気	薬剤性鼻炎
連続使用の上限		1〜3カ月	2週間	1〜2週間

● ステロイドの点鼻薬

【長所】

効果・安全性に優れているため，ガイドラインでも初期療法から重症例まで広く推奨されています[1]．

・鼻炎の3大症状である「くしゃみ」・「鼻水」・「鼻詰まり」のすべてに効果がある[2]．

・「抗ヒスタミン薬」のように，眠気を催すことがない．

・「血管収縮薬」のように，薬が効きにくくなったり，薬が原因の鼻炎を起こしたりする心配がない．

・市販薬でも1カ月間，製剤によっては3カ月間使い続けることができる (☞p.149)．

【短所】

効果が現れるまでに早くて12時間ほど[3]，場合によっては1〜2日程度かかることがあります．

・「血管収縮薬」のように噴霧して数分で効くわけではないため，「使っても効かない」と誤解されることがある．

・「ステロイド」は「怖い薬」，重症でないと使ってはいけない (☞p.154)，といった誤解が多い．

● 抗ヒスタミン薬の点鼻薬

【長所】

・「くしゃみ」・「鼻水」に対して，「ステロイド」と同じくらい効果的[2]．

・OTCとして市販されている「ステロイド」に比べると，やや速効性で優れている[4]．

【短所】

「ステロイド」と比べると，効果・安全性に劣るため，ガイドラインでも推奨される薬に入っていません[1]．

・「鼻詰まり」には，ほとんど効果がない[2]．

・内服薬と同じように眠気を感じることがあり，使用後の自動車運転が禁止されている．

● 血管収縮薬の点鼻薬

【長所】

「鼻詰まり」に対して速効性があり，よく効きます．

・噴霧して5～15分で「鼻詰まり」を解消できる．

【短所】

長期使用にはさまざまなリスクがあり，ガイドラインでも重症例への1～2週間が限度と注意喚起されています[1]．

・「くしゃみ」・「鼻水」には効果がない．

・「鼻詰まり」に対する効果も一時的で，長続きしない．

・2週間以上の連用は，鼻粘膜の腫脹を起こし，**「薬剤性鼻炎」**になる (☞p.155) 恐れがある[5]．

・高血圧・糖尿病・緑内障や甲状腺疾患の症状を悪化させる恐れがある．

参考文献

1）「鼻アレルギー診療ガイドライン：通年性鼻炎と花粉症 2016年版（改訂第8版）」（鼻アレルギー診療ガイドライン作成委員会/著），ライフサイエンス，2016

2）Ghimire A, et al：Comparative efficacy of steroid nasal spray versus antihistamine nasal spray in allergic rhinitis. Nepal Med Coll J, 9：17-21, 2007 [PMID：17593672]

3）Sonnemann U, et al：Noninterventional open-label trial investigating the efficacy and safety of ectoine containing nasal spray in comparison with beclomethasone nasal spray in patients with allergic rhinitis. J Allergy (Cairo), 2014：297203, 2014 [PMID：24976831]

4）Newson-Smith G, et al：A placebo controlled study comparing the efficacy of intranasal azelastine and beclomethasone in the treatment of seasonal allergic rhinitis. Eur Arch Otorhinolaryngol, 254：236-241, 1997 [PMID：9195148]

5）Graf P & Juto JE：Decongestion effect and rebound swelling of the nasal mucosa during 4-week use of oxymetazoline. ORL J Otorhinolaryngol Relat Spec, 56：157-160, 1994 [PMID：7515487]

豆知識

「薬剤性鼻炎」は，ステロイドの点鼻薬で治療できる

「血管収縮薬」の使い過ぎによって起こる「薬剤性鼻炎 (☞p.155)」は，「ステロイド」の点鼻薬によって治療できたとする報告があります．この報告では，年単位に及ぶ濫用で起こった鼻炎症状も，「血管収縮薬」の使用中止と「ステロイド」点鼻薬での治療によって，1週間以内に80％以上の人で症状が改善したとされています[1]．

「血管収縮薬」を頻繁に使っている人を見つけた場合は，まず病院受診を勧める必要がありますが，どうしても病院受診を嫌がられる場合には「ステロイド」単剤の点鼻薬への切り替えが一つの選択肢です．

1）湯田厚司，小川由紀子：点鼻用血管収縮薬による薬剤性鼻閉33例の検討．アレルギー，62：1623-1630，2013

■ 主な点鼻薬

商品名 \ 成分名	ステロイド			抗ヒスタミン薬		血管収縮薬		1日の噴霧回数	年間の使用上限
	ベクロメタゾン	フルチカゾン	プレドニゾロン	クロルフェニラミン	ケトチフェン	ナファゾリン	テトラヒドロゾリン		
ナザールα AR 0.1%＜季節性アレルギー専用＞	●							2回	3カ月
エージーアレルカットEXc＜季節性アレルギー専用＞	●			配合なし				2回	3カ月
パブロン 鼻炎アタックJL＜季節性アレルギー専用＞	●							2回	3カ月
フルナーゼ点鼻薬＜季節性アレルギー専用＞		●						2回	3カ月
コールタイジン 点鼻液a			●				●	6回まで	
クールワン 鼻スプレー				●		●		6回まで	
新ルル点鼻薬				●		●		6回まで	
ナザール「スプレー」				●		●		6回まで	
パブロン 点鼻				●		●		6回まで	
コルゲンコーワ 鼻炎ジェット				●		●		1〜5回	
エージーノーズ アレルカットC / M / S				●		●		3〜5回	
ロートアルガードST 鼻炎スプレー				●		●		3〜5回	
アルガード 鼻炎クールスプレーa				●			●	6回まで	
ベンザ 鼻炎スプレー				●			●	6回まで	
パブロン 点鼻クイック					●	●		4回	

💡豆知識

「血管収縮薬」が効かない場合，細菌感染症の恐れがある

　「血管収縮薬」を使っても「鼻詰まり」がほとんど解消しない場合，細菌性副鼻腔炎である疑いが強まることが知られています[1]．通常，よく効くために使い過ぎてしまう「血管収縮薬」ですが，「あまり効かない」といって何度も使用している患者さんを見かけたら，一度病院受診を勧める必要があります．

　1）Williams JW Jr & Simel DL：Does this patient have sinusitis? Diagnosing acute sinusitis by history and physical examination. JAMA, 270：1242-1246, 1993 [PMID：8355389]

こぼれ話 ステロイド点鼻薬の「ロートアルガードクリアノーズ」や「フルナーゼ」は「メントール」を含まないため，清涼剤の匂いが苦手な人にとって良い選択肢になります．

■ 主な有効成分の特徴

以下は各成分を単独で使用した場合の情報であり，実際の商品を選ぶ際には「一緒に配合された他の成分」の短所やリスクも考慮する必要があります．

ベクロメタゾン beclometasone ［ステロイド］

商品例	コンタック鼻炎スプレー，パブロン鼻炎アタックJL，ナザールα AR
医療用	リノコート

長　所	● 鼻炎の3大症状である「くしゃみ」・「鼻水」・「鼻詰まり」のすべてに効果がある[1,2] ● 通常，1日2回（朝・夕）の点鼻でよい[2] ● 使用してから，およそ12時間で効果が得られる[3] ● 吸収後はすみやかに代謝されて作用を失う「アンテドラッグ」のため，全身性の副作用が少ない[2]
短　所	● 高血圧・糖尿病・緑内障の患者には使用しないよう記載されている[4]　（☞ p.162）
本成分の留意点	自動車運転 ▶ 可　授乳中 ▶ 可
妊娠中　B3	ステロイド点鼻薬は，妊娠中の第一選択薬とされている[5]が，OTCは使用が制限されている[4] （☞ p.161）
授乳中　L2	授乳中の使用は問題ないとされている[6]

正式名称は「ベクロメタゾン プロピオン酸エステル」です．

フルチカゾン fluticasone ［ステロイド］

商品例	フルナーゼ点鼻薬
医療用	フルナーゼ

長　所	● 「ベクロメタゾン」と同様，アレルギー性鼻炎の第一選択薬となる点鼻の「ステロイド」[7] ● 高血圧・糖尿病・緑内障の患者に対する使用制限がない[4] ● 「抗ヒスタミン薬」の点鼻と比べても，速効性でも劣らないことが報告されている[8]
短　所	● 特になし
本成分の留意点	自動車運転 ▶ 可　授乳中 ▶ 可
妊娠中　B3	ステロイド点鼻薬は，妊娠中の第一選択薬とされている[5]が，OTCは使用が制限されている[4] （☞ p.161）
授乳中　L3	授乳中の使用は問題ないとされ[6]，添付文書上の制限もない[4]

正式名称は「フルチカゾン プロピオン酸エステル」です．

プレドニゾロン prednisolone ［ステロイド］

商品例	コールタイジン点鼻液a
医療用	コールタイジン

長　所	● 「ステロイド」に分類される成分
短　所	● 「血管収縮薬」を含む製剤しか存在しないため，「ステロイド」単剤の点鼻薬としては使えない ● 外用ステロイドとしては，最も作用の弱い「V群（weak）」に分類される[9]
本成分の留意点	自動車運転 ▶ 可　妊娠・授乳中 ▶ 可
妊娠中　A※	内服でも催奇形性は否定され[10]，使用は問題ないとされている[11]
授乳中　L2※	授乳中の使用は問題ないとされている[6]

※ 内服単剤での評価．

こぼれ話　妊娠中のアレルギー性鼻炎の治療には，疫学調査で安全性が確認されている内服の抗ヒスタミン薬「ロラタジン」や「セチリジン」などがOTCでも良い選択肢になります（☞ p.76）．

クロルフェニラミン chlorpheniramine

抗ヒスタミン薬　第一世代

商品例 エージーノーズ アレルカット，ナザール「スプレー」，パブロン点鼻
医療用（点鼻薬にはない）

長　所	● 内服としても使われる第一世代の抗ヒスタミン薬 (☞ p.53) で，「くしゃみ」・「鼻水」に効果的[1]
短　所	● 「鼻詰まり」にはほとんど効果がない[1] ● 眠気を催すことがあるため，使用後に自動車を運転することは禁止されている[12]
本成分の留意点	自動車運転 ▶ 禁止　妊娠・授乳中 ▶ 可
妊娠中	**A** ※ 　内服でも催奇形性は否定され (☞ p.60)，使用は問題ないとされている[11]
授乳中	**L3** ※ 　全身移行の少ない点鼻であれば，授乳中の使用は問題ないとされている[6]

※ 内服単剤での評価.

ケトチフェン kᵊtotifen

抗ヒスタミン薬　第二世代

商品例 パブロン点鼻クイック
医療用 ザジテン点鼻液

長　所	● 内服でも使われる第二世代の抗ヒスタミン薬 (☞ p.53) で，「くしゃみ」・「鼻水」に効果的[1] ● 「ケトチフェン」単剤の商品が販売されているため，「血管収縮薬」を避ける際の選択肢になる
短　所	● 「鼻詰まり」にはほとんど効果がない[1] ● 眠気を催すことがあるため，使用後に自動車を運転することは禁止されている[13]
本成分の留意点	自動車運転 ▶ 禁止　妊娠中 ▶ 可
妊娠中	**–** 　全身移行の少ない点鼻であれば，問題ないとされている[11]
授乳中	**L3** ※ 　全身移行は少なく問題ないとされているが[6]，OTCは使用が制限されている[4]

※ 内服単剤での評価.

こぼれ話　「点鼻薬で鼻血が出た」という副作用の経験はよく耳にしますが，点鼻薬のノズルを勢いよく奥まで挿入したという「物理的な要因」による症例も少なくありません.

ナファゾリン naphazoline 　　血管収縮薬

商品例 エージーノーズ アレルカット，パブロン点鼻クイック
医療用 プリビナ

長　　所	・「鼻詰まり」に対する速効性があり，15分以内に効果が現れる [14]
短　　所	・効果は3〜4時間程度しか続かない [14] ・長期使用は「薬剤性鼻炎」のリスクになるため，ガイドラインでも1〜2週間が上限と規定 [15] ・血圧・血糖値・自律神経に影響し，高血圧・糖尿病・甲状腺疾患や不眠の症状を悪化させる恐れがある
本成分の 留意点	自動車運転 ▶ 可 　授乳中 ▶ 可
妊娠中	− 　子宮収縮作用があるため「使用を控えるべき」とする見解がある [16]
授乳中	L3 　適切な使用であれば，授乳中の使用は問題ないとされている [6]

テトラヒドロゾリン tetrahydrozoline 　　血管収縮薬

商品例 コールタイジン点鼻液a，ベンザ鼻炎スプレー
医療用 コールタイジン

長　　所	・「鼻詰まり」に対する速効性があり，5分以内に効果が現れる [17]
短　　所	・効果は5〜8時間程度しか続かない [17] ・長期使用は「薬剤性鼻炎」のリスクになるため，ガイドラインでも1〜2週間が上限と規定 [15] ・血圧・血糖値・自律神経に影響し，高血圧・糖尿病・甲状腺疾患や不眠の症状を悪化させる恐れがある
本成分の 留意点	自動車運転 ▶ 可 　授乳中 ▶ 可
妊娠中	− 　子宮収縮作用があるため「使用を控えるべき」とする見解がある [16]
授乳中	− 　適切な使用であれば，授乳中の使用は問題ないとされている [6]

■ 参考文献

1）Ghimire A, et al：Comparative efficacy of steroid nasal spray versus antihistamine nasal spray in allergic rhinitis. Nepal Med Coll J, 9：17–21, 2007 ［PMID：17593672］

2）リノコートパウダースプレー鼻用　インタビューフォーム

3）Sonnemann U, et al：Noninterventional open–label trial investigating the efficacy and safety of ectoine containing nasal spray in comparison with beclomethasone nasal spray in patients with allergic rhinitis. J Allergy (Cairo), 2014：297203, 2014 ［PMID：24976831］

4）各該当製品の添付文書

5）Gilbert C, et al：Fetal safety of drugs used in the treatment of allergic rhinitis: a critical review. Drug Saf, 28：707–719, 2005 ［PMID：16048356］

6）「母乳とくすりハンドブック（第3版）」（大分県地域保健協議会大分県「母乳と薬剤」研究会／編），大分県地域保健協議会，2017

7）Trangsrud AJ, et al：Intranasal corticosteroids for allergic rhinitis. Pharmacotherapy, 22：1458–1467, 2002 ［PMID：12432972］

8）Carr WW, et al：Comparison of intranasal azelastine to intranasal fluticasone propionate for symptom control in moderate–to–severe seasonal allergic rhinitis. Allergy Asthma Proc, 33：450–458, 2012 ［PMID：23127291］

9）加藤則人，他：アトピー性皮膚炎診療ガイドライン2016年版．日皮会誌，126：121–155, 2016

10）Czeizel AE & Rockenbauer M：Population–based case–control study of teratogenic potential of corticosteroids. Teratology, 56：335–340, 1997 ［PMID：9451758］

11）「薬物治療コンサルテーション 妊娠と授乳（改訂2版）」（伊藤真也，村島温子／編），南山堂，2014

12）エージーノーズアレルカットC　添付文書

13）ザジテンAL点鼻スプレーα　添付文書

14）プリビナ液　インタビューフォーム

15）「鼻アレルギー診療ガイドライン：通年性鼻炎と花粉症 2016年版（改訂第8版）」（鼻アレルギー診療ガイドライン作成委員会／著），ライフサイエンス，2016

16）愛知県薬剤師会：妊娠・授乳と薬 対応基本手引き（改訂2版）

17）コールタイジン点鼻液　インタビューフォーム

こぼれ話 「ナファゾリン」や「テトラヒドロゾリン」は，点鼻などの局所使用であればドーピング違反にはなりませんが，用法・用量を守らず大量・頻回に使用した場合はドーピング違反を疑われる可能性があります．

■ 点鼻薬に配合されているその他の成分

クロモグリク酸Na sodium cromoglicate
ケミカルメディエーター遊離抑制薬

商品例	エージーノーズ アレルカット
作用	くしゃみ・鼻水・鼻詰まりの解消

特徴	• 医療用の『インタール』と同成分，「くしゃみ」・「鼻水」だけでなく，「鼻詰まり」にも効果がある[1]
注意点	• 効果は，「ステロイド」の点鼻薬には及ばない[2] • 妊娠中や授乳中の使用も問題ないとされている[3,4]が，単剤の点鼻薬はない

ベンザルコニウム benzalkonium
低水準消毒薬

商品例	コルゲンコーワ鼻炎ジェット，ナザール「スプレー」
作用	二次感染の予防，薬液の防腐剤

特徴	• 手指の消毒によく使われる消毒薬
注意点	• 血管収縮薬で起こる「薬剤性鼻炎」の症状を，より悪化させることが指摘されている[5] • 「有効成分」ではなく「添加物」の欄に記載されていることもある
類似薬	ベンゼトニウム

グリチルリチン酸 glycyrrhizic acid
抗炎症薬

商品例	エージーノーズ アレルカット
作用	鼻粘膜の炎症を抑える

特徴	• 生薬「甘草」の主成分で，抗ヒスタミン薬にはない「抗炎症作用」がある
注意点	• 点鼻で鼻炎症状が改善するという報告はなく，効果の根拠は乏しい
類似薬	グリチルレチン酸

リドカイン lidocaine
局所麻酔薬

商品例	コルゲンコーワ鼻炎ジェット，新ルル点鼻薬
作用	鼻粘膜の知覚を一時的に麻痺させ，痒みなどの不快感を和らげる

特徴	• 医療用の『キシロカイン』と同成分，速効性に優れた（2分以内に効果が現れる）痒み止め[6]
注意点	• 傷があると吸収されやすく，副作用の危険性が高まる[6]

■ 参考文献

1）インタール点鼻液　インタビューフォーム

2）Lange B, et al：Efficacy, cost–effectiveness, and tolerability of mometasone furoate, levocabastine, and disodium cromoglycate nasal sprays in the treatment of seasonal allergic rhinitis. Ann Allergy Asthma Immunol, 95：272–282, 2005 [PMID：16200819]

3）Schatz M, et al：The safety of asthma and allergy medications during pregnancy. J Allergy Clin Immunol, 100：301–306, 1997 [PMID：9314340]

4）「母乳とくすりハンドブック（第3版）」（大分県地域保健協議会大分県「母乳と薬剤」研究会／編），大分県地域保健協議会, 2017

5）Graf P：Rhinitis medicamentosa: a review of causes and treatment. Treat Respir Med, 4：21–29, 2005 [PMID：15725047]

6）キシロカインゼリー　添付文書

現場で役立つQ&A

Q1 「ステロイド」の点鼻薬は，症状がひどいときしか使えない？

A：✖ 軽症でも使える

「ステロイド」の点鼻薬を，鼻炎がひどくなったときの「最終手段」と捉えている人は多いですが，鼻炎の3大症状である「くしゃみ」・「鼻水」・「鼻詰まり」のすべてに効果があり，目立った副作用もないため，軽症の段階から使うことができます．

■「ステロイド」点鼻薬は，初期療法から最重症までの第一選択薬

「ステロイド」の点鼻薬は，2013年以前のガイドラインでは，症状が比較的ひどい中等症からしか選択肢にあげられていませんでした[1]．そのため，今でも「症状がひどくなってから使う薬」だと考えている人が少なくありません．

しかし2013年以降，軽症例に対する効果・安全性も示されたため，2016年に改訂された新しいガイドラインでは「抗ヒスタミン薬（内服）」と一緒に，「ステロイド」の点鼻薬が**軽症・中等症・重症・最重症のすべての段階で第一選択薬**としてあげられています[2]．

また，花粉症のような季節性のアレルギーでは，花粉が飛ぶ前から予防的治療をはじめる「初期療法」で使う薬の選択肢にもあげられています[2]．特に，この予防的な「初期療法」を行う際，12歳以上の患者には「抗ヒスタミン薬」を使わずに，「ステロイド」の点鼻薬だけで行うことも推奨されています[3]．実際，鼻炎には「抗ヒスタミン薬」の飲み薬よりも「ステロイド」の点鼻薬の方が効果は高い[4]ことも報告されています．

ただし，OTCの「ステロイド」点鼻薬は18歳以上にしか使えないこと，また1カ月（商品によっては3カ月）以上は使い続けられないことにも注意が必要です．

■ 効果・安全性には優れるが，使いにくさは難点

「ステロイド」の点鼻薬は，「くしゃみ」・「鼻水」だけでなく「鼻詰まり」にも効果的で，さらに「抗ヒスタミン薬」のような眠気を催さず，長期使用でも目立ったリスクなく鼻炎症状を改善できるため，効果と安全性の両面で非常に優れた薬です．しかし，これは正しく使えた場合の話です．

点鼻薬は，**デバイスの扱いにくさ・使用時の不快感や刺激感・使用後の苦味などから，苦手とする人が多いタイプの薬です**[5]．「苦手なので使いたくない」という人に無理に勧めても，当然きちんと使い続けることはできず，効果は得られません．その場合は「抗ヒスタミン薬」の内服薬 (☞ p.53) など，他の薬を選ぶ必要があります．

薬による恩恵を患者が最大限に受けるためには，こうした患者の好みも考慮して薬を選ぶことが大切です．

■ 参考文献

1）「鼻アレルギー診療ガイドライン：通年性鼻炎と花粉症 2013年版（改訂第7版）」（鼻アレルギー診療ガイドライン作成委員会/著），ライフサイエンス，2013

2）「鼻アレルギー診療ガイドライン：通年性鼻炎と花粉症 2016年版（改訂第8版）」（鼻アレルギー診療ガイドライン作成委員会/著），ライフサイエンス，2016

3）Wallace DV, et al：Pharmacologic treatment of seasonal allergic rhinitis：synopsis of guidance from the 2017 joint task force on practice parameters. Ann Intern Med, 167：876-881, 2017 ［PMID：29181536］

4）Juel-Berg N, et al：Intranasal corticosteroids compared with oral antihistamines in allergic rhinitis：A systematic review and meta-analysis. Am J Rhinol Allergy, 31：19-28, 2017 ［PMID：28234147］

5）秋山貢佐，星川広史：鼻噴霧用ステロイド薬における使用感とアドヒアランスについて．耳鼻咽喉科免疫アレルギー，34：193-197，2016

Q2 「血管収縮薬」の点鼻薬は，よく効くから使い続けても大丈夫？

A：✖ 薬が原因の鼻炎になる

　「血管収縮薬」の配合された点鼻薬を使い続けていると，薬が原因で鼻水・鼻詰まりの症状が出る「薬剤性鼻炎」になってしまう恐れがあります．そのため，効果があっても1〜2週間の使用に留めるよう指導する必要があります．また，その際は「なぜ使い過ぎがダメなのか」という理由も併せて説明するようにしてください．

■ 長期使用による「薬剤性鼻炎」のリスク

　市販の点鼻薬には，多くの商品に「ナファゾリン」や「テトラヒドロゾリン」といった「血管収縮薬」が含まれています．「血管収縮薬」は噴霧してすぐ（5〜15分）に鼻詰まりが解消する[1,2]ため，使用者が効果を実感しやすく，「よく効く点鼻薬」として人気もあるからです．

　しかし，「血管収縮薬」を使い続けていると鼻の粘膜が肥厚・腫脹し，**アレルギーでもないのに「鼻水」・「鼻詰まり」の症状が出る「薬剤性鼻炎」を起こす**ことがあります．実際，こうした鼻粘膜の病変は10日間の使用であれば起こらないものの，1カ月間の使用ではほぼ確実に起こることが確認されています[3]．この病変によって「鼻詰まり」の症状が出はじめると，患者は「血管収縮薬」をよりたくさん使うようになり，悪循環に陥ってしまいます．

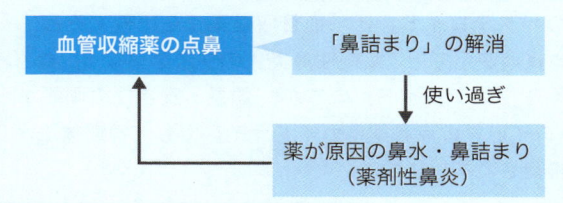

　そのため，「血管収縮薬」が含まれる点鼻薬を使用する場合は，1日の使用回数を必ず守るとともに，長くとも1〜2週間の使用に留める (☞ p.159) 必要があります[4]．

■ 販売時には，使い過ぎのリスクを伝える

　病院で「薬剤性鼻炎」と診断された患者のうち，初回問診で「血管収縮薬」の使用を医師に伝えたのは，わずか36.4%だった，という調査結果が2013年に報告されています[5]．これは，**「血管収縮薬」の点鼻薬が原因で鼻炎になる，ということが一般にほとんど知られていない**，ということを意味しています．

　「血管収縮薬」の含まれた点鼻薬を販売する際は，「薬剤性鼻炎」のリスクも伝えた上で使い過ぎに対する注意喚起を行うようにしてください．

■ 参考文献

1）プリビナ液　インタビューフォーム
2）コールタイジン点鼻液　インタビューフォーム
3）Graf P & Juto JE：Decongestion effect and rebound swelling of the nasal mucosa during 4–week use of oxymetazoline. ORL J Otorhinolaryngol Relat Spec, 56：157–160, 1994 [PMID：7515487]
4）「鼻アレルギー診療ガイドライン：通年性鼻炎と花粉症 2016年版（改訂第8版）」（鼻アレルギー診療ガイドライン作成委員会／著），ライフサイエンス，2016
5）湯田厚司，小川由紀子：点鼻用血管収縮薬による薬剤性鼻閉33例の検討．アレルギー，62：1623–1630, 2013

こぼれ話　「血管収縮薬」を含む一部の点鼻薬は，連続使用に対して添付文書で注意喚起がされていないため，口頭での指導が必要です．

第5章　点鼻薬（アレルギー性鼻炎）

Q3 鼻詰まりには，「ステロイド」より「血管収縮薬」の点鼻薬の方がよく効く？

A：❌「血管収縮薬」より「ステロイド」の方がよく効く

基本的に「ステロイド」の点鼻薬の方が効果・安全性に優れています．「血管収縮薬」の点鼻薬が「ステロイド」の点鼻薬より優れているのは，噴霧してすぐ（5〜15分）効くという速効性です．ただし，「ステロイド」も1〜2日程度で効果が得られるため，決して効果が遅いわけではありません．

■「血管収縮薬」は，緊急性のある場合に有用

「血管収縮薬」の点鼻薬が優れているのは，噴霧して5〜15分という短時間で鼻詰まりを解消できる[1,2]という点です．「ステロイド」の点鼻薬でも早ければ12時間程度で効果は得られます[3]が，それでは間に合わないという緊急性のある場合には「血管収縮薬」が有用です．ただし，効果は3〜8時間ほどで切れ，長続きしないことに注意が必要です[1,2]．

<「血管収縮薬」が必要になる，緊急性のある症例>
・鼻詰まりがひどくて眠れない
・今から大事なプレゼンや面接があるため，すぐに鼻詰まりを解消させる必要がある
・今から飛行機や新幹線に乗るため，すぐに鼻詰まりを解消させる必要がある（いわゆる「耳抜き」ができない）

■「ステロイド」の方が，安全で効果的

点鼻薬の「ステロイド」と「血管収縮薬」を比較すると，「くしゃみ」・「鼻水」にも効果があり，さらに長期使用でも「薬剤性鼻炎」のリスクがなく，むしろ使い続けることで鼻炎の症状が改善されてくる「ステロイド」の方が，効果・安全性の両面から優れた薬と言えます．このことから，「ステロイド」の点鼻薬はガイドラインでも，初期療法から重症までの広い段階で，第一選択薬として推奨されています[4]．

		ステロイド	血管収縮薬
症状	くしゃみ・鼻水	効果がある	効果がない
	鼻詰まり	効果がある	一時的な効果がある
効果が現れるまで		速くて12時間	速くて5分
効果が切れるまで		半日以上効果が持続	3〜8時間程度
長期使用で		鼻炎症状が治まってくる	薬剤性鼻炎になる
ガイドラインの推奨		初期〜重症で推奨	重症時でも1〜2週間に限定

市販薬としては，「すぐに効かない」と評判の悪い「ステロイド」の点鼻薬ですが，「血管収縮薬」と比べて速効性に劣るとは言うものの，通常1〜2日程度，早ければ12時間で効果が得られ[3]，使い続けることで鼻炎症状が改善されてくることを説明し，不必要な「血管収縮薬」の使用は減らすよう努める必要があります．

● 参考文献

1）プリビナ液　インタビューフォーム
2）コールタイジン点鼻液　インタビューフォーム
3）Sonnemann U, et al：Noninterventional open–label trial investigating the efficacy and safety of ectoine containing nasal spray in comparison with beclomethasone nasal spray in patients with allergic rhinitis. J Allergy（Cairo），2014：297203, 2014 [PMID：24976831]
4）「鼻アレルギー診療ガイドライン：通年性鼻炎と花粉症2016年版（改訂第8版）」（鼻アレルギー診療ガイドライン作成委員会/著），ライフサイエンス，2016

Q4 鼻詰まりがなければ，点鼻薬は「抗ヒスタミン薬」でよい？

A：○ ただし，花粉症のように長く続く鼻炎には「ステロイド」の方がよい

「抗ヒスタミン薬」の点鼻薬は，「ステロイド」の点鼻薬よりも速効性の点でやや優れているため，突発的な鼻炎の際には効果的です．しかし，使い続けた際の効果は「ステロイド」の点鼻薬の方が高いため，花粉症のように5日以上鼻炎の症状が続きそうな場合は「ステロイド」の点鼻薬の方が適しています．

■「抗ヒスタミン薬」は，突発的な「くしゃみ」・「鼻水」に適している

点鼻薬は，使いはじめ2～3日程度の間は「ステロイド」よりも「抗ヒスタミン薬」の方がよく効くとされています[1]．そのため，突発的・一時的な「くしゃみ」・「鼻水」の場合には「抗ヒスタミン薬」の点鼻薬が有用です．

しかし，**点鼻を続けていると5日程度で「ステロイド」の効果が追い付き，遅くとも2週間で「ステロイド」の方が効果は高くなる**[1] ため，花粉症のようにシーズンを通してしばらく症状が続くような状態は「ステロイド」の点鼻薬の方が適しています．

<「抗ヒスタミン薬」が適した，突発的な症例>
・大掃除でホコリを吸ったため，「くしゃみ」・「鼻水」が出る
・猫を飼っている知人の家に行ったため，「くしゃみ」・「鼻水」が出る

■「ステロイド」は鼻詰まりにも効果があり，眠気もなく，噴霧の手間も少ない

点鼻薬の「ステロイド」と「抗ヒスタミン薬」を比較すると，「鼻詰まり」にも効果があり，眠気の副作用がなく，少ない噴霧回数で治療できる「ステロイド」の方が，効果・安全性・手間の観点から優れた薬と言えます．特に，花粉症のようにアレルギー症状が2週間以上続くことが予測される場合には，使い続けた際の効果が高い「ステロイド」を選ぶことが勧められます．

また，「抗ヒスタミン薬」の点鼻薬は，内服薬と同様 (☞ p.68) に眠気のリスクがあることから，使用後の自動車運転が制限されている[2] 点に注意が必要です．

		ステロイド	抗ヒスタミン薬
症状	くしゃみ・鼻水	効果がある	効果がある
	鼻詰まり	効果がある	効果がない
使いはじめて2～3日の効果		劣る	優れる
使い続けた際の効果		優れる	劣る
自動車運転に対する制限		なし	禁止（眠気の副作用）
噴霧回数		2～4回	4～6回
使用できる期間		1～3カ月	2週間
ガイドラインでの推奨		初期～重症で推奨	特に推奨なし

医療用の「ステロイド」点鼻薬には，1日1回の噴霧でよく，速効性でも劣らない[3] ものがあります．

「ステロイド」と「抗ヒスタミン薬」の点鼻薬を併用することで，鼻炎に対する効果がより高くなるとする報告もあります[4] が，日本では配合剤が販売されていません．2つの点鼻薬を規則正しく噴霧し続けることは困難なため，あまりお勧めはできません．

こぼれ話 ステロイドの点鼻薬の中でも「フルチカゾンプロピオン酸エステル」は，「抗ヒスタミン薬」と比べて速効性も劣らないことが報告されています（Allergy Asthma Proc, 33：450-458, 2012 [PMID：23127291]）.

■ 参考文献

1）Newson-Smith G, et al：A placebo controlled study comparing the efficacy of intranasal azelastine and beclomethasone in the treatment of seasonal allergic rhinitis. Eur Arch Otorhinolaryngol, 254：236-241, 1997 [PMID：9195148]

2）ザジテン AL 鼻炎スプレーα 添付文書

3）Carr WW, et al：Comparison of intranasal azelastine to intranasal fluticasone propionate for symptom control in moderate-to-severe seasonal allergic rhinitis. Allergy Asthma Proc, 33：450-458, 2012 [PMID：23127291]

4）Price D, et al：A new therapy (MP29-02) is effective for the long-term treatment of chronic rhinitis. J Investig Allergol Clin Immunol, 23：495-503, 2013 [PMID：24654314]

 豆知識

「ヴェポラッブ」という選択肢

　塗布剤「ヴェポラッブ」は，2〜11歳の小児に対し，鼻炎や咳の症状を緩和する効果が報告されています[1]．内服薬や点鼻薬が使えない場合には，試してみる価値があります．ただし，皮膚への刺激などの副作用も比較的多いことに注意が必要です．

1）Paul IM, et al：Vapor rub, petrolatum, and no treatment for children with nocturnal cough and cold symptoms. Pediatrics, 126：1092-1099, 2010 [PMID：21059712]

 海外では，「アゼラスチン（抗ヒスタミン薬）」と「フルチカゾン（ステロイド）」の配合点鼻薬が販売されているところもあります．

Q5 点鼻薬は，副作用がなければ使い続けてよい？

A：✖ 連続使用の上限を守る

「ステロイド」・「抗ヒスタミン薬」・「血管収縮薬」を問わず，OTCとして市販されている点鼻薬には，多くの場合「使用期間の上限」が定められています．これは，長期使用による副作用を防ぐことだけでなく，「アレルギー性鼻炎」以外の病気が潜んでいた際に，発見が遅れてしまわないようにする目的もあります．必ず，連続使用の上限を守るよう指導してください．

	ステロイド	抗ヒスタミン薬	血管収縮薬
連続使用の上限	1カ月（年間）	2週間	1～2週間

一部の「ステロイド」点鼻薬は，3カ月間の使用ができます．

■「ステロイド」は他の病気を見落とさないため，1～3カ月が上限

「ステロイド」の点鼻薬は，「効果があっても1カ月（商品によっては3カ月）以上は使わない」よう記載されています．病院などでは長期間続けて処方されることもありますが，それは**医師が定期的に診察し，副作用の兆候や，アレルギー性鼻炎の陰に他の病気（例：鼻粘膜のポリープ・感染性副鼻腔炎）が潜んでいないことを確認した上で行っている**ものです．

また，現在医療用として主流の「ステロイド」の点鼻薬は，OTCとして使われている「ベクロメタゾン」よりも全身作用が少なくなるよう改良されたものです（☞p.164）．数カ月に渡って連続使用する際は，病院を受診し，副作用の兆候・他の病気の見落としがないかを確認してもらった上で，より安全性の高い薬を使うことが勧められます．

■「抗ヒスタミン薬」は切り替えを考慮するため，2週間が上限

「抗ヒスタミン薬」の点鼻薬は，多くの場合は，連続使用が2週間までに制限されています．「抗ヒスタミン薬」自体は，特に長期使用で高いリスクのある薬ではありません．実際，内服薬は花粉の飛散時期を通して服用することが推奨（☞p.53）されています[1]．

しかし，「抗ヒスタミン薬」の点鼻薬は「ステロイド」の点鼻薬に比べてやや速効性に優れるものの，2週間続けて使用した際の効果は「ステロイド」に劣り[2]，また費用対効果が悪い[3]ことも指摘されています．そのため，2週間経った時点でまだ鼻炎の症状が改善していない場合は，内服薬や「ステロイド」の点鼻薬への切り替えも含めて考え直す必要があります．

■「血管収縮薬」はリスクが高いため，重症例でも1～2週間が上限

連続使用の上限が最も短いのは「血管収縮薬」の点鼻薬です．これは，**連用によって「薬剤性鼻炎（☞p.155）」を起こしたり，血圧など自律神経系へ影響したりする**恐れがあるからです．

10日間の使用であれば「薬剤性鼻炎」の兆候は確認されなかった[4]こともあり，添付文書では多くの場合，連続使用が2週間までに制限されています．しかし，ガイドラインでは「重症例」に対して「1～2週間を上限」にするよう注意喚起されている[1]こと，OTCでの対応が基本的に「軽症～中等症」程度を対象にしていることを考慮すると，**1週間程度でいったん使用を止め，まだ鼻詰まりが続くようであれば別の治療に切り替えることを勧めるべき**と考えられます．

■ 参考文献

1）「鼻アレルギー診療ガイドライン：通年性鼻炎と花粉症 2016年版（改訂第8版）」（鼻アレルギー診療ガイドライン作成委員会／著），ライフサイエンス，2016

2）Newson-Smith G, et al : A placebo controlled study comparing the efficacy of intranasal azelastine and beclomethasone in the treatment of seasonal allergic rhinitis. Eur Arch Otorhinolaryngol, 254 : 236-241, 1997 [PMID : 9195148]

3）Lange B, et al : Efficacy, cost-effectiveness, and tolerability of mometasone furoate, levocabastine, and disodium cromoglycate nasal sprays in the treatment of seasonal allergic rhinitis. Ann Allergy Asthma Immunol, 95 : 272-282, 2005 [PMID : 16200819]

4） Graf P & Juto JE : Decongestion effect and rebound swelling of the nasal mucosa during 4-week use of oxymetazoline. ORL J Otorhinolaryngol Relat Spec, 56 : 157-160, 1994 [PMID : 7515487]

 豆知識

「生理食塩水」の点鼻（鼻洗浄）も，鼻炎にある程度の効果がある

　医薬品ではありませんが，「生理食塩水」の点鼻製剤も販売されています．「生理食塩水」はただの塩水ですが，小児のアレルギー性鼻炎[1] や，風邪（急性上気道炎）による鼻症状[2] にある程度の効果があるとされています．

1）Satdhabudha A & Poachanukoon O : Efficacy of buffered hypertonic saline nasal irrigation in children with symptomatic allergic rhinitis: a randomized double-blind study. Int J Pediatr Otorhinolaryngol, 76 : 583-588, 2012 [PMID : 22326210]

2）King D, et al : Saline nasal irrigation for acute upper respiratory tract infections. Cochrane Database Syst Rev : CD006821, 2015 [PMID : 25892369]

こぼれ話　12歳未満の小児では，「ステロイド」の点鼻薬より「抗ヒスタミン薬」の飲み薬の方が効果的な場合があります．これは，点鼻薬の扱いが難しく，適切な点鼻ができない可能性があるからです（Ann Intern Med, 167 : 876-881, 2017 [PMID : 29181536]）．

Q6 妊娠・授乳中でも使える点鼻薬はある？

A：△ 全身移行が少なく問題ないとされているが，OTCでは制限されているものもある

点鼻薬は，基本的に鼻粘膜だけで作用し，吸収されて全身に移行する量が少ない製剤です．そのため，内服薬よりも胎児・乳児に与える影響は少なく，「ステロイド」・「抗ヒスタミン薬」・「血管収縮薬」いずれも適切な使い方であれば問題ないとされています（伝え方の注意☞p.14）．ただし，OTCでは使用が制限されているものも多いため，注意が必要です．

■「ステロイド」の点鼻薬～OTCは妊娠中の使用に制限

「ステロイド」の点鼻薬は「抗ヒスタミン薬」の飲み薬[1]や点鼻薬[2]よりも効果が高く，また全身への移行が少ないことから副作用のリスクも低く，アレルギー性鼻炎の治療薬としては非常に優秀な選択肢です．実際，海外では妊娠中でも第一選択薬として推奨されている[3]など，治療の主軸として扱われています．

そのため，日本でも病院では妊娠中に「ステロイド」の点鼻薬を処方される機会は多いですが，OTCでは使用が制限されています．妊娠中に鼻詰まりがひどい，より効果の高い「ステロイド」の点鼻薬を使いたいという場合には，病院を受診する必要があります．特に，医療用の「ステロイド」点鼻薬には，より全身移行の少ない薬（☞p.164）があるため，より安全に使うことができます．

薬剤	OTC	医療用		
	ベクロメタゾン	エリザス	アラミスト	ナゾネックス
バイオアベイラビリティ（全身移行の指標）	44.0％	14.0％	0.5％	0.2％未満

授乳中の使用に関しても基本的に問題ないとされています[4]．

■「抗ヒスタミン薬」単剤の点鼻薬～全身移行の観点から問題ないと考えられる

「抗ヒスタミン薬」の点鼻薬に関する疫学調査はありませんが，点鼻であれば全身への移行量も少ないため，適切な使用であれば問題ないとされています[4,5]．

「血管収縮薬」を含まない製剤として，「ケトチフェン」単剤の点鼻薬も選択肢の一つにはなりますが，「ケトチフェン」は内服した場合の疫学調査もほとんどなく（☞p.61），成分的な検討は不十分であることに注意が必要です．

■「血管収縮薬」を含む点鼻薬～適正使用であれば問題はないが，OTCとしての販売には注意

「血管収縮薬」の点鼻薬も，基本的に妊娠・授乳中でも問題ないとされています[4,5]が，妊娠中の使用は控えるべきとする見解もあります[6]．特にOTCの場合，「血管収縮薬」の点鼻薬は使用量や回数が多くなる傾向にあるため，安易に勧めることは控えた方が無難です．

■参考文献

1）Juel-Berg N, et al：Intranasal corticosteroids compared with oral antihistamines in allergic rhinitis：A systematic review and meta-analysis. Am J Rhinol Allergy, 31：19-28, 2017 ［PMID：28234147］

2）Newson-Smith G, et al：A placebo controlled study comparing the efficacy of intranasal azelastine and beclomethasone in the treatment of seasonal allergic rhinitis. Eur Arch Otorhinolaryngol, 254：236-241, 1997

3）Gilbert C, et al：Fetal safety of drugs used in the treatment of allergic rhinitis: a critical review. Drug Saf, 28：707-719, 2005 ［PMID：16048356］

4）「母乳とくすりハンドブック（第3版）」（大分県地域保健協議会大分県「母乳と薬剤」研究会/編），大分県地域保健協議会，2017

5）「薬物治療コンサルテーション 妊娠と授乳（改訂2版）」（伊藤真也，村島温子/編），南山堂，2014

6）愛知県薬剤師会：妊娠・授乳と薬 対応基本手引き（改訂2版）

Q7 高血圧・糖尿病・緑内障の人は，「ステロイド」の点鼻薬を避けるべき？

A：△ 代替案には，よりリスクの高いものがあることに注意

添付文書上，「ベクロメタゾン」の点鼻薬は高血圧・糖尿病・緑内障の人に対して使用制限が設けられています．しかし，これらの疾患があるからと「ステロイド」の点鼻薬を避け，代わりに「血管収縮薬」の点鼻薬や第一世代の「抗ヒスタミン薬（内服）」を勧めると，かえってリスクが高くなることに注意が必要です．

■ 血圧・血糖・眼圧に対し，「ステロイド」点鼻薬はほとんど影響しない

「ステロイド」には，確かに代謝に影響して血圧・血糖値を上昇させる作用があります．しかし，例えば「ベクロメタゾン」は点鼻によって全身に吸収される薬物量は1％未満（飲み込んでしまう点鼻液を考慮しても40％程度）とされており[1]，この微量で高血圧や糖尿病の症状を悪化させることはあまり現実的ではありません．実際，「ステロイド」の点鼻薬を使ったことで**高血圧や糖尿病の症状が悪化したという症例はこれまでに報告されておらず**，2010年には医療用「ベクロメタゾン」製剤の『リノコート』にあった「原則禁忌」の指定も解除されています[2]．また，医療用としてよく使われている他の「ステロイド」の点鼻薬にも，高血圧や糖尿病に対する制限はありません[3]．

緑内障に関しても，十分にコントロールできている開放隅角緑内障 (☞p.79) であれば，「ベクロメタゾン」の点鼻を6週間継続しても眼圧に影響しないことが確認されています[4]．

■ 「血管収縮薬」の点鼻や第一世代の「抗ヒスタミン薬（内服）」を代替案にすると，本末転倒

「血管収縮薬」の点鼻薬の添付文書には，高血圧や糖尿病の患者に使用してはいけないという記載はありませんが，α刺激薬である「血管収縮薬」にも血圧や血糖値に影響する作用はあります．実際，「ナファゾリン」の点鼻によって，うっ血性心不全や高血圧症を起こした症例などもあり，「血管収縮薬」は多くの薬剤性疾患の原因となっていることが指摘されています[5]．

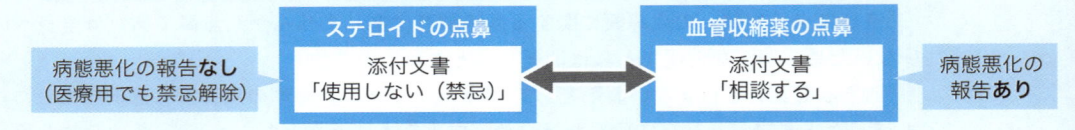

病態悪化の報告なし（医療用でも禁忌解除）	ステロイドの点鼻　添付文書「使用しない（禁忌）」	⟷	血管収縮薬の点鼻　添付文書「相談する」	病態悪化の報告あり

高血圧や糖尿病の持病をもつ患者に対し，添付文書の記載に従って「ステロイド」の点鼻薬を避けた結果，代わりに「血管収縮薬」の配合された点鼻薬を勧めると，かえって患者にとってリスクの高い選択をしてしまうということに注意が必要です．

なお，2019年11月に登場した「フルチカゾン」の点鼻薬『フルナーゼ』では，こうした高血圧・糖尿病・緑内障に対する制限はなくなっています (☞p.163)．

■ 参考文献

1) Daley-Yates PT, et al：Beclomethasone dipropionate: absolute bioavailability, pharmacokinetics and metabolism following intravenous, oral, intranasal and inhaled administration in man. Br J Clin Pharmacol, 51：400-409, 2001 [PMID：11421996]
2) 厚生労働省医薬品食品局：医薬品安全対策情報DSU，No.187（2010年3月号）
3) ナゾネックス点鼻液・アラミスト点鼻液・エリザス点鼻粉末　各添付文書
4) Yuen D, et al：Effect of beclomethasone nasal spray on intraocular pressure in ocular hypertension or controlled glaucoma. J Glaucoma, 22：84-87, 2013 [PMID：21716127]
5) Novais T, et al：Malignant hypertension and cardiac decompensation after overuse of nasal decongestant：A case report and literature review. Rev Med Interne, 37：424-428, 2016 [PMID：26526778]

こぼれ話　緑内障（閉塞隅角緑内障）には，抗コリン作用の強い第一世代の抗ヒスタミン薬や「メキタジン」の内服薬を選ばない (☞p.79) よう注意が必要です．

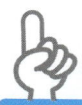

製剤上の特徴をもつOTC医薬品

ナザールα AR（季節性アレルギー専用）　　　　　　　　　　佐藤製薬

◎ お勧めポイント

↳花粉症の際に，シーズンを通して使える（年間上限：3カ月）

―― 成分（100 g中）1日4回まで ――
- ●ステロイド：ベクロメタゾン 0.05 g

0.1 g製剤もある．

フルナーゼ点鼻薬（季節性アレルギー専用）　　　　　グラクソ・スミスクライン

◎ お勧めポイント

↳花粉症の際に，シーズンを通して使える（年間上限：3カ月）

↳他のステロイド点鼻薬と違い，高血圧・糖尿病・緑内障に対する使用制限がない

↳OTCのステロイド点鼻薬の中では，速効性にも優れている

―― 成分（100 mL中）1日4回まで ――
- ●ステロイド：フルチカゾン 51 mg

エージーノーズ アレルカット M　　　　　　　　　　第一三共ヘルスケア

◎ お勧めポイント

↳噴霧した後，薬剤が鼻粘膜で留まるため，液だれしにくい

↳面接やプレゼンなどの直前に使う点鼻薬としては嬉しい製剤工夫

↳ケミカルメディエーター遊離抑制薬「クロモグリク酸」との配合薬

―― 成分（100 mL中）1日5回まで ――
- ●抗ヒスタミン：クロルフェニラミン 250 mg
- ●抗アレルギー：クロモグリク酸
- ●血管収縮薬：ナファゾリン 25 mg
- ●消炎：グリチルリチン酸二カリウム

 豆知識 ━━━━━

＜季節性アレルギー専用＞のステロイドの点鼻薬

　ステロイドの点鼻薬を花粉症治療の中心として用いる場合は，商品に＜季節性アレルギー専用＞と書かれたものを選ぶのがポイントです．この表記があるものは，連用に適さない「血管収縮薬」の配合がなく，また年間の使用期間も3カ月と，花粉が飛んでいるシーズンを通して使うことができるようになっています．

医療用の医薬品にはこんなものがある

1日1回の噴霧でよく，効果や安全性も改善された「ステロイド」の点鼻薬

商品名	• 『アラミスト（一般名：フルチカゾン）』 • 『ナゾネックス（一般名：モメタゾン）』 • 『エリザス（一般名：デキサメタゾン）』
特徴	• 1日1回の噴霧で治療ができる[1]ため，点鼻の手間が非常に少なくなっています． • 速効性も改善され，「抗ヒスタミン薬」ともほぼ互角とされています[2]． • 全身作用もより少なくなるよう改善（☞p.161）されているため，長期使用に適しています． • 高血圧や糖尿病に対し，禁忌の指定がありません[1]． • 『アラミスト』は**2歳**，『ナゾネックス』は**3歳**から使えます[1]．

液だれ・匂いのしない「ステロイド」の点鼻薬

商品名	• 『エリザス（一般名：デキサメタゾン）』
特徴	• 点鼻薬が敬遠される理由の「液だれ」と「匂い」の少ない点鼻薬です． • 粉末状の点鼻薬なので液だれの心配がなく，添加物も「乳糖」だけで匂いや刺激はほとんどありません． • 高血圧や糖尿病に対し，禁忌の指定がありません[1]． • **16歳**から使えます．

■ 参考文献

1) アラミスト点鼻液，ナゾネックス点鼻液，エリザス点鼻粉末 各インタビューフォーム

2) Carr WW, et al：Comparison of intranasal azelastine to intranasal fluticasone propionate for symptom control in moderate-to-severe seasonal allergic rhinitis. Allergy Asthma Proc, 33：450-458, 2012 [PMID：23127291]

 豆知識

花粉症の治療を，「ステロイド」の点鼻薬だけで行うという選択肢

　「ステロイド」の点鼻薬は，内服の「抗ヒスタミン薬」と比べて花粉症の鼻症状に対する効果が高く，目の症状に対しても同程度の効果が得られます[1]．このとき，「ステロイド」の点鼻薬をきちんと使えていれば，内服の「抗ヒスタミン薬」を追加しても効果は上乗せされないことが報告されています[2]．

　そのため，少ない薬で高い効果を得たい場合には，「ステロイド」の点鼻薬だけで治療を行うという選択肢もあります．特に医療用の薬は全身移行も少なく，1日1回の噴霧でよいため，少ない手間で安全性の高い薬を使えるという利点があります．

1) Juel-Berg N, et al：Intranasal corticosteroids compared with oral antihistamines in allergic rhinitis：A systematic review and meta-analysis. Am J Rhinol Allergy, 31：19-28, 2017 [PMID：28234147]

2) Anolik R：Clinical benefits of combination treatment with mometasone furoate nasal spray and loratadine vs monotherapy with mometasone furoate in the treatment of seasonal allergic rhinitis. Ann Allergy Asthma Immunol, 100：264-271, 2008 [PMID：18426147]

 こぼれ話　「ステロイド」の全身吸収をできるだけ減らすために，点鼻で苦味を感じた時には口をゆすぐよう指導することが大切です．

第6章 胃薬

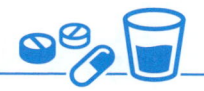

薬を使う目的

「胃薬」は，胃痛や腹痛，胸焼け，胃もたれ・消化不良といった胃の不快感を抑える目的で使用します．ひとことに「胃薬」といっても，胃酸を抑える薬（H_2ブロッカー）から胃粘膜を守る薬（胃粘膜保護薬），酸を中和する薬（制酸薬），消化を助ける薬（消化酵素）など，その作用や効果の種類は非常に豊富なため，目的に合わせて選ぶことが大切です．

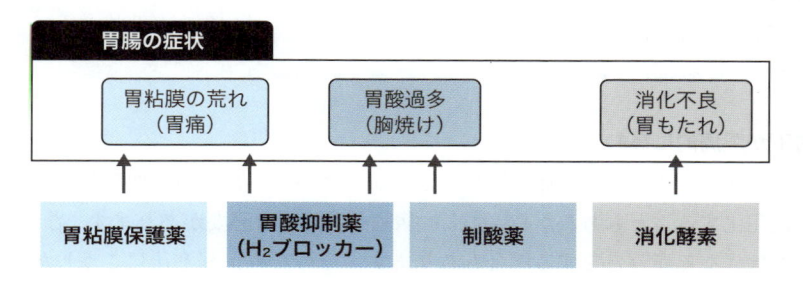

セルフメディケーションの位置づけ

OTCの胃薬は種類・商品が豊富です．胃の荒れ・痛み，胸焼け，胃もたれ・消化不良などさまざまな症状に対応できますが，医療用の薬と比べるとやや効果は劣るほか，薬で胃がんや消化性潰瘍などの病気の発見を遅らせてしまうこともあるため，漫然と使い続けることには注意が必要です．

	分類	効果	副作用	
推奨	H_2ブロッカー	高	中	医療現場でもよく用いられる胃薬で，OTCでは胃酸を抑える作用が最も強力
推奨	スクラルファート	高	中	H_2ブロッカーに匹敵する効果が報告されている，胃粘膜保護薬
選択肢	その他の胃粘膜保護薬	中	中	上記の薬よりも効果は劣るが，軽症のものであれば十分対応できる
選択肢	制酸薬	中	中	胸焼けなどの自覚症状を和らげるのに，よい選択肢になる
選択肢	消化酵素・酵母	低	低	食べ過ぎなどの際の胃もたれの際に，よい選択肢になる
選択肢	生薬	中	低	何となく胃腸の調子が悪い，といった漠然とした症状への選択肢に

薬理作用

- **H_2ブロッカー**：胃粘膜のH_2受容体をブロックすることで，胃酸の分泌を抑制します．

- **胃粘膜保護薬**：胃の粘膜を胃酸から守る「防御因子」を強めることで，胃を守ります．

- **制酸薬**：胃酸を中和することで，胃酸の出過ぎや胸焼けを解消します．

- **消化酵素・酵母**：脂肪やタンパク質の分解・消化を助け，胃もたれや消化不良を改善します．

- **生薬**：独特の苦味や芳香によって消化管の働きを助けます．

 こぼれ話 ヒスタミン受容体にはいくつか種類がありますが，H_1受容体はアレルギーや覚醒・眠気に，H_2受容体は胃酸分泌に，それぞれ主に関係しています．

病院受診のトリアージ

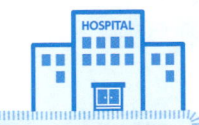

「腹痛」や「胸焼け」を訴える人の中から，こんな人を見つける

⚠ 「急性虫垂炎（盲腸）」や「腹膜炎」，「消化管出血」を起こしている人

⚠ 「心筋梗塞」の初期症状

⚠ 痛み止め（NSAIDs）の副作用

⚠ 「ピロリ菌」による胃炎・潰瘍

⚠ 胃薬を長期間使い続けている人

注意 1 お腹の右下が限局的に痛む

　お腹の右下がピンポイントで痛む場合，急性虫垂炎（盲腸）の可能性があります．見逃して対応が遅れると重症化することもあるため，すぐに病院を受診する必要があります．なお急性虫垂炎の場合，最初のうちは異なる痛み方をする場合もあります．そのため，帰宅後にこうした痛み方をしてきた際には，改めて病院を受診するよう伝えることが大切です．

緊急 2 咳をする，歩く・飛び跳ねる等の振動が加わると痛みが強まる

　咳をする，歩く・飛ぶなどで身体に振動が加わると腹痛が強まる，あるいは顔をしかめるような場合，腹膜炎など内臓のトラブルである可能性があります[1]．放置すると重篤な事態に陥る恐れもあるため，すぐ病院受診を勧める必要があります．

3 便に血が混じっている，真っ黒な便が出る

　便に血が混じる，真っ黒な便（タール便）が出る場合，胃・十二指腸潰瘍などの可能性があります．OTCでの対応ではなく，病院で出血の原因を突き止める必要があります．

緊急 4 24時間ずっと続く胸部の違和感・痛み（特に，糖尿病や高血圧・脂質異常症の持病がある人）

　逆流性食道炎と心筋梗塞の初期症状は，間違いやすいことで有名です．食前・食後を問わずずっと胸部に違和感が続く症状は，心筋梗塞を疑う必要があります．特に，糖尿病や高血圧・脂質異常症などのリスクを抱える人であればその可能性は高くなるため，すぐ病院受診を勧める必要があります．

緊急 5 突発的に胸焼け・胸部の違和感といった症状が現れた

　OTCで対応できるような，胃酸過多や軽い胃炎・胃痛は，基本的に突発的に症状が現れるものではありません．「何かの拍子に突然，急に胸焼けがするようになった」という不自然な症状は，心筋梗塞などの可能性を疑う必要があります．

注意 6 痛み止め（NSAIDs）を使っている

　痛み止め（NSAIDs）は，副作用で消化管出血を起こしやすい薬です（☞p.18）．胃痛を訴える人が痛み止め（NSAIDs）を使用している場合は，使用中止あるいは専用の胃薬を併用しての継続，という判断が必要になるため，病院受診を勧める必要があります．

7 胃炎・胃痛・胸焼けをくり返し，胃薬を長期間に渡って使い続けている

　「ヘリコバクター・ピロリ菌（☞p.184）」に感染していると，除菌をしない限り，胃薬をいくら使っても胃・十二指腸のトラブルをくり返すことになります．よくなったり悪くなったりをくり返す人には，一度検査を勧める必要があります．また，特に「H_2ブロッカー」は胃がんなどの症状も隠してしまう

可能性があることに注意が必要です.

※下痢をしている場合は,下痢止め薬 (☞p.205) のトリアージも参照
※便秘をしている場合は,便秘薬 (☞p.190) のトリアージも参照

「吐き気」を訴える人の中から,こんな人を見つける

(!) 「脳出血」など脳疾患の初期症状

(!) 「アシドーシス」

(!) 妊娠の可能性がある人

---

1 お腹には全く症状がないのに,吐き気だけが強い(特に,高齢者)

　腹痛などのお腹の症状を伴わずに「吐き気・嘔吐」だけがある場合,脳出血やくも膜下出血など脳のトラブルである可能性があります.乗り物酔い (☞p.372) などの場合を除き,OTCには純粋な「吐き気止め」は存在しないことも含め,病院受診を勧める必要があります.

緊急 2 吐き気を訴える人の,呼吸が速い

　「吐き気」を訴える人の呼吸が速い場合,「アシドーシス(身体のpHが何らかの要因によって酸性に偏ること)」を疑う必要があります.特に,糖尿病の薬「メトホルミン」製剤を服用している人では起こりやすいため,吐き気などの胃腸症状に過呼吸を伴う場合はすぐに病院受診を勧める必要があります[2].

注意 3 妊娠の可能性がある

　吐き気は,妊娠悪阻(つわり)の症状として現れることがあります.「妊娠の可能性は100%ないと断言できる」場合を除き,安易に薬を使う前に一度検査をした方が無難です.

■ 参考文献

1) Bennett DH, et al：Use of coughing test to diagnose peritonitis. BMJ, 308：1336, 1994 [PMID：8019222]
2) メトグルコ錠　添付文書

こぼれ話　小さな子どもは,症状や痛みの場所を正確に伝えることができないため,「機嫌が悪い」・「ごはんを食べない」・「眠らない」といった状態にも注意する必要があります.

使い分けフローチャート

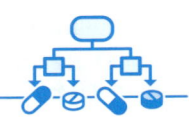

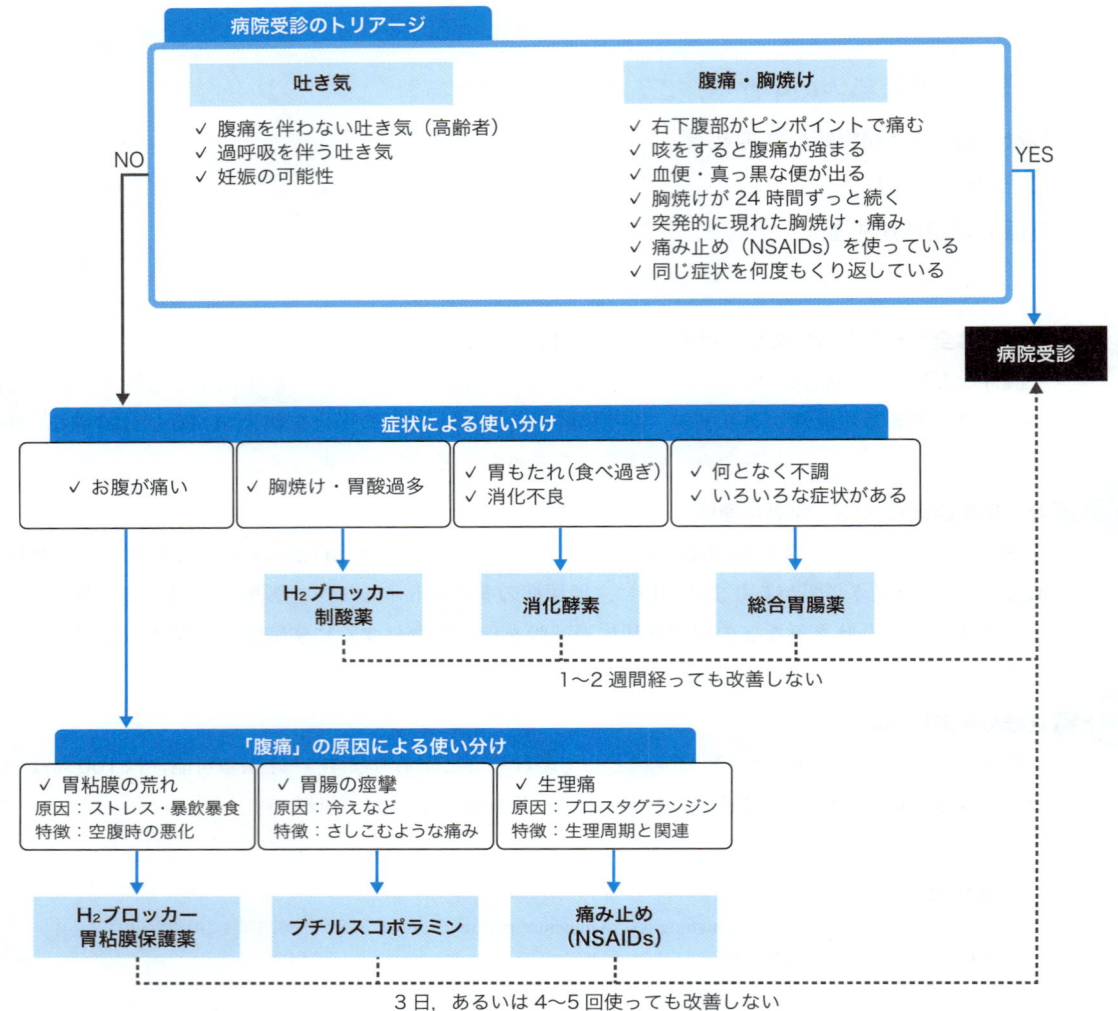

病院受診のトリアージ

吐き気
- ✓ 腹痛を伴わない吐き気（高齢者）
- ✓ 過呼吸を伴う吐き気
- ✓ 妊娠の可能性

腹痛・胸焼け
- ✓ 右下腹部がピンポイントで痛む
- ✓ 咳をすると腹痛が強まる
- ✓ 血便・真っ黒な便が出る
- ✓ 胸焼けが24時間ずっと続く
- ✓ 突発的に現れた胸焼け・痛み
- ✓ 痛み止め（NSAIDs）を使っている
- ✓ 同じ症状を何度もくり返している

NO — YES → **病院受診**

症状による使い分け

| ✓ お腹が痛い | ✓ 胸焼け・胃酸過多 | ✓ 胃もたれ（食べ過ぎ）
✓ 消化不良 | ✓ 何となく不調
✓ いろいろな症状がある |

→ **H_2ブロッカー 制酸薬** → **消化酵素** → **総合胃腸薬**

1〜2週間経っても改善しない

「腹痛」の原因による使い分け

| ✓ 胃粘膜の荒れ
原因：ストレス・暴飲暴食
特徴：空腹時の悪化 | ✓ 胃腸の痙攣
原因：冷えなど
特徴：さしこむような痛み | ✓ 生理痛
原因：プロスタグランジン
特徴：生理周期と関連 |

→ **H_2ブロッカー 胃粘膜保護薬** → **ブチルスコポラミン** → **痛み止め（NSAIDs）**

3日，あるいは4〜5回使っても改善しない

● 基本方針 ●

OTCの胃薬は，「H_2ブロッカー」・「胃粘膜保護薬」・「制酸薬」・「消化酵素」を，それぞれ症状に合わせて選ぶのが基本です．各カテゴリ内にもいろいろな成分がありますが，明確な使い分けの基準はないため，好みで選んで問題ありません．症状が曖昧な場合には，成分を広く配合した「総合胃腸薬」が便利です．

また，腹痛の場合は原因によって薬を明確に使い分ける必要があります．胃粘膜の荒れには「H_2ブロッカー」や「胃粘膜保護薬」，胃腸の痙攣・過緊張には「ブチルスコポラミン」，生理痛には「痛み止め」が適しています．

 こぼれ話　二日酔いの時にお酒を飲む（迎え酒）をしても症状は改善せず，むしろ頭痛が悪化する恐れがあります（Ugeskr Laeger, 179：pii: V69578, 2017 [PMID：29260703]）.

◆ 胃炎・潰瘍・胸焼けに効果の高い薬 ━━━━━━▶ 「H₂ ブロッカー」（☞ p.173）

◆ 胃粘膜を守る効果の高い薬 ━━━━━━▶ 「H₂ ブロッカー」，「スクラルファート」（☞ p.174）

◆ 胸焼けに効果のある薬 ━━━━━━▶ 「H₂ ブロッカー」，「制酸薬」（☞ p.175）

◆ 食べ過ぎによる胃もたれ，消化不良 ━━━━━━▶ 「消化酵素」（☞ p.175）

◆ いろいろな症状に困っている ━━━━━━▶ いろいろな成分を配合した「総合胃腸薬」（☞ p.186）

◆ 医療用の薬を服用している ━━━━━━▶ 「制酸薬」に含まれる金属による相互作用に注意（☞ p173）

◆ 80歳以上の高齢者 ━━━━━━▶ 「H₂ ブロッカー」は使えない（☞ p.185）

◆ 前立腺肥大・緑内障，便秘気味 ━━━━━━▶ 「ロートエキス」を避ける

◆ 痛み止めの内服薬を服用している ━━━━━━▶ OTC であれば中止・変更，医療用であれば受診勧奨と情報提供

◆ ストレスや暴飲暴食で胃が荒れて痛い ━━━━━━▶ 「H₂ ブロッカー」，「胃粘膜保護薬」

◆ 冷えなどで，さしこむようにお腹が痛い ━━━━━━▶ 「ブチルスコポラミン」（☞ p.177）

◆ 生理痛でお腹が痛い ━━━━━━▶ 解熱鎮痛薬（☞ p.18）

◆ 妊娠中の吐き気（つわり）がある ━━━━━━▶ ビタミン B₆・ショウガ，ひどい場合は病院受診（☞ p.169）

◆ 下痢を止めたい ━━━━━━▶ 下痢止め・整腸剤（☞ p.204）

第6章
胃薬

💡 豆知識 ━━━━━━━━━━━━━━━━━━━━━━━━

妊娠中の吐き気（つわり）には何が効くのか

　妊娠中の吐き気（つわり）に対しては，病院で「メトクロプラミド」などの薬が処方されることがあります．その他，「ビタミン B₆」や「ショウガ」などが副作用も少なく効果的とする報告がある[1]ため，これらのサプリメントや食品を試してみるのもよい選択肢になります．ただし，サプリメントなどには複数の成分が配合されているものも多いため，選び方には注意が必要です．

1）Sridharan K & Sivaramakrishnan G：Interventions for treating nausea and vomiting in pregnancy: a network meta-analysis and trial sequential analysis of randomized clinical trials. Expert Rev Clin Pharmacol, 11：1143-1150, 2018 [PMID：30261764]

 こぼれ話　妊娠中は「ビタミン A」の過剰摂取に注意する必要がある（☞p.442）ため，多種のビタミンを配合したサプリメントを安易に選ばないよう注意が必要です．

分類と特徴

　OTCに配合されている胃薬は,「H₂ブロッカー」・「胃粘膜保護薬」・「制酸薬」・「消化酵素」の4つが基本です. 解消したい症状によって, 必要な成分を配合した製剤を選ぶのが一般的です. 各カテゴリ内でも薬はいろいろな種類がありますが, 成分ごとの使い分けはそこまで重要ではありません.

胃薬の分類

H₂ブロッカー		ファモチジン, ニザチジン, ロキサチジン
胃粘膜保護薬		スクラルファート, テプレノン, アルジオキサ, L-グルタミン, トロキシピド, ゲファルナート, メチルメチオニンスルホニウムクロリド
制酸薬	金属含有	合成ヒドロタルサイト, 水酸化アルミニウムゲル, ケイ酸アルミン酸マグネシウム, 沈降炭酸カルシウム
	金属非含有	炭酸水素ナトリウム (重曹)
消化酵素	脂肪	リパーゼ, ポリパーゼ
	タンパク質	プロザイム, ニューラーゼ, タカヂアスターゼ, パンクレアチン
	でんぷん	ジアスターゼ, ジアスメン, タカヂアスターゼ, パンクレアチン
	繊維質	セルラーゼ
抗コリン薬		ピレンゼピン, ロートエキス
消炎薬		アズレン
生薬	苦味健胃薬	センブリ, ゲンチアナ, オウバク, オウレン, リュウタン
	芳香性健胃薬	ケイヒ, ハッカ (メントール), サンショウ, ショウキョウ, ウイキョウ, チョウジ, チンピ, ソウジュツ

使い分けのポイント

● 作用による使い分け

　胃酸の出過ぎには「H₂ブロッカー」や「胃粘膜保護薬」, 胸焼けには「H₂ブロッカー」や「制酸薬」, 胃もたれ・消化不良には「消化酵素」を配合した製剤を選ぶのが基本です. 症状が多岐にわたる, 漠然とした胃腸の不調には, これらを配合した「総合胃腸薬」が便利です.

●「H₂ブロッカー」の使い分け

　「H₂ブロッカー」は, 胃痛や胸焼け・胃酸過多に対して他の薬よりも効果が高く, OTCでは最も強力に胃酸を抑えます. いくつか種類がありますが, 薬剤間で効果に大きな違いは報告されていません (☞p.173). そのため, 値段や味・剤形・服用回数などの点から使いやすいものを選びます.

●「胃粘膜保護薬」の使い分け

　「胃粘膜保護薬」には非常に多くの成分があります. 中でも「スクラルファート」は「H₂ブロッカー」に劣らない効果が報告されている (☞p.174) ため, 効果の高い薬として使うことができます. その他の成分については「H₂ブロッカー」よりも劣るか, あるいは臨床試験のデータに乏しいものが多く, あまり使い分けの決め手にはなりません.

●「制酸薬」の使い分け

「制酸薬」は胸焼けの自覚症状を改善するのに有効です (☞ p.175)．金属を含むものは他の薬との相互作用に，Naを含むものは血圧への悪影響に，それぞれ注意する必要があります．

●「消化酵素」の使い分け

「消化酵素」について，厳密な使い分けの基準はありません．ただし，成分によって何を消化・分解するのかが異なるため，食べ過ぎたものによって使い分けるのが基本になります．

豆知識

H₂ブロッカーの「シメチジン」による相互作用

以前は，H₂ブロッカーの「シメチジン」もOTCとして販売されていましたが，この薬は代謝酵素「CYP3A4」や「CYP2D6」を強く阻害します[1]．そのため，他の薬の代謝を遅らせ，副作用リスクを高める恐れがあります．特に，抗凝固薬の「ワルファリン」[2] や喘息治療薬の「テオフィリン」[3]，てんかん治療薬の「カルバマゼピン」[4] など，厳密なコントロールが必要な薬の血中濃度にも大きく影響するため，相互作用には相当の注意が必要な薬と言えます．

1）タガメット錠 インタビューフォーム
2）O'Reilly RA：Comparative interaction of cimetidine and ranitidine with racemic warfarin in man. Arch Intern Med, 144：989-991, 1984 [PMID：6324710]
3）Loi CM, et al：Individual and combined effects of cimetidine and ciprofloxacin on theophylline metabolism in male nonsmokers. Br J Clin Pharmacol, 36：195-200, 1993 [PMID：9114903]
4）Dalton MJ, et al：The influence of cimetidine on single-dose carbamazepine pharmacokinetics. Epilepsia, 26：127-130, 1985 [PMID：3987645]

 こぼれ話　腸管壁のセロトニン5-HT₄受容体を刺激することで，消化管運動促進作用を示す「モサプリド（医療用：ガスモチン）」も，スイッチOTC化が議論されています．

■ 主な胃薬

商品名 ＼ 成分名	H₂ブロッカー			胃粘膜保護薬			その他								
	ファモチジン	ニザチジン	ロキサチジン	スクラルファート	テプレノン	その他の成分	制酸薬	消化酵素・酵母類	生薬成分	アズレン	ピレンゼピン	ロートエキス	ウルソデオキシコール酸	乳酸菌など	ブチルスコポラミン
ガスター10	●														
アシノンZ		●													
イノセアワンブロック			●												
スクラート胃腸薬（顆粒）				●		●	●			●		●			
スクラート胃腸薬（錠）				●		●	●	●		●		●			
スクラート胃腸薬S 散剤/錠				●			●	●	●						
イノセアプラス錠				●			●	●				●	●		
スクラートG				●			●		●						
イノセア胃腸内服液				●			●		●						
セルベール					●				●						
新セルベール整胃 細粒/錠					●				●						
パンシロン ソフトベール					●	●	●		●						
パンシロン01プラス							●	●	●			●			
第一三共胃腸薬プラス 細粒/錠							●	●	●					●	
パンシロンキュアSP錠							●	●	●		●				
パンシロンキュアSP							●	●	●		●				
パンシロンAZ							●	●		●		●			
イノセアバランス							●	●		●					
キャベジンコーワα							●	●	●			●			
ビオフェルミン健胃消化薬錠								●	●					●	
ガストールアクティブ									●	●					
太田胃散							●	●	●						
太田胃散A							●	●	●				●		
ガストール 細粒/錠							●	●			●				
大正漢方胃腸薬 微粒/錠/液									●						
ソルマックゴールド胃腸液									●						
タナベ胃腸薬ウルソ													●		
ブスコパンA															●
妊娠 オーストラリア基準	B1	B3	−	B1	−					−	−	−	B3		−
妊娠 疫学調査	○	○	○	○	−					−	−	−	−		○
授乳 MMM	L1	L2	−	L1	−					−	−	−	L3		L3
授乳 国立成育医療研究センター	○	○	−	−	−					−	−	−	−		−

172

■ 主な有効成分の特徴

以下は各成分を単独で使用した場合の情報であり，実際の商品を選ぶ際には「一緒に配合された他の成分」の短所やリスクも考慮する必要があります．

① H₂ ブロッカー

ファモチジン famotidine 　　　　　　　胃酸抑制薬　H₂ブロッカー

商品例 ガスター10
医療用 ガスター

長　所	● 医療用の『ガスター』と同じ成分．医療現場でもよく用いられる胃酸抑制薬 ● 胃炎や胸焼けなどに対する効果は，他の「胃粘膜保護薬」や「制酸薬」よりも高い[1,2] ● 妊娠中や授乳中でも選択肢になる
短　所	● 大きな病気を見逃してしまうことにもつながるため，2週間以上続けて使用することは禁止されている[3] ● 医療用の薬「PPI：プロトンポンプ阻害薬（☞p.188）」と比べると，効果はやや劣る[1,2]
本成分の留意点	妊娠・授乳中 ▶ 可　上限：2週間
妊娠中　B1	先天異常に影響しないことが確認されている[4,5]
授乳中　L1	「授乳中に安全に使用できると考えられる薬」に選ばれている[6]

ニザチジン nizatidine 　　　　　　　胃酸抑制薬　H₂ブロッカー

商品例 アシノンZ
医療用 アシノン

長　所	● 医療用の『アシノン』と同じ成分．医療現場でもよく用いられる胃酸抑制薬 ● 「ファモチジン」と同様に効果が高く，H₂ブロッカー間で特に優劣はないとされている[1] ● 妊娠中や授乳中でも選択肢になる
短　所	● 大きな病気を見逃してしまうことにもつながるため，2週間以上続けて使用することは禁止されている[7] ● 医療用の薬「PPI：プロトンポンプ阻害薬（☞p.188）」と比べると，効果はやや劣る[1]
本成分の留意点	妊娠・授乳中 ▶ 可　上限：2週間
妊娠中　B3	先天異常に影響しないことが確認されている[4,5]
授乳中　L2	「授乳中に安全に使用できると考えられる薬」に選ばれている[6]

ロキサチジン roxatidine 　　　　　　　胃酸抑制薬　H₂ブロッカー

商品例 イノセアワンブロック
医療用 アルタット

長　所	● 医療用の『アルタット』と同じ成分．医療現場でもよく用いられる胃酸抑制薬 ● 「ファモチジン」と同様に効果が高く，H₂ブロッカー間で特に優劣はないとされている[1] ● 1日1回でよく，服用の手間が少ない
短　所	● 「ファモチジン」や「ニザチジン」と違い，連続使用は1週間に制限されている[8] ● 医療用の薬「PPI：プロトンポンプ阻害薬（☞p.188）」と比べると，効果はやや劣る[1]
本成分の留意点	妊娠・授乳中 ▶ 可　上限：1週間
妊娠中　－	先天異常に影響しないことが確認されている[4,5]
授乳中　－	母乳中への移行量は0.24％と少なく，母乳育児との両立は可とされている[9]

こぼれ話　医療用には他にも「シメチジン」・「ラニチジン」・「ラフチジン」といった H₂ ブロッカーがあります．他の薬との相互作用，代謝経路，服用回数などによって使い分けます．

第6章 胃薬

②胃粘膜保護薬

スクラルファート sucralfate　［胃粘膜保護薬］

商品例 スクラート胃腸薬，スクラートG，イノセアプラス錠
医療用 アルサルミン

長 所	・ 医療用の『アルサルミン』と同じ成分．胃粘膜を保護する作用をもつ薬 ・ 胃粘膜保護薬のなかでも効果が高く，「H₂ブロッカー」に劣らない効果が報告されている[10,11] ・ ガイドラインでも，他の胃粘膜保護薬よりも優先度は高く設定されている[1]
短 所	・「アルミニウム」を含むため，一部の抗菌薬や抗てんかん薬などの吸収を妨げることがある[12] ・ OTCではさまざまな成分と配合されてしまっているため，単剤で扱うことができない
本成分の 留意点	［妊娠・授乳中 ▶ 可］　［相互作用 ▶ 注意］
妊娠中	B1 　先天異常に影響しないことが確認されている[4,5]
授乳中	L1 　血液中への吸収量が5％未満と少なく，問題ないとされている[9]

テプレノン teprenone　［胃粘膜保護薬］

商品例 セルベール，新セルベール整胃
医療用 セルベックス

長 所	・ 医療用の『セルベックス』と同じ成分で，ガイドラインでも保険適用のある「胃粘膜保護薬」として掲載[1] ・「H₂ブロッカー」と併用することで，より高い効果が得られるとされている[13]
短 所	・ 潰瘍に対する効果は，「H₂ブロッカー」より劣る[14] ・ OTCではさまざまな成分と配合されてしまっているため，単剤で扱うことができない
妊娠中	－ 　情報不足
授乳中	－ 　疫学調査はないが，薬理作用上，問題はないとされている[9]

アルジオキサ aldioxa　［胃粘膜保護薬］

商品例 第一三共胃腸薬プラス，パンシロンキュアSP，パンシロン01プラス
医療用 イサロン

長 所	・ 医療用の『イサロン』と同じ成分で，ガイドラインでも保険適用のある「胃粘膜保護薬」として掲載[1]
短 所	・ ガイドラインでは，「H₂ブロッカー」や「スクラルファート」・「ピレンゼピン」よりも優先度は低い[1]
妊娠中	－ 　情報不足
授乳中	－ 　情報不足

L-グルタミン L-glutamine　［胃粘膜保護薬］

商品例 スクラート胃腸薬（顆粒/錠），パンシロン01プラス，パンシロンAZ
医療用 マーズレン

長 所	・ 医療用の『マーズレン』に配合されている胃粘膜保護薬で，ガイドラインでも保険適用のある薬として掲載[1] ・ 単独で使うよりも，消炎薬の「アズレン」との併用で胃炎や潰瘍に対する効果が高くなるとされている[15]
短 所	・ ガイドラインでは，「H₂ブロッカー」や「スクラルファート」・「ピレンゼピン」よりも優先度は低い[1]
妊娠中	－ 　情報不足
授乳中	－ 　情報不足

> **こぼれ話** 「スクラルファート」を長期で服用していると，腫瘍がないにもかかわらず腫瘍マーカーの「CA19-9」が高値を示す（偽陽性）ことがあります（臨床検査，46：929-932, 2002）．

トロキシピド troxipide `胃粘膜保護薬`

商品例	イノセアバランス
医療用	アプレース

長　所	• 医療用の『アプレース』と同じ成分で，ガイドラインでも保険適用のある「胃粘膜保護薬」として掲載[1]
短　所	• ガイドラインでは，「H₂ブロッカー」や「スクラルファート」・「ピレンゼピン」よりも優先度は低い[1]
妊娠中	－	情報不足
授乳中	－	情報不足

ゲファルナート gefarnate `胃粘膜保護薬`

商品例	胃腸薬チェロ
医療用	ゲファルナートS

長　所	• 医療用としても使われ，ガイドラインでも保険適用のある「胃粘膜保護薬」として掲載[1]
短　所	• 「H₂ブロッカー」や「ピレンゼピン」よりも効果は低く，ガイドラインでも優先度は低く設定されている[1]
妊娠中	－	情報不足
授乳中	－	情報不足

メチルメチオニンスルホニウムクロリド methylmethionine sulfonium chloride `胃粘膜保護薬`

商品例	キャベジンコーワα
医療用	キャベジンUコーワ

長　所	• キャベツから見つかった潰瘍抑制効果をもつ「ビタミンU」 • 各種「制酸薬」と併用することで，潰瘍や胃炎の症状を軽減する効果がある[16]
短　所	• ガイドラインには選択肢として掲載されていない[1]
妊娠中	－	情報不足
授乳中	－	情報不足

③制酸薬・消化酵素・その他

合成ヒドロタルサイト hydrotalcite `制酸薬`

商品例	スクラートG，スクラート胃腸薬S（散剤/錠），太田胃散A
医療用	なし

長　所	• 胃酸を中和することで胃や食道の粘膜を守る，制酸薬 • 「制酸薬」は全般的に速効性があり，胸焼けなどの自覚症状の緩和に効果的とされている[17]
短　所	• 「H₂ブロッカー」より効果は劣り[17]，中等度～重症のものを治療するのは非現実的とされる[2] • 「アルミニウム」や「マグネシウム」を含むため，他の薬の吸収を妨げる恐れがある
本成分の留意点	`相互作用 ▶ 注意`
妊娠中	－	局所で作用し，ほとんど血液中に吸収されないため，使用可とされている[18]
授乳中	－	制酸薬は，薬剤の性質上，母乳育児と両立できるとされている[9]

水酸化アルミニウムゲル，ケイ酸アルミン酸マグネシウムもほぼ同等と考えられる

こぼれ話 他にも，消炎薬の「アズレン」はカモミールから，抗凝固薬の「ワルファリン」は腐敗したスイートクローバーから見出された薬です．

炭酸水素ナトリウム sodium bicarbonate 制酸薬

商品例 太田胃散 A，キャベジンコーワα，スクラート胃腸薬 S，パンシロン 01 プラス
医療用 炭酸水素ナトリウム

長 所	• 「重曹」のこと．胃酸を中和する「制酸薬」としても使われる • 「制酸薬」は全般的に速効性があり，胸焼けなどの自覚症状の緩和に効果的とされている [17]
短 所	• 「H_2 ブロッカー」より効果は劣り [17]，中等度～重症のものを治療するのは非現実的とされる [2] • ナトリウムを含むため，高血圧などで塩分摂取に制限がある人は避けた方がよい
本成分の 留意点	**Na 摂取量に注意**
妊娠中	–	食品にも使われている成分で，作用上，問題ないと考えられる [18]
授乳中	–	制酸薬は，薬剤の性質上，母乳育児と両立できるとされている [9]

ジアスメン diasmen 消化酵素

商品例 イノセアプラス錠
医療用 タフマック E

長 所	• 医療用の『タフマック E』にも配合されている「でんぷん」を分解する酵素で，消化不良の解消に用いられる [19] • 「消化酵素」の投与で，吐き気・胸焼け・膨満感・食欲不振などの症状を改善する効果が報告されている [20] • 消化酵素製剤には副作用がほとんどないため，消化不良に対するよい選択肢になるとされている [21]
短 所	• 酵素製剤は，いずれも特有の匂い・風味があるため，苦手な人もいる
妊娠中	–	情報不足だが，作用上，特にリスクはないとされている [18]
授乳中	–	情報不足だが，作用上，特にリスクはないとされている [18]

酵素の種類
- 脂肪：リパーゼ，ポリパーゼ
- タンパク質：プロザイム，ニューラーゼ，タカヂアスターゼ，パンクレアチン
- でんぷん：ジアスターゼ，ジアスメン，タカヂアスターゼ，パンクレアチン
- 繊維質：セルラーゼ

ピレンゼピン pirenzepine 抗コリン薬

商品例 パンシロンキュア SP，ガストール細粒 / 錠
医療用 ガストロゼピン

長 所	• 医療用の『ガストロゼピン』と同じ成分で，胃酸を抑えるとともに胃粘膜を保護する作用がある [22] • 胃潰瘍に対する 1 日 100 mg の使用で，「H_2 ブロッカー」に匹敵する効果が報告されている [23] • ガイドラインでも，「スクラルファート」と並んで他の胃粘膜保護薬より優先度は高く設定されている [1]
短 所	• OTC に配合されている 50 mg 未満の用量では，効果は得られないという報告がある [24]
妊娠中	–	情報不足
授乳中	–	情報不足

こぼれ話　抗菌薬「シタフロキサシン」の血中濃度は，アルミニウム含有製剤との同時服用で 18 %，マグネシウム含有製剤との同時服用で 43 % にまで低下することがわかっています（日本化学療法学会雑誌, 56：25-31, 2008）.

ロートエキス scopolia extract | 抗コリン薬

商品例 キャベジンコーワα，イノセアプラス錠，スクラート胃腸薬（顆粒/錠）
医療用 ロートエキス散「ホエイ」

長 所	● 抗コリン作用をもつ「ヒヨスチアミン」や「スコポラミン」を含み，胃酸抑制，胃粘膜保護作用を発揮する[25] ● 「下痢止め」（☞ p.210）」としても使われる薬で，胃腸の痙攣による痛みを和らげる効果もある[25]
短 所	● 「下痢止め」の薬より配合量は少ないが，便秘になることがある[25] ● 抗コリン作用があるため，前立腺肥大や緑内障の症状を悪化させる恐れがある（☞ p.78,79） ● 異常なまぶしさ等を感じることがあるため，服用後の自動車運転は禁止されている[25] ● 胎児や乳児に頻脈などの症状が現れることがあるため，妊娠・授乳中は避けた方がよい[25]
本成分の留意点	前立腺肥大・緑内障 ▶ 注意　　自動車運転 ▶ 禁止
妊娠中	−	胎児が頻脈など起こす恐れがあるため，避けた方がよい[25]
授乳中	−	乳児が頻脈など起こす恐れがあるため，避けた方がよい[25]

ブチルスコポラミン butylscopolamine | 鎮痙薬 抗コリン薬

商品例 ブスコパンA
医療用 ブスコパン

長 所	● 医療用の『ブスコパン』と同じ成分で，胃炎などによる痛み・痙攣の解消に使われる[26] ● 急な胃や腸の痙攣（さしこむようなお腹の痛み）に対する効果が報告されている[27] ● 短期的な使用であれば，妊娠・授乳中でも選択肢になる
短 所	● 抗コリン作用があるため，前立腺肥大や緑内障の症状を悪化させる恐れがある（☞ p.78,79） ● 異常なまぶしさ等を感じることがあるため，服用後の自動車運転は禁止されている[26]
本成分の留意点	前立腺肥大・緑内障 ▶ 不可　　自動車運転 ▶ 禁止
妊娠中	−	疫学調査で催奇形性は否定されている[18]
授乳中	L3	潜在的に，母乳の産生量が減る恐れがあるため，長期連用は避ける[9]

ウルソデオキシコール酸 ursodeoxycholic acid | 利胆薬 消化機能改善薬

商品例 タナベ胃腸薬ウルソ，太田胃散A，イノセアプラス錠
医療用 ウルソ

長 所	● 医療用の『ウルソ』と同じ成分で，肝機能改善や消化不良の解消を目的に使われている[28]
短 所	● 胃炎や潰瘍・腹痛に対する効果は認められていない
本成分の留意点	妊娠中 ▶ 注意
妊娠中	B3	ガイドラインによっては使用中止を勧めるものがある[18]
授乳中	L3	母乳中への移行は少量なため，使用可能とされている[9]

■ 参考文献

1）「消化性潰瘍診療ガイドライン2015（改訂第2版）」（日本消化器病学会/編），南江堂，2015
2）「胃食道逆流症（GERD）診療ガイドライン2015（改訂2版）」（日本消化器病学会/編），南江堂，2015
3）ガスター10 添付文書

こぼれ話　同じ「ブチルスコポラミン」製剤でも，医療用とOTCで溶出挙動が異なるという報告があります（薬学雑誌，131：1645-1651, 2011）.

第6章 胃薬

4) Matok I, et al : The safety of H_2-blockers use during pregnancy. J Clin Pharmacol, 50 : 81-87, 2010 [PMID : 19789371]

5) Garbis H, et al : Pregnancy outcome after exposure to ranitidine and other H2-blockers. A collaborative study of the European Network of Teratology Information Services. Reprod Toxicol, 19 : 453-458, 2005 [PMID : 15749258]

6) 国立成育医療研究センター：授乳中に安全に使用できると考えられる薬

7) アシノンZ錠　添付文書

8) イノセアワンブロック　添付文書

9) 「母乳とくすりハンドブック（第3版）」（大分県地域保健協議会大分県「母乳と薬剤」研究会/編），大分県薬剤師会，2017

10) Blum AL, et al : Sucralfate in the treatment and prevention of gastric ulcer: multicentre double blind placebo controlled study. Gut, 31 : 825-830, 1990 [PMID : 2196208]

11) Herrerias-Gutierrez JM, et al : Sucralfate versus ranitidine in the treatment of gastric ulcer. Randomized clinical results in short-term and maintenance therapy. Am J Med, 86 : 94-97, 1989 [PMID : 2660562]

12) アルサルミン細粒　インタビューフォーム

13) Shirakabe H, et al : Clinical evaluation of teprenone, a mucosal protective agent, in the treatment of patients with gastric ulcers: a nationwide, multicenter clinical study. Clin Ther, 17 : 924-935, 1995 [PMID : 8595644]

14) Takeuchi T, et al : Comparison of teprenone and famotidine against gastroduodenal mucosal damage in patients taking low-dose aspirin. J Gastroenterol Hepatol, 29 Suppl 4 : 11-15, 2014 [PMID : 25521726]

15) マーズレンS配合顆粒　インタビューフォーム

16) キャベジンUコーワ配合散　インタビューフォーム

17) Tran T, et al : Meta-analysis: the efficacy of over-the-counter gastro-oesophageal reflux disease therapies. Aliment Pharmacol Ther, 25 : 143-153, 2007 [PMID : 17229239]

18) 「薬物治療コンサルテーション妊娠と授乳（第2版）」（伊藤真也，村島温子/編），南山堂，2014

19) タフマックE配合カプセル　添付文書

20) Karani S, et al : A double-blind clinical trial with a digestive enzyme product. Br J Clin Pract, 25 : 375-377, 1971 [PMID : 4935696]

21) 洪 繁：我が国で処方可能な各種消化酵素製剤の特長とそれに応じた製剤の使い分け．膵臓，32 : 125-139, 2007

22) ガストロゼピン錠　インタビューフォーム

23) Gonvers JJ, et al : Gastric ulcer: a double-blind comparison of 100 mg pirenzepine plus antacid versus 800 mg cimetidine plus antacid. Scand J Gastroenterol, 21 : 806-808, 1986 [PMID : 3535007]

24) Cerlek S, et al : Pirenzepin in gastric and duodenal ulcer: a double-blind trial. J Int Med Res, 9 : 148-151, 1981 [PMID : 7014285]

25) ロートエキス散「ホエイ」インタビューフォーム

26) ブスコパン錠　インタビューフォーム

27) Zhu CP, et al : Comparison of efficacy and safety of hyoscine butylbromide versus anisodamine for acute gastric or intestinal spasm-like pain: A randomized, double-blinded, multicenter Phase III trial. J Dig Dis, 18 : 453-460, 2017 [PMID : 28677349]

28) ウルソ錠　インタビューフォーム

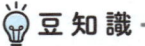 豆知識

「胸焼け」の症状を悪化させる要因

　寝るときに身体を左下にすること，頭の高さを少し上げることで，胃・食道逆流症の症状を改善できるという報告があります[1]．また，「タバコ」や「アルコール」・「チョコレート」・「高脂肪食」は症状を悪化させる可能性が指摘されている[1]ため，症状に困っている場合は，無理のない範囲でこれらの摂取を減らすこともよい選択肢になります．

1) Kaltenbach T, et al : Are lifestyle measures effective in patients with gastroesophageal reflux disease? An evidence-based approach. Arch Intern Med, 166 : 965-971, 2006 [PMID : 16682569]

■ 胃薬に配合されているその他の成分

センブリ swertia 　生薬　苦味健胃薬

商品例	キャベジンコーワα，パンシロンG
作用	苦味で胃の働きを整える生薬

特徴	• 苦味のある生薬で，その味によって唾液などの消化液の分泌を促す生薬
注意点	• 苦味をオブラートなどで隠してしまうと，本来の効果が期待できない可能性がある
類似薬	ゲンチアナ，オウバク，オウレン，リュウタン

ケイヒ cinnamon 　生薬　芳香性健胃薬

商品例	太田胃散，太田胃散A，ガストールアクティブ，大正漢方胃腸薬
作用	芳香で胃の働きを整える生薬

特徴	• 芳香のある生薬で，その香りによって消化管の機能を促す生薬
注意点	• 香りをオブラートなどで隠してしまうと，本来の効果が期待できない可能性がある
類似薬	ハッカ（メントール），サンショウ，ショウキョウ，ウイキョウ（フェンネル），チョウジ，チンピ（温州みかん），ソウジュツ

乳酸菌 Lactic acid Bacteria 　整腸剤

商品例	第一三共胃腸薬プラス（細粒/錠），ビオフェルミン健胃消化薬錠
作用	腸内環境を整える

特徴	• 腸内環境を整える「善玉菌」で，下痢などの症状を緩和する効果がある （☞ p.212）
注意点	• 速効性は期待できない
類似薬	ビフィズス菌

ジメチルポリシロキサン dimethyl polysiloxane 　消泡剤

商品例	イノセアプラス錠，ガスピタンa
作用	消化管内のガス気泡を消す

特徴	• 界面活性作用によって消化管内の気泡を消すことでガス排出を促し，腹部膨満感を解消する薬
注意点	• 胃痛や胸焼けに対する効果は実証されていない

第6章
胃薬

💡 豆知識

「二日酔い」には何が効く？

　お酒を飲み過ぎると，倦怠感・吐き気・頭痛などの症状（いわゆる二日酔い）を起こすことがあります．こうした二日酔いの症状には，水分補給（脱水症状の緩和），ビタミンB_6（吐き気の軽減），NSAIDs（頭痛の軽減）が効果的とされています[1]．また，漢方薬には『五苓散』のように，効能・効果に「二日酔い」が含まれる製剤があるため，選択肢になります．

　なお，二日酔いを防ぐ方法は確立されていないため，「節度を守ること」が最大の予防法と結論付けられています[2]．

1）Wiese JG, et al：The alcohol hangover. Ann Intern Med, 132：897–902, 2000 [PMID：10836917]

2）Pittler MH, et al：Interventions for preventing or treating alcohol hangover：systematic review of randomised controlled trials. BMJ, 331：1515–1518, 2005 [PMID：16373736]

Q1 胃薬は，どれを選んでも効果は大して変わらない？

A：☒ 症状に合わせて選ぶのがよい

　OTCの胃薬には，胃酸を抑える薬（H₂ブロッカー），胃粘膜を守る薬（胃粘膜保護薬），酸を中和する薬（制酸薬），消化を助ける薬（消化酵素），胃腸の働きを整える薬（生薬）など，目的の異なる薬が使われています．そのため，症状に合わせて選ぶことが大切です．

■ 胃炎・潰瘍など，胃が荒れて痛む場合の選択

　消化性潰瘍の第一選択薬は，医療用の「PPI：プロトンポンプ阻害薬（☞p.188）」ですが，この「PPI」を使用できない場合には，「H₂ブロッカー」を選ぶことが推奨されています[1]．「H₂ブロッカー」にはいくつか種類がありますが，薬剤間で特に優劣はないとされています[1]．

　また，胃粘膜保護薬でも「スクラルファート」は「H₂ブロッカー」に劣らない効果が報告されています[2,3]．単剤の商品はありませんが，「H₂ブロッカー」が適さない場合にはよい選択肢になります．

■ 胸焼け・胃酸過多がある場合の選択

　胸焼けなどの胃・食道逆流症に対しても，「H₂ブロッカー」の効果は期待できます[4]．また，OTCとして使われている各種の「制酸薬」も，「H₂ブロッカー」より効果は劣りますが，胸焼けなどの自覚症状の緩和に有効です[5]．ただし，こうした胃・食道逆流症の治療も第一選択薬は医療用の「PPI」とされている[4]ため，「H₂ブロッカー」や「制酸薬」はあくまで一時的な症状や軽い症状への対応に使い，これらOTCで十分に改善しない場合には病院受診を勧める必要があります．

■ 胃もたれ・消化不良がある場合の選択

　「消化酵素」は，吐き気・胸焼け・膨満感・食欲不振などの症状を和らげる効果が報告されています[6]．成分ごとの優劣は明確になっていないため，理論上，食べ過ぎた食品（脂質・タンパク質・でんぷん・繊維など）に合わせて，その成分の消化・分解を助ける「消化酵素」の配合された薬を選ぶのが最適と考えられます．

■ いろいろな症状が混ざっている場合の選択

　OTCでは，「胃粘膜保護薬」・「制酸薬」・「消化酵素」・「生薬」など多くの成分を配合した「総合胃腸薬」が販売されています．いずれも特にリスクの高い薬ではないため，いろいろな症状が混ざっているような場合，何となく胃が不愉快で症状がはっきりしないような場合には，よい選択肢になります．

■ 参考文献

1）「消化性潰瘍診療ガイドライン2015（改訂第2版）」（日本消化器病学会／編），南江堂，2015
2）Blum AL, et al：Sucralfate in the treatment and prevention of gastric ulcer: multicentre double blind placebo controlled study. Gut, 31：825-830, 1990 [PMID：2196208]
3）Herrerias-Gutierrez JM, et al：Sucralfate versus ranitidine in the treatment of gastric ulcer. Randomized clinical results in short-term and maintenance therapy. Am J Med, 86：94-97, 1989 [PMID：2660562]
4）「胃食道逆流症（GERD）診療ガイドライン2015（改訂2版）」（日本消化器病学会／編），南江堂，2015
5）Tran T, et al：Meta-analysis: the efficacy of over-the-counter gastro-oesophageal reflux disease therapies. Aliment Pharmacol Ther, 25：143-153, 2007 [PMID：17229239]
6）Karani S, et al：A double-blind clinical trial with a digestive enzyme product. Br J Clin Pract, 25：375-377, 1971 [PMID：4935696]

 こぼれ話　各消化酵素剤の蛋白消化力やでんぷん糖化力，脂肪消化力を比較検討した研究があります（日本膵臓学会誌，32：125-139, 2017）．

Q2 お腹が痛いときは，痛み止めを使うのがよい？

A：✕ 腹痛の原因によって，適した薬は違う

腹痛は，さまざまな原因によって起こります．そのため，原因に合わせて明確に薬を使い分ける必要があります．特に，胃が荒れてお腹が痛むときに解熱鎮痛薬（NSAIDs）を使うと，症状をさらに悪化させる恐れがあるため，注意が必要です．

■ 腹痛の原因と，適した薬

腹痛は，ストレスや暴飲暴食，痛み止め（NSAIDs）の副作用，あるいは冷え・胃腸の痙攣，生理痛などさまざまなトラブルの症状として現れます．これらは痛みの原因がそれぞれ異なるため，個々に適した薬を選ぶ必要があります．

腹痛の種類と適した薬

	痛みの特徴	痛みの原因	適した薬
胃の粘膜が荒れて痛む	空腹時に悪化するキリキリと痛む	ストレス，暴飲暴食痛み止め（NSAIDs）	H_2ブロッカー，胃粘膜保護薬
胃腸の痙攣で痛む	さしこむように痛む締め付けるように痛む	冷え胃腸の痙攣・緊張	ブチルスコポラミン
生理痛	生理周期と関連する	プロスタグランジン	痛み止め（NSAIDs，アセトアミノフェン）

胃の粘膜が荒れて痛むときに痛み止め（NSAIDs）を使うと，副作用でさらに胃粘膜が荒れる（☞p.182）ため，症状が悪化する恐れがあります．胃粘膜を胃酸から守るために，「H_2ブロッカー」や「胃粘膜保護薬」を使う必要があります．

また，胃腸の痙攣や過緊張が原因でお腹がさしこむ・締め付けるように痛む場合は鎮痙薬の「ブチルスコポラミン」[1]，「プロスタグランジン」がかかわる生理痛には「痛み止め（NSAIDsやアセトアミノフェン）（☞p.29）」[2]が，それぞれ効果的です．これらの痛みに胃酸はかかわっていないため，「H_2ブロッカー」や「胃粘膜保護薬」，「制酸薬」などを使っても，効果は期待できません．

なお，痛み止め（NSAIDs）で「腹痛」が和らぐ場合，その痛みの原因は内臓の炎症・痛みが原因である可能性があります．原因疾患を特定するためにも，早めの病院受診を勧める必要があります．

■ 腹痛への非薬物的な対応 [3]

◆ 腹部を温める

腹部を温めると，消化管平滑筋の緊張が和らぐため，腹痛や膨満感などにある程度有効とされています．しかし，虫垂炎や腹膜炎などの炎症性疾患の場合は，温めることでかえって症状が悪化する場合があります．

◆ 楽な姿勢をとる

お腹が痛むときに前屈みになることで，腹部の緊張を和らげ，痛みを軽減できる場合があります．本人が楽な姿勢をとることが重要です．どんな姿勢をしていても痛み続ける，眠っていても痛みで目が覚めるような場合は，病院受診を勧める必要があります．

■ 参考文献

1）Zhu CP, et al：Comparison of efficacy and safety of hyoscine butylbromide versus anisodamine for acute gastric or intestinal spasm-like pain: A randomized, double-blinded, multicenter Phase III trial. J Dig Dis, 18：453-460, 2017 ［PMID：28677349］

2）Marjoribanks J, et al：Nonsteroidal anti-inflammatory drugs for dysmenorrhoea. Cochrane Database Syst Rev：CD001751, 2015 ［PMID：26224322］

3）『知っておきたい「腹痛（お腹が痛い）のポイント」（田妻進，他/著），広島県医師会，2010

Q3 薬を飲んでいたら胃が荒れる？

A：○ 痛み止めなどの薬は，胃を荒らしやすい

　薬には，副作用で胃を荒らしやすいものがあります．特に，OTC でも痛み止め （☞ p.18）の薬は胃腸障害の副作用を起こしやすいため，「胃が痛む」と訴えられた際には，薬の使い過ぎや飲み併せなどにも注意する必要があります．

■ 痛み止めの副作用は，結構多い

　痛み止め（NSAIDs）は，痛み・炎症の原因物質である「プロスタグランジン」の作用を抑えることで鎮痛・抗炎症効果を発揮しますが，この「プロスタグランジン」は胃粘膜の保護にもかかわっています．そのため，痛み止め（NSAIDs）を服用していると消化管出血などの副作用を起こしやすくなります．こうした副作用は，年齢や持病・併用薬によってはよりリスクが高くなる[1,2]ため，たとえ OTC を短期間だけで使う場合でも油断はできません．

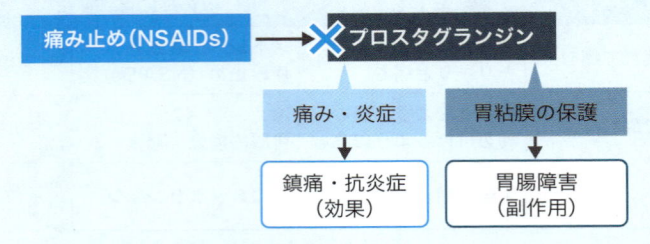

NSAIDs による消化管出血リスクを高める要因[1,2]

年齢	70 歳以上
持病	消化性潰瘍の既往歴
NSAIDs の使い方	複数の NSAIDs を併用，あるいは単独でも高用量
併用薬	ステロイド，抗凝固薬（例：ワルファリンなど），抗うつ薬・神経痛の薬（例：サインバルタなど）

■ OTC の胃薬でも副作用対策はできるが，病院を受診した方が無難

　副作用で潰瘍が起こった場合は痛み止め（NSAIDs）を中止するのが原則で，痛みがあってやむを得ず継続する場合でも，医療用の専用の胃薬 （☞ p.188）を併用する必要があります[3]．そのため，OTC での対応ではなく，病院受診を勧める必要があります．

　一方，「H₂ ブロッカー」でもこうした副作用は予防・軽減できることが報告されています[4]．そのため，胃が弱い人などは OTC でも痛み止め（NSAIDs）と一緒に「H₂ ブロッカー」を使うことも 1 つの選択肢にはなります．ただし，医療用にはより胃にやさしい鎮痛薬 （☞ p.51）などもあるため，病院を受診した方が確実な対応ができます．

■ 参考文献

1）Peura DA：Prevention of nonsteroidal anti–inflammatory drug–associated gastrointestinal symptoms and ulcer complications. Am J Med, 117 Suppl 5A：63S–71S, 2004 [PMID：15478855]

2）de Abajo FJ & García–Rodríguez LA：Risk of upper gastrointestinal tract bleeding associated with selective serotonin reuptake inhibitors and venlafaxine therapy: interaction with nonsteroidal anti–inflammatory drugs and effect of acid–suppressing agents. Arch Gen Psychiatry, 65：795–803, 2008 [PMID：18606952]

3）「消化性潰瘍診療ガイドライン 2015（改訂第2版）」（日本消化器病学会/編），南江堂，2015

4）Tuskey A & Peura D：The use of H2 antagonists in treating and preventing NSAID–induced mucosal damage. Arthritis Res Ther, 15 Suppl 3：S6, 2013 [PMID：24267478]

こぼれ話　海外では，「イブプロフェン」と「ファモチジン」の配合剤「DUEXIS」という商品が販売されています（Ther Adv Musculoskelet, 4：327–339, 2012 [PMID：23024710]）．

Q4 妊娠・授乳中でも，胃薬くらいはどれを使ってもよい？

A：✖ 安全性が確認されているものを選ぶ

　OTCの胃薬には，妊娠・授乳中の使用に関して制限のかけられていないものが多いですが，疫学調査などで安全性が確認された成分は限られています．作用上，目立ったリスクのある薬は少ないと思われますが，リスクが指摘されている成分は避けた方が無難です．

■ 妊娠中の安全性評価　「オーストラリア基準」の評価

B1	ヒトへの使用経験はまだ限られているが，奇形や有害作用の頻度が増すという証拠は示されていない．動物を用いた研究が十分になされ，胎児への障害が増加したという証拠は示されていない．
	ファモチジン，スクラルファート
B3	動物を用いた研究では胎児への影響が示されているが，この結果がヒトに対してどういった意味をもつものか，わからない．
	ニザチジン，ウルソデオキシコール酸

　「H₂ブロッカー」は，妊娠中の安全性に関する疫学調査が行われており，基本的に奇形などのリスクに影響しないことが確認されています [1,2]．特に「ファモチジン」は単剤の商品があり，オーストラリア医薬品評価委員会・先天性異常部会による安全性評価でも【B1】と比較的高く評価されているため，妊娠中の胃薬としてよい選択肢になります．

　胎児に頻脈が起こる可能性のある「ロートエキス」[3] や，一部ガイドラインでは使用中止を勧めるものもある「ウルソデオキシコール酸」[4] は避けた方が無難です．

■ 授乳中の安全性評価　「Medications and Mothers' Milk 17th ed」の評価

L1	最も安全　（多くの授乳婦が使用するが，乳児への有害報告なし．対照試験でもリスクが示されず，乳児に害を与える可能性はほとんどない）
	ファモチジン，スクラルファート
L2	比較的安全　（少数例の研究に限られるが，乳児への有害報告なし）
	ニザチジン
L3	中等度の安全　（授乳婦の対照試験はないが，乳児に不都合な影響が出る可能性がある．または，対照試験で軽微で危険性のない有害作用しか示されていない）
	ウルソデオキシコール酸，ブチルスコポラミン

太字：国立成育医療研究センターの「授乳中に安全に使用できると考えられる薬」のリストに掲載されているもの [5]

　「ファモチジン」や「ニザチジン」は単剤の商品があるため，授乳中でもよい選択肢になります．その他の成分についても，作用上，特にリスクはないとされる成分は多いですが，乳児に頻脈を起こす恐れのある「ロートエキス」[3]，潜在的に母乳産生量を減らす恐れのある「ブチルスコポラミン」[6] の連用には注意が必要です．

■ 参考文献

1）Matok I, et al：The safety of H₂-blockers use during pregnancy. J Clin Pharmacol, 50：81-87, 2010 [PMID：19789371]
2）Carbis H, et al：Pregnancy outcome after exposure to ranitidine and other H2-blockers. A collaborative study of the European Network of Teratology Information Services. Reprod Toxicol, 19：453-458, 2005 [PMID：15749258]
3）ロートエキス散「ホエイ」インタビューフォーム
4）「薬物治療コンサルテーション　妊娠と授乳（第2版）」（伊藤真也，村島温子／編），南山堂，2014
5）国立成育医療研究センター：授乳中に安全に使用できると考えられる薬．
6）「母乳とくすりハンドブック（第3版）」（大分県地域保健協議会大分県「母乳と薬剤」研究会／編），大分県薬剤師会，2017

こぼれ話　OTCの胃薬も，添付文書上の妊娠・授乳中の制限と，実際の安全性評価に大きな乖離があるため，添付文書の記載だけを比較して選ぶと，かえって安全性が不明瞭なものを選んでしまうことになります．

第6章　胃薬

Q5 「H₂ブロッカー」は制限を超えて服用し続けてもよい？

A：☒ 大きな病気の見逃しも起こるため，長期で使用しない

　「H₂ブロッカー」は強力に胃酸を抑えるため，胃がんなどの大きな病気の初期症状も一時的に和らげ，発見を遅らせてしまう可能性があります．そのため，たとえ効果が得られても2週間（「ロキサチジン」製剤は1週間）以上使い続けることはせず，症状が続く場合には一度病院で検査してもらう必要があります．

■「H₂ブロッカー」に使用制限がある理由

　OTCでは，「ファモチジン」・「ニザチジン」は最長2週間，「ロキサチジン」は最長1週間に，それぞれ連続使用が制限されています[1]．これは，胃・十二指腸潰瘍や胃がんなどの重篤な疾患の症状も和らげてしまうことで，見過ごし・発見の遅れといった事態につながる恐れがあるからです．
　痛み止め（☞p.18）の使用やストレス，食べ過ぎなどによる一過性の症状であれば，基本的に1〜2週間以内に治まります．それ以上に症状が続いて薬が必要な場合は，一度病院を受診して不調の原因を明確にする必要があります．

■「ピロリ菌」に感染していると，除菌しない限り症状をくり返す

　「ヘリコバクター・ピロリ菌（*H. pylori*）」に感染していると，胃・十二指腸潰瘍を起こしやすくなります．「H₂ブロッカー」にはこの「ピロリ菌」を退治する効果はないため，服薬中は一時的に症状を緩和させることはできても，薬を中断するとすぐ胃炎・潰瘍をぶり返すことになります．一方，「ピロリ菌」を除菌すれば潰瘍の再発率は1〜2％程度と非常に低く[2]，基本的に薬も必要なくなります[3]．
　そのため，胃炎や潰瘍をくり返している人は，「H₂ブロッカー」などの胃薬を使い続けるのではなく，一度「ピロリ菌」の検査をしてみるのがよいと思われます．

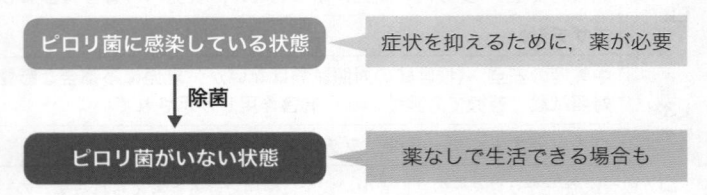

　ピロリ菌に感染している状態 ← 症状を抑えるために，薬が必要
　　↓ 除菌
　ピロリ菌がいない状態 ← 薬なしで生活できる場合も

＜ピロリ除菌に用いられる薬（医療用）＞
一次除菌：PPI（胃酸抑制薬）＋アモキシシリン（抗菌薬）＋クラリスロマイシン（抗菌薬）を7日間
二次除菌：PPI（胃酸抑制薬）＋アモキシシリン（抗菌薬）＋メトロニダゾール（抗原虫薬）を7日間

■ 参考文献

1）各医薬品　添付文書
2）Miwa H, et al：Recurrent peptic ulcers in patients following successful Helicobacter pylori eradication: a multi-center study of 4940 patients. Helicobacter, 9：9-16, 2004 [PMID：15156899]
3）「消化性潰瘍診療ガイドライン2015（改訂第2版）」（日本消化器病学会／編），南江堂，2015

こぼれ話　PPIやH₂ブロッカーの長期連用は，肺炎のリスクを高めることも報告されています（JAMA, 292：1955-1960, 2004 [PMID：15507580]）．

Q6 「H₂ブロッカー」は80歳以上の人でも使える？

A：✗ 腎機能が低下しているため，薬の副作用が出やすい

「ファモチジン」や「ニザチジン」，「ロキサチジン」といった「H₂ブロッカー」を，腎臓の機能が低下した人が服用すると，血中濃度が必要以上に高くなり，副作用が出やすくなります．腎機能は加齢とともに衰えていくことから，80歳以上の人はOTCの「H₂ブロッカー」を使わないよう制限が設けられています．

■「H₂ブロッカー」と腎機能

OTCとして販売されている「H₂ブロッカー」は，いずれも腎臓から排泄される薬です．そのため，腎機能が低下すると薬は排泄されにくくなり，副作用が出やすくなります．このことから，医療用の薬でも腎機能に応じて投与量を減量する必要があります[1]．

腎機能は加齢とともに低下していき，60代では30〜40%，80代では50〜70%程度の人で腎機能が「中程度低下」と言える状態にまでなるとする推計もある[2]ことから，特に腎臓の病気を患っていなくても注意する必要があります．こうした事情から，OTCの「H₂ブロッカー」は65歳以上で注意，80歳以上には使用制限が設けられています[3]．

■「認知機能の低下」や「せん妄」のリスク

「H₂ブロッカー」は認知機能の低下やせん妄のリスクになることから，高齢者への使用は可能な限り控えるように勧めるガイドラインもあります[4]．OTCでは長期的に「H₂ブロッカー」を服用し続けることはありませんが，医療現場ではこうしたリスクも踏まえて薬を選んでいることは，知っておく必要があります．

■「漢方薬」という選択肢

高齢者は，病院でいろいろな薬を処方されていることが多いですが，医療用の薬には「制酸薬」に含まれるマグネシウムやアルミニウムによって吸収が阻害されてしまうものがあります．そのため，OTCの胃薬を使う際には，併用薬に十分注意する必要があります．また，金属を含まない「制酸薬」の「炭酸水素ナトリウム（重曹）」もNaを含むため，高血圧の人は避けた方が無難です．

これらの点を踏まえると，高齢者から胃薬を求められた際には「漢方薬」がよい選択肢になります．中でも「六君子湯」は胃炎や胸焼けなどに対する効果の報告も多く，「H₂ブロッカー」の代替案としてガイドラインでも提示されています[4]．ただし，「カンゾウ」を含む製剤では低K血症に注意が必要です．

胃の不快感・胸焼けなどに効果が報告されている漢方薬の例

六君子湯	高齢者の腹部不快感・膨満感に対し，「胃粘膜保護薬」よりも高い改善効果が示されている[5,6]
半夏瀉心湯	急性の胃炎による吐き気・胸焼けなどに対し，「胃粘膜保護薬」よりも高い効果が示されている[7]

■ 参考文献

1）ガスターD錠，アシノン錠，アルタットカプセル　インタビューフォーム
2）Imai E & Horio M：Prevalence and perspectives of CKD in Japan. Nihon Jinzo Gakkai Shi, 48：703–710, 2006 ［PMID：17184018］
3）各医薬品　添付文書
4）「高齢者の安全な薬物療法ガイドライン2015」（日本老年医学会/編），メジカルビュー社，2015
5）小松崎修：漢方医学，17：120–131, 1993
6）竹本忠良，他：消化器科，12：223–234, 1990
7）太田康幸，他：診断と治療，78：2935–2946, 1990

こぼれ話　他にも，「ロキソプロフェン」などのNSAIDsも腎機能を悪化させるリスクが高く，高齢者への使用は避けることが推奨されています（高齢者の安全な薬物療法ガイドライン2015）．

第6章 胃薬

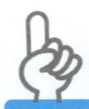# 製剤上の特徴をもつOTC医薬品

ガスター10

第一三共ヘルスケア

◉ **お勧めポイント**

↳OTCで最も強力な「H₂ブロッカー」である「ファモチジン」単独の製剤

↳添付文書上は制限されているが，本来は妊娠・授乳中ともに選択肢になる成分

> **成分（1錠中）**
> ● H₂ブロッカー：ファモチジン 10 mg

イノセアワンブロック

佐藤製薬

◉ **お勧めポイント**

↳OTCで最も強力な「H₂ブロッカー」である「ロキサチジン」単独の製剤

↳「H₂ブロッカー」のなかで唯一，1日1回の服用でよいカプセル剤

> **成分（1カプセル中）**
> ● H₂ブロッカー：ロキサチジン 75 mg

スクラートG

ライオン

◉ **お勧めポイント**

↳「胃粘膜保護薬」では強力な「スクラルファート」を配合した総合胃腸薬

↳「消化酵素」を含まないため，胃薬独特の匂いや味が苦手な人でも飲みやすい

↳高齢者や自動車運転をする人に使いにくい，「抗コリン薬」を含まない

> **成分（1包中）**
> ● 胃粘膜保護：スクラルファート 500 mg ● 制酸：メタケイ酸アルミン酸Mg 500 mg ● 制酸：合成ヒドロタルサイト 250 mg
> ● 生薬：コウボク，ソウジュツ

スクラート胃腸薬S（散剤）

ライオン

◉ **お勧めポイント**

↳「胃粘膜保護薬」では強力な「スクラルファート」を配合した総合胃腸薬

↳高齢者や自動車運転をする人に使いにくい，「抗コリン薬」を含まない

↳「制酸薬」・「消化酵素」・「生薬」も含むため，広い症状に使える

> **成分（1包中）**
> ● 胃粘膜保護：スクラルファート 500 mg ● 制酸：炭酸水素Na 200 mg ● 制酸：合成ヒドロタルサイト 160 mg
> ● 酵素：ビオヂアスターゼ ● 酵素：リパーゼ
> ● 生薬：ウイキョウ，ウコン，ケイヒ，ゲンチアナ，サンショウ，ショウキョウ，チョウジ

セルベール

◉ **お勧めポイント**

↳ 胃粘膜保護薬「テプレノン」と「生薬」2種だけの，シンプルな配合

↳ 他の薬との相互作用や持病の悪化などのリスクが少ない

↳「消化酵素」を含まないため，胃薬独特の匂いや味が苦手な人でも飲みやすい

成分(1包中)
- ●胃粘膜保護：テプレノン 37.5 mg
- ●生薬：コウボク，ソウジュツ

大正漢方胃腸薬

◉ **お勧めポイント**

↳「生薬」だけの胃薬

↳ 胃薬として使われる「安中散」と「芍薬甘草湯」を組合わせた配合

成分(1包中)
- ●生薬：ケイヒ，エンゴサク，ボレイ，ウイキョウ，シュクシャ，カンゾウ，リョウキョウ，シャクヤク

ブスコパンA

◉ **お勧めポイント**

↳ 鎮痙薬「ブチルスコポラミン」単独の製剤

↳ 冷えや胃の痙攣などで起こる，急な「腹痛」に効果的

成分(1錠中)
- ●鎮痙：ブチルスコポラミン 10 mg

💡 **豆知識**

自覚症状がない人の「ピロリ菌」の除菌

　「ピロリ菌」に感染している人が，必ず胃潰瘍などの症状を発症するとは限りません．中には，「ピロリ菌」に感染していても，全く何の自覚症状も現れない人もいます．こうした自覚症状のない人でも除菌をすることで，胃がんの発症リスクを軽減できるとする報告があります[1]．

　ただし，胃がんの発症には他にも喫煙などの要因もかかわっているため，除菌だけで確実に防げるわけではありません．また，除菌によって胃の酸分泌能が回復すると，除菌後に一時的な胸焼けの症状が現れる[2]こともあるという点には，注意が必要です．

1）Ford AC, et al：Helicobacter pylori eradication for the prevention of gastric neoplasia. Cochrane Database Syst Rev：CD005583, 2015 [PMID：26198377]

2）Iijima K, et al：Changes in gastric acid secretion assayed by endoscopic gastrin test before and after Helicobacter pylori eradication. Gut, 46：20-26, 2000 [PMID：10601049]

医療用の医薬品にはこんなものがある

「H₂ブロッカー」よりも効果の高い「プロトンポンプ阻害薬（PPI）」

商品名	• 『オメプラール（一般名：オメプラゾール）』 • 『ネキシウム（一般名：エソメプラゾール）』 • 『タケプロン（一般名：ランソプラゾール）』 • 『パリエット（一般名：ラベプラゾール）』 • 『タケキャブ（一般名：ボノプラザン）』
特徴	• 胃・十二指腸潰瘍や胃・食道逆流症の第一選択薬です. • 「H₂ブロッカー」よりも胃酸を抑える効果は強力です.

OTCよりも高用量で使える「H₂ブロッカー」

商品名	• 『ガスター（一般名：ファモチジン）』
特徴	• OTCの「ガスター10」と同じ成分ですが，医療用の薬は1日40 mg（OTCの2倍）まで増量できます.

単剤で使える「胃粘膜保護薬」

商品名	• 『アルサルミン（一般名：スクラルファート）』 • 『セルベックス（一般名：テプレノン）』 • 『イサロン（一般名：アルジオキサ）』 • 『マーズレン（一般名：L-グルタミン＋アズレン）』 • 『アプレース（一般名：トロキシピド）』
特徴	• 医療用には，他の成分が配合されていない「胃粘膜保護薬」単剤の薬があります.

NSAIDsによる胃腸障害を防ぐ薬

商品名	• 『ネキシウム（一般名：エソメプラゾール）』 • 『サイトテック（一般名：ミソプロストール）』
特徴	• NSAIDsの副作用で起こる胃・十二指腸潰瘍を防ぐ使い方に，保険適用のある薬です.

「ピロリ除菌」に使うパッケージ薬

商品名	• 『ボノサップ（一般名：ボノプラザン＋アモキシシリン＋クラリスロマイシン）』 • 『ボノピオン（一般名：ボノプラザン＋アモキシシリン＋メトロニダゾール）』
特徴	• ピロリ菌（*H. pylori*）の一次除菌・二次除菌に使う3剤をパッケージ化した製剤です. • 1日分が1シートになっているため，服用間違いが起こりにくく，確実な除菌ができます.

医療用の「消化酵素剤」

商品名	• 『タフマックE（一般名：ジアスメン，ジアスターゼ，オノテース，モルシン，ボンラーゼ，セルロシン，パンクレアチン，ポリパーゼ，オノプローゼA）』
特徴	• 消化異常症状の改善に使われる，医療用の「消化酵素剤」

こぼれ話　ピロリ二次除菌に使う「メトロニダゾール」を服用中にお酒を飲むと，いきなり「二日酔い」状態の悪酔いをする（ジスルフィラム様作用）ため，飲酒は控える必要があります.

第7章 便秘薬

薬を使う目的

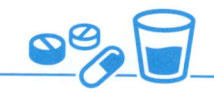

「便秘薬」は，排便の回数が少ない，便が硬くて困難といった症状を解消するために使います．一般的に「回数が少ない」だけで便秘だと考える人は多いですが，2日程度は便通がなくても，特に不快感がなければ薬物治療の必要はありません．

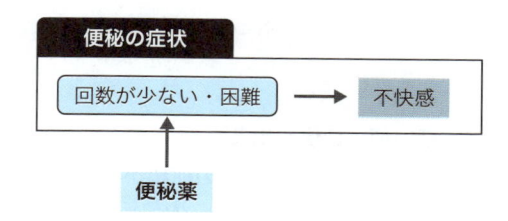

セルフメディケーションの位置づけ

便秘の治療は生活習慣の改善が最優先ですが，OTCの「便秘薬」でも軽度の便秘であれば十分に治療が可能です．ただし，医療用の薬にはさらにたくさんの選択肢があるため，OTCで満足いく改善が得られない場合や，「刺激性」の薬を大量・長期で使ってしまうような場合には，一度病院受診を勧めるようにしてください．また，便秘は大腸がんなどの病気の症状として現れることもあるため，注意が必要です．

	分類	効果	副作用	
推奨	生活習慣の改善	高	低	野菜の摂取，運動など生活習慣の改善が最優先
推奨	浸透圧性の便秘薬	中	低	便秘治療の第一選択
選択肢	整腸剤	低	低	副作用なく試せるよい選択肢
切り札	刺激性の便秘薬	高	高	他の方法では十分改善しない場合，短期間に限って頓服で使用
切り札	坐薬・浣腸薬	中	中	今すぐ効果が欲しい場合の選択肢に

薬理作用

● 浸透圧性の便秘薬：腸管内に水分を増やすことで便を柔らかくします．

● 刺激性の便秘薬：大腸を刺激することで腸管の蠕動運動を促します．

● 整腸剤：善玉菌を腸内へ補給することで，腸内環境を整えます．

● 坐薬：腸内で炭酸ガスを発生させ，腸管の蠕動運動を促します（炭酸水素Na・無水リン酸二水素Naの坐薬）．

● 浣腸薬：直腸を刺激するとともに，便を柔らかくして潤滑化させます（グリセリンの浣腸薬）．

こぼれ話　便秘の状態や下剤の使用は，独立した死亡率や心筋梗塞・脳卒中などのリスクと関連することが報告されており（Atherosclerosis, 281：114-120, 2019 [PMID：30658186]），たかが便秘と侮ることはできません．

病院受診のトリアージ

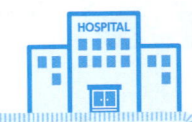

「便秘」を訴える人の中から，こんな人を見つける

⚠️「大腸がん」

⚠️「腸閉塞」や「イレウス（腸の動きが停止した状態）」

⚠️「過敏性腸症候群」

⚠️「刺激性」の便秘薬を頻繁に使用，長期連用している人

注意▶1 便秘が次第に悪化していて，細い便・血便が出る

「大腸がん」では慢性的な便秘になりやすく，その症状が次第に悪化していく傾向にあります．特に細い便が出る，血便が出るような場合には，OTCで対処するのではなく，病院で精密検査をしてもらう必要があります．

緊急▶2 急に便秘になり，発熱や腹痛・嘔吐の症状もある，ガスも出ない

急な便秘の症状で，発熱や強い腹痛・嘔吐を伴い，ガスも出ないような場合，「腸閉塞」や「イレウス（腸の動きが停止した状態）」の可能性があります．外科的な手術が必要な場合もあるため，すぐに病院を受診する必要があります．便秘薬は症状を悪化させる恐れがあるため，使用してはいけません．

3 「下痢」と「便秘」をくり返している

「下痢」と「便秘」をくり返している場合，「過敏性腸症候群」の可能性があります．医師からすでに診断されている場合は専用のOTC（☞ p.203）を使うこともできますが，まずは病院を受診する必要があります．

注意▶4 「刺激性」の便秘薬を頻繁に使用，または長期連用している

OTCの便秘薬には「刺激性」の薬を配合したものが多いですが，これらの薬は短期的または頓服として使うことが推奨されている（☞ p.199）薬です．あまり頻繁に使う，長期間使い続けている場合には，病院受診を勧めた方が無難です．

5 1週間ほど便秘薬を使っても，あまり改善されない

OTCの便秘薬を使っても症状が改善しない場合は，病院を受診して便秘の原因を明らかにするとともに，場合によっては医療用の薬で治療する必要があります．

💡**豆知識** ─────

赤ちゃんの便秘は，お腹のマッサージや綿棒でも対応できる

赤ちゃんが便秘気味な際は，お腹を手のひらでやさしく「の」の字を書くようにマッサージする，あるいは「ワセリン（☞ p.302）」を塗った綿棒を肛門部に1〜2cmほど入れて「の」の字を書くように回して刺激する，などの方法が効果的です．なお，医療用の便秘薬には，赤ちゃんに使えるものもたくさんあるため，こうした対応でも便秘が解消されない場合には病院で相談するようにしてください．

こぼれ話　大腸がんは，男性では胃がん・肺がんに次いで3番目，女性では乳がんに次いで2番目に多いがんとされています（国立がん研究センター 地域がん登録・統計「最新がん統計」）．

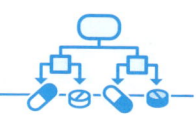

使い分けフローチャート

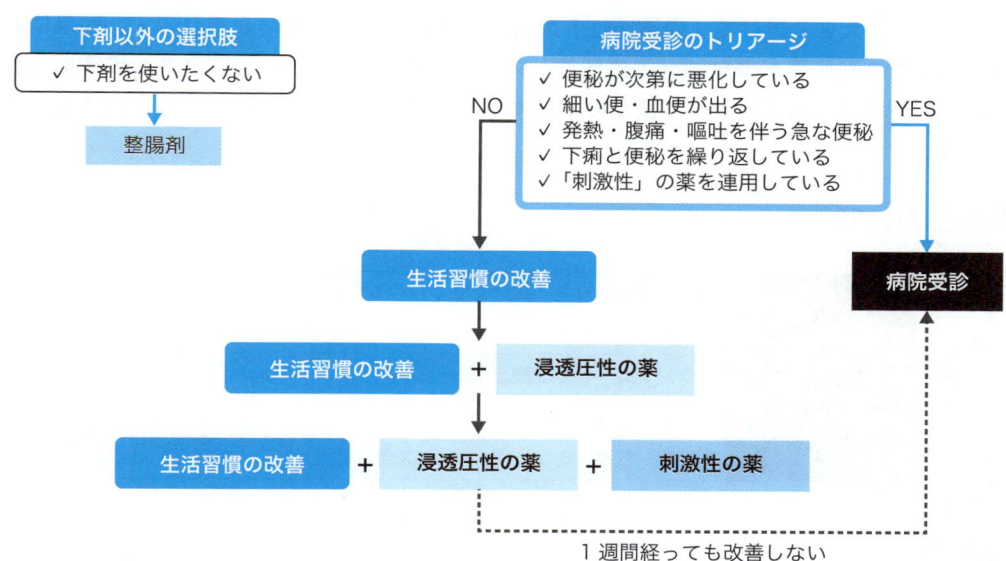

1 週間経っても改善しない

● 基本方針 ●

> 生活習慣の改善が最優先ですが，薬を使う場合はまず「浸透圧性」の薬を試します．それでも効果に満足できない場合は「刺激性」の薬を追加しますが，これは短期間・頓服に限って使うことが大切です．「整腸剤」は，特に副作用もなく試すことができます．「坐薬」や「浣腸薬」は，今すぐ効果が欲しい場合に選択肢になります．

◆ **下剤は使いたくない** ────────→ 生活習慣の改善，または「整腸剤」で対応 (☞ p.200)

◆ **はじめて便秘薬を試す** ────────→ 副作用の少ない「浸透圧性」の薬 (☞ p.199)

◆ **「浸透圧性」の薬では不十分** ────→ 「刺激性」の薬を頓服で追加する (☞ p.199)

◆ **「刺激性」の薬が効いた** ──────→ 生活習慣の改善や「浸透圧性」の薬を基本とし，長期連用に注意 (☞ p.199)

◆ **漢方薬や自然由来の成分がよい** ──→ 「ダイオウ」や「アロエ」は「刺激性」の薬であることに注意 (☞ p.199)

◆ **今すぐ症状を何とかしたい** ────→ 坐薬や浣腸薬

◆ **腎障害のある高齢者** ──────→ 病院受診 (☞ p.199)

💡 **豆知識** ─────────────────────────────

> **便秘に使う「漢方薬」は，主に「ダイオウ」が含まれている**
>
> 　便秘症に効果が示されている「漢方薬」には，「大黄甘草湯」や「麻子仁丸」，「乙字湯」，「防風通聖散」，「桃核承気湯」などがあります．「漢方薬」と聞くと，基本的に効果はやさしめと考える人が多いですが，これらの製剤には「刺激性」に分類され，妊娠中の使用も避けるべきとされる「ダイオウ」が配合されていることは覚えておく必要があります．

こぼれ話 「ダイオウ」や「アロエ」には，「センノシド」などのアントラキノン系の成分が含まれているため，ガイドラインを含め多くの資料で「刺激性」に分類されています．

分類と特徴

　便秘薬には，大きく分けて「浸透圧性」のものと「刺激性」のものがあります．効果はおだやかでも腹痛などの副作用が少ない「浸透圧性」の薬を治療の中心とし，「刺激性」の薬はどうしても症状がひどい場合の頓服薬として使うのが基本です．今すぐに効果を得たい場合には坐薬や浣腸薬も選択肢になります．

便秘薬の分類

内服薬	浸透圧性の薬	酸化マグネシウム，硫酸マグネシウム水和物
	刺激性の薬	ピコスルファート，センナ（センノシド），ビサコジル，ダイオウ，アロエ
	繊維	プランタゴ・オバタ種皮
	軟化剤	ジオクチルソジウムスルホサクシネート
	整腸剤	乳酸菌（ラクトミン），ビフィズス菌など
坐薬		炭酸水素Na・無水リン酸二水素Na
浣腸薬		グリセリン

使い分けのポイント

　はじめて便秘薬を使う場合，いきなり「刺激性」の薬は選ばず，まず「浸透圧性」の薬を試します．「浸透圧性」の薬だけでは十分に満足いくほどの改善が得られない場合には，「刺激性」の薬や坐薬・浣腸薬を選択肢として考えます．

● 効果・副作用による使い分け （☞ p.199）

　「浸透圧性」の薬よりも「刺激性」の薬の方が強力と一般的に言われていますが，実際に直接比較した臨床試験はなく，効果の優劣は定かではありません．むしろ「刺激性」の薬は，他の薬と比べて腹痛や腹部不快感を起こしやすいため，こうした副作用の少ない治療をしたい人には不向きです．

● 薬を使う期間による使い分け （☞ p.199）

　「刺激性」の薬を連用すると，耐性が現れたり，薬に頼り切りになってしまったりする恐れがあります．そのため，続けて使用するのであれば「浸透圧性」の薬を選ぶ必要があります．ただし，OTCの「浸透圧性」の薬はいずれも「マグネシウム」を含むため，高マグネシウム血症や他の薬との相互作用に注意する必要があります．

● 効果が現れるまでにかかる時間による使い分け

　「坐薬」や「浣腸薬」は，基本的に使用後すぐに効果が現れます．また，「刺激性」のなかでも「センナ（センノシド）」は服用から8〜10時間後に効果が現れるため，タイミングを計りやすいという利点があります．「マグネシウム類」の効きはじめは個人差が大きく，通常8〜12時間程度とされていますが，早いと1〜2時間で現れます．

こぼれ話　服用した「センノシド」は，大腸で腸内細菌の作用によって「レインアンスロン」に変換され，これが大腸の蠕動運動を促します（Pharmacology, 20(Suppl 1)：50-57, 1980 [PMID：7375506]）．この変換に8〜10時間ほどかかります．

■ 主な便秘薬

分類	商品名	浸透圧性 マグネシウム類	刺激性 ピコスルファート	刺激性 センナ・センノシド	刺激性 ビサコジル	刺激性 ダイオウ	刺激性 アロエ	繊維 プランタゴ・オバタ種皮	軟化剤 ジオクチルソジウムスルホサクシネート	生薬 カンゾウ	整腸剤 乳酸菌・ビフィズス菌など	刺激性坐剤 炭酸水素Na・無水リン酸二水素Na	浣腸 グリセリン	使用できる年齢
内服薬	酸化マグネシウムE便秘薬	●												5歳以上
	3Aマグネシア	●												5歳以上
	錠剤ミルマグLX	●												5歳以上
	コーラックMg	●												5歳以上
	ビューラック・ソフト		●											15歳以上
	ビオフェルミン便秘薬		●								●			11歳以上
	日本薬局方センナ末			●										15歳以上
	カイベールC			●	●									15歳以上
	スルーラックS			●	●									15歳以上
	スルーラックプラス			●	●					●				15歳以上
	コーラックハーブ			●							●			15歳以上
	新サラリン			●				●						11歳以上
	新ウィズワン			●				●						3歳以上
	ビューラックA				●									11歳以上
	コーラックⅡ				●						●			11歳以上
	コーラックファースト				●						●			11歳以上
	タケダ漢方便秘薬					●				●				5歳以上
	アロエ便秘薬						●							7歳以上
	新ビオフェルミンS錠										●			5歳以上
	新ビオフェルミンS細粒										●			3カ月以上
坐薬	コーラック坐薬タイプ											●		12歳以上
	新レシカルボン坐剤S											●		12歳以上
浣腸薬	イチジク浣腸10/20												●	制限なし※
	イチジク浣腸30/40												●	12歳以上
	ミニカS												●	12歳以上
妊娠	疫学調査	◎	○	○	○	×	×	○	○		◎	○	○	
授乳	MMM	L1	–	L3	L2	–	–	–	–	–	–	–	L3	
	母乳とくすりHB	◎	○	○	○	–	–	–	–		◎	–	◎	

※「10」は0～5歳，「20」は6～11歳

第7章 便秘薬

■ 主な有効成分の特徴

以下は各成分を単独で使用した場合の情報であり、実際の商品を選ぶ際には「一緒に配合された他の成分」の短所やリスクも考慮する必要があります.

酸化マグネシウム magnesium oxide 〔浸透圧性〕

商品例	酸化マグネシウムE便秘薬, コーラックMg
医療用	マグミット

長　所	• 医療用の『マグミット』と同じ成分で、便秘治療の第一選択薬になる「浸透圧性」の薬[1] • 腸を刺激しないため腹痛・腹部不快感などの副作用を起こしにくく、子どもや妊婦でも使える • 耐性を生じないため、治療の中心として使いやすい
短　所	• 腎機能障害がある高齢者では「高マグネシウム血症」を起こした事例があり[2]、使用は推奨されない[3] • 1日の投与量が1,650mg以上、もしくは36日以上の連続服用は、高マグネシウム血症のリスク要因とされている[4] • 一部の抗菌薬や骨粗鬆症の薬の吸収を妨げることがある[5]ため、併用薬には注意が必要
本成分の留意点	妊娠中 ▶ 可　授乳中 ▶ 可
妊娠中	◎	Mgは元より体内に存在する元素で、適正使用であれば安全とされる[6]
授乳中	L1	Mgは消化管からほとんど吸収されないため、基本的に安全とされる[7]

硫酸マグネシウム/水酸化マグネシウムも同様

ピコスルファート picosulfate 〔刺激性〕

商品例	ビューラック・ソフト, ビオフェルミン便秘薬
医療用	ラキソベロン

長　所	• 医療用の『ラキソベロン』と同じ成分で、浸透圧性の薬が効かない場合の選択肢になる[1]
短　所	• 腸を刺激するため、腹痛を感じることがある[8] • 耐性を生じるほか、薬に頼るようになってしまうため、頓用または短期間に限って使用する[1]
本成分の留意点	妊娠中 ▶ 注意　授乳中 ▶ 可
妊娠中	○	胎児への影響はほとんどないと考えられているが、大量・連用には注意[6]
授乳中	–	母乳中への移行は認められていないため、安全とされている[7]

センナ・センノシド senna/sennoside 〔刺激性〕

商品例	カイベールC, スルーラックS, コーラックハーブ
医療用	プルゼニド

長　所	• 医療用の『プルゼニド』と同じ成分で、浸透圧性の薬が効かない場合の選択肢になる[1] • 通常、服用から8〜10時間後に効果が現れる[9]ため、就寝前に服用するなどタイミングを計りやすい
短　所	• 腸を刺激する作用があり、浸透圧性の薬よりも腹痛などの副作用が多い[10] • 耐性を生じるほか、薬に頼るようになってしまうため、頓用または短期間に限って使用する[1]
本成分の留意点	妊娠中 ▶ 注意
妊娠中	○	通常量であれば使用可とされている[6]が、可能であれば中止する[11]
授乳中	L3	適正使用であれば安全とされる[7]が、OTCではすべて制限されている

「センノサイド」と記載されていることもある

こぼれ話　医療用の「センノシド」製剤はピンク色の小粒製剤であることが多いですが、OTCで「ピンクの小粒」と言うと「ビサコジル」製剤の『コーラック』が有名です。

ビサコジル bisacodyl　　`刺激性`

商品例 コーラック，コーラックⅡ，カイベールC，スルーラックS
医療用 テレミンソフト（坐剤）

長　所	• 医療用の『テレミンソフト（坐剤）』と同じ成分で，浸透圧性の薬が効かない場合の選択肢になる[1] • 内服でも，慢性的な便秘に対して排便回数の増加やQOLの改善効果が報告されている[12] • 内服では，医療用の新薬（☞p.203）と比べても遜色ないか，やや優れる効果が示唆されている[13]
短　所	• 忍容性もよい[12]とされているが，「刺激性」に分類されるため，頓用または短期間での使用が推奨される[1] • 「腸溶」のコーティングが剥がれてしまうため，制酸薬や牛乳とは1時間以上の間隔をあける必要がある[14]
本成分の留意点	`妊娠中 ▶ 注意`　`授乳中 ▶ 可`
妊娠中	○	血液中に吸収される成分ではないため，安全性は高いとされている[6]
授乳中	L2	母乳中への移行は認められていないため，安全とされている[7]

第7章 便秘薬

ダイオウ rhubarb　　`刺激性`

商品例 タケダ漢方便秘薬
医療用 「大黄甘草湯」などに配合

長　所	• タデ科ダイオウ属の植物から得た生薬で，「センノシド」などを含む • 便秘治療に用いられる漢方薬『大黄甘草湯』などに含まれる
短　所	• 「刺激性」に分類されるため，頓用または短期間での使用が推奨される[1] • 子宮収縮作用や流早産のリスクがあり，妊娠中の使用が禁忌に指定されている[6]
本成分の留意点	`妊娠中 ▶ 不可`
妊娠中	×	妊娠中の使用が禁忌に指定されている「生薬」の1つ[6]（☞p.441）
授乳中	–	通常の使用であれば問題ないとされている[7]が，OTCでは制限されている

アロエ aloe　　`刺激性`

商品例 アロエ便秘薬，新サラリン
医療用 なし

長　所	• 古くから，経口投与では「下剤」として使われてきた成分で，便秘に対する有効性が示唆されている[15]
短　所	• 流産誘発や胎児・乳児の腸管刺激等のリスクがあるため，妊娠・授乳中は避けるべきとされている[15, 16] • 腹痛や下痢の副作用，急性肝炎などの報告もあり[17]，大量・長期連用には注意が必要
本成分の留意点	`妊娠中 ▶ 不可`　`授乳中 ▶ 不可`
妊娠中	×	流産誘発[15]や，胎児の腸管刺激によって羊水汚染を起こす恐れがある[16]
授乳中	–	成分が母乳へ移行する可能性があるため，避ける[15]

こぼれ話　「ダイオウ（大黄）」単独より，「カンゾウ（甘草）」を併用した「大黄甘草湯」は，腸内細菌構成比に与える影響が少ないという基礎研究があります（J Nat Med, 72：493-502, 2018 [PMID：29380109]）.

プランタゴ・オバタ plantago asiatica 〔繊維性〕

商品例 新ウィズワン
医療用 なし

長　所	• 「オオバコ」のことで，繊維質を多量に含む • 刺激性の便秘薬よりも効果は劣るが，腹痛などの副作用が少なく，満足度に大きな違いはない [18] • 1日1.5〜2.0 Lの水分摂取を行うことで，効果をより高められる可能性がある [19]
短　所	• この成分単独の製剤は，現在販売されていない
本成分の 留意点	妊娠中 ▶ 可　　授乳中 ▶ 可
妊娠中	○	食物繊維としては，特に摂取にリスクはない
授乳中	–	食物繊維としては，特に摂取にリスクはない

ジオクチルソジウムスルホサクシネート dioctyl sodium sulfosuccinate 〔便軟化剤〕

商品例 スルーラックプラス，コーラックⅡ，コーラックファースト
医療用 ビーマス配合錠

長　所	• 界面活性剤として作用し，硬くなった便を柔らかくする作用がある [20] • 高齢者などでは，刺激性の便秘薬よりも優先して選ぶことが推奨されている [21]
短　所	• この成分単独の製剤は，現在販売されていない
本成分の 留意点	妊娠中 ▶ 可
妊娠中	○	有害作用はなく，基本的に安全に使用できると考えられている [22]
授乳中	–	情報不足

DSS と略されることもある

乳酸菌・ビフィズス菌 〔整腸剤〕

商品例 新ビオフェルミンS
医療用 ビオフェルミン

長　所	• 腸内環境を整える「善玉菌」の製剤 • 成人・子どもの両方で，便秘の症状を改善する効果が報告されている [23] • 副作用がほとんどない [21] ため，子どもや高齢者・妊娠中の人でも試しやすい
短　所	• 菌の種類によっても異なり，効果についてはまだよくわからないところが多い
本成分の 留意点	妊娠中 ▶ 可　　授乳中 ▶ 可
妊娠中	◎	妊娠中の使用も問題ないとされている [24]
授乳中	◎	授乳に関して注意すべきことはないとされている [6]

こぼれ話　「DSS」のような便軟化剤は，副作用が非常に少ない反面，「繊維性」の薬より効果が劣るという報告があります（Gastroenterology, 144：218-238, 2013 [PMID：23261065]）．

炭酸水素Na Na-HCO₃ 　刺激性　坐剤

商品例 新レシカルボン坐剤S，コーラック坐薬タイプ
医療用 新レシカルボン坐剤

長　所	● 腸内で炭酸ガスを発生させて腸を刺激し，蠕動運動を促す作用がある[25] ● 使用して約20分程度で効果が得られる[25]
短　所	●「刺激性」に分類されるため，頓用または短期間での使用が推奨される[1]
本成分の留意点	妊娠中 ▶ 可　　授乳中 ▶ 可
妊娠中	○	医療用の薬にも特に制限は設けられていない[25]
授乳中	－	医療用の薬にも特に制限は設けられていない[25]

グリセリン glycerin 　浣腸

商品例 イチジク浣腸10,20,30,40
医療用 グリセリン浣腸「オヲタ」など

長　所	● 腸管壁の水分を吸収して腸を刺激するとともに，腸内を潤滑化させる作用がある[26] ● 速効性があり，使用してすぐに効果が得られる
短　所	● 誤った使用方法で腸を傷つけるリスクもあるため，OTCでは医療用のものと比べて1回量が少ない ● 医療機関で行われる「グリセリン」浣腸でも，溶血などの有害事象の報告は多い[27]
本成分の留意点	妊娠中 ▶ 注意　　授乳中 ▶ 可
妊娠中	○	大量使用には注意が必要[26]だが，通常の使用は問題ないとされている[28]
授乳中	L3	薬剤の性質上，授乳との両立は問題ないと考えられている[7]

第7章 便秘薬

■ 参考文献

1) 「慢性便秘症診療ガイドライン2017」（日本消化器病学会関連研究会 慢性便秘の診断・治療研究会/編），南江堂，2017
2) 齊藤 昇：高齢入院患者の血清マグネシウム値への腎機能障害と酸化マグネシウム投与の影響．日本老年医学会雑誌，48：263-270，2011
3) 「高齢者の安全な薬物療法ガイドライン2015」（日本老年医学会，日本医療研究開発機構研究費・高齢者の薬物治療の安全性に関する研究 研究班/編），日本老年医学会，2015
4) Wakai E, et al：Risk factors for the development of hypermagnesemia in patients prescribed magnesium oxide: a retrospective cohort study. J Pharm Health Care Sci, 5：4, 2019 [PMID：30805197]
5) マグミット錠 インタビューフォーム
6) 「薬物治療コンサルテーション 妊娠と授乳（改訂2版）」（伊藤真也，村島温子/編），南山堂，2014
7) 「母乳とくすりハンドブック（第3版）」（大分県地域保健協議会大分県「母乳と薬剤」研究会/編），大分県地域保健協議会，2017
8) Wulkow R, et al：Randomised, placebo-controlled, double-blind study to investigate the efficacy and safety of the acute use of sodium picosulphate in patients with chronic constipation. Int J Clin Pract, 61：944-950, 2007 [PMID：17504357]
9) プルゼニド錠 インタビューフォーム
10) Perkin JM：Constipation in childhood: a controlled comparison between lactulose and standardized senna. Curr Med Res Opin, 4：540-543, 1977 [PMID：872608]
11) 「産婦人科診療ガイドライン−産科編2017」（日本産科婦人科学会，日本産婦人科医会/編集・監修）
12) Kamm MA, et al：Oral bisacodyl is effective and well-tolerated in patients with chronic constipation. Clin Gastroenterol Hepatol, 9：577-583, 2011 [PMID：21440672]
13) Nelson AD, et al：Comparison of efficacy of pharmacological treatments for chronic idiopathic constipation: a systematic review and network meta-analysis. Gut, 66：1611-1622, 2017 [PMID：27287486]
14) コーラック 添付文書
15) 医薬基盤・健康・栄養研究所：「健康食品」の安全性・有効性情報
16) 「妊娠・授乳と薬 対応基本手引き（改訂2版）」（愛知県薬剤師会 妊婦・授乳婦医薬品適正使用推進研究班），2012

17) Parlati L, et al：Aloe vera-induced acute liver injury: A case report and literature review. Clin Res Hepatol Gastroenterol, 41：e39-e42, 2017　[PMID：27856182]

18) Rungsiprakarn P, et al：Interventions for treating constipation in pregnancy. Cochrane Database Syst Rev：CD011448, 2015　[PMID：26342714]

19) Anti M, et al：Water supplementation enhances the effect of high-fiber diet on stool frequency and laxative consumption in adult patients with functional constipation. Hepatogastroenterology, 45：727-732, 1998　[PMID：9684123]

20) ビーマス配合錠　インタビューフォーム

21) Mounsey A, et al：Management of constipation in older adults. Am Fam Physician, 92：500-504, 2015　[PMID：26371734]

22) Trottier M, et al：Treating constipation during pregnancy. Can Fam Physician, 58：836-838, 2012　[PMID：22893333]

23) Chmielewska A & Szajewska H：Systematic review of randomised controlled trials: probiotics for functional constipation. World J Gastroenterol, 16：69-75, 2010　[PMID：20039451]

24) 新ビオフェルミンS「おくすりQ&A」

25) 新レシカルボン坐剤　インタビューフォーム

26) グリセリン浣腸「オヲタ」インタビューフォーム

27) 武田利明：グリセリン浣腸による有害事象：溶血を中心として．日集中医誌，15：492-494，2008

28) Cullen G & O'Donoghue D：Constipation and pregnancy. Best Pract Res Clin Gastroenterol, 21：807-818, 2007　[PMID：17889809]

💡豆知識

「酸化マグネシウム」の効果は，人によって早く現れることもある

　「酸化マグネシウム」を服用してから効果が現れるまでの時間は，人によって大きく異なる場合があります．中には服用してから1〜2時間で効果が現れることもある[1]ため，自動車や電車などに乗る前など，服用のタイミングには注意が必要です．

　1）酸化マグネシウムE便秘薬　添付文書

現場で役立つQ&A

Q1 便秘薬は，最初から「刺激性」の薬を使ってもよい？

A：△ まずは「浸透圧性」の薬を試した方がよい

便秘薬は，「浸透圧性」の薬から試すのが基本です．「刺激性」の薬は副作用も多いため，必要時にのみ，短期間に限って使います．

■「浸透圧性」と「刺激性」の便秘薬の使い分け

日本でもアメリカでも，ガイドラインで第一選択として推奨されているのは「酸化マグネシウム」などの「浸透圧性」の薬です[1, 2]．そのため，はじめて便秘薬を使う場合には「浸透圧性」の薬を選ぶのが基本になります．

一方で「刺激性」の薬は，頓服または短期間での使用が推奨されています[1, 2]．「浸透圧性」の薬だけでは十分な効果が得られない場合に，切り札として使います．**「ダイオウ」のような漢方薬，「アロエ」のような自然物由来の成分も「刺激性」に分類される**ことに注意が必要です．

浸透圧性の薬	← 第一選択薬 （治療の中心）	刺激性の薬	← 頓服・短期間 （切り札）

一般的に，「浸透圧性」の薬よりも「刺激性」の薬の方が強力と言われていますが，効果を直接比較した臨床試験はなく，優劣は定かになっていません[1]．また，「刺激性」の薬は他の薬と比べて腹痛や腹部不快感を起こしやすい傾向にある[3, 4]ほか，長期連用では耐性化するリスクも指摘されている[1]ため，使い過ぎに対する注意喚起が大切です．

ただし，腎障害のある高齢者の場合，「酸化マグネシウム」も高マグネシウム血症を起こすリスクが報告されています[5]．OTCによい選択肢はないため，病院受診を勧める必要があります (☞ p.203)．

■ まずは1回効果を実感してもらうために，「刺激性」の薬を短期で使ってもらうという方法

OTCの便秘薬を求める人は，すでに長く便秘の症状に悩んでいる状態であることが少なくありません．その場合，今ある症状をすぐに解消するために，「刺激性」の薬も合わせて使ってもらうことはよい選択肢になります．ただし，**「刺激性」の薬を長期的に連用することがないよう，少量包装の商品** (☞ p.202) を選ぶなどの対応をするようにしてください．

■ 参考文献

1）「慢性便秘症診療ガイドライン2017」（日本消化器病学会関連研究会 慢性便秘の診断・治療研究会 / 編），南江堂，2017

2）Bharucha AE, et al：American Gastroenterological Association technical review on constipation. Gastroenterology, 144：218–238, 2013 [PMID：23261065]

3）Rungsiprakarn P, et al：Interventions for treating constipation in pregnancy. Cochrane Database Syst Rev：CD011448, 2015 [PMID：26342714]

4）Perkin JM：Constipation in childhood: a controlled comparison between lactulose and standardized senna. Curr Med Res Opin, 4：540–543, 1977 [PMID：872608]

5）齊藤 昇：高齢入院患者の血清マグネシウム値への腎機能障害と酸化マグネシウム投与の影響．日本老年医学会雑誌，48：263–270, 2011

こぼれ話 「浸透圧性」の便秘薬は，日本では「酸化マグネシウム」，アメリカでは「ポリエチレングリコール（PEG）」がよく使われています．PEG製剤は，2018年の末に日本でも承認され，医療用の薬として使われています (☞ p.203)．

Q2 薬に頼らない，便秘の治療方法はある？

A：⃝ 生活習慣の改善は最優先で

　適切な食事や運動は，便秘の症状改善にも効果が期待できます．特にリスクもなく，生活習慣病の予防にもつながるため，便秘薬を使う・使わないどちらの場合でもとり入れるべき対応と言えます．

■ 便秘に対する，便秘薬以外の選択肢

◆ 食物繊維の多い食事

　菓子類・パンよりも米・豆類をよく食べる女性は，便秘症が少ないという調査報告があります[1]．そのため，食物繊維の多い食事を心がけることは，便秘対策としてよい選択肢になります．

　ただし，食物繊維は過剰になると便秘の症状を悪化させることもある[2]ため，サプリメント等による摂り過ぎには注意が必要です．

◆ 乳酸菌飲料・食品の摂取や，乳酸菌製剤の使用

　ヨーグルトなどの乳酸菌食品[3]や，乳酸菌製剤[4]で便秘症が改善したという報告があります．これらの食品や医薬品は特別に高額というわけでなく，副作用もほぼないため，便秘対策としてよい選択肢になります．

　厳密に考えると菌の種類によって効果には差があるかもしれませんが，あまり細かいことは考えず，自分にとって続けやすいものを選ぶのがよいと考えられます．

◆ 積極的な水分摂取

　食物繊維を適切に摂取できている場合，水の摂取量を1日1.5〜2.0 Lにすることで，便通の回数が増え，便秘薬の使用頻度を減らせるという報告があります[5]．水分補給は特にお金もかからず，脱水症状の予防や熱中症対策にも有効なため，簡単に試せる対策と言えます．

　ただし，心臓や腎臓に病気がある人は1日の飲水量に制限を設けられていることもあります．誰にでも勧めてよいものでないことは覚えておく必要があります．

◆ 適度な運動

　身体に負担のかからない程度の適度な運動は，便秘の解消に効果的である可能性があります[6]．特に便秘に効果的な運動量は定められていませんが，生活習慣病の予防や生活機能低下リスクの軽減も兼ねて，30分以上の運動を週2回以上行うのがよい[7]と考えられます．

■ 参考文献

1）Murakami K, et al：Food intake and functional constipation: a cross-sectional study of 3,835 Japanese women aged 18-20 years. J Nutr Sci Vitaminol (Tokyo), 53：30-36, 2007 [PMID：17484376]

2）Müller-Lissner SA, et al：Myths and misconceptions about chronic constipation. Am J Gastroenterol, 100：232-242, 2005 [PMID：15654804]

3）滝井 寛, 他：Bifidobacterium animalis subsp. lactis GCL2505を含有する発酵乳の摂取による便秘傾向を有する健常成人の排便回数，便性状，および糞便菌叢の改善．薬理と治療，40：657-665, 2012

4）Chmielewska A & Szajewska H：Systematic review of randomised controlled trials: probiotics for functional constipation. World J Gastroenterol, 16：69-75, 2010 [PMID：20039451]

5）Anti M, et al：Water supplementation enhances the effect of high-fiber diet on stool frequency and laxative consumption in adult patients with functional constipation. Hepatogastroenterology, 45：727-732, 1998 [PMID：9684123]

6）「慢性便秘症診療ガイドライン2017」（日本消化器病学会関連研究会 慢性便秘の診断・治療研究会／編），南江堂，2017

7）厚生労働省：健康づくりのための身体活動基準2013

 こぼれ話　便の硬さや性状を客観的評価するには，「ブリストル便形状スケール」が便利です（Gastroenterology, 130：1480-1491, 2006 [PMID：16678561]）．

Q3 妊娠・授乳中でも使える便秘薬はある？

A：○ よい選択肢はあるが，漢方薬や自然由来の成分が安全とは限らない

便秘薬には，妊娠・授乳中でも使用できるものがあります（伝え方の注意 ☞ p.14）．ただし，「ダイオウ」や「アロエ」のように避けた方がよい成分もあるため，漢方薬や自然由来の成分といったイメージで選ばないよう注意が必要です．

■ 妊娠中の安全性評価

「浸透圧性」の薬である「酸化マグネシウム」は，腎機能が正常であれば血中濃度が大きく上昇する心配もほとんどなく，少量であれば安全に使えるとされています[1]．そのため，妊娠中でも第一選択として使うことができます．

また，「刺激性」の薬は大量使用で子宮収縮を起こすことがあるため，多くの薬で妊娠中の使用に対する注意喚起がされていますが，「センナ（センノシド）」[2]や「ビサコジル」・「ピコスルファート」[3]は，少量であれば選択肢になるとされています．一方，「ダイオウ」や「アロエ」は多くの安全性評価で禁忌に指定されている[1, 4, 5]ことに注意が必要です．

■ 授乳中の安全性評価　「Medications and Mothers' Milk 17th ed」の評価

L1	最も安全　（多くの授乳婦が使用するが，乳児への有害報告なし．対照試験でもリスクが示されず，乳児に害を与える可能性はほとんどない）
	マグネシウム類
L2	比較的安全　（少数例の研究に限られるが，乳児への有害報告なし）
	ビサコジル
L3	中等度の安全　（授乳婦の対照試験はないが，乳児に不都合な影響が出る可能性がある．または，対照試験で軽微で危険性のない有害作用しか示されていない）
	センナ（センノシド），グリセリン

また，国立成育医療研究センターの「授乳中に安全に使用できると考えられる薬」のリストには「マグネシウム類」，「センナ（センノシド）」，「ピコスルファート」が掲載されている[6]ため，これらのなかから選ぶのがよいと考えられます．

■ 昔使っていた薬が，今も最適な薬とは限らない

「昔，服用していた経験がある」という理由で特定の便秘薬を選ぶケースは少なくありません．しかし，特に女性の場合は妊娠・授乳などの状況によって安全に使える薬は大きく異なります．女性が便秘薬を購入する際には，必ず一声かけるようにしてください．

■ 参考文献

1）「薬物治療コンサルテーション 妊娠と授乳（改訂2版）」（伊藤真也，村島温子/編），南山堂，2014
2）Portalatin M & Winstead N：Medical management of constipation. Clin Colon Rectal Surg, 25：12–19, 2012 [FMID：23449608]
3）Gharehbaghi K, et al：Treatment of chronic functional constipation during pregnancy and lactation. Z Geburtshilfe Neonatol, 220：9–15, 2016 [PMID：26866689]
4）医薬基盤・健康・栄養研究所：「健康食品」の安全性・有効性情報
5）「妊娠・授乳と薬 対応基本手引き（改訂2版）」（愛知県薬剤師会 妊婦・授乳婦医薬品適正使用推進研究班），2012
6）国立成育医療研究センター：授乳中に安全に使用できると考えられる薬

こぼれ話　「センナ（センノシド）」は，妊娠中でも選択肢にはなりますが，可能であれば中止・変更するのが望ましいとされています（産婦人科診療ガイドライン—産科編2017）．

 # 製剤上の特徴をもつOTC医薬品

酸化マグネシウムE便秘薬

健栄製薬

◎ **お勧めポイント**

↳日本では第一選択とされる「酸化マグネシウム」単独の製剤

↳腹痛などの副作用が少なく，5歳以上の子どもや妊婦・授乳婦でも使える

↳医療用のものと違って「レモン風味」があり，服用しやすい

成分（1錠中）
●浸透圧性：酸化マグネシウム 333.33 mg

コーラック ファースト

大正製薬

◎ **お勧めポイント**

↳1錠あたりの「ビサコジル」量が少なく，少量から調整して使用しやすい

↳1箱20錠の「少量包装」があり，短期的な使用を指導しやすい

↳11歳から使える

成分（1錠中）
●刺激性：ビサコジル 2.5 mg　　　●軟化剤：DSS

ビューラックA

皇漢堂製薬

◎ **お勧めポイント**

↳QOL改善を含め，効果が比較的高めな「ビサコジル」単独の製剤

↳11歳から使える

成分（1錠中）
●刺激性：ビサコジル 5 mg

新ビオフェルミンS錠／細粒

ビオフェルミン製薬

◎ **お勧めポイント**

↳軟便・便秘などに効果のある善玉菌の製剤

↳副作用がほとんどなく，妊婦・高齢者でも安心して使える

↳細粒は3カ月以上の乳幼児から使える

成分
●善玉菌：乳酸菌3種

こぼれ話　便秘薬だけに限らず，OTC医薬品の濫用を防ぐには「包装単位」まで意識した選択が重要です．

医療用の医薬品にはこんなものがある

「マグネシウム」を含まない，「浸透圧性」の便秘薬

商品名	●『モビコール（一般名：ポリエチレングリコール/マクロゴール）』
特徴	● 2018年末に承認された，新しい「浸透圧性」の便秘薬です． ●「マグネシウム類」よりも，わずかに効果が高いことが報告されています[1]． ●「マグネシウム」を含まないため，長期使用や相互作用のリスクが低いのが特長です． ● ただし，味はあまりよくありません．

「刺激性」の便秘薬よりも推奨度の高い，「上皮機能変容薬」

商品名	●『アミティーザ（一般名：ルビプロストン）』 ●『リンゼス（一般名：リナクロチド）』 ●『グーフィス（一般名：エロビキシバット）』
特徴	● ガイドラインで，「刺激性」の薬よりも強く推奨されている「上皮機能変容薬」です． ● 現在のところ，各薬剤間に大きな効果の違いは報告されていません[2]．

乳幼児でも使える「ビサコジル」の坐剤

商品名	●『テレミンソフト（一般名：ビサコジル）』の坐剤
特徴	● OTCにはない「ビサコジル」の坐剤です． ● 乳幼児用の製剤もあり，使える年齢層が広いのが特長です．

「ピコスルファート」の液剤

商品名	●『ラキソベロン（一般名：ピコスルファート）』の内用液
特徴	● 食事や飲料にも混ぜて使いやすい「液剤」です． ● 内用液は5滴で錠剤1個（2.5 mg）分に換算されます[3]．

■ 参考文献

1）Gordon M, et al：Osmotic and stimulant laxatives for the management of childhood constipation. Cochrane Database Syst Rev：CD009118, 2016 ［PMID：27531591］

2）Nelson AD, et al：Comparison of efficacy of pharmacological treatments for chronic idiopathic constipation: a systematic review and network meta-analysis. Gut, 66：1611–1622, 2017 ［PMID：27287486］

3）帝人ファーマ Medical Web「ラキソベロンに関するよくある質問」

💡 豆知識

過敏性腸症候群（IBS）の薬『セレキノンS』

「トリメブチン」製剤の『セレキノンS』は，便秘や下痢をくり返す「過敏性腸症候群（IBS）」の症状緩和に使う薬です．医師から「過敏性腸症候群」の診断を受けた人しか使えませんが，ガイドラインでも選択肢にあげられている薬の1つです[1]．ただし，作用はやさしめ[2]なため，効果が不十分な場合は病院を受診し，医療用の薬で治療を行う必要があります．

1）「過敏性腸症候群（IBS）診療ガイドライン2014」（日本消化器病学会/編），南江堂，2014

2）Ruepert L, et al：Bulking agents, antispasmodics and antidepressants for the treatment of irritable bowel syndrome. Cochrane Database Syst Rev：CD003460, 2011 ［PMID：21833945］

こぼれ話　医療用の「上皮機能変容薬」は，便秘型の「過敏性腸症候群（IBS）」の治療にも使われます．

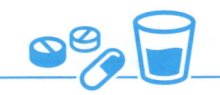

薬を使う目的

　下痢は，消化管内の有害物質を身体の外へ出そうとする防御反応ですが，ストレスや食べ過ぎ・飲み過ぎ，冷えなどによっても起こります．日常生活に支障をきたすだけでなく，水分や体力を失う原因にもなるため，症状を一時的に抑える目的で薬を使います．

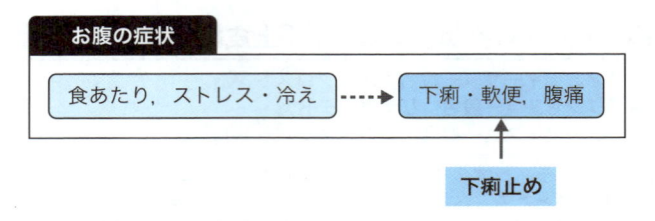

セルフメディケーションの位置づけ

　日常生活や仕事などに支障がないのであれば，下痢を無理に止める必要はありませんが，下痢は脱水症状の原因にもなるため，必要に応じて薬の使用を考慮します．OTCの下痢止めは医療用の薬と成分もほとんど同じで，剤形はむしろ豊富に揃っています．そのため，家に常備しておくのか，カバンに入れておくのか等，薬が必要になる状況に応じて使いやすい商品を選ぶことができます．

	分類	効果	副作用	
推奨	経口補水液	高	低	下痢による脱水症状を防ぐために必要な手立て
推奨	整腸剤，乳酸菌製剤	高	低	感染症による下痢にも効果的で，副作用もほとんどない
切り札	ロペラミド	高	中	「下痢止め」が必要なときの第一選択薬
切り札	ロートエキス	高	中	速効性があるため，仕事や移動の際に困るときのレスキューに
切り札	木クレオソート	高	中	旅行の常備薬などとして便利だが，匂いが独特
切り札	ベルベリン	高	中	旅行の常備薬などとして便利だが，苦味がある
切り札	収斂薬・吸着薬・生薬	中	低	特に際立ったリスクがなく，選択肢として考えやすい

薬理作用

- **ロペラミド**：消化管の蠕動運動や，腸管内への水や電解質の分泌を抑えます．

- **整腸剤**：乳酸菌などの善玉菌を補充することで，腸内環境を整えます．

- **ロートエキス**：「抗コリン作用」によって消化管の蠕動運動を抑えます．

- **木クレオソート**：消化管での水分分泌を調節し，消化管の蠕動運動を正常化します．

- **ベルベリン**：消化管の蠕動運動や腸内での腐敗発酵を抑えます．

- **収斂薬**：腸内で被膜をつくって腸粘膜を保護し，炎症を鎮めます．

- **吸着薬**：腸内の有害物質や過剰な水分を吸着します．

病院受診のトリアージ

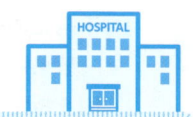

> ## 「下痢」を訴える人の中から，こんな人を見つける
>
> ⚠ 重症化する恐れがある「感染症」
>
> ⚠「消化管出血」や「腹膜炎」
>
> ⚠ ひどい脱水症状を起こしている
>
> ⚠ 高齢者
>
> ⚠「過敏性腸症候群」
>
> ⚠「集団食中毒」

緊急 ▶ **1 便に血が混じっている，真っ黒な下痢が出る**

　　感染症が重症化すると，激しい腹痛とともに血の混じった下痢をすることがあります．また，真っ黒な便（タール便）が出る場合は消化管出血を起こしている可能性があるため，すぐに病院を受診する必要があります．

緊急 ▶ **2 咳をする，歩く・飛び跳ねる等の振動が加わると痛みが強まる**

　　咳をする，歩く・飛ぶなどで身体に振動が加わると腹痛が強まる，あるいは顔をしかめるような場合，腹膜炎など内臓のトラブルである可能性があります[1]．放置すると重篤な事態に陥る恐れもあるため，すぐに病院を受診する必要があります．

注意 ▶ **3 38.5℃以上の発熱がある**

　　38.5℃以上の発熱がある場合は，OTCでの対応ではなく，病院を受診することが推奨されています[2]．

緊急 ▶ **4 激しい腹痛や下痢，お腹の張り**

　　OTCで対応できる下痢の症状は，通常これまでの人生ですでに何度も経験している程度のものです．「これまでに経験したことがないような激しい腹痛や下痢」，「お腹の異常な張り」を感じる場合は，緊急性の高い疾患である可能性が高いため，すぐに病院を受診する必要があります．

5 口からの水分補給ができないくらい，脱水症状がひどい

　　「下痢」では体内の水分が急速に失われ，脱水症状を起こすことがあります．吐き気などが原因で，口からの水分補給が難しい場合には，病院受診を勧めるようにしてください．

6 高齢者

　　高齢者は脱水症状を起こしやすいため，下痢の症状がごく軽いものを除き，病院を受診した方が無難です．

注意 ▶ **7 最近，外国への渡航歴がある**

　　海外から帰ってからも下痢が続いている場合，寄生虫による感染症などを疑う必要があります．放置すると内臓に障害が出る恐れもあるため，早めに病院を受診する必要があります．

8 下痢と便秘をくり返している

　　「下痢」と「便秘」をくり返している場合，「過敏性腸症候群」の可能性があります．医師からすでに診断されている場合は専用のOTC （☞ p.203） を使うこともできますが，まずは病院を受診する必要があります．

9 下痢止めを使っても，48時間以内に症状が改善しない

感染症が原因のものを除き，「下痢止め」を使っても48時間を超えて症状が改善しない場合は，原因を特定し，より適切な治療を受けるために病院を受診することが推奨されています[2].

注意 ▶10 同じものを食べた人が，同じような症状を訴えている

集団食中毒（☞ p.206 豆知識）の可能性があります．原因の特定や拡大防止の対策が必要な場合もあるため，病院受診を勧めるようにしてください．

■ 参考文献

1）Bennett DH, et al：Use of coughing test to diagnose peritonitis. BMJ, 308：1336, 1994 [PMID：8019222]
2）Wingate D, et al：Guidelines for adults on self-medication for the treatment of acute diarrhoea. Aliment Pharmacol Ther, 15：773-782, 2001 [PMID：11380315]

💡 豆知識

食中毒の原因になる微生物

食中毒は，季節や食品によって潜伏期間が異なります．食中毒では，同じ食事を摂った人にも同様の症状が現れる（集団食中毒）ことも多いほか，原因の細菌・ウイルス・寄生虫によっては，保健所による調査や対応が必要な場合もあるため，病院受診を勧めるようにしてください．

食べ物	考えられる原因菌	潜伏期間
素手で握ったおにぎり（夏）	黄色ブドウ球菌	数時間
カレーなど粘性の高い煮込み料理	ウェルシュ菌	半日
お寿司，貝（夏）	腸炎ビブリオ	半日〜1日
生卵	サルモネラ	半日〜3日
生牡蠣（冬）	ノロウイルス	1〜2日
生の鶏肉	カンピロバクター	2〜7日

また，ノロウイルスやサルモネラ，腸炎ビブリオなどは熱に弱いため，加熱調理によって食中毒を防ぐことが可能ですが，黄色ブドウ球菌などでは細菌がつくった耐熱性の毒素を摂取することで食中毒が起こるため，加熱しても食中毒を防ぐことはできないほか，ウェルシュ菌やセレウス菌など熱に強い菌も存在します．何でも「加熱すれば大丈夫」ではないことに注意が必要です．

こぼれ話 10万件の「カンピロバクター」感染につき，ギランバレー症候群が約49件発症する可能性がある，という調査推計があります（Epidemiol Infect, 146：1740-1745, 2018 [PMID：29986777]）.

使い分けフローチャート

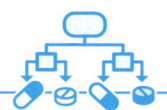

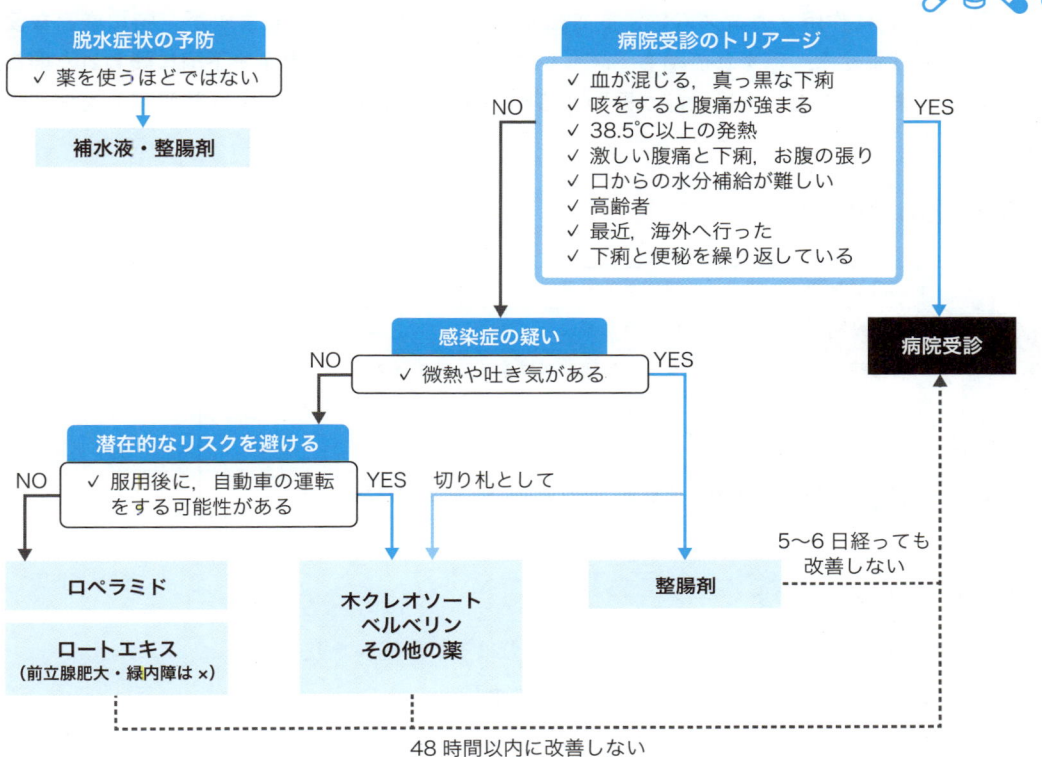

脱水症状の予防
✓ 薬を使うほどではない

補水液・整腸剤

病院受診のトリアージ
✓ 血が混じる，真っ黒な下痢
✓ 咳をすると腹痛が強まる
✓ 38.5℃以上の発熱
✓ 激しい腹痛と下痢，お腹の張り
✓ 口からの水分補給が難しい
✓ 高齢者
✓ 最近，海外へ行った
✓ 下痢と便秘を繰り返している

NO ／ YES

病院受診

感染症の疑い
✓ 微熱や吐き気がある

NO ／ YES ／ 切り札として

潜在的なリスクを避ける
✓ 服用後に，自動車の運転をする可能性がある

NO ／ YES

ロペラミド

ロートエキス
（前立腺肥大・緑内障は ×）

**木クレオソート
ベルベリン
その他の薬**

整腸剤

5〜6 日経っても改善しない

48 時間以内に改善しない

第8章 下痢止め薬

● 基本方針 ●

微熱（38℃より低い）や吐き気を伴っている場合は「感染症」の可能性があるため，「整腸剤」での対応が基本です．「下痢止め」としては「ロペラミド」が第一選択薬ですが，前立腺肥大や緑内障の持病がなければ「ロートエキス」も選択肢になります．服用後に自動車運転などの作業に従事する可能性がある場合は，「木クレオソート」や「ベルベリン」など他の薬を使います．また，脱水予防のため水分補給の指導も行う必要があります．

◆ **薬を使うほどではない，使いたくない** ───── 水分補給のための補水液，「整腸剤」もよい選択肢に

◆ **微熱・吐き気がある（感染症の疑い）** ───── 「整腸剤」が原則，「下痢止め」は切り札として使う（☞ p.214）

◆ **急な下痢や腹痛で困っている** ───── 「ロペラミド」や「ロートエキス」・「木クレオソート」など

◆ **最も効果が確実な下痢止めが欲しい** ───── 「ロペラミド」

◆ **海外旅行へもって行く下痢止めが欲しい** ───── ストレスや食あたり，感染症のどちらにも使える「木クレオソート」

◆ **服用後に自動車運転などの作業に従事する** ───── 「ロペラミド」・「ロートエキス」を避ける

◆ **匂いの少ない製剤がよい** ───── 「木クレオソート」を避ける

◆ **牛乳アレルギーがある** ───── 「タンニン酸アルブミン」を含む製剤を避ける

◆ **妊娠中** ───── 「ロペラミド」，「整腸剤」が選択肢に

◆ **授乳中** ───── 「ロペラミド」，「タンニン酸アルブミン」，「整腸剤」が選択肢に

◆ **便秘の薬やサプリメントを使用中** ───── いったん中止して様子をみる

こぼれ話 腹痛だけであれば，「ブチルスコポラミン（☞ p.177）」も選択肢になります．

分類と特徴

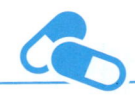

「下痢止め」は作用メカニズムによって細かく分類することもできますが，特に厳密な使い分けの基準はありません．いずれの薬も，ストレスや冷えなどで急な腹痛・下痢に襲われた際のよい選択肢になります．ただし，感染症が疑われる際は「下痢止め」ではなく「整腸剤」を使うのが基本です．

下痢止め薬の分類

下痢止め	抗コリン薬	ロートエキス
	腸運動抑制薬	ロペラミド
	収斂薬	タンニン酸アルブミン，ビスマス
	吸着薬	天然ケイ酸アルミニウム
	その他の止瀉薬	ベルベリン，木クレオソート
整腸剤		乳酸菌（ラクトミン），ビフィズス菌など

使い分けのポイント

下痢止めの薬は，下痢の原因によって使い分けるのが基本です．

● ストレスや食あたり・冷えによる腹痛・下痢

ストレスや食あたり・冷えによって起こる腹痛や下痢で日常生活に支障をきたしている場合，「下痢止め」が選択肢になります．薬の優劣に関する報告はほとんどないため，特に厳密な選択基準はありません．

● 感染症による腹痛・下痢 (☞ p.214)

下痢は，腸管内の細菌やウイルスを排出しようとする生体の防御反応でもあるため，感染症で腹痛・下痢を起こしている場合，薬で無理に下痢を止めてしまうのは逆効果になる恐れがあります．そのため，「下痢止め」は使わず「整腸剤」で治療するのが基本です．ただし，旅行中などでどうしても「下痢止め」が必要な場合は，腸管の動きを止める作用が少ない「木クレオソート」などを切り札として使うことも考慮します．

● 剤形による使い分け (☞ p.219)

OTCの「下痢止め」には，非常に豊富な剤形があります．水なしでも飲めるものや，匂いのないもの，フルーツ系の風味がつけてあるもの，持ち運びがしやすいものなど，使う人の状況や好みに合わせて選ぶことができます．

こぼれ話 冷えてお腹が痛い場合は，温めるだけでもマシになる可能性があります (☞ p.181)．ただし，虫垂炎などの炎症性疾患では，温めると腹痛が悪化することもあります．

■主な下痢止め薬

成分名 / 商品名	抗コリン薬 ロートエキス	腸運動抑制薬 ロペラミド	収斂薬 タンニン酸アルブミン	収斂薬 ビスマス	吸着薬 天然ケイ酸アルミニウム	その他止瀉薬 ベルベリン	その他止瀉薬 木クレオソート	整腸剤 乳酸菌・ビフィズス菌など	生薬 ゲンノショウコ・黄柏・甘草など	使用できる年齢
ストッパ下痢止めEX	●		※			●				15歳以上
下痢止め錠「クニヒロ」	●		※			●				15歳以上
ストッパエル下痢止めEX	●		※			●			●	15歳以上
エクトール赤玉	●		※			●			●	3歳以上
ビオフェルミン下痢止め	●		※			●		●	●	11歳以上
新タントーゼA	●	●				●				5歳以上
ビオフェルミン止瀉薬	●		●					●	●	5歳以上
ベルランゼットS		●				●				8歳以上
テスミンエース	●			●		●		●		8歳以上
ロペラマックサット		●								15歳以上
トメダインコーワ フィルム		●								15歳以上
トメダインコーワ 錠		●				●			●	15歳以上
スメクタテスミン					●					11歳以上
ワカ末錠						●				8歳以上
ワカ末止瀉薬錠						●			●	8歳以上
正露丸クイックC							●			5歳以上
正露丸							●		●	5歳以上
セイロガン糖衣A							●		●	5歳以上
新ビオフェルミンS錠								●		5歳以上
新ビオフェルミンS細粒								●		3カ月以上
ビオスリーH								●		3カ月以上
妊娠 疫学調査	−	○	−	−	−	−	−	○	−	
授乳 国立成育医療研究センター	−	○	−	−	−	−	−	−	−	
授乳 母乳とくすりハンドブック	−	◎	◎	−	−	−	−	◎	○	

※「タンニン酸ベルベリン」として配合：腸内で分解されて，「タンニン酸」と「ベルベリン」両方の作用を発揮する．

■ 主な有効成分の特徴

以下は各成分を単独で使用した場合の情報であり，実際の商品を選ぶ際には「一緒に配合された他の成分」の短所やリスクも考慮する必要があります.

ロートエキス scopolia extract　　　　　　　　　　　　　　　　　抗コリン薬

商品例	ストッパ下痢止めEX，下痢止め錠「クニヒロ」，ビオフェルミン止瀉薬
医療用	ロートエキス散「ホエイ」

長　所	● 抗コリン作用をもつ「ヒヨスチアミン」や「スコポラミン」を含み，腸の鎮痛・鎮痙作用を発揮する[1] ● 30分〜1時間以内に効果が現れる[1] ため，速効性を期待して使いやすい
短　所	● 抗コリン作用があるため，前立腺肥大や緑内障の症状を悪化させる恐れがある ☞ p.78,79 ● 異常なまぶしさ等を感じることがあるため，服用後の自動車運転は禁止されている[1] ● 胎児や乳児に頻脈などの症状が現れることがあるため，妊娠・授乳中は避けた方がよい[1]
本成分の留意点	前立腺肥大・緑内障 ▶ 不可　自動車運転 ▶ 禁止
妊娠・授乳中	－　胎児・乳児が頻脈など起こす恐れがあるため，避けた方がよい[1]

ロペラミド loperamide　　　　　　　　　　　　　　　　　　　　腸運動抑制薬

商品例	ロペラマックサット，トメダインコーワフィルム
医療用	ロペミン

長　所	● 医療用の『ロペミン』と同じ成分．セルフメディケーションで使える薬のなかでは第一選択とされている[2] ● 疫学調査やデータの少ない下痢止めのなかで，妊娠・授乳中でも選択肢になる成分
短　所	● 小児の急性下痢症に対しても効果が報告されている[3] が，OTCは15歳からしか使えないものが多い ● 眠くなることがあるため，服用後の自動車運転は禁止されている[4]
本成分の留意点	自動車運転 ▶ 禁止　妊娠・授乳中 ▶ 可
妊娠中	○　妊娠初期に使用しても，奇形リスクの増加に関連しないという報告がある[5]
授乳中	◎　「授乳中に安全に使用できると考えられる薬」に掲載されている[6]

タンニン酸アルブミン albumin tannate　　　　　　　　　　　　　　収斂薬

商品例	ベルランゼットS，新タントーゼA，ビオフェルミン止瀉薬
医療用	タンナルビン

長　所	● 医療用の『タンナルビン』と同じ成分．腸で「タンニン酸」を遊離して腸粘膜を覆い保護する作用がある[7]
短　所	● 「カゼイン」が含まれているため，牛乳アレルギーの人は使えない[7] ● 古くから使われている薬だが，臨床試験のデータは少ない
本成分の留意点	自動車運転 ▶ 可　授乳中 ▶ 可　牛乳アレルギー ▶ 不可
妊娠中	－　情報不足
授乳中	◎　薬剤の性質上，授乳との両立は問題ないとされている[8]

こぼれ話　「ロペラミド」はOTCの下痢止め成分の中で唯一，「WHO必須医薬品モデル・リスト」にも収載されている薬です.

ビスマス bismuth　　　　　　　　　　　　　　　　　　　　　　　　　収斂薬

商品例 テスミンエース
医療用 次硝酸ビスマス「ヨシダ」

長　所	● 「タンニン酸アルブミン」と同様，収斂作用をもつ下痢止め薬[9]
短　所	● 古くから使われている薬だが，臨床試験のデータは少ない
本成分の留意点	自動車運転 ▶ 可
妊娠・授乳中	－	情報不足

天然ケイ酸アルミニウム aluminum silicate　　　　　　　　　　　　　吸着薬

商品例 スメクタテスミン
医療用 アドソルビン

長　所	● 医療用の『アドソルビン』と同じ成分．腸内の有害物質や過剰な水分・粘液を吸着する作用がある[10]
短　所	● 古くから使われている薬だが，臨床試験のデータは少ない
本成分の留意点	自動車運転 ▶ 可
妊娠・授乳中	－	医療用の薬も，特に制限はされていない[10]

ベルベリン berberine　　　　　　　　　　　　　　　　　　　　　健胃・整腸薬

商品例 ストッパ下痢止めEX，トメダインコーワ錠，ワカ末錠
医療用 キョウベリン

長　所	● オウバク（黄柏）やオウレン（黄連）に含まれる成分で，古くから健胃薬・整腸薬として使われてきた成分[11] ● 下痢型の過敏性腸症候群でも，下痢の症状を改善する効果が報告されている[12]
短　所	● 苦味が強い　（「タンニン酸ベルベリン」は苦味が少ない）
本成分の留意点	自動車運転 ▶ 可
妊娠・授乳中	－	医療用の薬も，特に制限はされていない[11]

木クレオソート wood creosote　　　　　　　　　　　　　　　　止瀉薬・殺菌薬

商品例 正露丸，正露丸クイックC，セイロガン糖衣A
医療用 クレオソート「司生堂」（歯科用）

長　所	● 『正露丸』で有名な成分．1886年の初版の日本薬局方から掲載されている止瀉薬 ● 下痢やそれに伴う腹部痙攣に対して，「ロペラミド」に劣らない効果が報告されている[13] ● 腸管の運動を抑制しない[14] ため感染症の下痢にも使用可とされ[15]，「切り札」として選択肢になる
短　所	● 独特の匂いがあり，苦手な人もいる
本成分の留意点	自動車運転 ▶ 可
妊娠・授乳中	－	情報不足だが，1回服用するくらいはまず問題ないとされている[16]

こぼれ話　「木クレオソート（日本薬局方）」と「石炭クレオソート（日本工業規格）」は全くの別物ですが，名前が似ているために同じものと誤解され，あるベストセラー書籍の中で薬がいわれのない批判を浴びた過去があります．

乳酸菌・ビフィズス菌

商品例 新ビオフェルミンS，ビオスリーH
医療用 ビオフェルミン

長 所	● 腸内環境を整える「善玉菌」の製剤 ● 感染症や抗菌薬治療時の下痢に対して効果があり，副作用もほとんどない[17] ● 感染症による下痢の症状を25時間程度短縮し，下痢の回数も減らす効果がある[18]
短 所	● 速効性はないため，急な腹痛や下痢の症状を和らげる目的では使いにくい
本成分の 留意点	妊娠・授乳中 ▶ 可
妊娠中	○	妊娠中の使用も問題ないとされている[19]
授乳中	◎	授乳に関して注意すべきことはないとされている[20]

■ 参考文献

1) ロートエキス散「ホエイ」 インタビューフォーム

2) Wingate D, et al：Guidelines for adults on self-medication for the treatment of acute diarrhoea. Aliment Pharmacol Ther, 15：773-782, 2001 [PMID：11380315]

3) Li ST, et al：Loperamide therapy for acute diarrhea in children: systematic review and meta-analysis. PLoS Med, 4：e98, 2007 [PMID：17388664]

4) ロペミンカプセル インタビューフォーム

5) Einarson A, et al：Prospective, controlled, multicentre study of loperamide in pregnancy. Can J Gastroenterol, 14：185-187, 2000 [PMID：10758415]

6) 国立成育医療研究センター：授乳中に安全に使用できると考えられる薬

7) タンナルビン 添付文書

8) 「母乳とくすりハンドブック（第3版）」（大分県地域保健協議会大分県「母乳と薬剤」研究会/編），大分県地域保健協議会，2017

9) 次硝酸ビスマス「ヨシダ」

10) アドソルビン 添付文書

11) キョウベリン錠 インタビューフォーム

12) Chen C, et al：A randomized clinical trial of berberine hydrochloride in patients with diarrhea-predominant irritable bowel syndrome. Phytother Res, 29：1822-1827, 2015 [PMID：26400188]

13) Kuge T, et al：Multicenter, double-blind, randomized comparison of wood creosote, the principal active ingredient of Seirogan, an herbal antidiarrheal medication, and loperamide in adults with acute nonspecific diarrhea. Clin Ther, 26：1644-1651, 2004 [PMID：15598481]

14) 安宅弘司, 他：木クレオソートの止瀉作用についての新しい知見. 薬学雑誌, 125：937-950, 2005 [PMID：16327239]

15) 大幸薬品：正露丸ブランドサイト

16) 妊娠・授乳と薬相談Q&A集，「妊娠・授乳と薬 対応基本手引き（改訂2版）」（愛知県薬剤師会 妊婦・授乳婦医薬品適正使用推進研究班），2012

17) 厚生労働省「統合医療」情報発信サイト：経口プロバイオティクス

18) Allen SJ, et al：Probiotics for treating acute infectious diarrhoea. Cochrane Database Syst Rev：CD003048, 2010 [PMID：21069673]

19) 新ビオフェルミンS「おくすりQ&A」

20) 「薬物治療コンサルテーション 妊娠と授乳（改訂2版）」（伊藤真也，村島温子/編），南山堂，2014

こぼれ話 新しいコクランレビュー（Cochrane Database Syst Rev：CD003048, 2020 [PMID：33295643]）では，感染性の下痢に対する善玉菌製剤の有効性はやや否定的な論調に変わっています.

■ 下痢止め薬に配合されているその他の成分

ウルソデオキシコール酸 ursodeoxycholic acid

消化機能改善薬

商品例	エクトール赤三，新タントーゼA
作用	胆汁分泌を促進し，肝機能改善・消化吸収改善作用を発揮する

特徴	● 医療用の『ウルソ』と同じ成分．肝機能改善や消化不良の解消を目的に使われている[1]
注意点	● 基本的に副作用の少ない薬だが，一部この薬で下痢を起こすことも報告されている[2]

アクリノール acrinol

殺菌剤

商品例	エクトール赤玉，トメダインコーワ錠
作用	腸内の有害な細菌を退治する目的で配合されている

特徴	● 生体組織にほとんど刺激を与えない殺菌剤として，主に外用で使われている
注意点	● この成分単独で下痢の症状を軽減するという報告はない

■ 参考文献

1）ウルソ錠 インタビューフォーム
2）Hempfling W, et al：Systematic review: ursodeoxycholic acid--adverse effects and drug interactions. Aliment Pharmacol Ther, 18：963-972, 2003 [PMID：14616161]

豆知識

経口補水液の重要性〜水と電解質のバランスに注意

　大量の汗をかいたり下痢をしたりした際に「水」だけを飲んでいると，体内で「水」と「電解質」のバランスが崩れてしまう（低張性脱水）ことになります．そのため，「経口補水液」などで体内から失われた「水」と「電解質」をバランスよく補う必要があります．

　なお，「経口補水液」は市販のもの（☞p.220）を使うのが確実で便利ですが，急な場合は500 mLの水に砂糖20 gと塩1.5 g程度を混ぜる[1]ことで，自作することも可能です．レモン汁などを適量追加すれば飲みやすくもなりますが，1歳未満の子どもに「ハチミツ」を混ぜたものを飲ませない（☞p.107）よう注意が必要です．

　また，「経口補水液」は一気に飲んでも効果が薄く，反射で吐き出してしまうこともあるため，少量ずつこまめに服用させることが大切です．

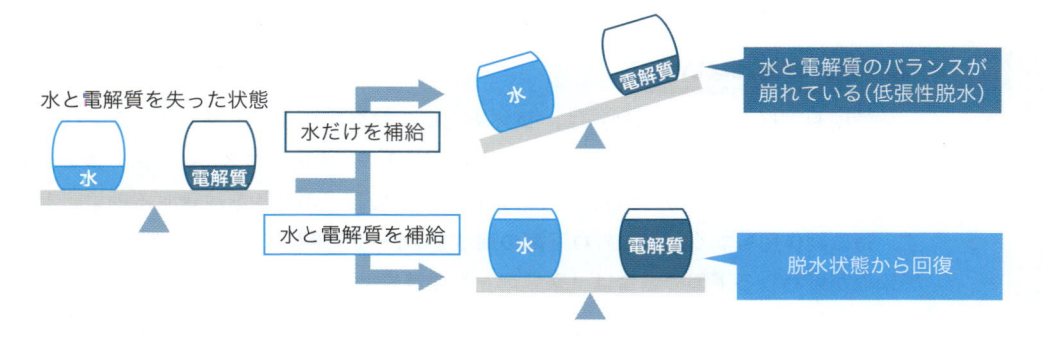

水と電解質を失った状態

水だけを補給

水と電解質のバランスが崩れている（低張性脱水）

水と電解質を補給

脱水状態から回復

1）WHO：New formula oral rehydration salts. WHO Drug Information, 16（2），2002

こぼれ話　いろいろなメーカーが「経口補水液」を販売していますが，厳密な使い分けが必要なほどの違いはありません（☞p.221）．

現場で役立つQ&A

Q1 どんな下痢も，「下痢止め」を使ってよい？

A：☒ 感染症が原因の下痢には，「下痢止め」を使わないのが基本

感染症による下痢には，「下痢止め」の薬は基本的に使いません．これは，無理に下痢を止めると症状が悪化する恐れがあるからです．そのため，発熱を伴う下痢には「整腸剤」を使うようにしてください．

■ 感染症による下痢を無理に止めると，回復を遅らせる恐れがある

下痢は，ストレスや食べ過ぎ・飲み過ぎ以外にも，細菌やウイルスによる感染症の症状として現れる場合があります．こうした下痢に「下痢止め」を使うと，細菌やウイルスの排出も止まり，症状を悪化させたり回復を遅らせたりする原因になります[1,2,3]．そのため，発熱があるなど感染症が疑われる場合には，基本的に「下痢止め」の薬は避け，「整腸剤」を選ぶよう指導する必要があります．

なお，下痢によって身体の水分を急速に失うと脱水症状を起こす可能性があるため，必要に応じて「経口補水液 (☞ p.221)」なども併せて勧める必要があります．

◆ 旅行中など，「下痢止め」が有用な状況もある

旅行中の下痢でも，感染症が疑われる（例：微熱を伴う）場合には「下痢止め」を使わないのが原則です．しかし，せっかくの旅行を下痢や腹痛・脱水症状で台無しにしてしまう事態を避けるために，あくまで切り札として「下痢止め」を使うことは選択肢になります[4]．なおその際は，腸管の動きを止める作用のない収斂薬・吸着薬，「木クレオソート」や「ベルベリン」を選ぶのが理に適っていると考えられます．

OTCでは，感染症の下痢にも使えるとされている薬

木クレオソート	感染症による下痢にも使用できるとされ[5]，旅行時の常備薬としてよい選択肢になる
ベルベリン，収斂薬，吸着薬	医療用の薬も，感染症による下痢には「原則禁忌，慎重に使う」と注意喚起されている

■「整腸剤」の侮れない効果

乳酸菌製剤などの「整腸剤」は，気休め程度の効果しかないと考えている人は少なくありません．しかし，感染症による急性の下痢に対するプロバイオティクス（善玉菌の摂取）の効果は，これまでに60件近く研究が行われ，そのほぼすべてで下痢の症状を改善する効果が実証されています．特に副作用もなく，おおむね**下痢の症状を24〜25時間ほど短縮できる**とされている[6]ため，感染症が疑われる下痢の場合は「整腸剤」が非常によい選択肢になります．

なお，菌の種類や量によって，明確に使い分けるほどの差はまだ確認されていないため，特にどの「整腸剤」を選んでも問題ないと考えられます．

こぼれ話 「木クレオソート」は，ブナやマツなどを炭化する際に得られるタールの蒸留精製物で，「グアヤコール」や「フェノール」などを含みます．

■ 参考文献

1）厚生労働省：ロタウイルスに関する Q&A
2）厚生労働省：ノロウイルスに関する Q&A
3）厚生労働省：腸管出血性大腸菌 Q&A
4）日本臨床内科医会：下痢の正しい対処法
5）大幸薬品：正露丸ブランドサイト
6）Allen SJ, et al：Probiotics for treating acute infectious diarrhoea. Cochrane Database Syst Rev：CD003048, 2010 ［PMID：21069673］

🔅 豆知識

海外渡航では，10人に1〜2人は「下痢」を経験する

　海外渡航中には，環境の変化によってさまざまな健康問題が起こりますが，中でも「下痢」を経験する人は14.5 %にものぼり，他の風邪や時差ぼけと比べても圧倒的に多いことが報告されています[1].

海外渡航時に発生する健康問題の例

症状	下痢	風邪	便秘	時差ぼけ	不眠
経験頻度	14.5 %	9.2 %	7.6 %	6.6 %	6.0 %

　こうした下痢の症状は，慣れない生活によるストレスや食べ慣れない食事（油や香辛料），ミネラル分の多い硬水の摂取，滅菌が不十分な水の摂取など，さまざまな要因で起こります．そのため，1つの薬でいろいろなタイプの下痢に対応できる薬が非常に便利です．

　なお，海外には「狂犬病」や「マラリア」・「エボラ出血熱」・「麻疹（はしか）」など，危険な感染症が流行している地域もあります．こうした感染症の多くはワクチンで予防できますが，渡航先で流行している感染症は，厚生労働省検疫所FORTHのWebサイト（https://www.forth.go.jp/index.html）などで確認し，必要なワクチン接種について医師と相談する必要があります．

1）産業医学レビュー, 28：157-182, 2016

こぼれ話　「海外旅行の際に便利な常備薬」といったカテゴリごとに，自分の中でお勧めの商品・成分をいくつかピックアップしておくと便利です．

Q2 抗生物質（抗菌薬）で下痢をしている場合, 薬を中断させるべき？

A: ✗ 激しい腹痛・血便・脱水などを伴わない限り, 中断しない方がよい

抗生物質（抗菌薬）の服用を勝手に止めると, 感染症の治療ができないだけでなく, 薬が効かない「耐性菌」を出現させる原因にもなります. 激しい腹痛・血便・脱水などがある場合は処方元の医師に連絡をとって指示を仰ぐ必要がありますが, それ以外は基本的にきちんと最後まで飲み切るよう指導してください.

■ 抗生物質（抗菌薬）を途中で止めてしまうことの弊害

病院で処方された「抗生物質（抗菌薬）」を服用していると, よく下痢をします. これは, 薬が腸内の細菌にまで作用し, 腸内環境のバランスが崩れてしまったことで起こるものです.

このとき, 下痢をしたからといって, 自己判断で安易に抗生物質（抗菌薬）の服用を中断してしまうと, **感染症の治療が完了しないだけでなく, 薬が効かない「耐性菌」を出現させてしまう原因にもなります**. そのため, 処方された期間はきちんと薬を飲みきることが大切です. 激しい腹痛を伴う, 血が混じる, 脱水症状を起こしそうといった場合も, 薬を止めて放置してしまうことがないよう, その後の対応を処方元の医師と相談するようにしてください.

■ 抗生物質（抗菌薬）で起きた下痢への具体的な対応

抗生物質（抗菌薬）による下痢は, 「整腸剤」で予防するのが基本です. 実際に下痢が起きてしまった場合の治療方法として特に確立されたものはありませんが, 「下痢止め」は切り札として使うことがあります.

◆ 「整腸剤」を併用する

「整腸剤」などを使ったプロバイオティクスは, 抗菌薬による下痢を防ぐ効果が示されています[1]. 特に, 「酪酸菌」は芽胞状態になると抗菌薬の存在下でも生存できる[2] ため, 「酪酸菌」を含む製剤 (☞p.220) は抗菌薬治療時の下痢に対してよい選択肢になると考えられます.

なお, 抗菌薬が処方される際には, 専用の乳酸菌製剤 (☞p.221) などがよく一緒に処方されますが, これを使っていても下痢をする場合には, 異なる菌種のOTCを併用してみるのも手です.

◆ 「経口補水液」で脱水症状を防ぐ

「経口補水液」で下痢を止めることはできませんが, 下痢によって脱水症状を起こす事態は防ぐことができます. 通常, 同じ抗菌薬の治療が何週間も続くことはないため, 脱水を防ぎながら治療を完了させてしまうことが選択肢になります.

◆ 「ロペラミド」を切り札として使う

抗菌薬治療で起こる下痢は, 「整腸剤」による対応が基本で, 「下痢止め」はあまり一般的ではありません. しかし, 下痢によって抗菌薬を途中で止めてしまう恐れがある場合は, 切り札として「ロペラミド」などの「下痢止め」を使うのも選択肢になります.

◆ 「おむつかぶれ」への対応

乳幼児が下痢をして「おむつかぶれ」を起こしている場合は, 「酸化亜鉛 (☞p.279)」などでケアする方法[3] があります.

こぼれ話 苦味の強い薬は, バニラアイスや練乳のように甘みが強く, 高脂質・高粘度で低温のものと混ぜると苦味が抑制されることがわかっています（医療薬学, 43：492–501, 2017）.

■ 参考文献

1）D'Souza AL, et al：Probiotics in prevention of antibiotic associated diarrhoea: meta-analysis. BMJ, 324：1361, 2002 ［PMID：12052801］

2）金子尚文，他：芽胞形成性酪酸菌製剤の抗菌剤感受性について．薬学雑誌，132：849-853, 2012 ［PMID：22790032］

3）Gupta M, et al：Zinc therapy in dermatology:a review. Dermatol Res Pract, 2014：709152, 2014 ［PMID：25120566］

第8章 下痢止め薬

💡 豆知識

抗生物質（抗菌薬）は自己判断で使わない

　細菌感染症の治療に使う内服薬の「抗生物質（抗菌薬）」は，OTCとして販売はされていません．「抗生物質（抗菌薬）」は，似たような症状の感染症であっても，その原因菌によって明確に使い分ける必要があり，間違った使い方をすると薬が効かない「耐性菌」を増やしてしまうリスクがあるからです．

　病院で処方された「抗生物質（抗菌薬）」を飲み切らずに保管しておき，似たような症状の時に服用する，といった使い方をする人は少なくありませんが，こうした不適切な使用は「耐性菌」を増やしているだけで，非常に危険です．衛生環境の整った日本では「感染症で死ぬ」という恐怖を日常で感じる機会は少ないですが，**薬の効かない「耐性菌」による感染症は，現在でも非常に死亡率の高いものである**[1]ことは覚えておく必要があります．

　1）AMR臨床リファレンスセンター「薬剤耐性菌について」

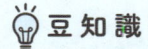
「耐性菌」には，「メチシリン耐性黄色ブドウ球菌（MRSA）」や「ペニシリン耐性肺炎球菌（PRSP）」，「バンコマイシン耐性腸球菌（VRE）」，「多剤耐性緑膿菌（MDRP）」などがあります．

Q3 妊娠・授乳中でも使える「下痢止め」はある？

A：◯ 「ロペラミド」や「整腸剤」がよい選択肢になる

「ロペラミド」や「整腸剤」は，妊娠・授乳中でも使用できる薬です（伝え方の注意 ☞ p.14）．「ロートエキス」は胎児・乳児に頻脈が現れる恐れがあるため，避けた方が無難です．

■ 妊娠中の安全性評価

「ロペラミド」は妊娠初期の使用でも奇形リスクに影響しないという報告があります[1]．多くの「下痢止め」は，妊娠中の使用に関する安全性のデータがありませんが，そもそも，セルフメディケーションでは「ロペラミド」が最も優秀な選択肢[2]とされていることから，あえて妊娠中に別の薬を選ぶメリットは少ないと考えられます．

なお，「整腸剤」の使用も問題ないとされています[3]．お腹の風邪であれば通常時と同様，「整腸剤」は特にリスクなく使えるよい選択肢になります．

■ 授乳中の安全性評価

授乳中の安全性評価についても，あまりデータは豊富ではありません．しかし，薬を使うのであれば，下記資料で選択肢にあげられているものを選ぶのが妥当と考えられます．

国立成育医療研究センター[4]	ロペラミド
母乳とくすりハンドブック[5]	ロペラミド，タンニン酸アルブミン，整腸剤

■ 脱水症状と1〜2回程度の使用のリスクを，天秤にかけた判断を

「下痢止め」の薬は使用目的上，長期で使用するものではありません．安全性のデータの有無にこだわって薬を使わなかった結果，下痢で脱水症状を起こした，という事態になってしまっては，かえって母子ともに健康を害するリスクが高くなってしまう場合もあります．胎児や乳児に頻脈が現れることが報告されている「ロートエキス」[6]を除けば，顕著なリスクが報告されているものはないため，「下痢止め」を1〜2回程度を切り札として使用することも選択肢として考える必要があります．

■ 参考文献

1）Einarson A, et al：Prospective, controlled, multicentre study of loperamide in pregnancy. Can J Gastroenterol, 14：185-187, 2000 ［PMID：10758415］
2）Wingate D, et al：Guidelines for adults on self-medication for the treatment of acute diarrhoea. Aliment Pharmacol Ther, 15：773-782, 2001 ［PMID：11380315］
3）新ビオフェルミンS：おくすりQ&A
4）国立成育医療研究センター：授乳中に安全に使用できると考えられる薬
5）「母乳とくすりハンドブック（第3版）」（大分県地域保健協議会大分県「母乳と薬剤」研究会/編），大分県地域保健協議会，2017
6）ロートエキス散「ホエイ」インタビューフォーム

こぼれ話　「ロペラミド」はヒトの母乳中に移行する（ロペミンカプセル 添付文書）ため，授乳中の連用は避ける必要があります．

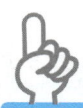

製剤上の特徴をもつOTC医薬品

トメダインコーワ フィルム
興和

◎ **お勧めポイント**

↳セルフメディケーションでは第一選択とされる「ロペラミド」単独の製剤

↳厚さ0.08mmのフィルム製剤で，持ち運びにも便利

↳妊娠・授乳中でも選択肢になる

成分 (1枚中)
- ●下痢止め：ロペラミド0.5mg

ストッパ下痢止めEX
ライオン

◎ **お勧めポイント**

↳眠気を催す成分を含まない（自動車運転は不可）

↳水なしで服用でき，グレープフルーツ味で飲みやすい

成分 (1錠中)
- ●下痢止め：ロートエキス60mg
- ●下痢止め：タンニン酸ベルベリン100mg

正露丸クイックC
大幸薬品

◎ **お勧めポイント**

↳「ロペラミド」に劣らない効果も報告されている「木クレオソート」単独の製剤

↳感染症による下痢にも選択肢になるため，旅行時の常備薬として便利

成分 (1カプセル中)
- ●下痢止め：木クレオソート45mg

ワカ末錠
クラシエ薬品

◎ **お勧めポイント**

↳過敏性腸症候群に対する効果も報告されている「ベルベリン」単独の製剤

↳服用後の自動車運転が制限されていない「下痢止め」の選択肢

成分 (1錠中)
- ●下痢止め：塩化ベルベリン25mg

新ビオフェルミンS細粒
ビオフェルミン製薬

◎ **お勧めポイント**

↳3カ月の乳幼児，妊婦・授乳婦，高齢者でも使える整腸剤

↳感染症による下痢の際には，最優先で考える選択肢

成分
- ●整腸剤：ビフィズス菌，乳酸菌（フェーカリス菌，アシドフィルス菌）

第8章　下痢止め薬

ビオスリーH

武田コンシューマーヘルスケア

◉ お勧めポイント

↳ 3カ月の乳幼児，妊婦・授乳婦，高齢者でも使える整腸剤

↳ 芽胞をつくる「酪酸菌」が含まれ，抗菌薬使用時の下痢にも選択肢になる

成分

● 整腸剤：糖化菌，乳酸菌，酪酸菌

経口補水液 OS-1

大塚製薬工場

◉ お勧めポイント

↳ NaやKといった電解質やブドウ糖などが配合された「経口補水液」

↳ 下痢や熱中症などで脱水状態にある際の水・電解質補給に適した配合

成分

● 水，ブドウ糖・果糖，食塩，クエン酸Na，塩化K，リン酸Na，塩化Mg，甘味料，香料

経口補水液 アクアソリタ

味の素

◉ お勧めポイント

↳ NaやKといった電解質やブドウ糖などが配合された「経口補水液」

↳「りんご」や「ゆず」の風味が付けられているため，他の製剤より飲みやすい

成分

● 水，砂糖，食塩，塩化K，リン酸K，塩化Ca，塩化Mg，甘味料，香料

 豆知識

ロタウイルス胃腸炎の予防ワクチンが定期接種化へ

「ロタウイルス」は，下痢や嘔吐・発熱・腹痛などの胃腸症状を引き起こすウイルスです．5歳までの間にほぼすべての子どもが感染しますが，5歳未満の小児の急性胃腸炎による入院患者のうち，40〜50％近くが「ロタウイルス」による胃腸炎とされ[1]，脱水症状などを伴って重症化することも多い感染症です．

この「ロタウイルス」による胃腸炎の発症を70〜80％，重症化を90〜95％防ぐことができるワクチン[2,3]が，2020年度から定期接種となり公費で受けることができるようになります．

1）厚生労働省「ロタウイルスに関するQ＆A」

2）Kawamura N, et al：Efficacy, safety and immunogenicity of RIX4414 in Japanese infants during the first two years of life. Vaccine, 29：6335-6341, 2011 [PMID：21640780]

3）日本小児科学会「知っておきたいわくちん情報：ロタウイルスワクチン」

医療用の医薬品にはこんなものがある

OTCと同じ「ロペラミド」の製剤

商品名	●『ロペミン（一般名：ロペラミド）』
特徴	● OTCと同じ「ロペラミド」の製剤で，小児用の細粒もあります．

抗菌薬に耐性（R：Resistant）をもつ乳酸菌製剤

商品名	●『ビオフェルミンR（一般名：耐性乳酸菌）』
特徴	● 抗菌薬とよく一緒に処方される整腸剤です． ● 抗菌薬でやられてしまわないよう，各薬剤に耐性をもった乳酸菌でつくられています．

下痢型の過敏性腸症候群の治療薬

商品名	●『イリボー（一般名：ラモセトロン）』 ●『コロネル（一般名：ポリカルボフィルCa）』 ●『トランコロン（一般名：メペンゾラート）』
特徴	● OTCとしては販売されていない，下痢型の過敏性腸症候群の治療に使われる薬です．

 豆知識

経口補水液の比較

　経口補水液や清涼飲料水の成分を比較すると，成分に少しずつ違いがありますが，使い分けが生じるほどの差ではありません．実際に選ぶ際はカロリーや風味の方が重要な判断基準になりそうです．

100mL中に含まれる成分

商品名	メーカー	エネルギー	Na	K	Mg	Ca	特記事項
生理食塩水	–	–	354 mg	–	–	–	食塩があれば自作できる
OS-1	大塚製薬工場	10 kcal	115 mg	78 mg	2.4 mg	–	風味付けなし
アクアソリタ	味の素	7 kcal	80 mg	78 mg	3.6 mg	10 mg	りんご・ゆず※風味，低カロリー
アクアサポート	明治	9 kcal	115 mg	78 mg	1.2 mg	–	りんご風味，低カロリー
ポカリスエット	大塚製薬工場	25 kcal	47 mg	20 mg	0.6 mg	2 mg	カロリーが高い
ポカリスエット イオンウォーター		11 kcal	39 mg	20 mg	0.6 mg	2 mg	低カロリーの清涼飲料水
アクエリアス	コカ・コーラ	19 kcal	39 mg	8 mg	1.2 mg	–	カロリーが高い
アクエリアス 経口補水液		11 kcal	98 mg	80 mg	–	–	低カロリーの清涼飲料水

ナトリウム（mg）＝食塩相当（mg）÷2.54で換算
※ゼリーのみ

こぼれ話 「ポカリスエット」には，凍らせて飲む「アイススラリー」というタイプの商品も登場しています．

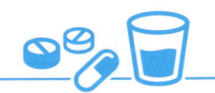

薬を使う目的

　水虫は，足の爪や皮膚に「白癬菌」という真菌が感染することで起こります．自覚症状のない場合もありますが，痒みや痛みなど不快な症状が現れることもあります．痒み止めなどで症状を抑えても，「白癬菌」に感染している限り何度も症状をぶり返すことになるため，「抗真菌薬」を使って「白癬菌」を退治します．

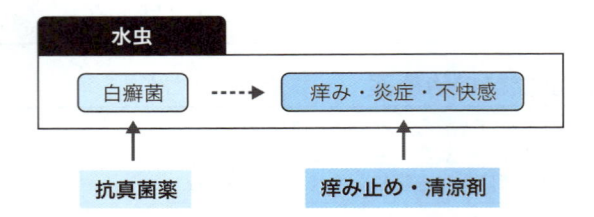

セルフメディケーションの位置づけ

　OTCであっても，白癬菌を退治する「抗真菌薬」が配合されたOTCを正しく使えば，水虫を完治させることが可能です．

　よく「OTCで水虫は治せない」と言われるのは，効果の弱い古い薬を使っていたり，途中で治療を中断してしまったりすることが非常に多いからです．売上ランキングや宣伝文句などに惑わされず，効果の高い抗真菌薬を，白癬菌がいなくなるまでしっかりと使い続けることが大切です．

　ただし，本当に水虫かどうかの鑑別は病院で検査しなければわかりません．一度も水虫だと診断されていない人にOTCの水虫薬を販売することはできません．

	分類	効果	副作用	
推奨	抗真菌薬（1日1回）	高	低	1日1回の塗布で効果が認められた抗真菌薬が，治療の基本
選択肢	抗真菌薬（1日2〜3回）	中	低	1日1回の薬が合わない，痒み止めなどを併せて使いたい場合の選択肢
切り札	痒み止め・清涼剤	低	低	痒みが強い，使用感にこだわりたい場合などに，使用を考慮する
注意	局所麻酔薬	低	中	薬剤性の皮膚炎も起こしやすいため，安易な選択は控える

薬理作用

● 抗真菌薬

　白癬菌はヒトの皮膚や爪などに棲み付き，その構成成分であるケラチンを栄養源にして増殖します．抗真菌薬は，この白癬菌の「細胞膜」の成分（エルゴステロール）の生成を阻害することで，白癬菌の増殖・成育を防ぐ，あるいは破壊する作用を発揮します．

こぼれ話　真菌感染症は，皮膚や毛髪・爪などに感染する「表在性真菌症」と，内臓や組織に感染する「深在性真菌症」に分類されます．水虫などの「表在性真菌症」では，生命に関わるような重篤な事態に陥ることは基本的にありません．

病院受診のトリアージ

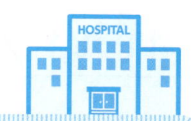

「水虫」を訴える人の中から，こんな人を見つける

⚠ 実は「水虫」と診断されていない人

⚠ 「頭部白癬」や「爪白癬」の人

⚠ 「糖尿病」の患者

注意 1 はじめて水虫になった，あるいは水虫だと自称する患者

水虫かどうかは，病院で検査しなければ診断できません．足が痒い＝水虫，と安易に自己診断してしまう人は多いですが，自称「水虫」の患者の13〜30％は別の皮膚疾患であることも指摘されています．また，水虫薬を塗っていると病院の検査で正しく判定できなくなる恐れもあります．まずは病院受診が基本です (☞ p.234)．

2 皮膚の炎症・あかぎれがひどい

水虫に伴って，炎症・あかぎれなどの症状がひどい場合は，重症化・細菌感染などのリスクも高くなります．特に，塗り薬で痛みを感じるような場合，薬を無理に使い続けると症状が悪化する場合もあります．

3 広範囲に症状がある

OTCでは，抗真菌薬は外用薬しか販売されていません．患部が広範囲にわたる場合や体毛の多い場所にある場合などは，外用薬よりも病院から処方される内服の抗真菌薬を使った方が，確実な治療ができます．

4 頭部に症状がある

頭部の白癬（しらくも）は，外用の抗真菌薬で治療することができません (☞ p.243)．そのため，病院で処方される内服の抗真菌薬を使う必要があります．

5 爪が濁っている

爪が濁っているのは，爪の水虫（爪白癬）の可能性があります．爪の水虫は，OTCの外用薬では治療ができません (☞ p.240)．病院で処方される，爪の水虫に特化した外用薬や内服の抗真菌薬を使う必要があります．

注意 6 糖尿病を患っている

糖尿病の患者は，健常人よりも水虫が悪化するリスクが高く，不適切な処置が潰瘍のきっかけになり得ます．そのためOTCでの対処ではなく，病院で適切な治療を受ける必要があります (☞ p.242)．

7 水虫薬を使っていてもよくならない

そもそも「白癬菌」による感染症ではない可能性も考えられます．2週間使っていても効果が全く実感できない場合には，一度病院を受診し，薬の選択や治療方針が間違っていないかを確認する必要があります．

こぼれ話 白癬菌が最も繁殖しやすいのは「足」とされています．これは，現代人が靴を履いて過ごすことが多いために，足が最も高温多湿（白癬菌が繁殖しやすい環境）になりやすいためと考えられています．

使い分けフローチャート

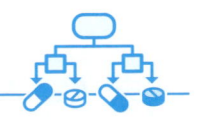

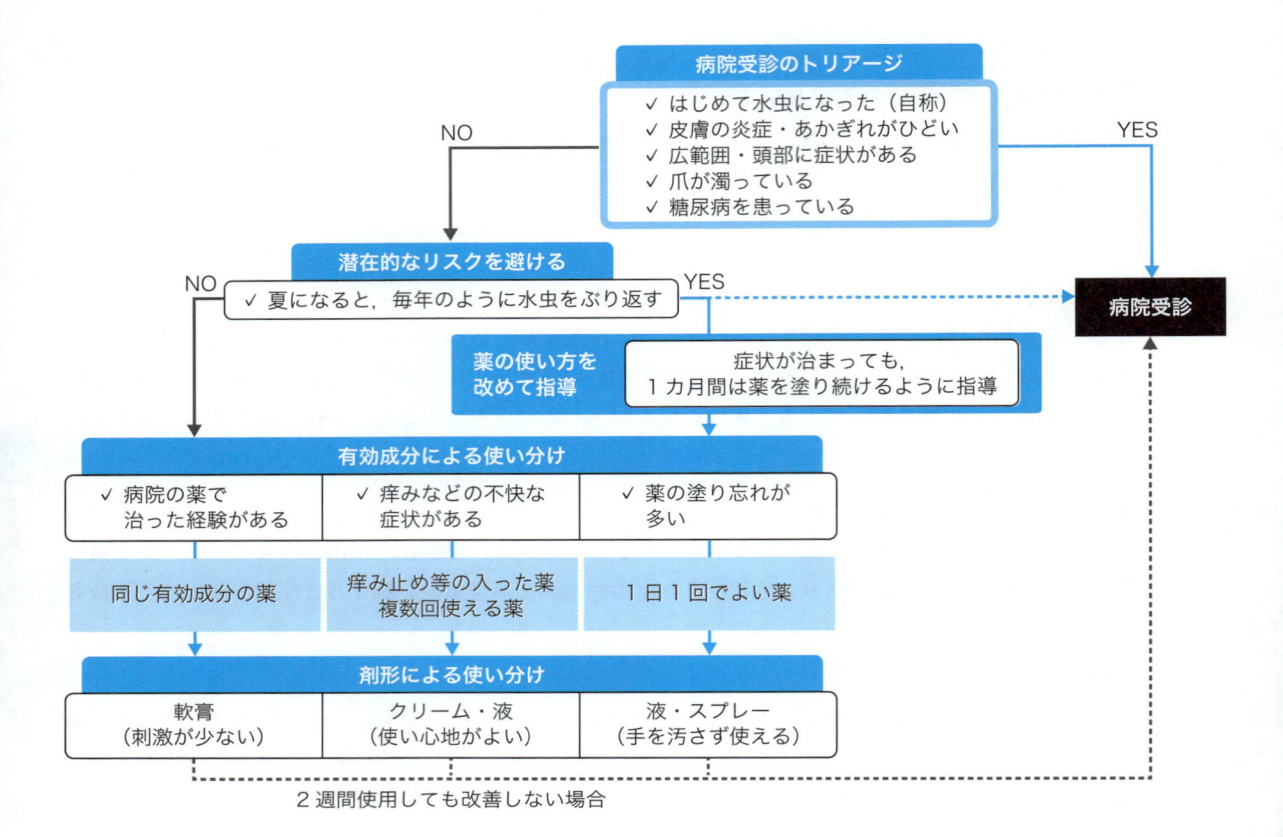

病院受診のトリアージ
- ✓ はじめて水虫になった（自称）
- ✓ 皮膚の炎症・あかぎれがひどい
- ✓ 広範囲・頭部に症状がある
- ✓ 爪が濁っている
- ✓ 糖尿病を患っている

NO → YES → 病院受診

潜在的なリスクを避ける
- ✓ 夏になると，毎年のように水虫をぶり返す

NO / YES

薬の使い方を改めて指導
症状が治まっても，1カ月間は薬を塗り続けるように指導

有効成分による使い分け
- ✓ 病院の薬で治った経験がある
- ✓ 痒みなどの不快な症状がある
- ✓ 薬の塗り忘れが多い

| 同じ有効成分の薬 | 痒み止め等の入った薬 複数回使える薬 | 1日1回でよい薬 |

剤形による使い分け

| 軟膏（刺激が少ない） | クリーム・液（使い心地がよい） | 液・スプレー（手を汚さず使える） |

2週間使用しても改善しない場合 → 病院受診

● **基本方針** ●

治療は「抗真菌薬」だけで可能です．効果を重視する場合は，1日1回の塗布でよい，新しい「抗真菌薬」を選びます．ただし，痒みなど不快な症状がある場合は，痒み止めや抗炎症作用をもつ成分の配合された製剤が便利です．軟膏・クリーム・液など剤形による使いやすさ・使い心地，治療にかかる費用なども OTC を選ぶ重要な要素です．

◆ **病院の薬で一度治った** ────────→ そのときに処方された薬と同じ有効成分・系統の抗真菌薬（☞ p.225）

◆ **治療効果を重視したい** ──────→ 1日1回の塗布でよい，新しい抗真菌薬（☞ p.235）

◆ **日中に足が痒くなる** ──────→ 痒み止め・清涼剤などが配合され，1日に複数回使える製剤

◆ **足の臭いが気になる** ──────→ 消毒薬や清涼剤の配合された製剤

◆ **爽快感のある薬がよい** ──────→ 清涼剤の配合された製剤

◆ **薬をよく塗り忘れる** ──────→ 1日1回の塗布でよい，新しい抗真菌薬（☞ p.235）

◆ **かぶれやすい** ──────→ 「抗真菌薬」単独の製剤（☞ p.236）

◆ **ひびわれ・傷がある** ──────→ 軟膏剤（☞ p.241）

◆ **べたつかない薬がよい** ──────→ クリーム剤・液剤・スプレー剤（☞ p.241）

◆ **手を汚したくない** ──────→ 指で塗布する必要のない液剤・スプレー剤（☞ p.241）

◆ **薬代を安く抑えたい** ──────→ 安価な軟膏剤・クリーム剤（☞ p.241）

分 類 と 特 徴

「抗真菌薬（外用）」はいくつかの系統に分類されますが，厳密な使い分けの基準はありません．現在は系統に関係なく，塗布する手間が少なく効果も高い，1日1回の塗布でよい抗真菌薬 (☞ p.235) が主流です．ただし，使ってみて効果がなかった，かぶれ等の副作用が起きた際は，別系統の薬へ変更するのが一般的です．

抗真菌薬（外用）の分類

	1日1回の塗布でよい薬	1日2〜3回の塗布が必要な薬
チオカルバメート系	−	トルナフタート
イミダゾール系	ビホナゾール，ラノコナゾール	クロトリマゾール，エコナゾール，ミコナゾール，オキシコナゾール
ベンジルアミン系	ブテナフィン	−
アリルアミン系	テルビナフィン	−

使い分けのポイント

● 有効成分による使い分け (☞ p.236)

水虫薬には，「抗真菌薬」単独のものと，「抗真菌薬」と一緒に痒み止めや清涼剤が配合されたものとがあります．

水虫の根本的治療は「抗真菌薬」だけで可能です．通常，病院から処方される水虫の外用薬は，すべて「抗真菌薬」単独の製剤です．

しかし，痒み止めや抗炎症成分・清涼剤を配合した製剤の方が，使った時に痒みが一時的に治まったり，爽快感が得られたりするため，効果を実感しやすく，治療も続けやすい傾向にあります．そのため，患者の希望も踏まえて対症療法の成分も考慮します．ただし，**薬が何種類も配合されているため，それだけ刺激・かぶれのリスクは高く**なり，薬も高価になることに注意が必要です．

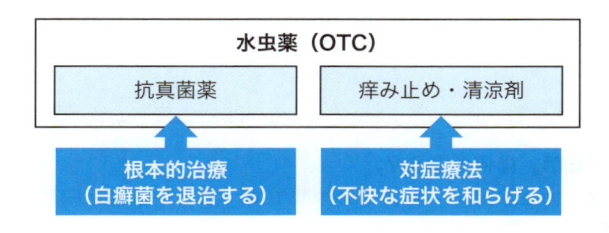

● 塗布回数による使い分け

基本的に，1日1回の塗布でよい新しい抗真菌薬は，治療効果に優れています．また，忙しい・自覚症状に乏しいなどの理由で薬の塗り忘れが多い場合にも，1日1回の製剤が適しています．一方，痒みなどの不快な症状が日中にも現れる場合には，痒み止めや清涼剤の配合された，1日に複数回使える製剤の方が適しています．

なお，1日1回の塗布でよいとされるOTCの中には，本来は1日2〜3回塗布すべき抗真菌薬も含まれている (☞ p.228) ことに注意が必要です．

● 剤形による使い分け (☞ p.241)

　抗真菌薬（外用）は，同じ有効成分のものでも「軟膏」・「クリーム」・「外用液」・「ゲル」・「スプレー」・「パウダースプレー」といった剤形の違いによって，使い分ける必要があります．OTC では使用感のよい「クリーム」や「外用液」が人気ですが，皮膚に傷やひびわれがある場合は刺激の少ない「軟膏」を選ぶ必要があります．また，「パウダースプレー」は湿潤（じゅくじゅく）した患部の乾燥に効果的ですが，値段が高く，完治まで使い続ける (☞ p.238) には経済的負担も大きくなります．皮膚の状態や使用状況，経済的負担も含めた選択が重要です．

💡 豆知識

「真菌」と「細菌」は何が違う？

　「真菌」は，カビや酵母・キノコの仲間です．ヒトや植物と同じく，細胞内に「核」をもつ真核生物の仲間です．

　「細菌」は，大腸菌やビフィズス菌・納豆菌などの総称です．「真菌」とは異なり，「核」をもたない原核生物です．

　名前は似ていますが，構造や性質は全く異なるため，「真菌」には「抗真菌薬」，「細菌」には「抗菌薬（抗生物質）」と，薬も全く別のものを使う必要があります．「抗真菌薬」の種類が圧倒的に少ないのは，「真菌」がヒトに近い構造をしているため，「真菌」に有害な物質はヒトの細胞にも有害であることが多く，薬のデザインが難しいからです．

 こぼれ話　新しい抗真菌薬は，白癬菌ではなく，カンジダやマラセチアなどの真菌感染症にも基本的に効果がありますが，真菌の種類によっては効きやすい系統が異なるものもあります．

■ 主な水虫薬（外用）

商品名	成分名	軟膏	クリーム	液	ジェル	スプレー	クロタミトン（痒み止め）	クロルフェニラミン（抗ヒスタミン薬）	ジフェンヒドラミン（抗ヒスタミン薬）	リドカイン（局所麻酔薬）	ジブカイン（局所麻酔薬）	グリチルレチン酸類（抗炎症薬）	ベンザルコニウム類（殺菌・消毒）	クロルヘキシジン（殺菌・消毒）	イソプロピルメチルフェノール（殺菌・消毒）	尿素（角質軟化剤）	酸化亜鉛（収斂・保護）	メントール（清涼剤）	1日の使用回数
アスターG	トルナフタート	◆						●	●			●			●		●	●	数回
タムチンキパウダースプレーC	クロトリマゾール					◆			●			●		●			●		数回
ピロエースW	クロトリマゾール	◆	◆						●			●							2-3
ピロエースW	クロトリマゾール			◆	◆				●									●	2-3
ヒフケスU	エコナゾール		◆						●			●	●			●			1-3
リケアA	ミコナゾール		◆	◆			●			●		●				ク		液	1-2
ダマリンL	ミコナゾール		◆				●			●		●				●			1
NEW タムシチンキゴールド	オキシコナゾール		◆				●					●						●	1
デシコートun	ビホナゾール		◆				●			●		●						●	1
ネクストLX	ビホナゾール		◆		◆		●			●		●						●	1
ピロエースZ	ラノコナゾール	◆													●				1
ピロエースZ	ラノコナゾール		◆				●					●							1
ピロエースZ	ラノコナゾール			◆			●	●				●							1
ブテナロックL	ブテナフィン					◆	配合なし												1
ブテナロックL	ブテナフィン	パウダーゲル												●				●	1
ブテナロックVα	ブテナフィン		◆				●			●		●		●				●	1
メンソレータムエクシブ	テルビナフィン		◆	◆	◆	◆	●	●	●			●				●		●	1
ダマリングランデ	テルビナフィン		◆		◆		●			●		●						●	1
ラミシールAT	テルビナフィン		◆	◆			配合なし												1

液：液剤にのみ配合　ク：クリーム剤にのみ配合

こぼれ話　水虫（白癬）が疑われる足の掻痒感は，高齢者の立位バランス低下と関連することが報告されています（日本フットケア学会雑誌，16：125-130，2018）．高齢者ではフットケアが特に重要です．

■ 主な有効成分の特徴

以下は各成分を単独で使用した場合の情報であり，実際の商品を選ぶ際には「一緒に配合された他の成分」の短所やリスクも考慮する必要があります．

トルナフタート tolnaftate

チオカルバメート系 ・ 1日2〜3回

商品例 アスターG，コザックコートW
医療用 ハイアラージン

長 所	• 1965年にはじめて登場した外用の抗真菌薬で，OTCでは「チオカルバメート系」として唯一の成分
短 所	• 1日2〜3回の塗布が必要[1]

OTCで販売されているチオカルバメート系の抗真菌薬は「トルナフタート」だけですが，医療用としてよく使われる『ゼフナート（一般名：リラナフタート）』も同系統の薬です．

クロトリマゾール clotrimazole

イミダゾール系 ・ 1日2〜3回

商品例 タムチンキパウダースプレーC，ピロエースW
医療用 エンペシド

長 所	• 1日1回の「ビホナゾール」塗布と同等の効果が示されている[2,3]ため，現在主流の抗真菌薬と比べても効果は大きく劣らないと考えられる
短 所	• 1日2〜3回の塗布が必要[4]

「ピロールニトリン」との併用が効果的[5]とされていますが，臨床試験で有用性が示されたものは少なく，医療用には使われていません (☞ p.232)．

エコナゾール econazole

イミダゾール系 ・ 1日1〜3回

商品例 ヒフケスU

長 所	• 痒み止め・清涼剤と一緒に，複数回塗布できる
短 所	• 1日1〜3回の塗布が必要（臨床試験は1日2〜3回で行われている）[6] • 「ビホナゾール」以降に開発された，1日1回の抗真菌薬と比べると，治療効果でやや劣る[3]

ミコナゾール miconazole

イミダゾール系 ・ 1日2〜3回

商品例 ダマリンL，ダマリンS，ミコナック，リケアA
医療用 フロリード

長 所	• 動物実験では，1日1回塗布の効果が示されている[7]
短 所	• 製剤工夫によって「1日1回でよい」とする製剤もあるが，本来は1日2〜3回の塗布が必要[8] • 「ビホナゾール」以降に開発された，1日1回の抗真菌薬と比べると，治療効果でやや劣る[3]
本成分の留意点	1日1回の製剤もある

膣カンジダ症の治療薬としても，市販薬が販売されています（例：メディトリート）．

オキシコナゾール oxiconazole

イミダゾール系 ・ 1日2〜3回

商品例 タムチンキP，NEWタムシチンキゴールド
医療用 オキナゾール

長 所	• ごく少数だが，1日1回塗布での臨床試験も行われている[9]
短 所	• 製剤工夫によって「1日1回でよい」とする製剤もあるが，本来は1日2〜3回の塗布が必要[9] • 「ビホナゾール」以降に開発された，1日1回の抗真菌薬と比べると，治療効果でやや劣る[3]
本成分の留意点	1日1回の製剤もある

膣カンジダ症の治療薬としても，市販薬が販売されています（例：フェミニーナ膣カンジダ錠）．

ビホナゾール bifonazole

イミダゾール系　1日1回

商品例 デシコート un，ネクスト LX
医療用 マイコスポール

長　所	●「1日1回の塗布で水虫治療ができる」と臨床試験によって認められた，はじめての抗真菌薬[3]
短　所	● 痒み止め・清涼剤と配合されていても，複数回塗布できない
本成分の留意点	1日1回でOK

1986年以降，1日1回の塗布でよい抗真菌薬が多く登場していますが，いずれも「ビホナゾール」と同等の治療効果・安全性を示すことで承認された薬です．そのため，これら薬剤間で効果・副作用に大きな違いはないとされています[10]．

ラノコナゾール lanoconazole

イミダゾール系　1日1回

商品例 ピロエース Z
医療用 アスタット

長　所	●「ビホナゾール」と同等の効果・安全性が示されたことで承認された，1日1回の塗布でよい抗真菌薬[11] ● 日本の病院で処方される薬としても人気で，外用の「抗真菌薬」として第3位の処方量と推計されている[12]
短　所	● 痒み止め・清涼剤と配合されていても，複数回塗布できない
本成分の留意点	1日1回でOK　日本での処方量：第3位

ブテナフィン butenafine

ベンジルアミン系　1日1回

商品例 ブテナロック Vα，ブテナロック L
医療用 メンタックス

長　所	●「ビホナゾール」と同等の効果・安全性が示されたことで承認された，1日1回の塗布でよい抗真菌薬[13] ● 日本の病院で処方される薬としても人気で，外用の「抗真菌薬」として第5位の処方量と推計されている[12] ● ベンジルアミン系の抗真菌薬として，日本で承認されている唯一の成分
短　所	● 痒み止め・清涼剤と配合されていても，複数回塗布できない
本成分の留意点	1日1回でOK　日本での処方量：第5位

テルビナフィン terbinafine

アリルアミン系　1日1回

商品例 ラミシール AT，ダマリングランデ
医療用 ラミシール

長　所	●「ビホナゾール」と同等の効果・安全性が示されたことで承認された，1日1回の塗布でよい抗真菌薬[14] ● 日本の病院で処方される薬としても人気で，外用の「抗真菌薬」として第2位の処方量と推計されている[12] ● アリルアミン系の抗真菌薬として，日本で承認されている唯一の成分
短　所	● 痒み止め・清涼剤と配合されていても，複数回塗布できない
本成分の留意点	1日1回でOK　日本での処方量：第2位

こぼれ話 同居家族に水虫患者がいることは，日本では感染のリスク要因（日本皮膚科学会雑誌，111：2101-2112，2001）になります．家族間での感染が疑われる場合は OTC の販売も選択肢として考えます．

＜妊娠・授乳中の安全性評価＞

抗真菌薬は，外用であれば皮膚から血液中に吸収される量は非常に少ないため，胎児へ悪影響を及ぼすことはないと考えられています．このことから，妊娠期の水虫治療には外用剤が第一選択とされています[15]．

同様に母乳中への移行量もわずかなことから，授乳中に使用しても乳児へ悪影響は与えないと考えられています[15]．

■ 参考文献

1）ハイアラージン軟膏　添付文書

2）Bifonazole研究班：皮膚真菌症に対するBifonazoleクリームの臨床的検討．西日本皮膚科，45：827-838，1983

3）マイコスポール外用液　インタビューフォーム

4）エンペシドクリーム　添付文書

5）Uchida K & Ymaguchi H：Therapeutic efficacy of a topical antifungal solution preparation formulated with pyrrolnitrin and clotrimazole in combination (Pyroace W) in guinea pig model of tinea pedis. Jpn J Antibiot, 52：68-74, 1999 [PMID：10202689]

6）パラベールクリーム　インタビューフォーム

7）江川朝生，岩田和夫：モルモットの実験的白癬に対するMiconazoleの治療効果．真菌と真菌症，20：10-19，1979

8）フロリードDクリーム　添付文書

9）オキナゾールクリーム　インタビューフォーム

10）渡辺晋一，他：皮膚真菌症診断・治療ガイドライン．日皮会誌，119：851-862，2009

11）アスタット外用液　インタビューフォーム

12）Otani M：Treatment of tinea pedis in elderly patients using external preparations. Med Mycol J, 58：J35-J41, 2017 [PMID：28566665]

13）メンタックス外用液　インタビューフォーム

14）ラミシール外用液　インタビューフォーム

15）「薬物治療コンサルテーション 妊娠と授乳（改訂2版）」（伊藤真也，村島温子/編），南山堂，2014

 豆知識

犬や猫から感染する白癬

　頭部や体部白癬の原因となる*Microsporum canis*は，犬や猫を主な宿主とする糸状菌です．そのため，ペットとして飼育している犬・猫からヒトへと感染し，頭部白癬や体部白癬を発症することがあります[1]．2000年以降，室内飼育が増えたことで，外部から病原体をもち込む機会は減っていますが，拾って来た野良猫から感染した症例はいまだに多く報告されている[2,3]ため，注意が必要です．

1）Sakae H, et al：[Analysis of 25 cases of microsporum canis infection encountered at a dermatology clinic in Kumamoto during a recent 3-year period]. Med Mycol J, 52：139-144, 2011 [PMID：21788725]

2）角谷廣幸，他：ネコから感染したMicrosporum canisによる体部白癬の母子例．臨床皮膚科，61：182-185，2007

3）竹田公信，他：母親の手背の掻破痕が診断の契機となったMicrosporum canisによる小児の頭部白癬の1例．日小皮会誌，28：9-12，2009

 抗真菌薬が登場する以前は，水虫の治療と称して危険量の放射線を照射した結果，皮膚がんになって下肢切断に至った事例なども報告されています（事件番号：昭和41(オ)1116）．

■水虫薬に配合されているその他の成分

クロタミトン crotamiton   鎮痒薬

商品例 ピロエースW，ダマリンL
作用 皮膚に軽い灼熱感を与え，競合的に痒みを隠す

特徴	• 医療用の『オイラックス』と同成分．速効性のある痒み止め
注意点	• 痒みに競合する軽い灼熱感を，熱感・刺激感という副作用として感じることがある[1]

ジフェンヒドラミン diphenhydramine   抗ヒスタミン薬

商品例 アスターG，メンソレータムエクシブ
作用 アレルギー性の痒み・腫れを抑える

特徴	• 医療用の『レスタミンコーワ』と同成分．アレルギー性の皮膚症状（痒み・発赤・腫脹）に効果がある[2]
注意点	• 水虫はアレルギー性疾患ではないため，あくまで対症療法にしかならない
類似薬	クロルフェニラミン

「クロタミトン」との優劣は特に報告されていません．

リドカイン lidocaine   局所麻酔薬

商品例 ダマリンL，ダマリングランデ
作用 皮膚の知覚を一時的に麻痺させ，痒み・痛みなどの不快感を和らげる

特徴	• 医療用の『キシロカイン』と同成分．皮膚の掻痒を鎮める作用があるとされ[3]，多くの商品に配合されている
注意点	• 副作用で蕁麻疹を起こす恐れがある[3] • 傷のある場所に塗布すると薬の吸収が速く，副作用が出やすい[3]
類似薬	ジブカイン

グリチルレチン酸 glycyrrhizic acid   抗炎症薬

商品例 ブテナロックVα，ピロエースZ
作用 皮膚の炎症を抑える

特徴	• 生薬「甘草」の主成分で，抗炎症効果がある
注意点	• この成分単独で，皮膚の炎症を十分に改善できるという報告はない
類似薬	グリチルリチン酸，グリチルリチン酸二カリウム

クロルヘキシジン chlorhexidine   低水準消毒薬

商品例 タムチンキパウダースプレーC
作用 患部を清潔にする

特徴	• 手指の消毒によく使われる消毒薬で，患部を清潔にして二次感染・悪臭を防ぐ
注意点	• 「白癬菌」などの糸状真菌には効果が不十分で[4]，水虫治療の効果は期待できない[5]
類似薬	ベンザルコニウム

第9章 水虫薬（外用）

イソプロピルメチルフェノール isopropyl methylphenol 消毒剤 （医薬部外品）

商品例 ピロエースZ
作 用 患部を清潔にする

特 徴	● ハンドソープやデオドラント剤に使われている消毒剤．患部を清潔にして二次感染・悪臭を防ぐ
注意点	● 医薬部外品のため，作用は穏やか

尿素 urea 角質軟化剤

商品例 ダマリンL
作 用 角質の軟化によって，抗菌薬の浸透をよくする

特 徴	● 医療用の『パスタロン』と同成分．ハンドクリームとしても使われる保湿・軟化剤 （☞ p.297） ● 足の裏やかかと等の，角質が厚くなるタイプの水虫では，抗真菌薬との併用で効果が高まる[6,7]
注意点	● 傷のある部分では刺激を感じることがある[8]

酸化亜鉛 zinc oxide 収斂・保護剤

商品例 アスターG，タムチンキパウダースプレーC
作 用 皮膚病変の収斂・消炎・保護

特 徴	● 医療用の『亜鉛華軟膏』と同成分 ● 収斂作用（皮膚のタンパク質を変性，組織・血管を収縮させること）によって，止血・消炎効果を発揮する[9] ● 塗布した部位で被膜をつくり，皮膚を外的刺激から守る効果がある[9]
注意点	● 傷の修復を遅らせることがあるため，湿潤した患部には適さない[9]

メントール l-menthol 清涼・芳香剤

商品例 ブテナロックL，ブテナロックVα，ダマリングランデ
作 用 塗布した際に爽快感が得られる

特 徴	● 「ハッカ」や「ミント」に含まれる精油で，ガムや歯磨き粉の味付け・香り付けにも使われている添加物 ● 塗布した際の爽快感・清涼感が得られる
注意点	● 傷のある部分では刺激を感じることがある
類似薬	ハッカ油

アラントイン allantoin 組織修復薬

商品例 ブテナロックLパウダーゲル
作 用 傷ついた皮膚組織を修復する

特 徴	● 皮膚を修復する作用があり，化粧品などにも使われている
注意点	● 痒みや炎症を抑える作用はない

ピロールニトリン pyrrolnitrin 抗生物質・抗真菌薬

商品例 ピロエースW
作 用 白癬菌の発育・増殖抑制

特 徴	● 「クロトリマゾール」との併用で「ミコナゾール」より高い効果が得られる，という報告（動物実験）がある[10]
注意点	● 古い薬で，医療用としては使われていない

シクロピロクスオラミン ciclopiroxolamine

商品例 ラマストン
作用 白癬菌の発育・増殖抑制

特　徴	● 医療用の『バトラフェン』としても使われていた，ピリドン系の抗真菌薬 ● OTC としては数の少ない，「抗真菌薬だけの製剤（☞ p.236）」がある
注意点	● 「ビホナゾール」以降の新薬の登場で使用量が減り，2013年に医療用の薬は販売中止になっている ● 1日2〜3回の塗布が必要な，古いタイプの抗真菌薬

■ 参考文献

1）オイラックスクリーム　添付文書

2）レスタミンコーワクリーム　添付文書

3）Patel T, et al：Therapy of pruritus. Exp Opn Phar, 11：1673-1682, 2010 ［PMID：20426711］

4）Rutala WA：APIC guideline for selection and use of disinfectants. 1994, 1995, and 1996 APIC Guidelines Committee. Association for Professionals in Infection Control and Epidemiology, Inc. Am J Infect Control, 24：313-342, 1996 ［PMID：8870916］

5）髙喬 久：外用抗真菌剤の諸問題，日医真菌会誌，35：331-334，1994

6）坪井良治，他：角質増殖型足白癬に対する塩酸テルビナフィンクリームの単独療法と尿素軟膏との併用療法の比較検討．西日本皮膚科，59：1207-1210，1997

7）田沼弘之，他：ビフォナゾール（マイコスポール液）による角質増殖型足白癬に対する臨床効果の検討．西日本皮膚科，51：1207-1210，1989

8）パスタロンクリーム　インタビューフォーム

9）亜鉛華「ホエイ」添付文書

10）Uchida K & Ymaguchi H：Therapeutic efficacy of a topical antifungal solution preparation formulated with pyrrolnitrin and clotrimazole in combination (Pyroace W) in guinea pig model of tinea pedis. Jpn J Antibiot, 52：68-74, 1999 ［PMID：10202689］

💡 豆知識

『十味敗毒湯』と『消風散』

　効能に「水虫」が含まれる漢方薬には，『十味敗毒湯』と『消風散』があります[1,2]．漢方薬に「白癬菌」を退治する作用はないため，水虫を治療することはできませんが，皮膚の炎症を和らげることで水虫治療を補助する，という目的で使われることがあります．

1）ツムラ十味敗毒湯エキス顆粒　添付文書

2）ツムラ消風散エキス顆粒　添付文書

現場で役立つQ&A

Q1 水虫と診断されていない人にも，水虫薬を勧めるべき？

A：☒ まずは水虫かどうかの診断が必要

「白癬菌」に感染しているかどうかは，病院で検査しなければわかりません．まずは皮膚科を受診し，水虫かどうかを診断してもらう必要があります．また，水虫薬を使っている状態で検査を受けると，正しい検査結果が出ないこともあります．水虫だとまだ診断されていない人には，水虫薬を勧めるべきではありません．

■「自称・水虫」の3人に1人は水虫ではない

梅雨〜夏にかけて，足に痒みがあると「水虫になった」と思い込み，水虫薬を買い求める人が増えます．しかし，水虫は必ずしも痒みを伴うものではないため，痒みがある場合はむしろ「湿疹」を疑う必要があります．実際，**「水虫だ」と言って皮膚科を受診した人のうち，13〜30％は水虫ではなく，湿疹など別の皮膚疾患**であったとする調査報告もあります[1]．こうした別の皮膚疾患には，水虫薬では効果がありません．

そのため，「水虫薬が欲しい」と言われた際には，足に痒み・赤み・皮のめくれがあるだけで水虫だと自己判断してしまっていないか，まずは確認する必要があります．

＜水虫と間違いやすい皮膚疾患＞
①あせも：小さな水ぶくれができ，痒みを伴うこともあります．
②掌蹠膿疱症（しょうせきのうほうしょう）：手のひらや足の裏に水ぶくれができ，しだいに膿疱へと移行していきます．
③接触性皮膚炎：金属や繊維・植物・薬品などに触れたことで起こる「かぶれ」のことです．
④アトピー性皮膚炎：湿疹性のアレルギー性疾患です．通常，左右対称に症状が出ます．

これらの皮膚疾患と水虫は，**見た目だけで鑑別することはできません**．皮膚に「白癬菌」がいるかどうかを検査する必要があります

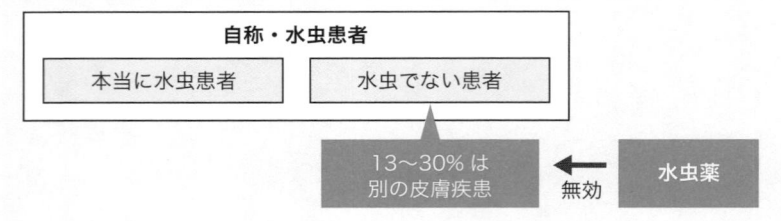

■ 水虫薬は，病院での検査結果に影響することにも注意

一般的に皮膚科では，病変部位の皮膚を少し採取し，これを染色してから顕微鏡で観察する「KOH直接鏡検」という検査方法で，水虫かどうかの判断をします．このとき水虫薬を使っていると，**実際は「白癬菌」に感染しているのに，検査に使うごく表面の皮膚には「白癬菌」がいなくなっている**ことがあり，正しい検査結果が出ない場合があります．

そのため，水虫かどうか疑わしい場合には，水虫薬を試す前に，まず病院を受診することが大切です．また，水虫薬を使っている場合には，受診した際に医師へその旨を忘れず伝えるよう指導してください．

■ 参考文献
1）Watanabe S, et al：Epidemiological survey of foot diseases in Japan: results of 30,000 foot checks by dermatologists. J Dermatol, 37：397-406, 2010 ［PMID：20536644］

Q2 抗真菌薬は，系統によって明確な優劣がある？

A：✖ ほとんどないが，1日1回の新しい抗真菌薬の方が優れる

水虫治療において，抗真菌薬の系統による優劣ははっきりしていないため，あまり気にする必要はありません．売上や口コミなどさまざまなランキングが公表されていますが，ランキングよりも患者の症状・生活状況に応じた製剤を選ぶことが大切です．ただし，1日1回の塗布でよい「新しい抗真菌薬」の方が，全体的に治療効果は優れています．

■ 抗真菌薬の変遷と優劣

水虫を外用薬で治療できるようになったのは，1965年に外用の抗真菌薬「トルナフタート」が登場してからです．当時の抗真菌薬は皮膚に留まる時間が短く，1日に2～3回の塗布が必要でした．

1986年に1日1回の塗布で治療できる「ビホナゾール」が登場すると，それを皮切りに1日1回の抗真菌薬が次々に開発されるようになります．これら1日1回の塗布でよい新しい抗真菌薬は，いずれも**「ビホナゾール」と同等の有効性・安全性が示されたことで承認された薬**なので，薬剤間で優劣はないと考えられています[1]．

また，**これら1日1回の抗真菌薬は，1日2～3回の塗布が必要な古い抗真菌薬よりも治療成績がよい傾向にあります**[2,3]．そのため，現在病院で水虫に処方される抗真菌薬は，手間が少なく治療成績もよい1日1回のものが中心になっています[4]．

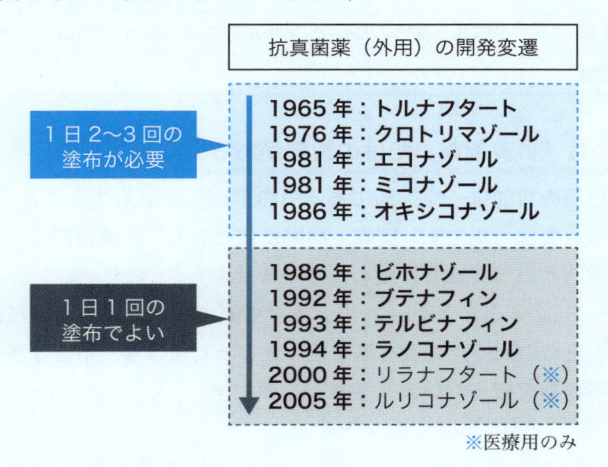

抗真菌薬（外用）の開発変遷

1日2～3回の塗布が必要
- 1965年：トルナフタート
- 1976年：クロトリマゾール
- 1981年：エコナゾール
- 1981年：ミコナゾール
- 1986年：オキシコナゾール

1日1回の塗布でよい
- 1986年：ビホナゾール
- 1992年：ブテナフィン
- 1993年：テルビナフィン
- 1994年：ラノコナゾール
- 2000年：リラナフタート（※）
- 2005年：ルリコナゾール（※）

※医療用のみ

■ OTCでは，複数回塗布できることがメリットにもなる場合も

OTCの水虫薬には，医療用の抗真菌薬と異なり，「痒み止め」や「清涼剤」が一緒に配合されている製剤があります．日中に痒みや痛みなど不快な症状が強く現れる場合には，複数回塗布できる薬の方が症状を抑えやすく，患者にとって便利な場合があります．

■ 参考文献

1）渡辺晋一，他：皮膚真菌症診断・治療ガイドライン．日皮会誌，119：851-862，2009
2）マイコスポール外用液　インタビューフォーム
3）Markova T：Clinical inquiries. What is the most effective treatment for tinea pedis (athlete's foot)? J Fam Pract, 51：21, 2002 [PMID：11927056]
4）Otani M：Treatment of tinea pedis in elderly patients using external preparations. Med Mycol J, 58：J35-J41, 2017 [PMID：28566665]

Q3 いろいろな成分が配合されている水虫薬の方が，よく効く？

A：❌ 症状を抑える効果はあるが，水虫が早く治るわけではない

痒み止めなどの成分が配合された水虫薬は，不快な症状を抑えるためには効果的ですが，これによって水虫が早く治るわけではありません．配合された成分の種類が多いと，かぶれ・刺激感などのリスクも増し，薬の値段も高くなる傾向にあるため，不要な薬を使わなくてよいよう適切な商品を選ぶ必要があります．

■ たくさんの薬を使えば，それだけ副作用も起こりやすくなる

OTCでは，商品に付加価値を与えるために，痒み止めや抗炎症成分・清涼剤などを配合した製剤が多いですが，こうした多剤併用で水虫の治療効果が高くなるというデータはなく，むしろ，**皮膚がかぶれる・刺激を感じるなどの副作用が増える原因**になります[1]．そのため，どうしても我慢できない不快な症状がある場合に，その症状に対応した必要最低限の成分が配合された薬を選ぶのが基本です．

症状	成分
痒み	クロタミトン，ジフェンヒドラミン，クロルフェニラミン，リドカイン，ジブカイン
痛み	リドカイン，ジブカイン
炎症	グリチルリチン酸，グリチルレチン酸
悪臭	クロルヘキシジン，ベンザルコニウム，イソプロピルメチルフェノール，メントール
不快感	メントール

■ OTCにも「抗真菌薬」だけの製剤がある

水虫治療の目的は，原因菌である「白癬菌」を退治することです．そのため，「抗真菌薬」だけで水虫の治療は可能です．実際，病院で使われる「抗真菌薬」の外用薬には，痒み止めや抗炎症成分・清涼剤といった成分は使われていません．

現在，OTCとして販売されている水虫薬にも「抗真菌薬」だけの製剤があります．痒みがないのに痒み止めの入った高価な薬を使うといったような，**不要な多剤併用によって患者が身体的・経済的な不利益を被らないよう**注意が必要です．

「抗真菌薬」だけの製剤

商品名	成分
ブテナロックL （スプレー）	ブテナフィン　のみ
ラミシールAT （液・クリーム）	テルビナフィン　のみ
ラマストン （液・クリーム）	シクロピロクスオラミン　のみ

ただし，病院で処方されるものも含め「抗真菌薬」だけの製剤は，使った際の清涼感や爽快感に乏しく，また痒みや赤みなどの不快な症状をすぐに解消してくれるものでもありません．わかりや

こぼれ話 基本的に，医療用の抗真菌薬には「痒み止め」や「清涼剤」が配合されていません．医療用の薬から切り替えて使用する場合は，これらの成分による副作用に注意が必要です．

すい効果を実感できた方が積極的に治療できる，使用感がよい方が治療を続けやすい，といった患者自身が治療に求める要素も大切にしなければなりません．

痒み止め・抗炎症成分・清涼剤など
が配合された水虫薬

○ 使用感がよい
効果を実感しやすい

✕ 副作用リスクが高い
薬が高価

■ 参考文献

1）Otani M：Treatment of tinea pedis in elderly patients using external preparations. Med Mycol J, 58：J35-J41, 2017 ［PMID：28566665］

 豆知識

格闘技選手での集団感染に注意

　2001年頃から，日本の柔道部員やレスリング部員の間で，頭部白癬・体部白癬の集団感染が増えているため，全日本柔道連盟主催の大会では，白癬感染者の出場可否についての規定がされています[1]．きちんと治療しないまま練習や試合に参加すると，他の選手に感染が広がり，集団感染に発展する恐れがあります．皮膚科受診を勧めるとともに，より正確な診断のため，医師には「柔道・レスリング等の格闘技をしている」旨を必ず伝えるようアドバイスしてください．

　1）全日本柔道連盟：柔道選手のトリコフィトン・トンズランス感染症

 爪白癬の治療では，「通院が面倒」という理由で治療を中断する人が51.9％にのぼり，その結果，多くの人がその判断を後悔しているという調査結果があります（日本臨床皮膚科医会雑誌，34：742-752, 2017）．受診勧奨の際には治療の「ゴール」を説明することも重要です．

Q4 症状が治まったら，薬を止めてもよい？

A：✖ 最低でも1カ月間は使う

　痒みや皮のめくれがなくなった時点で治療を止めてしまう人は多いですが，「白癬菌」が皮膚に残っている限り，何度でも水虫を繰り返してしまうことになります．「白癬菌」を完全に除去するためには，最低1カ月間は薬を塗り続ける必要があります．

■ 水虫治療のゴールは，「白癬菌」がいなくなること

　水虫治療のゴールは，痒みなどの自覚症状がなくなることではなく，水虫の原因となる「白癬菌」が皮膚からいなくなることです．

　痒み止めなどの成分が配合された水虫薬を使うと，比較的すぐに不快な症状は治まる場合があります．しかし，この段階ではまだ皮膚に「白癬菌」が残っているため，ここで治療を止めてしまうと，またすぐに「白癬菌」が増え，水虫の症状をぶり返すことになります．

　そのため自覚症状の有無にかかわらず，「白癬菌」を完全に退治するために，**最低でも1カ月は抗真菌薬を塗り続ける**必要があります[1]．指導の際は「症状が治まって皮膚がきれいになっても1〜2カ月は塗り続ける」と指導するくらいでよいかもしれません．

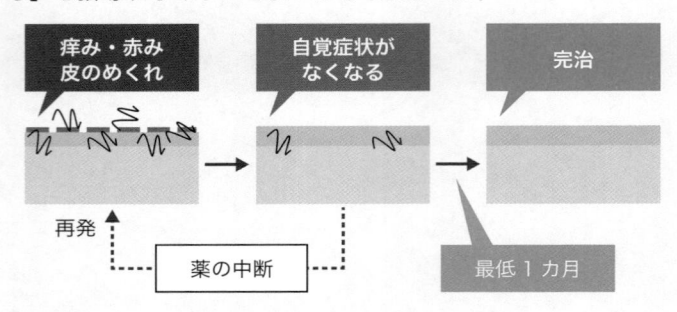

■ そもそも水虫は自覚症状に乏しいもの

　テレビコマーシャルなどの影響で「水虫＝足が痒い」と誤解している人も多いですが，そもそも水虫は自覚症状に乏しいのが一般的です[1]．不必要な成分が配合された高価な薬を買うことがないよう，指導が必要です．

　なお，自覚症状なく「白癬菌」に感染している人が家庭内にいると，その人が菌の供給源となり，簡単に再感染・再発症してしまうことになります．こういった場合は，家族全員が同時に検査・治療を行う必要があります．

＜家庭内での水虫感染予防のための生活指導＞
☑スリッパ・サンダルの共用を止める
☑菌が付着しやすい浴室の足ふきマットは頻繁にとり換え，滅菌する（日光・熱湯）
☑靴下を履いたままの就寝は控える（高温・多湿を避ける）

■ 参考文献

1）渡辺晋一，他：皮膚真菌症診断・治療ガイドライン．日皮会誌，119：851-862, 2009

こぼれ話　足の水虫は，湿気や気温の関係から「5月の連休」頃から症状が出始め，「8月のお盆休み」を過ぎると自然に治まってくる傾向にあります．この症状の変化に惑わされることなく，「白癬菌を退治する」ことを治療の目標にすることが大切です．

Q5 水虫薬は，症状のある場所にだけ使えばよい？

A：✗ 症状があるところより広め，両方の足にまんべんなく塗るのが理想

「白癬菌」は，症状のない場所にも潜んでいます．そのため，症状のある場所だけでなく，その周囲も含めて広めに塗る必要があります．足の裏を中心に，指の間や爪の周りなども含め，両方の足に広くまんべんなく塗るのが理想です．

■「右足の，この部分だけが水虫」ということは起こり得ない

水虫の「白癬菌」は，スリッパや浴室の足ふきマット，畳や床などを介して，家庭内の他の人に感染することも多い疾患です[1]．同一人物であればなおさら，マットや床を介して右足と左足に「白癬菌」は付着します．つまり，人間が二足歩行をする限り，「右足だけ水虫になった」というような状態は起こり得ません．

そのため，見た目は何ともない，症状が全くない状態であっても，**水虫薬は足の裏・指の間・爪の周りを含め，両足全体にまんべんなく塗布する**必要があります[2]．このとき，10gのクリームであれば1週間〜10日ほどで使い切るくらいのペースが目安になります．

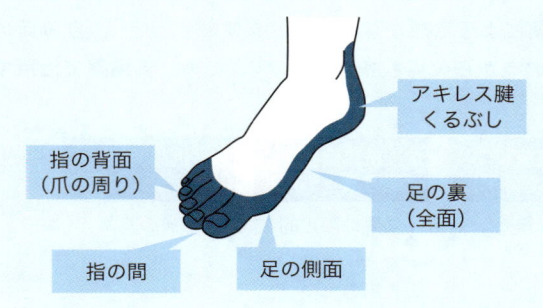

塗り残しの多い場所

・足の指の間
・指の背面（爪のある側）
・爪の周り
・足の側面
・アキレス腱やくるぶしの周囲

（図中ラベル）アキレス腱 くるぶし／指の背面（爪の周り）／足の裏（全面）／指の間／足の側面

■ 市販の水虫薬では「治らない」という誤解と，その原因

市販の水虫薬であっても，正しい方法で使い続ければ，完治させることはできます．しかし，市販の水虫薬では水虫は完治しない，と誤解をしている人は少なくありません．

市販薬を使っている人の多くで完治に至らないのは，症状が治まったら治療を止めてしまう（☞ p.238），痒みなどの症状がある部分にだけ塗る，といった間違った使い方をしている人が多いからです．特に，スプレー剤は手を汚さず使える（☞ p.241）ことで人気も高いですが，**症状のある一部分にしか噴霧しない，高価なため症状が治まったら治療を止めてしまうといった人が多く，水虫を繰り返す原因になっている**場合があります．痒みなどの症状が落ち着いた時点で，安価で使い続けやすい軟膏・クリーム剤で完治を目的にした治療を提案する必要があります．

また，爪が水虫になっている場合は，外用薬だけで完治させることは困難です（☞ p.240）．さらに，家庭内に他にも水虫の人がいると，その人が常に感染源になるため，薬をいくら使っても完治しません．

市販の水虫薬では「治らない」という誤解は，こうした中途半端な治療・間違った薬の使い方・爪の水虫の見落とし・家庭内での感染が主な原因と考えられます．

■ 参考文献

1）比留間政太郎：皮膚糸状菌症（白癬）の臨床面（日本医真菌学会50周年記念シンポジウムの開催に当たって）．日医真菌会誌，48：116-119，2007

2）渡辺晋一，他：皮膚真菌症診断・治療ガイドライン．日皮会誌，119：851-862，2009

（右欄外）第9章 水虫薬（外用）

Q6 爪の水虫も，外用薬で治せる？

A : ❌ 爪の水虫は，専用の薬や内服の抗真菌薬が必要

爪の水虫は，OTCとして販売されている抗真菌薬では基本的に治療できません．そのため，爪水虫専用の外用薬や，内服の抗真菌薬を処方してもらう必要があります．爪が濁っている，変色しているような場合は，一度病院を受診し，検査してもらうよう指導が必要です．

■ 爪の水虫は，外用薬での治療が難しい

爪の水虫を治療するためには，薬が爪の表面から爪の深部，特に爪と皮膚が接触する「爪床」にまで広く行き届く必要があります．しかし，OTCとして販売されている抗真菌薬では爪の主成分である「ケラチン」を透過できず，**爪の深部にまで薬が到達しません**[1]．実際，「テルビナフィン」を爪に塗布しても治癒したのはわずか5％程度と，治療成績が非常に悪いことが報告されています[2]．

現在，処方薬ではこうした弱点をある程度克服した爪水虫専用の外用薬（『ルコナック（一般名：ルリコナゾール）』・『クレナフィン（一般名：エフィナコナゾール）』）も登場していますが，治療成績はそれほどよくなく，特に爪全体が病変してしまっているような重症例には効果がありません[3,4]．

そのため，爪の水虫は飲み薬による治療が基本になります[5]．ただし，飲み薬の抗真菌薬は副作用や服用方法・相互作用などの点から欠点も多い (☞ p.245) ため，**外用薬で治療できる軽症のうちに完治させることが大切**です．

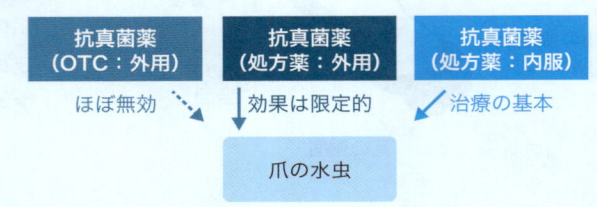

|抗真菌薬
（OTC：外用）|抗真菌薬
（処方薬：外用）|抗真菌薬
（処方薬：内服）|
|ほぼ無効|効果は限定的|治療の基本|

爪の水虫

■ 足の水虫を繰り返していると，爪の水虫になりやすい

水虫の原因菌である「白癬菌」は湿気を好むため，夏に悪化し，冬に軽快する傾向にあります．そのため，季節が進み，痒みなどの自覚症状が治まった時点で治療を止めてしまう人も少なくありません．しかし，**自覚症状が治まっても「白癬菌」が残った状態で放置していると，また夏になると水虫をぶり返す**ことになります (☞ p.238)．

きちんと完治させず，こうして足の水虫を繰り返していると，爪にも「白癬菌」は感染しやすくなります．さらに，いったん爪の水虫になってしまうと，いくら足の水虫を外用薬で治療しようとしても，爪から「白癬菌」が供給され続けるため，治療は難しくなってしまいます．

毎年水虫を繰り返す人には，水虫治療のゴールをきちんと理解してもらい，正しい薬の使い方を指導するとともに，爪の水虫になっていないか一度皮膚科を受診することも提案する必要があります．

■ 参考文献

1）島村 剛，他：外用爪白癬治療薬の特性比較．日医真菌会誌，57：J141-J147，2016
2）Elewski BE, et al：Efficacy, safety and tolerability of topical terbinafine nail solution in patients with mild-to-moderate toenail onychomycosis: results from three randomized studies using double-blind vehicle-controlled and open-label active-controlled designs. J Eur Acad Dermatol Venereol, 27：287-294, 2013 [PMID：22181693]
3）ルコナック爪外用液　添付文書
4）クレナフィン爪外用液　添付文書
5）渡辺晋一，他：皮膚真菌症診断・治療ガイドライン．日皮会誌，119：851-862，2009

Q7 同じ有効成分の薬なら，効果や使い方は同じ？

A：❌ 剤形によって適材適所がある

　水虫薬には，同じ有効成分の薬でも軟膏・クリーム・液など，さまざまな剤形のものがあります．使用感が異なるほか，患部に傷があるか，湿っているか乾いているかなど，皮膚の状態によって適した剤形も異なることに注意が必要です．

主な剤形の長所と短所

軟膏	皮膚の状態を問わず使える，効果重視の剤形
長　所	刺激が少ないため，傷やひびわれの有無，湿潤・乾燥など皮膚の状態にかかわらず使うことができる
短　所	べたつきが強く，使用感はあまりよくない
クリーム	「軟膏」と「外用液」の中間，バランスのよい剤形
長　所	「軟膏」よりべたつきが少なく，「外用液」より刺激が少ない
短　所	「軟膏」より刺激が強く，「外用液」よりべたつきが強い
外用液・ジェル	べたつきの少ない，使用感重視の剤形
長　所	塗布後の乾燥が早く，使用感が非常によい
短　所	アルコールを含むため，かぶれやすく，傷があると刺激・痛みを感じる
スプレー	手を汚さず，広範囲に噴霧できる剤形
長　所	乾燥が早く，使用後すぐに靴下やストッキングを履けるため，仕事中にも使いやすい
短　所	アルコールを含むため，かぶれやすく，傷があると刺激・痛みを感じる
パウダースプレー	サラサラ感が持続するパウダーを配合した剤形
長　所	使用感がよく，患部を乾燥させることができる
短　所	薬が非常に高価

　OTCでは使用感のよい製剤が好まれるため，「外用液」や「スプレー」の商品が充実していますが，患部にひびわれ・傷がある場合などは刺激の少ない「軟膏」や「クリーム」を使う必要があります．

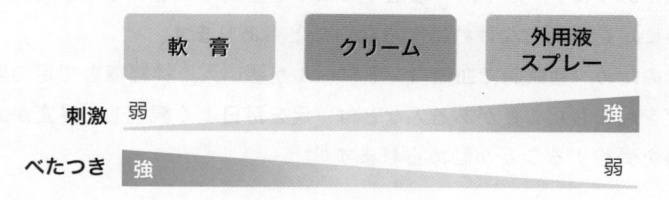

　また，「パウダースプレー」は値段が高いため，症状のある一部分にしか使わなかったり （☞ p.239），症状が治まったら使うのをやめてしまったり （☞ p.238）と，治療中断によって水虫が完治しない原因になりやすいため，**症状が落ち着いた時点で安価な「軟膏」や「クリーム」に切り替える**といった指導・提案も大切です．

こぼれ話 　医療用の薬に「スプレー」や「パウダースプレー」といった剤形はありません．病院で処方された薬ではカバーしきれないニーズを満たすために，これらOTCならではの剤形を活用することは，水虫治療の戦略上，非常に重要な視点です．

Q8 糖尿病患者は水虫が悪化しやすい？

A：⭕ 重症化しやすいため，病院受診を勧める

糖尿病を患っている人は水虫が重症化しやすいため，OTCによる治療はせず，皮膚科の受診を勧める必要があります．水虫の相談をされた場合は，必ず持病の有無を確認するようにしてください．

■ 糖尿病患者の水虫は，足切断のリスクになる

糖尿病で「足を失う」ことは，めずらしいことではありません．特に糖尿病患者は，「白癬菌」に感染しやすく，水虫の発症や悪化に気づきにくく，そしていったん水虫になると治りにくいため，**深刻な真菌感染症に発展し，それが足切断のリスクにつながる**ことが指摘されています．

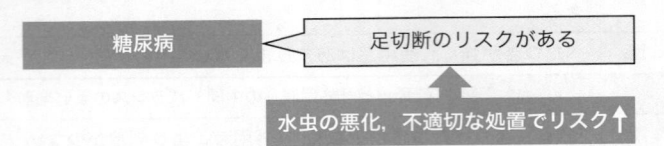

<糖尿病が水虫に与える悪影響>
・糖尿病患者は，健常人と比べて感染症を起こしやすい[1]
・糖尿病患者は，末梢神経障害によって足の痛み・痒みに鈍く，水虫の発症や悪化に気づきにくい[2]
・糖尿病患者は，血行障害によって水虫の治りが悪く，傷の化膿なども起こしやすい

実際，糖尿病患者は爪の水虫になるリスクも2倍以上高く[3]，**水虫の悪化や不適切な処置が足潰瘍・切断のリスクになる**ことから，足の水虫の段階から適時治療を行うよう，ガイドラインでも注意喚起されています[4,5]．そのため，OTCによる自己治療ではなく，皮膚科を受診し，医師・薬剤師の指導のもとでより厳密な治療を行う必要があります．

水虫薬を購入しようとする人の持病や併用薬は必ず確認し，糖尿病の場合はなぜOTCでの治療が勧められないのか，その理由もきちんと説明する必要があります．

■ 糖尿病の足病変は，水虫に限らず注意

糖尿病では水虫に限らず，ストーブやこたつ・湯たんぽ・カイロなどで低温火傷をする，誤った爪の切り方で化膿する，タコが悪化して潰瘍になるなど，足の病変に気づきにくく，悪化しやすい傾向にあります．足が広く壊疽するような重篤な状態になるまで気づかなかった場合は，命を守るために足を切断しなければならないこともあります．

そのため，糖尿病で血糖コントロールが悪い人，神経障害で足の感覚が鈍っている人，以前に足病変を起こしたことがある人などは，足を毎日よく観察し，異変があればすぐに主治医と相談，皮膚科を受診することが勧められます[6]．

■ 参考文献

1) Shah BR & Hux JE：Quantifying the risk of infectious diseases for people with diabetes. Diabetes Care, 26：510–513, 2003 [PMID：12547890]
2) Gupta AK & Humke S：The prevalence and management of onychomycosis in diabetic patients. Eur J Dermatol, 10：379–384, 2000 [PMID：10882947]
3) Gupta AK, et al：Prevalence and epidemiology of toenail onychomycosis in diabetic subjects: a multicentre survey. Br J Dermatol, 139：665–671, 1998 [PMID：9892911]
4) 「糖尿病診療ガイドライン 2016」（日本糖尿病学会／編著），南江堂，2016
5) 爲政大幾, 他：糖尿病性潰瘍・壊疽ガイドライン. 日皮会誌, 127：1989–2031, 2017
6) 国立国際医療研究センター糖尿病情報センター：糖尿病足病変

Q9 いんきん・たむし・しらくもって何？

A：身体のどの部分で発症したかによって，よび方が異なる

皮膚真菌症のうち，手足で発症したものを「みずむし」，股や陰部で発症したものを「いんきん」，体部で発症したものを「たむし」，頭部で発症したものを「しらくも」とよぶ習慣があります．すべて同じ皮膚真菌症ですが，特に頭部の「しらくも」は，「抗真菌薬」の外用薬では治療できないことに注意が必要です．

■ 発症した部位と，皮膚真菌症の俗称

「みずむし」とは主に足白癬のことで，手や足・爪で発症したものを指します．

「いんきん」とは股部白癬のことで，太腿の内側や陰部で発症したものを指します．

「たむし」とは体部白癬のことで，毛髪部・手足・股部以外で発症したものを指します．湿疹が丸い銭状の形をしたものを特に「ぜにたむし」とよぶことがあります．

「しらくも」とは頭部白癬のことで，頭で発症したものを指します．

「いんきん（股部白癬）」・「たむし（体部白癬）」は，「水虫（足白癬）」と原因となる菌種もほとんど同じで，「抗真菌薬」の外用薬で治療することができます．そのため，OTCの水虫薬の効能・効果には「水虫・いんきんたむし・ぜにたむし」と書かれています．

一方，「しらくも（頭部白癬）」では，毛包内深くまで菌が寄生するため，外用の「抗真菌薬」では治療することができず，むしろ病状を悪化させる恐れがあります．一部の水虫薬では，効能・効果に「しらくも」が記載されている商品もありますが，**内服の「抗真菌薬」を使うのが原則**です[1]．

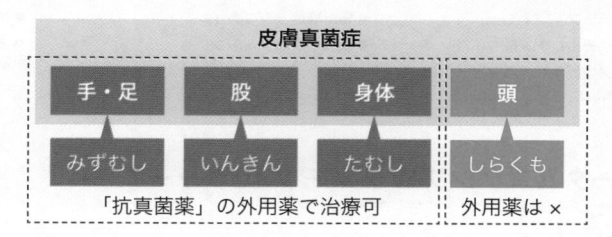

■ 「カンジダ症」は別の菌による真菌症

「カンジダ症」は，カンジダ属に分類される真菌によって起こる感染症です．水虫と同じ皮膚真菌症の一種ですが，水虫の「白癬菌」と異なり，カンジダ属の真菌は，口・消化管・膣などに元から棲み付いている生きもので，通常は人体に害を及ぼすことはありません．免疫が低下したり，皮膚が不衛生な状態になったりすると異常増殖し，発疹・痒み・腫れ・鱗屑（うろこ状の皮膚屑が出ること）といった「カンジダ症」を引き起こします．

水虫治療と同じ「抗真菌薬」で治療を行いますが，水虫薬に「カンジダ症」の効能はなく代用することはできないため，専用の商品を使う必要があります．

＜カンジダ症の治療薬の例＞

『エンペシドL』：膣カンジダ再発時の治療に使う「クロトリマゾール」の膣錠
『オキナゾールL100』：膣カンジダ再発時の治療に使う「オキシコナゾール」の膣錠
『メディトリートクリーム』：膣カンジダ再発時の治療に使う「ミコナゾール」の外用剤

■ 参考文献

1）渡辺晋一，他：皮膚真菌症診断・治療ガイドライン．日皮会誌，119：851-862，2009

第9章 水虫薬（外用）

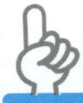# 製剤上の特徴をもつOTC医薬品

ラミシールAT（液・クリーム）　　　　　　　　　グラクソ・スミスクライン

◎ **お勧めポイント**
　↳有効成分が「テルビナフィン」だけで，余計な薬が入っていない

成分（1 g中）1日1回
●抗真菌：テルビナフィン10 mg

ブテナロックL（スプレー）　　　　　　　　　　　久光製薬

◎ **お勧めポイント**
　↳有効成分が「ブテナフィン」だけで，余計な薬が入っていない

成分（1 mL中）1日1回
●抗真菌：ブテナフィン10 mg

ブテナロックVα（液・クリーム）　　　　　　　　久光製薬

◎ **お勧めポイント**
　↳液18 mL，クリーム18 gと，1個で1カ月使い続けられる容量（2018年3月から）
　↳最低でも1カ月薬を塗り続ける必要がある水虫治療で，挫折しにくい製剤

成分（1 g）1日1回
●抗真菌：ブテナフィン10 mg　　　　●局所麻酔：ジブカイン　　　　●抗ヒスタミン：クロルフェニラミン
●消炎剤：グリチルレチン酸　　　　　●鎮痒：クロタミトン　　　　　●清涼剤：l-メントール
●消毒：イソプロピルメチルフェノール

メンソレータムエクシブWディープ10クリーム　　　ロート製薬

◎ **お勧めポイント**
　↳「尿素」の配合で，皮膚の厚い「かかと」や「足の裏」に効果的な製剤
　↳ハンドクリームのような容器・外観で，水虫薬とはわからないデザイン

成分（1 g）1日1回
●抗真菌：テルビナフィン10 mg　　　●角質軟化：尿素100 mg　　　●局所麻酔：リドカイン
●抗ヒスタミン：ジフェンヒドラミン　●消炎剤：グリチルレチン酸　　●消毒：イソプロピルメチルフェノール

こぼれ話　糖尿病を患っていると，下肢切断のリスクが約8倍に高まるとされています（Diabetes Care, 32：275-280, 2009 [PMID：19001192]）

医療用の医薬品にはこんなものがある

爪水虫専用の外用薬

商品名	●『ルコナック（一般名：ルリコナゾール）』，『クレナフィン（一般名：エフィナコナゾール）』
特徴	●薬の濃度や爪への浸透率を改良し，爪の水虫にも効果があるよう改良された外用薬です．ただし，どちらも治療成功率はそれほど高くないため，爪水虫の治療は内服の抗真菌薬が基本になります．

内服の「抗真菌薬」

商品名	●『ラミシール（一般名：テルビナフィン）』，『イトリゾール（一般名：イトラコナゾール）』
特徴	●『ラミシール』は肝臓に負担をかけることがあるため，定期的な血液検査が必要です． ●『イトリゾール』は7日服用して21日休薬する（爪白癬に対するパルス療法）という複雑な服用が必要で，さらに飲み合わせの悪い薬が非常にたくさんあります． ●どちらも扱いが難しいため，外用薬だけで治療できる軽症のうちに完治させておくことが大切です．

第9章 水虫薬（外用）

豆知識

水虫に「ステロイド」の外用薬は使わない？

　「白癬菌」による皮膚感染症である水虫に，免疫を抑える作用のある「ステロイド」を使うと，免疫が弱まって「白癬菌」がより活発になるため，逆効果になります．そのため，「ステロイド」の外用薬は皮膚感染症に禁忌となっています[1]．ただし皮膚科では，皮膚の炎症がひどく「抗真菌薬」による治療ができないような場合に，医師の判断によって，治療に先駆けて一時的に「ステロイド」の外用薬を使うこともあります．

　1）リンデロンV軟膏　添付文書

 こぼれ話　水虫は英語で「tinea pedis」と表記しますが，スポーツ選手に多いことから「athlete's foot」という俗称があります．

薬を使う目的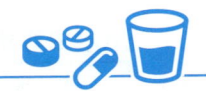

「鎮痛消炎薬」の貼り薬や塗り薬は，打撲や捻挫などのケガによる痛み・炎症のほか，腰や膝・肩などの関節の痛みを和らげる目的で使用します．飲み薬よりも副作用が少なく使いやすいと思われていますが，皮膚のかぶれ・光線過敏症など外用薬特有の副作用は少なくないこと，アスピリン喘息や妊娠中の使用には飲み薬と同様のリスクがあることに注意が必要です．

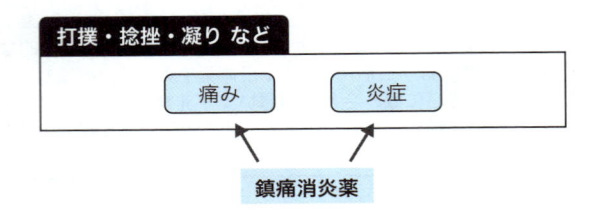

セルフメディケーションの位置づけ

「鎮痛消炎薬（外用）」は，医療用とほぼ同じものがOTCとしても販売されているため，セルフメディケーションでも効果の高い薬を使うことができます．これらOTCをうまく活用することは，病院の長い待ち時間を回避したり，通院の負担を軽減したりするよい選択肢になります．

ただし，外用薬は「たかが貼り薬・塗り薬」と油断している人が多く，不適切な使い方をされやすい薬でもあります．決して副作用リスクの少ない薬ではないため，適正使用のための説明や指導は丁寧に行うことが大切です．また，「痛み」は危険な疾患・障害の兆候として現れる可能性もあるため，OTC対応と受診勧奨の線引きにも注意が必要です．

	分類	効果	副作用	
推奨	NSAIDs の外用薬	高	中	医療用と同じ有効成分のものが，OTC としても販売されている
推奨	サリチル酸系の外用薬	中	低	鎮痛効果はそれほど高くないが，副作用も少なく使える
選択肢	ケトプロフェン，ピロキシカム	高	高	「光線過敏症」の報告が特に多いため，注意

薬理作用

- ● NSAIDs

  痛み・炎症の原因となる「プロスタグランジン」の生成を阻害します．

- ● 局所刺激薬（冷感）

  冷たい感覚を皮膚に与えます．炎症や熱をもった痛みに適しています．

- ● 局所刺激薬（温感）

  温かい感覚を皮膚に与えます．冷えや慢性的な痛みに適しています．

こぼれ話 OTCの鎮痛消炎薬は，有効成分だけでなく濃度も医療用とほとんど同じです．

病院受診のトリアージ

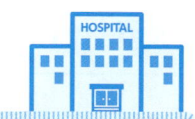

「腰痛」などの身体の痛みを訴える人の中から，こんな人を見つける

⚠ 悪性腫瘍や，腎臓・膵臓などの内臓疾患，心筋梗塞などの「放散痛」が現れている人

⚠ 脊髄圧迫が起こっている人

⚠ 鎮痛消炎薬では十分な効果が得られにくい「神経痛」に悩む人

⚠ 痛みが時間経過とともに軽快しない人

1 身体を動かさずに安静にしていても痛む

　普通の「腰痛」や「関節痛」は，筋肉の炎症が主な原因のため，横になって安静にしていれば和らぎます．身体を動かさずに安静にしていても改善しない，夜間に痛みで目が覚めることがあるといった場合には，感染症や内臓疾患の可能性を疑い，早めに病院を受診するよう勧める必要があります．

（注意）2 広範囲に漠然とした痛みがある，痛みの場所があいまい，痛む部分を押しても痛みが強まらない（放散痛）

　例えば，心筋梗塞などの虚血性心疾患では，胸が痛むのが一般的です．しかし，中には「胸の痛み」は現れず，下顎や歯・顔面への痛み・しびれ・違和感として現れる（放散痛）ことがあります[1]．**広範囲に漠然とした痛みがある，痛みの場所がハッキリしない，痛む場所を押しても痛みが強まらない**場合，こうした「放散痛」の可能性があります．早めに病院を受診するよう勧める必要があります．

3 発熱，体重減少などの全身症状を伴っている

　「腰痛」や「関節痛」に発熱などの全身症状を伴う場合，感染症や悪性腫瘍を疑う必要があります．

（緊急）4 脚やお尻が痺れている

　脚やお尻に痺れの症状が現れている（特に，自転車などの「サドル状」に感覚がなくなる）ものは，脊髄圧迫による神経症状の可能性があります．麻痺が進行すると回復不能になる恐れもあるため，すぐに病院を受診するよう勧める必要があります．

（緊急）5 尿が出ない，血尿が出るなどの尿トラブルを伴っている

　尿路結石や腎結石などでは，強い腰や背中の痛みと併せて尿が出ない・血尿が出るなどの症状を伴うことがあります．こうした兆候があれば，すぐに病院を受診するよう勧める必要があります．

6 ビリビリと電気が走る，チリチリと灼けるような痛み方をする

　OTCとして販売されている痛み止めでは，ビリビリと電気が走る，チリチリと灼けるように痛む「神経障害性疼痛 (☞ p.266)」には十分な効果が期待できません．

7 痛みが時間経過とともに軽快しない

　基本的に，OTCで対応できるような筋骨格痛は，時間経過とともに自然と軽快していきます（例：急性の腰痛は，1週間で50％，2週間で80％が自然治癒[2]）．1週間経っても痛みが軽快しない，2週間経っても痛みが治らないといった場合には，一度病院を受診するよう勧めてください．

■ 参考文献

1）Kreiner M, et al：Craniofacial pain as the sole symptom of cardiac ischemia: a prospective multicenter study. J Am Dent Assoc, 138：74–79, 2007 [PMID：17197405]

2）Borenstein DG：A clinician's approach to acute low back pain. Am J Med, 102：16S–22S, 1997 [PMID：9217555]

第10章 鎮痛消炎薬（外用）

使い分けフローチャート

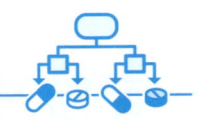

◆「鎮痛消炎薬」の選び方

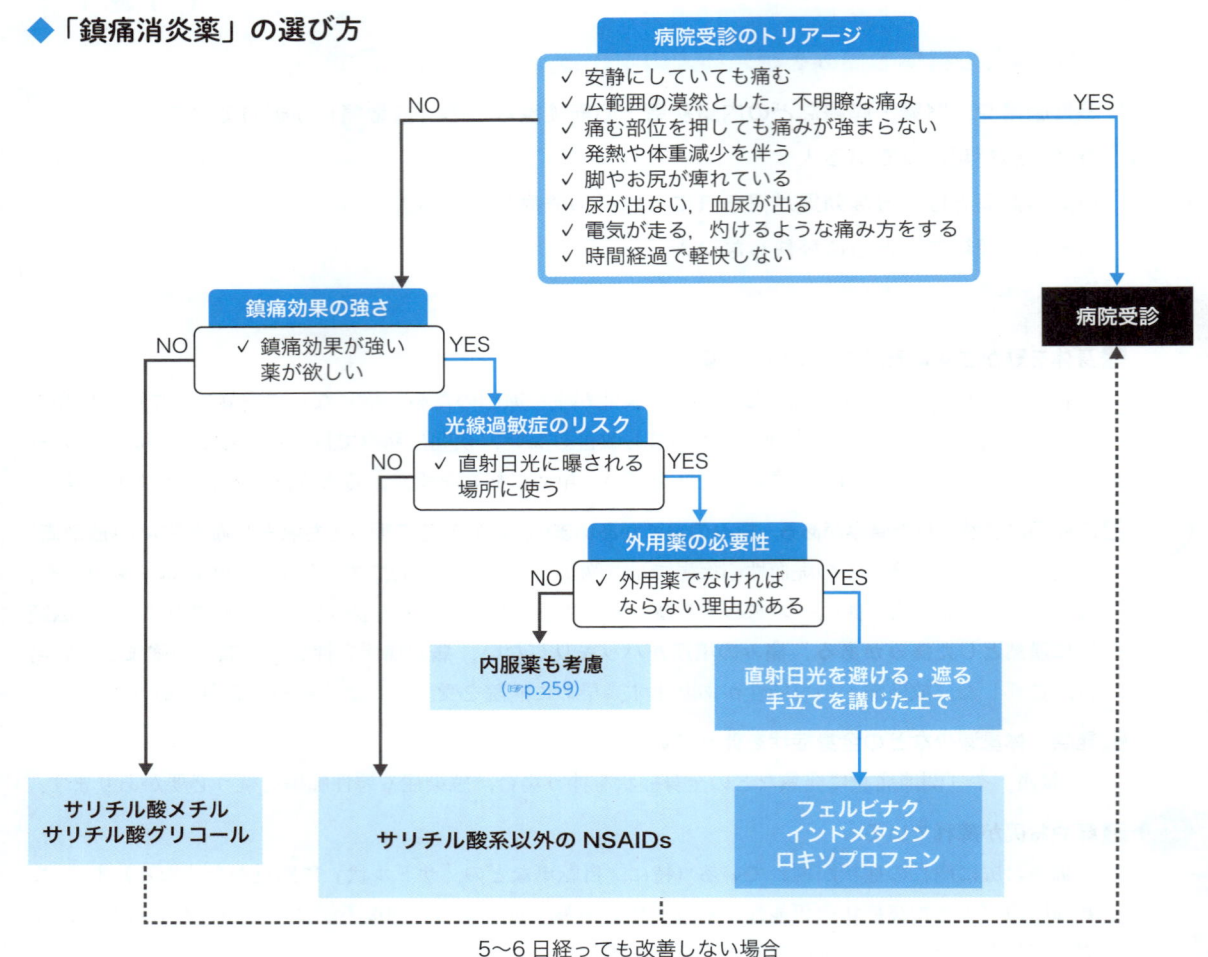

病院受診のトリアージ
- ✓ 安静にしていても痛む
- ✓ 広範囲の漠然とした，不明瞭な痛み
- ✓ 痛む部位を押しても痛みが強まらない
- ✓ 発熱や体重減少を伴う
- ✓ 脚やお尻が痺れている
- ✓ 尿が出ない，血尿が出る
- ✓ 電気が走る，灼けるような痛み方をする
- ✓ 時間経過で軽快しない

NO → YES → **病院受診**

鎮痛効果の強さ
- ✓ 鎮痛効果が強い薬が欲しい

NO / YES

光線過敏症のリスク
- ✓ 直射日光に曝される場所に使う

NO / YES

外用薬の必要性
- ✓ 外用薬でなければならない理由がある

NO / YES

内服薬も考慮（☞ p.259）

直射日光を避ける・遮る手立てを講じた上で

**サリチル酸メチル
サリチル酸グリコール**

サリチル酸系以外の NSAIDs

**フェルビナク
インドメタシン
ロキソプロフェン**

5〜6 日経っても改善しない場合

●**基本方針**●

「サリチル酸メチル」や「サリチル酸グリコール」は副作用が少なく安価なため，痛みがそこまで強くない場合や15歳未満の子どもに使う場合に適しています．痛みが強い場合にはその他のNSAIDsから薬を選びますが，「ケトプロフェン」と「ピロキシカム」は特に「光線過敏症」の報告が多いため，直射日光に曝される場所への使用には注意が必要です．

◆ **痛みはそこまで強くない** ────→ 「サリチル酸メチル」・「サリチル酸グリコール」（☞ p.253）
◆ **15歳未満の小児** ────→ 「サリチル酸」系のNSAIDs，一部の「インドメタシン」製剤（☞ p.263）
◆ **直射日光に曝される部位に使用する** ──→ 「ケトプロフェン」・「ピロキシカム」・「ジクロフェナク」を避ける（☞ p.261）
◆ **鎮痛効果が強いものがよい** ────→ 「ジクロフェナク」，「ケトプロフェン」（☞ p.252）
◆ **無臭のものがよい** ────→ 「メントール」を配合していない製剤（☞ p.264）
◆ **妊娠中，特に20週以降** ────→ 外用であってもNSAIDsの使用は避ける（☞ p.262）
◆ **授乳中** ────→ 「フェルビナク」以外の製剤は安全に使用できるとされている（☞ p.262）

こぼれ話 NSAIDsは腎臓のプロスタグランジン合成を阻害することで，腎虚血を起こし，腎機能を悪化させることがあります．そのため，内服のNSAIDsでは「腎臓病」の人は使ってはいけないと添付文書にも記載されています．

◆ 製剤の選び方（剤形による使い分け）

剤形	長所	短所	適する状況の例
パップ	水分の気化熱で患部を冷やす	薬が分厚く目立つ，剥がれやすい	腫れて熱をもっている痛み，筋肉痛
プラスター	薄く，伸縮性・粘着性に優れる	ひんやりとした清涼感は得られない	関節などよく動かす部分
エアゾール	広範囲を瞬間的に冷却できる	連続噴霧は凍傷の原因になる	スポーツ時のケガやクールダウン
クリーム	マッサージしながら塗布できる	べたつきがあり，使用感がよくない	筋肉の緊張や凝り
ゲル	べたつかない	皮膚表面に残る，刺激がある	使用感を優先させたい時
液	広い範囲に塗布しやすい	刺激がある，汗などでとれやすい	広範囲に使用したい時
チック	手を汚さず塗布できる	商品が大型化しやすい	手で塗りにくい部位の痛み
温感タイプ	温感があり，血行を促進する	入浴時に刺激を感じることがある	冷えによる痛み・凝り，慢性的な痛み

●**基本方針**●
「鎮痛消炎薬」にはさまざまな剤形があるため，使用感や使用部位に合わせて適したものを選ぶことができます．ただし，それぞれに短所もあるため，剤形に応じた注意喚起も必要です．

- ● **パップ剤**：関節などよく動かす部位に使用する場合は，簡単に剥がれてしまわないよう，適切な切れ込みを入れる等の対応が必要です．

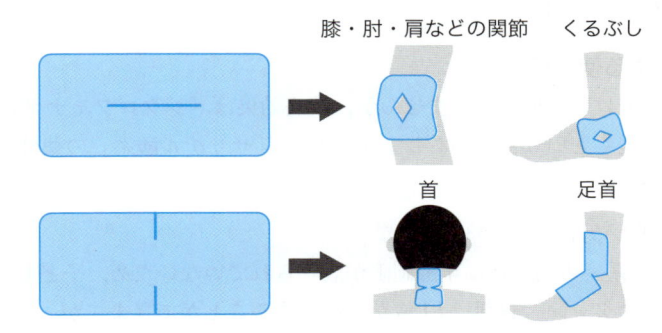

膝・肘・肩などの関節　　くるぶし

首　　　　足首

- ● **エアゾール剤**：凍傷を防ぐため，患部から 10 cm 程度離れた場所から噴霧すること，また同じ部位に 3 秒以上連続で噴霧し続けないことに注意が必要です[1]．

- ● **温感の製剤**：入浴時の熱で皮膚に刺激を感じることがあるため，入浴の 1 時間前に剥がしておく必要があります．また，入浴後も 30 分以上の間隔をあけてから貼付するよう指導が必要です[2]．

■ 参考文献

1）ボルタレン EX スプレー　添付文書
2）フェイタス Z α ジクサス温感　添付文書

こぼれ話　医療用の貼り薬の中には，切れ込みを入れてはいけないものもあります．「どんな貼り薬にも使えるテクニック」ではないことに注意が必要です．

第10章　鎮痛消炎薬（外用）

分類と特徴

　鎮痛消炎薬（外用）には，鎮痛消炎薬のほかに局所刺激薬（冷感・温感）やビタミンなどが配合されています．鎮痛消炎薬の鎮痛効果や年齢制限を中心に，冷感・温感や貼り薬・塗り薬といった剤形の違いが選択の基準になります．

鎮痛消炎薬の分類

NSAIDs（非ステロイド性抗炎症薬）	アリール酢酸系	ジクロフェナク，フェルビナク，インドメタシン
	プロピオン酸系	ロキソプロフェン，ケトプロフェン
	オキシカム系	ピロキシカム
	サリチル酸系	サリチル酸メチル，サリチル酸グリコール

局所刺激薬（冷感）	*l*-メントール，*dl*-カンフル，ハッカ油，ユーカリ油，テレビン油
局所刺激薬（温感）	トウガラシエキス，ノニル酸ワニリルアミド（ノナン酸バニリルアミド）
抗ヒスタミン薬	クロルフェニラミン，ジフェンヒドラミン，ジフェニルイミダゾール
消炎薬	グリチルレチン酸
ビタミン類	トコフェロール酢酸エステル（ビタミンE）

使い分けのポイント

● 鎮痛効果による使い分け (☞ p.257)

　厳密な使い分けの基準はありませんが，鎮痛効果は「ジクロフェナク」が最も強く，次に「ケトプロフェン」が続くという報告があります．また，「サリチル酸系」の薬は他のNSAIDsに比べて鎮痛効果はやさしめと考えられています．

● 年齢による使い分け (☞ p.263)

　「サリチル酸系」の薬は特に年齢制限が設けられていないため，子どもでも使用できます．また，一部の「インドメタシン」製剤は11歳から使用することができますが，その他のNSAIDsは15歳未満に使用することはできません．小〜中学生のスポーツ時の捻挫や打撲・筋肉痛に外用薬を使用する際は注意が必要です．

● 光線過敏症のリスクによる使い分け (☞ p.261)

　光線過敏症は，外用のNSAIDs全般で注意すべき副作用です．中でも，特に報告の多い「ケトプロフェン」と「ピロキシカム」，可能性が示唆されている「ジクロフェナク」を，直射日光に曝される可能性のある部位に使用するのは控えた方が無難です．

● 冷感・温感による使い分け

　貼付剤には「冷感」タイプのものと「温感」タイプのものがあります．厳密な使い分けの基準はないため，使う人が心地よい方を選択しますが，基本的に急性の痛みや腫れを伴う痛みには「冷感」，慢性の痛みや冷えて悪化する痛みには「温感」を使用します．

● 剤形による使い分け (☞ p.249)

　鎮痛消炎薬（外用）は，OTCのなかでも最も剤形が豊富です．使用する目的や部位によって，適切なものを選ぶようにしてください．

■ 主な鎮痛消炎薬（外用）

	商品名 ＼ 成分名	鎮痛消炎薬 ジクロフェナク	フェルビナク	インドメタシン	ロキソプロフェン	ケトプロフェン	ピロキシカム	消炎薬 サリチル酸メチル	サリチル酸グリコール	局所刺激薬（冷感）	局所刺激薬（温感）	ビタミン類	使用できる年齢
貼付剤	ボルタレンEX テープ	●								●			15歳以上
	フェイタスZシップ冷感	●								●			15歳以上
	フェイタスZαジクサス温感	●								●	●		15歳以上
	フェイタス5.0		●							●		●	15歳以上
	フェイタス5.0温感		●							●			15歳以上
	ビーエスバンFRテープV		●							●			15歳以上
	温感ビーエスバンFRテープV		●							●			15歳以上
	バンテリンコーワ パップS			●						●			15歳以上
	バンテリンコーワ 新ミニパット			●						●			15歳以上
	サロンパスEX			●						●			**11歳以上**
	サロンパスEX温感			●						●	●		**11歳以上**
	ロキソニンS テープ / パップ				●					●			15歳以上
	オムニード ケトプロフェンパップ					●				●			15歳以上
	サロンパス							●		●		●	なし
	ロイヒつぼ膏							●					なし
	ハリックス55 EX冷感A								●	●		●	なし
塗布剤	ボルタレンAC ゲル / ローション	●											15歳以上
	ボルタレンEX ゲル / ローション / スプレー	●								●			15歳以上
	フェイタスZαローション	●											15歳以上
	エアーサロンパスDX		●							●			15歳以上
	アンメルツ ゴールドEX		●							●	●		15歳以上
	コムレケア ヨコヨコ		●							●		●	15歳以上
	ハリックス ほぐリラ		●							●			15歳以上
	バンテリンコーワ 液EX / ゲルEX			●						●			**11歳以上**
	バンテリンコーワ クリームEX			●						●		●	**11歳以上**
	ロキソニンS ゲル				●								15歳以上
	インペタンチックPX						●			●			15歳以上
	サロメチール							●	●	●	●		なし
	エアーサロンパスジェットα									●	●		なし
	ニューアンメルツヨコヨコA								●	●	●		なし
妊娠	オーストラリア基準	C	-	C	-	C	C	-	-	-	-	-	
	疫学調査	-	-	-	-	-	-	-	-	-	-	-	
授乳	MMM	L2	-	L3	-	-	L2	-	-	-	-	-	
	国立成育医療研究センター	○	-	○	○	○	○	-	-	-	-	-	

■ 主な有効成分の特徴

以下は各成分を単独で使用した場合の情報であり，実際の商品を選ぶ際には「一緒に配合された他の成分」の短所やリスクも考慮する必要があります．

ジクロフェナク diclofenac   NSAIDs / アリール酢酸系

商品例 ボルタレンEXテープ，フェイタスZ，ボルタレンACゲル
医療用 ボルタレン，ナボール

長　所	● 医療用でもよく使われる，『ボルタレン』と同じ成分 ● 痛み止めの外用薬としては，他の薬よりも鎮痛効果が高めとされている[1,2]．
短　所	● 15歳未満の子どもや，妊娠中（特に後期）の女性は使用できない ● 光線過敏症の症例が報告されている[3]ため，貼付・塗布した部分は直射日光に当てないよう特に注意
本成分の 留意点	妊娠中 ▶ △　授乳中 ▶ 可　15歳未満 ▶ 不可　アスピリン喘息 ▶ 不可　直射日光 ▶ 要注意
妊娠中	C	内服薬（☞p.42）と同様，妊娠中〜後期のNSAIDs使用は控える[4]
授乳中	L2	「授乳中に安全に使用できると考えられる薬」に選ばれている[5]

フェルビナク felbinac   NSAIDs / アリール酢酸系

商品例 フェイタス5.0，エアーサロンパスDX，アンメルツゴールドEX
医療用 セルタッチ，ナパゲルン

長　所	● 医療用の『セルタッチ』と同じ成分．NSAIDsの外用薬として，痛みの軽減効果が報告されている[2]
短　所	● 15歳未満の子どもや，妊娠（特に後期）・授乳中の女性は使用できない
本成分の 留意点	妊娠中 ▶ △　15歳未満 ▶ 不可　アスピリン喘息 ▶ 不可　直射日光 ▶ 注意
妊娠中	–	内服薬と同様，妊娠中〜後期のNSAIDs使用は控える[4]
授乳中	–	情報不足

インドメタシン indometacin   NSAIDs / アリール酢酸系

商品例 バンテリンコーワパップS，バンテリンコーワ液EX，サロンパスEX
医療用 インテバン，イドメシン，カトレップ，インサイド

長　所	● 医療用の『インテバン』と同じ成分．NSAIDsの外用薬として，痛みの軽減効果が報告されている[2] ● 11歳以上の子どもであれば使用できる製剤がある（製剤によって年齢制限が異なる）
短　所	● 妊娠中（特に後期）の女性は使用できない
本成分の 留意点	妊娠中 ▶ △　授乳中 ▶ 可　11歳未満 ▶ 不可　アスピリン喘息 ▶ 不可　直射日光 ▶ 注意
妊娠中	C	内服薬（☞p.42）と同様，妊娠中〜後期のNSAIDs使用は控える[4]
授乳中	L3	「授乳中に安全に使用できると考えられる薬」に選ばれている[5]

こぼれ話 医療用の鎮痛消炎薬（外用）は，平成28年の診療報酬改定から1処方につき原則70枚までに制限されています．これは，医院での大量処方による「医療費圧迫」への対策の1つです．

ロキソプロフェン loxoprofen NSAIDs プロピオン酸系

商品例 ロキソニンSテープ，ロキソニンSパップ，ロキソニンSゲル，ロキソニンSローションa
医療用 ロキソニン

長　所	• 医療用の『ロキソニン』と同じ成分．NSAIDsの外用薬として，痛みの軽減効果が報告されている[2]
短　所	• 15歳未満の子どもや，妊娠中（特に後期）の女性は使用できない

本成分の留意点	妊娠中 ▶ △ 授乳中 ▶ 可 15歳未満 ▶ 不可 アスピリン喘息 ▶ 不可 直射日光 ▶ 注意

妊娠中	－	内服薬 （☞ p.42）と同様，妊娠中～後期のNSAIDs使用は控える[4]
授乳中	－	母乳中へ移行しない[6]ため，授乳中でも安全に使えるとされている[5]

ケトプロフェン ketoprofen NSAIDs プロピオン酸系

商品例 オムニード ケトプロフェンパップ
医療用 モーラス，ミルタックス，セクター

長　所	• 医療用の『モーラス』と同じ成分．NSAIDsの外用薬として，痛みの軽減効果が報告されている[2] • 「ジクロフェナク」に次ぐ鎮痛効果があるとされている[2]
短　所	• 15歳未満の子どもや，妊娠中（特に後期）の女性は使用できない • 光線過敏症の報告が多いため，貼付・塗布後4週間は直射日光に当てないよう注意する[7,8]

本成分の留意点	妊娠中 ▶ △ 授乳中 ▶ 可 15歳未満 ▶ 不可 アスピリン喘息 ▶ 不可 直射日光 ▶ 要注意

妊娠中	C	内服薬 （☞ p.42）と同様，妊娠中～後期のNSAIDs使用は控える[4]
授乳中	－	「授乳中に安全に使用できると考えられる薬」に選ばれている[5]

ピロキシカム piroxicam NSAIDs オキシカム系

商品例 インペタンチックPX
医療用 フェルデン，バキソ

長　所	• 医療用の『フェルデン』と同じ成分．NSAIDsの外用薬として，痛みの軽減効果が報告されている[2] • 他の薬よりも機能改善効果が高いとされている[2]
短　所	• 15歳未満の子どもや，妊娠中（特に後期）の女性は使用できない • 光線過敏症の報告が多いため，貼付・塗布した部分は直射日光に当てないよう注意する[8]

本成分の留意点	妊娠中 ▶ △ 授乳中 ▶ 可 15歳未満 ▶ 不可 アスピリン喘息 ▶ 不可 直射日光 ▶ 要注意

妊娠中	C	内服薬 （☞ p.42）と同様，妊娠中～後期のNSAIDs使用は控える[4]
授乳中	L2	「授乳中に安全に使用できると考えられる薬」に選ばれている[5]

サリチル酸メチル methyl salicylate NSAIDs サリチル酸系

商品例 サロンパス，ロイヒつぼ膏，サロメチール
医療用 MS冷シップ「タイホウ」，エアーサロンパス，スチックゼノール

長　所	• 『サロンパス』などに使われている消炎薬で，ほとんど副作用なく使える[9] • 筋肉が緊張して生じる痛み（肩凝りなど）に対して，軽度～中等度であれば十分に効果が発揮される[10] • 薬理作用上，アスピリン喘息を誘発するリスクはきわめて小さいとされている[11]
短　所	• 鎮痛作用は弱く，他のNSAIDsに及ばないと考えられる

本成分の留意点	妊娠中 ▶ 可 授乳中 ▶ 可 年齢制限 ▶ なし アスピリン喘息 ▶ 可 直射日光 ▶ 注意

妊娠中	－	全身作用はほとんどなく，医療用の薬も特に制限はされていない[12]
授乳中	－	全身作用はほとんどなく，医療用の薬も特に制限はされていない[12]

サリチル酸グリコールもほぼ同等

■ 参考文献

1) Derry S, et al：Topical NSAIDs for acute musculoskeletal pain in adults. Cochrane Database Syst Rev：CD007402, 2015 [PMID：26068955]

2) Zeng C, et al：Relative efficacy and safety of topical non-steroidal anti-inflammatory drugs for osteoarthritis: a systematic review and network meta-analysis of randomised controlled trials and observational studies. Br J Sports Med, 52：642-650, 2018 [PMID：29436380]

3) 大山勝宏, 他：ジクロフェナク皮膚適用製剤の各剤形における局所性副作用の発現傾向に関する研究. 医療薬学, 41：360-366, 2015

4)「薬物治療コンサルテーション 妊娠と授乳 改訂2版」（伊藤真也, 村島温子／編）, 南山堂, 2014

5) 国立成育医療研究センター：授乳中に安全に使用できると考えられる薬

6) 小森浩二, 他：ロキソプロフェンの母乳への移行性. 医療薬学, 40：186-192, 2014

7) ケトプロフェン外用剤による光線過敏症に係る安全対策について. 医薬品・医療機器等安全性情報, No.276：3-8, 2011

8) 厚生労働省：重篤副作用疾患別対応マニュアル「薬剤による接触皮膚炎」

9) Hebert PR, et al：Treatment of low back pain: the potential clinical and public health benefits of topical herbal remedies. J Altern Complement Med, 20：219-220, 2014 [PMID：24116881]

10) Higashi Y, et al：Efficacy and safety profile of a topical methyl salicylate and menthol patch in adult patients with mild to moderate muscle strain: a randomized, double-blind, parallel-group, placebo-controlled, multicenter study. Clin Ther, 32：34-43, 2010 [PMID：20171409]

11) 大鵬薬品：よくある質問と回答：MS冷シップ「タイホウ」

12) MS冷シップ「タイホウ」インタビューフォーム

豆知識

温感シップは, 入浴時の灼熱感・刺激に注意

　温感タイプの貼付剤を貼ったまま入浴する, 剥がしてすぐ入浴する, お風呂から上がってすぐに貼るといった使い方をすると, 皮膚に強い灼熱感や刺激・痛みを感じることがあります（辛いラーメンを食べたあと, 熱いお茶を飲もうとすると唇に刺激を感じるものと同じ原理です）. そのため, 入浴の1時間以上前に剥がしておき, 入浴後も30分程度経ってから貼ることが推奨されています.

こぼれ話　家族が使っていた医療用麻薬製剤（貼り薬）を温シップなどと間違って使い, オピオイド中毒で死亡・入院した事例は多く報告されています.「たかが貼り薬」という認識での使い回しは非常に危険です.

■鎮痛消炎薬（外用）に配合されているその他の成分

メントール *l*-menthol
清涼・芳香剤　局所刺激薬（冷感）

商品例	ボルタレンEXテープ，フェイタスZ，サロンパス，エアーサロンパスDX
作用	使用した際に爽快感が得られる

特徴	・「ハッカ」や「ミント」に含まれる精油で，使用した際に爽快感・清涼感（冷感）が得られる ・筋肉の痛みを和らげる効果が報告されている [1]
注意点	・傷のある部分では刺激を感じることがある
類似薬	・ハッカ油，ユーカリ油，テレビン油，*dl*-カンフル

ノニル酸ワニリルアミド nonivamide
局所刺激薬（温感）

商品例	フェイタスZαジクサス温感，アンメルツゴールドEX
作用	血行促進・温感刺激を与える

特徴	・局所刺激作用によって血行を促進する ・患部を冷やすことが好ましくない慢性の痛みに対して使われる [2]
注意点	・入浴時に刺激を感じることがあるため，入浴1時間前に剥がし，入浴後30分程度経ってから貼付する [3]
類似薬	・トウガラシエキス

ノナン酸バニリルアミドと表記されていることもある

クロルフェニラミン chlorpheniramine
抗ヒスタミン薬

商品例	アンメルツゴールドEX
作用	アレルギー性の痒み・腫れを抑える

特徴	・かぶれ等で起こるアレルギー性の痒みを抑える
注意点	・かぶれの予防にはならない
類似薬	・ジフェンヒドラミン，ジフェニルイミダゾール

トコフェロール tocopherol
ビタミンE

商品例	フェイタス5.0，ビーエスバンFRテープV，コムレケアヨコヨコ
作用	皮膚の血流促進

特徴	・医療用の『ユベラ』に使われている成分で，皮膚の血流を促す作用がある [4]
注意点	・痛みや炎症を抑える作用はない

アルニカ arnica
生薬

商品例	ハリックス ほぐリラ，バンテリンコーワ パットEX
作用	筋肉の痛みを軽減する

特徴	・古代から打撲の薬などとして使われてきた生薬で，筋肉痛を軽減する効果が報告されている [5]
注意点	・むしろ痛みを悪化させるという報告もあり [6]，評価は難しい

こぼれ話　医療用の温感シップでは，「入浴30分前に剥がし，入浴直後に貼らないこと」と記載されています．そのため，OTCでは時間間隔をより長く空けるように指示されていることになります．

グリチルレチン酸 glycyrrhizic acid

商品例 エアーサロンパスジェットα
作用 皮膚の炎症を抑える

特　徴	● 生薬「甘草」の主成分で，抗炎症効果がある
注意点	● 単独での改善効果は弱い
類似薬	● グリチルリチン酸，グリチルリチン酸二カリウム

■ 参考文献

1）Sundstrup E, et al：Acute effect of topical menthol on chronic pain in slaughterhouse workers with carpal tunnel syndrome：triple-blind, randomized placebo-controlled trial. Rehabil Res Pract, 2014：310913, 2014 ［PMID：25298894］

2）MS温シップ「タイホウ」インタビューフォーム

3）サロンパスEX温感　添付文書

4）ユベラ軟膏　インタビューフォーム

5）Pumpa KL, et al：The effects of topical Arnica on performance, pain and muscle damage after intense eccentric exercise. Eur J Sport Sci, 14：294–300, 2014 ［PMID：23947690］

6）Adkison JD, et al：The effect of topical arnica on muscle pain. Ann Pharmacother, 44：1579–1584, 2010 ［PMID：20807867］

💡 豆知識

開封済みの「パップ剤」と「塗り薬」の同時保管に注意

　　開封済みの「サリチル酸メチル」のパップ剤を，軟膏剤と一緒に保管していると，揮発した「サリチル酸メチル」が軟膏剤に移行し，軟膏に芳香・刺激性が生じることが報告されています[1]．開封済みのパップ剤は保管場所にも注意し，塗り薬や目薬などと同じ容器内で長期間保管しないよう注意が必要です．

1）小竹武，他：消炎鎮痛パップ剤の適正保管に関する研究：痔疾用軟膏剤への成分混入の危険性．医療薬学，41：786–792, 2015

現場で役立つQ&A

Q1 痛み止めの貼り薬，主薬はどれも同じ？

A：✖ 鎮痛消炎薬にも違いがある

　鎮痛消炎薬（外用）は，どれも同じ薬だと考えている人が少なくありません．しかし，主薬となる鎮痛薬にも種類があり，効果や副作用リスクなども異なるため，個々の状況・希望に合わせて選ぶ必要があります．

■ 使う人の意識と，各NSAIDsの特徴

　湿布などの外用薬に関して，主薬となる鎮痛薬に違いがあると理解しているのは45％程度と，半数に満たないという意識調査があります[1]．しかし，実際には鎮痛消炎薬（外用）の主薬は1種類だけではなく，系統の異なるさまざまなNSAIDs（非ステロイド性抗炎症薬）が使われています．鎮痛効果の強さ，年齢制限，授乳中の安全性評価，光線過敏症などの副作用リスクは成分によって少しずつ異なるため，個々の長所・短所を把握したうえで使い分ける必要があります．

鎮痛消炎薬（外用）に配合されている各NSAIDsの特徴

NSAIDs	長所	短所
ジクロフェナク	他のNSAIDsに比べ，鎮痛効果が高め[2,3]	「光線過敏症」のリスクが指摘されている[4]
フェルビナク	剤形が豊富	授乳中の安全性に関する情報が少ない
インドメタシン	11歳から使える製剤がある	「ジクロフェナク」・「ケトプロフェン」より鎮痛効果が劣る[3]
ロキソプロフェン	「ロキソニン」のネームバリューがある	商品の種類が少ない，海外での使用実績が少ない
ケトプロフェン	「ジクロフェナク」に次いで鎮痛効果が高め[3]	「光線過敏症」の報告が特に多い
ピロキシカム	他のNSAIDsに比べ，機能改善効果が高め[3]	「光線過敏症」の報告が特に多い
サリチル酸（メチル/グリコール）	年齢制限，妊娠・授乳中の使用制限がない	鎮痛効果はやさしめ

■ OTCと医療用の「鎮痛消炎薬」に，成分や濃度の大きな違いはない

　OTCよりも医療用の方がよく効くというイメージを抱く人は多い[5]ようですが，鎮痛消炎薬（外用）については，OTCと医療用で成分やその濃度に大きな違いはなく，効果は同等と考えられます．特に危険な障害・病気の兆候（☞p.247）がなければ，OTCを活用することも通院の負担を減らすよい対策になります．

　ただし，医療用の鎮痛薬には「神経の痛み」専用の薬や，より強力な「オピオイド（麻薬）性の薬」もあります．OTCに限らず，一般的な鎮痛消炎薬で十分に痛みを和らげられない場合には，病院受診を勧めるようにしてください．

こぼれ話　「機能改善効果」の評価では，例えば「WOMAC：Western Ontario McMaster Osteoarthritis Index」を用いて，階段昇降や歩行・簡単な家事・トイレ・入浴などの日常動作に対して生じる困難がどの程度改善したか，といった検討が行われます．

鎮痛消炎薬（外用）の種類

医療用・OTCどちらでも使われているもの	医療用にしか存在しないもの
ジクロフェナク，フェルビナク，インドメタシン，ロキソプロフェン，ケトプロフェン，ピロキシカム，サリチル酸	フルルビプロフェン エスフルルビプロフェン _(☞ p.266)

■ **参考文献**

1）相良英憲，他：湿布剤に関する外来患者の意識調査．医療薬学，32：1059-1064，2006

2）Derry S, et al：Topical NSAIDs for acute musculoskeletal pain in adults. Cochrane Database Syst Rev：CD007402, 2015 [PMID：26068955]

3）Zeng C, et al：Relative efficacy and safety of topical non-steroidal anti-inflammatory drugs for osteoarthritis: a systematic review and network meta-analysis of randomised controlled trials and observational studies. Br J Sports Med, 52：642-650, 2018 [PMID：29436380]

4）大山勝宏，他：ジクロフェナク皮膚適用製剤の各剤形における局所性副作用の発現傾向に関する研究．医療薬学，41：360-366，2015

5）松岡紗代，他：NSAIDs貼付剤の処方に対する患者意識と自宅残薬の取り扱い実態．医療薬学，38：592-598，2012

💡 **豆知識**

「ケトプロフェン」と交叉感作性をもつ日焼け止め（紫外線吸収剤）に注意

　紫外線吸収剤として日焼け止めに配合されている「オキシベンゾン」・「オクトクリレン」は，「ケトプロフェン」と交叉感作性があり，同じように光線過敏症を起こすことが報告されています[1]．光線過敏症を経験した人の日焼け止めを選ぶ際には，成分に十分注意してください．

1）日本皮膚アレルギー・接触皮膚炎学会雑誌，10：125-129，2016

Q2 外用薬は，内服薬よりもよく効いて副作用も少ない？

A：❌ 効果は同等，副作用は注意すべきものが異なる

痛み止めには「内服薬（飲み薬）」と「外用薬（貼り薬・塗り薬）」があります．基本的に内服・外用で鎮痛効果が大きく異なることはないため，使いやすい方を選んで問題ありません．ただし，内服薬は胃に，外用薬は皮膚にそれぞれ副作用が出やすいため，体質や持病には注意が必要です．

■ 内服・外用で鎮痛効果は変わらない

NSAIDsの鎮痛効果は，成分によって多少の差は報告されています（☞p.252）が，**服用する・貼付する・塗布するといった投与経路で特に差は生じない**とされています[1,2,3]．そのため，飲み薬・貼り薬・塗り薬はどれを選んでも問題なく，使う人の好みを重視できます．

■ 注意すべき副作用の違い

痛み止めの外用薬（貼り薬や塗り薬）は，「内服薬（飲み薬）よりも副作用が少なくて使いやすい」と考えている人が少なくありません．確かに，外用薬は胃腸の副作用は少ないですが，逆に皮膚の副作用は多い傾向にあります[3]．

実際，痛み止めの湿布薬を使った人の半数近くが，「皮膚のかぶれ」を含めた何らかの副作用を経験しているという調査結果があります[4]．特に**「ケトプロフェン」や「ピロキシカム」**では，**薬を使用した部位を直射日光に当てたことで強い皮膚炎を起こす「光線過敏症」**の報告も多く[5]，決して「外用薬＝副作用の少ない薬」というわけではありません．内服薬・外用薬どちらも起こりやすい副作用に注意が必要です．

	特に多い副作用	適すると考えられる人
内服薬	胃粘膜の荒れ，消化管出血	皮膚が弱い人，屋外・炎天下で活動する人
外用薬	皮膚のかぶれ，光線過敏症	胃が弱い人，消化性潰瘍を起こしたことがある人

なお，「アスピリン喘息（☞p.47）」のような薬に対するアレルギー反応は，薬がごく微量であっても起こり得るため，たとえ外用薬であっても既往歴のある人が使用することはできません．また，妊娠中（特に28週以降の後期）の使用も内服薬と同様に避ける必要がある（☞p.262）ことにも注意してください．

■ 内服・外用の併用はアリか？

基本的にNSAIDsの外用薬では全身吸収は少なく，血中濃度の上昇も内服薬の1割未満です．そのため，内服薬と外用薬を併用しても中毒症状を起こすようなリスクは低く，医療現場では状況によって内服薬と外用薬を併用して痛みをコントロールする場合もあります．

しかし，基本的に外用薬と内服薬の併用は避けることが推奨されている[6]ため，OTCを使う際にはどちらか1つに限定し，それでは体質や持病・痛みの問題などが生じる場合には病院受診を勧めた方が無難です．

第10章 鎮痛消炎薬（外用）

こぼれ話 NSAIDsの内服・外用を比較した場合，内服薬を使う方が安上がりで，コスト面では優れるとする見解もあります（参考文献6）．

■ 参考文献

1）Mason L, et al：Topical NSAIDs for acute pain: a meta-analysis. BMC Fam Pract, 5：10, 2004 ［PMID：15147585］
2）Derry S, et al：Topical NSAIDs for chronic musculoskeletal pain in adults. Cochrane Database Syst Rev, 4：CD007400, 2016 ［PMID：27103611］
3）Klinge SA & Sawyer GA：Effectiveness and safety of topical versus oral nonsteroidal anti-inflammatory drugs: a comprehensive review. Phys Sportsmed, 41：64-74, 2013 ［PMID：23703519］
4）相良英憲, 他：湿布剤に関する外来患者の意識調査. 医療薬学, 32：1059-1064, 2006
5）厚生労働省：重篤副作用疾患別対応マニュアル「薬剤による接触皮膚炎」
6）Rogers NV & Rowland K：An alternative to oral NSAIDs for acute musculoskeletal injuries. J Fam Pract, 60：147-148, 2011 ［PMID：21369556］

 豆知識

漫画で見かける，「こめかみ」に貼られたシップの正体

　漫画やアニメには，「こめかみ」に湿布のようなものを貼ったキャラクター（特に中高年の女性）が出てくることがあります．これは「頭痛膏」とよばれる昔の貼り薬がモデルですが，明治後期には外国人が貼っていて珍しがる記録が残っている[1]一方，大正末期〜昭和初期頃には日本でも流通し，火鉢を抱えていたら一酸化炭素中毒で頭痛がしたので「頭痛膏」を貼った，という当時の家庭風景の記録も残っています[2]．

1）渾不似：蟹の穴. 家事と衛生, 2：2, 1926
2）鳥居きみ子：東都蒙古旅行記其二. 東京人類學會雜誌, 24：467-479, 1909

Q3 薬を使った部位は，直射日光に当てない方がよい？

A：○ 特に「ケトプロフェン」・「ピロキシカム」・「ジクロフェナク」は注意

　NSAIDsの外用薬を使用した部位に直射日光が当たると，「光線過敏症」という皮膚炎を起こすことがあります．特に「ケトプロフェン」・「ピロキシカム」は実際の副作用報告も多いため，薬を使わなくなってからもしばらく（4週間程度）は直射日光を避ける等の注意が必要です．

■「光線過敏症」の副作用

　「光線過敏症」は，特定の化学物質と太陽光の相互作用で起こる皮膚炎のことです．特に，「ケトプロフェン」・「ピロキシカム」で報告が多い[1,2]ものですが，「ジクロフェナク」でも報告がある[3]ため，これらの薬を使った部位は直射日光に曝さないよう注意する必要があります．

　また「ケトプロフェン」に関しては，テープ剤を剥がしてから数週間後に「光線過敏症」を起こした事例も報告されていることから，**使用を止めた（剥がした）後も最低4週間は紫外線を当てないように注意**しなければなりません[4]．

　その他のNSAIDsに関しては，光線過敏症に対する注意喚起が記載されていないケースも多いですが，そもそもNSAIDsの外用薬全般が「光線過敏症」の主な原因薬としてあげられている[5]ことから，貼付・塗布した部位はサポーターで覆うなど，できるだけ日光を遮る手立てを講じるよう指導が必要です．

　基本的に，痛み止めは内服薬（飲み薬）・貼り薬・塗り薬で特に効果に違いはありません（☞p.259）．夏季など紫外線の強い時期には，痛み止めを内服薬（飲み薬）に切り替えるなどの対応も考えるようにしてください．

■ 外用薬を，甘く見ている人は多い

　NSAIDsの外用薬に対する意識調査では，病院から処方された薬であっても，半数以上の56％の人が「家族や友人が必要になったときに分けてあげる」と回答したことが報告されています[6]．これは，「貼り薬」や「塗り薬」を甘く見ている人が多いことの現れでもありますが，「光線過敏症」の副作用の11％は，こうした薬の不適切な譲受で起こっていることも指摘されています[7]．

　OTCを販売する際にも，購入者だけでなくその家族や友人が使う可能性，季節が変わってから使う可能性などを踏まえ，「光線過敏症」に対する注意喚起は丁寧に行うようにしてください．

■ 参考文献

1）ケトプロフェン外用剤による光線過敏症に係る安全対策について．医薬品・医療機器等安全性情報，No.276：3-8，2011
2）厚生労働省：重篤副作用疾患別対応マニュアル「薬剤による接触皮膚炎」
3）大山勝宏，他：ジクロフェナク皮膚適用製剤の各剤形における局所性副作用の発現傾向に関する研究．医療薬学，41：360-366，2015
4）モーラステープ　インタビューフォーム
5）Monteiro AF, et al：Drug-induced photosensitivity: Photoallergic and phototoxic reactions. Clin Dermatol, 34：571-581, 2016 [PMID：27638435]
6）松岡紗代，他：NSAIDs貼付剤の処方に対する患者意識と自宅残薬の取り扱い実態．医療薬学，38：592-598，2012
7）久光製薬：モーラステープの光接触皮膚炎について．Cledentials No.81，2015

こぼれ話　光線過敏症などで皮膚に強い炎症が起こると，皮膚が黒っぽくなる「炎症後色素沈着（☞p.281）」を生じることがあります．

Q4 妊娠・授乳中は，鎮痛消炎薬（外用）を使えない？

A：△ 使える薬もあるが，内服薬と同様の注意が必要

　妊娠・授乳中の痛み止めは，たとえ外用薬であっても内服薬と同様の注意をする必要があります．「貼り薬・塗り薬だから大丈夫」と根拠なく安易な判断をしないよう，丁寧な注意喚起をしてください．

■ 妊娠後期の使用は，外用薬でも内服薬と同様の影響が報告されている

　妊娠後期に「ケトプロフェン」のテープ剤を使用した結果，「胎児動脈管収縮」を起こした事例が4件報告され[1]，医療用の「ケトプロフェン」製剤も2014年3月から妊娠後期の使用が禁忌に指定されています[2]．これはNSAIDs全般がもつ「プロスタグランジン」の生成阻害作用が関係していると考えられるため，**「ケトプロフェン」に限らず他の外用薬でも内服薬と同様，妊娠後期（28週以降）の使用は避けた方が無難です**[3]．

　なお，妊娠の初期（12週まで）は，NSAIDsを使っても自然流産[4]や先天異常[5]のリスクを高めないことが確認されているため，基本的に使用しても問題ないと考えられます（伝え方の注意 ☞ p.14）．

■ 授乳中の安全性評価

　より安全性が確立されたものを選ぶのであれば，「Medications and Mothers' Milk 17th ed」で【L2】と高めに評価されている「ジクロフェナク」や「ピロキシカム」，それにヒトでは母乳中に移行しないことが確認されている「ロキソプロフェン」[6]などがよい選択肢になります．

　基本的に，痛み止めの外用薬は使用しても「血液中に吸収される量」が少なく，そこから「母乳へ移行する量」はさらに微量になるため，乳児に悪影響を与える危険性は低いとされています[7]．そのため，基本的にはどの薬も制限したり授乳を中断したりする必要はありません．

■ 購入者以外の人，購入してから数カ月〜数年経ってからの使用に注意

　OTCは家族で共有して使うことも多いため，妊娠後期の人が自宅にあるNSAIDsを使ってしまうことがないよう，注意喚起が必要です．

■ 参考文献

1) PMDA：Pharmaceuticals and Medical Devices Safety Information. 312, April 2014
2) モーラステープ　添付文書
3)「薬物治療コンサルテーション 妊娠と授乳 改訂2版」（伊藤真也，村島温子/編），南山堂，2014
4) Edwards DR, et al：Periconceptional over-the-counter nonsteroidal anti-inflammatory drug exposure and risk for spontaneous abortion. Obstet Gynecol, 120：113-122, 2012 [PMID：22914399]
5) van Gelder MM, et al：Exposure to non-steroidal anti-inflammatory drugs during pregnancy and the risk of selected birth defects: a prospective cohort study. PLoS One, 6：e22174, 2011 [PMID：21789231]
6) 小森浩二，他：ロキソプロフェンの母乳への移行性．医療薬学，40：186-192, 2014
7) 国立成育医療研究センター：授乳中に安全に使用できると考えられる薬

Q5 子どもにも使える鎮痛消炎薬（外用）はある？

A：○ 使える製剤がある

　　鎮痛消炎薬（外用）のうち，「サリチル酸メチル」・「サリチル酸グリコール」は特に年齢制限がありません．また，一部の「インドメタシン」製剤は11歳から使用することができます．痛み止めは，内服薬も含めて15歳未満の子どもには使えないものが多いため，これらの薬は貴重な選択肢になります．

■ 痛み止めの年齢制限

　　OTCでは内服・外用を問わず，大部分の痛み止め（NSAIDs）を15歳未満の子どもに使えません．しかし，小学5～6年生や中学生ころからは部活動などで怪我をすることも多くなり，痛み止めの需要は高まってきます．こうした場合には，子どもでも使える薬を把握しておくと便利です．

子どもでも選択肢になる痛み止め

「サリチル酸系」の外用薬	エアーサロンパスジェットα，ハリックス55 EX冷感，サロンパス
一部の「インドメタシン」製剤	サロンパスEX，バンテリンコーワ液EX・クリームEX　（11歳以上）
内服の「アセトアミノフェン」	バファリンルナJ

　　これら以外の痛み止めは，15歳未満が使用した際の安全性が確立されていないもの，医療用としても子どもには使われていないものがほとんどです．たとえ貼り薬や塗り薬であっても，大人用のものを流用しないよう注意が必要です．

■ 剤形ごとの「不適切な使い方」に注意

　　「塗り薬」や「スプレー剤」は，内服薬（飲み薬）のように1回量が明確ではありません．子どもが鎮痛消炎薬（外用）を使う場合は，薬のリスクを高めるような不適切な使い方にならないよう注意が必要です．

よくある，子どもによる不適切な使用方法とそのリスク

スプレー剤の長時間噴射	患部の凍傷
友人間での貸し借り	薬剤アレルギー，アスピリン喘息など
大人用の貼り薬を使ってしまう	光線過敏症

■「半分に切ったり，少量にしたりすれば，子どもに使ってよい」というわけではない

　　子ども用の薬は，確かに大人用の薬の半分量になっているものがあります（例：『アレグラFX』など）．しかし，これはどんな薬も単純に半分量にすれば子どもに使ってよいということを意味するものではありません．

　　小児用量は，年齢や体重・体表面積などを利用した各種計算式を使って算出するほか，大人と子どもでは代謝酵素の働きも異なるため1つ1つの薬に対して個別の検討を行う必要があります．また，そもそも子どもが使用すると成長・発達に悪影響を及ぼす薬もあります．そのため，鎮痛消炎薬（外用）についても量を調整すれば大人用の薬を使ってよいというわけではないことに注意してください．

こぼれ話　年齢によっては，体重あたりの投与量が成人より多めに設定されている薬もあります（例：新生児では体重あたりの水分率が高いため，アミノグリコシド系抗菌薬のような水溶性の薬は多めに必要になる）．

製剤上の特徴をもつOTC医薬品

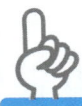

ボルタレンACゲル / ローション
グラクソ・スミスクライン

◎ **お勧めポイント**
> ↳ 鎮痛効果が高めの「ジクロフェナク」の塗り薬
> ↳「メントール」を配合していないため，においが気にならない

成分
● 鎮痛消炎：ジクロフェナク1％

ロキソニンSゲル
第一三共ヘルスケア

◎ **お勧めポイント**
> ↳「メントール」を配合していないため，においが気にならない
> ↳ 注意は必要だが，「光線過敏症」の報告が多い成分ではない ☞ p.261

成分
● 鎮痛消炎：ロキソプロフェン1％

サロンパスEX
久光製薬

◎ **お勧めポイント**
> ↳ NSAIDsは内服・外用ともに15歳未満には使えないものが多い中，11歳から使える
> ↳ 小学5〜6年生，中学生の捻挫・打撲の選択肢になる

成分
● 鎮痛消炎：インドメタシン3.5％　　● 清涼：l-メントール

ハリックス55EX冷感A
ライオン

◎ **お勧めポイント**
> ↳ 年齢制限のない「サリチル酸グリコール」の貼り薬
> ↳ 小学5〜6年生，中学生の捻挫・打撲の選択肢になる

成分
● 鎮痛消炎：サリチル酸グリコール2％　　● 消炎：グリチルレチン酸　　● 清涼：l-メントール
● ビタミン：酢酸トコフェロール

エアーサロンパスジェットα
久光製薬

◎ **お勧めポイント**
> ↳ 年齢制限のない「サリチル酸グリコール」のスプレー剤
> ↳ 使用回数にも厳密な制限がなく，運動後のクールダウンや筋肉痛に便利

成分
● 鎮痛消炎：サリチル酸グリコール2％　　● 清涼：l-メントール　　● 消炎：グリチルレチン酸

こぼれ話 同じ「エアーサロンパス」でも，DXは「フェルビナク」製剤です．鎮痛消炎薬（外用）も似た名前で全く成分の異なる商品があることに注意が必要です．

ハリックス ほぐリラ

ライオン

◎ **お勧めポイント**

↳ 携帯に便利な小型の塗布剤

↳ ロールタイプなので，指を汚さず使用できる

成分

●鎮痛消炎：フェルビナク3％　　●清涼：l-メントール　　●生薬：アルニカ

バンテリンコーワ パット EX

興和

◎ **お勧めポイント**

↳ 粘着面同士がくっついても剥がしやすく，貼り直しをしやすい製剤

成分（100 g中）

●鎮痛消炎：インドメタシン1.0 g　　●清涼：l-メントール　　●生薬：アルニカ

コムレケア ゼリー

小林製薬

◎ **お勧めポイント**

↳ 痙攣を伴う痛み・こむら返りに効果のある漢方薬「芍薬甘草湯」

↳ 水なしで服用できるゼリー剤のため，急な痛みの際にも服用しやすい

成分

●生薬：シャクヤク　　●生薬：カンゾウ

 豆知識

高価そうなパッケージは，「作用が強い」という印象を与える

OTCは商品のパッケージにもさまざまな工夫がされていますが，このパッケージが豪華だと「プラセボ効果」によって良い効果が期待できるだけでなく，「ノセボ効果」による副作用も起こしやすいことが報告されています[1]．つまり，多くの人は「高価な薬＝作用が強い薬」と考えている傾向があり，それが実際の効果や副作用にまで影響している可能性があるということです．

OTCを選ぶ際にも「科学的根拠」は大切ですが，こうした「プラセボ効果」を最大限に引き出し，「ノセボ効果」をできるだけ抑えるための接客術や話術も，薬剤師や登録販売者にとっては大切です．

1）Tinnermann A, et al：Interactions between brain and spinal cord mediate value effects in nocebo hyperalgesia. Science, 358：105–108, 2017 [PMID：28983051]

第10章 鎮痛消炎薬（外用）

265

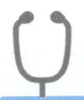

医療用の医薬品にはこんなものがある

OTCと成分・濃度は基本的に変わらない

商品名	・『ボルタレン（一般名：ジクロフェナク）』 ・『セルタッチ（一般名：フェルビナク）』 ・『インテバン（一般名：インドメタシン）』 ・『ロキソニン（一般名：ロキソプロフェン）』 ・『モーラス（一般名：ケトプロフェン）』 ・『フェルデン（一般名：ピロキシカム）』 ・『MS冷シップ（一般名：サリチル酸メチル）』
特徴	・「医療用の薬の方がよく効く」と考えている人は少なくありませんが，OTCはこれら医療用としてもよく使われているものと成分や濃度は同じです．

既存の鎮痛消炎薬よりも吸収がよく，高い効果を期待できる貼り薬

商品名	・『ロコアテープ（一般名：エスフルルビプロフェン）』
特徴	・既存のNSAIDs外用薬よりも鎮痛効果が高いという報告があります[1]． ・吸収がよいため，内服薬との併用はできません．

神経痛専用の痛み止め

商品名	・『リリカ（一般名：プレガバリン）』 ・『タリージェ（一般名：ミロガバリン）』 ・『サインバルタ（一般名：デュロキセチン）』
特徴	・NSAIDsでは十分な効果が得られにくい「神経障害性疼痛」のための痛み止めです． ・眠気や出血などのリスクも多い薬のため，患者に対して安易な推奨をしないよう注意が必要です．

■ 参考文献

1）Yataba I, et al：Efficacy of S-flurbiprofen plaster in knee osteoarthritis treatment: Results from a phase Ⅲ, randomized, active-controlled, adequate, and well-controlled trial. Mod Rheumatol, 27：130-136, 2017 ［PMID：27168463］

こぼれ話 「デュロキセチン」のようなSNRI（セロトニン・ノルアドレナリン再取り込み阻害薬）をNSAIDsと併用すると，消化管出血のリスクが跳ね上がることが報告されています（Arch Gen Psychiatry, 65：795-803, 2008 ［PMID：18606952]）．

第11章　痒み止め（外用）

薬を使う目的

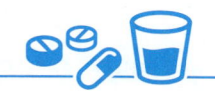

　皮膚に痒みがあると不快なだけでなく，引っ掻いて皮膚を傷付け，細菌などによる二次感染を起こす恐れがあります．そのため，炎症・痒みを抑える目的で痒み止めの外用薬を使います．痒みの原因や症状の程度によって適した薬や剤形は異なるため，状況に応じて使い分ける必要があります．

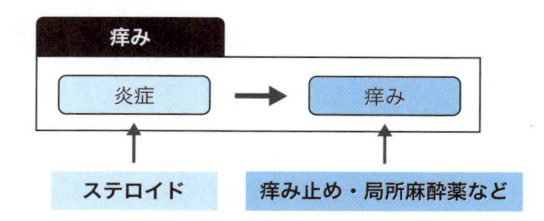

セルフメディケーションの位置づけ

　症状の軽い湿疹・虫刺され・かぶれであれば，OTCで治療することができます．ただし，痒みなどの自覚症状を抑える効果は実感しやすいことから，間違った使い方や使い過ぎが起こりやすい傾向にあります．そのため，使用する量や回数・部位などについて丁寧に指導する必要があります．

　特に「ステロイド」については，漠然とした不安で使用を嫌がる人から，皮膚に症状があれば何にでも使おうとする人まで，両極端なケースも多いため，その人の希望や認識を踏まえた情報提供が大切です．

	分類	効果	副作用	
推奨	ステロイド	高	中	炎症が起きている皮膚症状には効果的だが，塗布部位や回数に注意
推奨	鎮痒薬	中	低	軽症のものであれば，鎮痒薬で十分に対応できるものもある
推奨	抗ヒスタミン薬	中	低	効果は内服薬の方が確実だが，選択肢の1つになる
注意	局所麻酔薬	低	中	薬剤性の皮膚炎も起こしやすいため，安易な使用には注意
推奨	酸化亜鉛	中	低	手湿疹やおむつかぶれ等に，塗布回数を気にせず使える (☞ p.283)

薬理作用

- **ステロイド**：炎症性タンパクの発現抑制などの作用によって皮膚の炎症を強力に抑えます．

- **鎮痒薬**：皮膚に一過性の刺激を与えることで，痒みの感覚を紛らわせます．

- **抗ヒスタミン薬**：痒みの原因となる「ヒスタミン」の働きをブロックすることで，皮膚の痒みや腫れを抑えます．

- **局所麻酔薬**：麻酔作用によって皮膚の感覚を一時的に麻痺させることで，痒みの感覚を抑えます．

病院受診のトリアージ

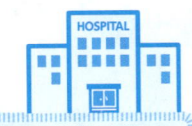

「痒み」を訴える人の中から，こんな人を見つける

- ⚠ 薬の副作用（薬疹など）
- ⚠ ウイルス性の感染症（風疹・麻疹・帯状疱疹など）
- ⚠ 細菌性の感染症（蜂窩織炎・丹毒など）
- ⚠ アトピー性皮膚炎
- ⚠ 尋常性乾癬
- ⚠ ステロイドを長期連用している人

緊急 ▶ 1 発熱や倦怠感・関節痛，息苦しさを伴っている

　皮膚の炎症・痒みに，発熱や倦怠感・関節痛，息苦しさを伴っている場合，「麻疹」や「風疹」といった感染症や薬物アレルギー (☞ p.292)，肝障害 (☞ p.270) などの可能性があります．すぐに病院を受診する必要があります．

緊急 ▶ 2 眼や口・鼻・喉などの粘膜にも症状がある

　薬物アレルギーの「スティーブンス・ジョンソン症候群 (☞ p.292)」では，皮膚症状だけでなく，口や眼・鼻・喉・陰部などの粘膜にも症状が現れます．**眼の充血や違和感，口内炎，喉の痛み，排尿痛**などを伴っている場合は，すぐに病院を受診する必要があります．

緊急 ▶ 3 身体の一部分が，真っ赤に腫れ上がっている

　片手・片足など，身体の一部分だけが真っ赤に腫れ上がっているような場合，「蜂窩織炎」や「深部静脈血栓症」など，緊急性の高い病気である恐れがあります．すぐに病院を受診する必要があります．

4 広い範囲に，水ぶくれ（水疱）ができている

　水ぶくれ（水疱）が広い範囲にできている場合，「ヘルペス」や「帯状疱疹」といったウイルス性の感染症の可能性があります．特に，鼻先（鼻尖部）や鼻すじ（鼻背部）に症状がある場合は注意が必要です．

5 全身の広い範囲に痒みがある

　全身の広い範囲（目安：手のひら2枚分以上）に症状がある場合，病院で部位ごとに適した薬 (☞ p.282) を処方してもらった方が適切です．

注意 ▶ 6 よくなったり悪くなったりをくり返している

　「アトピー性皮膚炎」などの皮膚疾患では，薬によって改善と悪化をくり返すことがあります．OTCでその都度対応するのではなく，病院で専門的な治療を受ける必要があります (☞ p.287)．

7 皮膚がボロボロと剥がれている

　皮膚の炎症や痒みに伴って，白い皮膚が「ウロコ」のようにボロボロと剥がれる場合，「乾癬」である可能性があります．OTCによる対応ではなく，病院で専門的な治療を受ける必要があります．

8 5〜6日OTCを使用してもよくならない

　OTCを5〜6日ほど使用しても症状が改善しない場合，その皮膚症状の原因は単純な虫刺されやかぶれ・湿疹ではない恐れがあります．一度病院を受診する必要があります．

使い分けフローチャート

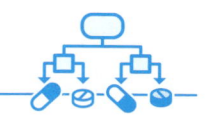

◆「痒み止め（外用）」の選び方

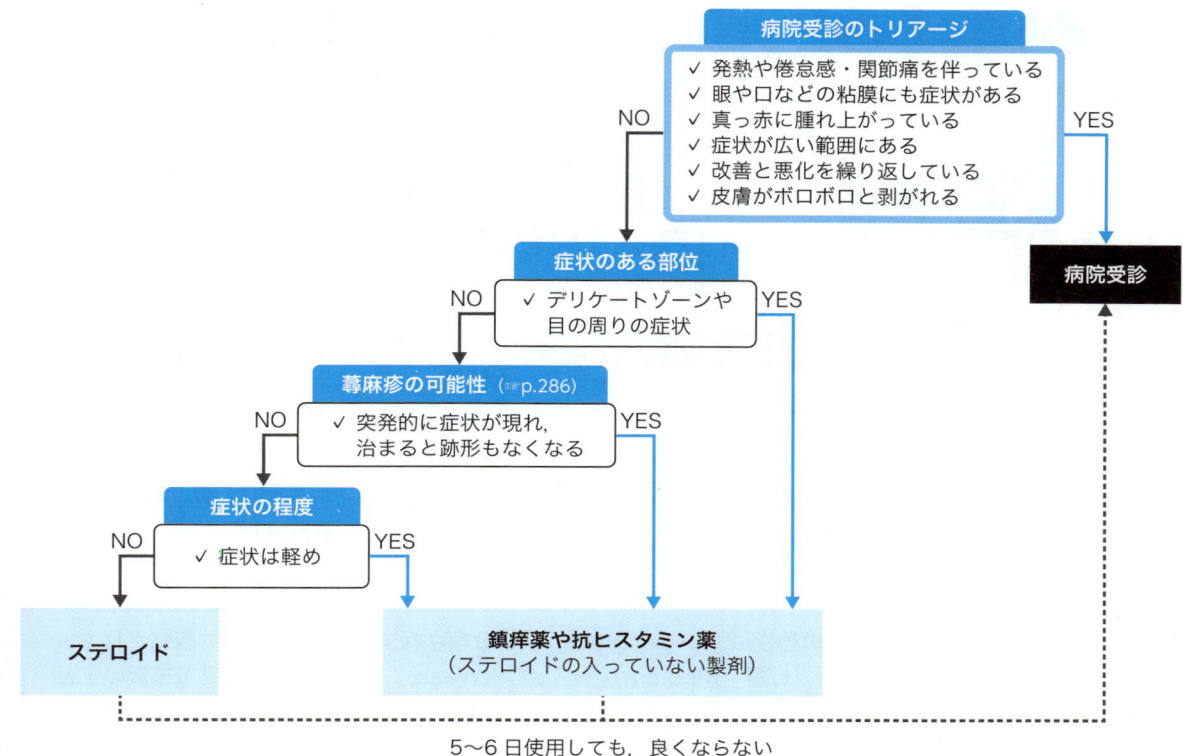

5〜6日使用しても，良くならない

─● **基本方針** ●─

「ステロイド」の外用薬は強力に炎症を抑える効果があります．しかし，デリケートゾーンや目の周りなど，症状のある場所によっては使えないこともあるほか，すでに発症している蕁麻疹の痒みを抑える目的でも使えません．そのため，必要に応じて「鎮痒薬」や「抗ヒスタミン薬」の製剤を選ぶようにしてください．

◆ **デリケートゾーンや粘膜の症状** ──── Ⅲ〜Ⅳ群の「ステロイド」が入っていない製剤 （☞p.282）

◆ **眼の周りの痒み** ──── 「ステロイド」の入っていない製剤

◆ **にきび** ──── 「にきび」の治療薬 （☞p.407）

◆ **蕁麻疹が出ている** ──── 「抗ヒスタミン薬」の内服，または「鎮痒薬」・「抗ヒスタミン薬」の外用 （☞p.286）

◆ **虫刺され・かぶれ** ──── 「鎮痒薬」・「抗ヒスタミン薬」・「ステロイド」 （☞p.290）

◆ **水仕事などによる手湿疹** ──── 何度も塗り直しをするなら「酸化亜鉛」，重症なら「ステロイド」 （☞p.283）

◆ **おむつかぶれ** ──── 何度も塗り直しをするなら「酸化亜鉛」，重症なら「ステロイド」 （☞p.283）

◆ **痒みを何とかしたい** ──── 「鎮痒薬」・「抗ヒスタミン薬」の外用

◆ **炎症を何とかしたい** ──── 「ステロイド」の外用

◆ **かぶれやすい** ──── 配合されている成分の少ない製剤 （☞p.284）

◆ **肌が乾燥している** ──── 「保湿剤 （☞p.297）」

◆ **皮膚科の薬でよくならない** ──── 基本的に医療用の方が効果は高く安全 （☞p.284），医師の指示を守ることが優先

◆ **5〜6日使用してもよくならない** ──── 病院受診

第11章 痒み止め（外用）

◆「ステロイド外用薬」の選び方

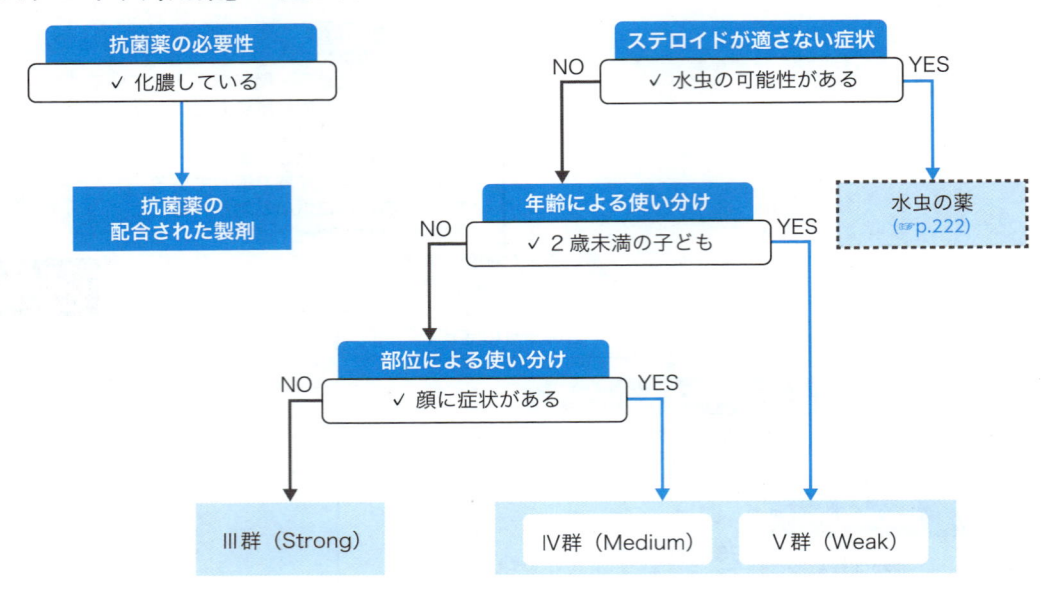

●基本方針●

「ステロイド」の外用薬は，その強さによって5つのランクに分類されます．OTC として販売されているものは，「Ⅲ群（Strong）」・「Ⅳ群（Medium）」・「Ⅴ群（Weak）」の3つですが，2歳未満の子どもや，顔の表面に使うような場合は「Ⅲ群（Strong）」は避けた方が無難です．また，患部が化膿している場合には，抗菌薬の配合された製剤も選択肢になります．

◆ **2歳未満の子ども** ──────→ 「Ⅳ群（Medium）」・「Ⅴ群（Weak）」のステロイド（☞ p.282）

◆ **顔の表面に使用する** ──────→ 「Ⅳ群（Medium）」・「Ⅴ群（Weak）」のステロイド（☞ p.282）

◆ **手足・体幹のひどい症状** ──────→ 「Ⅲ群（Strong）」のステロイド

◆ **化膿している** ──────→ 「抗菌薬」の配合されたステロイドも選択肢になるが，長期間使用しない

💡 豆知識

肝障害と皮膚の痒み

　肝炎や肝硬変など慢性肝疾患の患者は，脳内「オピオイド」である「ダイノルフィン」と「β-エンドルフィン」のバランスが崩れ，全身に「痒み」を感じることがあります．この痒みは，ヒスタミンや皮膚の乾燥・炎症が原因で起こるわけではないため，「抗ヒスタミン薬」や「保湿剤」・「ステロイド外用薬」では十分な効果が期待できません．

　こうした「オピオイド」が関係する中枢性の痒みには，『レミッチ（一般名：ナルフラフィン）』などの専用の薬が選択肢になります．肝疾患の患者から「痒み」を訴えられた際には注意が必要です．

こぼれ話　「抗菌薬」の配合された外用薬を長期で使用すると耐性菌を生じる原因になるため，あくまで短期間の使用に留める必要があります．

分類と特徴

　痒み止めの外用薬は，「ステロイド」の配合されているものと，配合されていないものがありますが，痒み・炎症の状況や原因によって使い分けます．また，年齢や場所によって適した「ステロイド」の強さやランクが異なることにも注意が必要です．

痒み止め（外用）の分類

ステロイド	：ベタメタゾン，フルオシノロン，プレドニゾロン，ヒドロコルチゾン，デキサメタゾンなど
鎮痒薬	：クロタミトン
抗ヒスタミン薬	：クロルフェニラミン，ジフェンヒドラミン
局所麻酔薬	：リドカイン，ジブカイン

使い分けのポイント

● 重症度による使い分け

　通常，炎症などの症状がひどい場合には「ステロイド」，軽い場合にはそれ以外の「鎮痒薬」や「抗ヒスタミン薬」で対処します．両方が配合された製剤は，それ1つでいろいろな状況に対応できるため常備薬として便利です（☞p.284）.

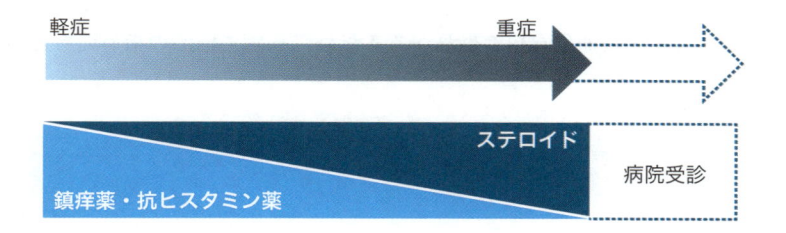

● 使用回数による使い分け

　「ステロイド」外用薬は，1日2回で使用する（☞p.283）のが基本です．手湿疹やおむつかぶれのように，何度も塗り直しが必要になる場合は「ステロイド」の配合されていない薬を選んだ方が無難です．ただし，虫刺されのような一時的な症状であれば，多少多めに使ってもそれほど問題にはなりません．

● 痒みの原因による使い分け

	ステロイド	鎮痒薬・抗ヒスタミン薬	その他，推奨される治療法
虫刺され	○	○	
接触皮膚炎（かぶれ）	○	△	
手湿疹・おむつかぶれ	△	△	酸化亜鉛（☞p.279），保湿剤
蕁麻疹	×	○	内服の抗ヒスタミン薬（☞p.53），冷却
アトピー性皮膚炎	（病院受診）		

●虫刺され

通常，虫刺されは薬を2〜3回塗布すれば治まります．軽症であれば「鎮痒薬」や「抗ヒスタミン薬」を使いますが，使用する回数・量も限られるため掻き破る恐れがある場合は最初から「ステロイド」を使うことも選択肢になります (☞p.290)．強い毒のある生物に刺された場合，発熱や倦怠感・冷や汗・呼吸困難などの症状が出ている場合には，すぐに病院受診を勧める必要があります．

●接触皮膚炎（かぶれ）

漆や金属・薬などによって皮膚がかぶれることがあります．症状が軽ければ，原因物質をとり除いたうえで，OTCの「ステロイド」でも対応できます．「鎮痒薬」や「抗ヒスタミン薬」も痒みを抑える補助にはなりますが，配合されている成分の多い製剤を使うと，薬によるかぶれのリスクが高くなる (☞p.284) ことに注意が必要です．

●手湿疹・おむつかぶれ

基本的に，普通の皮膚炎（かぶれ）と対処は同じですが，水仕事やおむつ交換のたびに何度も塗り直しをする場合には，使用回数や量を気にせず使える「酸化亜鉛 (☞p.279)」や「保湿剤 (☞p.297)」によるスキンケアがお勧めです．症状がひどい場合には「ステロイド」外用薬を使います．

●蕁麻疹

「ステロイド」外用薬を使っても効果は期待できません (☞p.286)．内服の「抗ヒスタミン薬」が基本ですが，場合によっては「鎮痒薬」・「抗ヒスタミン薬」の塗布，患部の冷却などが選択肢になります．「局所麻酔薬」は，それ自体が蕁麻疹のリスクになるため，避けた方が無難です．

●アトピー性皮膚炎

「ステロイド」外用薬による治療が最も効果的ですが，OTCでの治療はできません (☞p.287)．間違った治療では症状の悪化・長期化を招く恐れがあるため，病院で医師の指導のもと治療を受ける必要があります．

💡 **豆 知 識**

湿疹は，痒みが治まった後もケアが大切

水虫と同様 (☞p.238)，湿疹に使う塗り薬も，痒みなどの自覚症状が治まったらすぐに治療を止めてしまう傾向にあります．しかし，ぶり返しを防ぐためには，皮膚がガサガサしている状態の間は薬を続け，**健康な肌と境目がわからなくなるくらいまでは治療を続ける**ことが大切です．

「ステロイド」の配合された塗り薬を使い続けることに抵抗がある場合は，痒みなどの自覚症状が治まった時点で「保湿剤 (☞p.297)」などに切り替えることも選択肢になります．

こぼれ話　手湿疹の治療では，90％以上の人が「薬をちゃんと使っている」と自己申告するものの，実際には外用薬の使用率は3週間で64％にまで低下することが報告されています（J Am Acad Dermatol, 54：S235-236, 2006 [PMID：16631951]）．

■主な痒み止め（外用）①ステロイドを含むもの

商品名	成分名	日本のランク	アメリカのランク	抗菌薬の配合	痒み止め クロタミトン	抗ヒスタミン薬 クロルフェニラミン	抗ヒスタミン薬 ジフェンヒドラミン	局所麻酔薬 リドカイン	局所麻酔薬 ジブカイン	抗炎症薬 グリチルリチン酸類	抗炎症薬 ウフェナマート	殺菌・消毒 ベンゼトニウム	殺菌・消毒 クロルヘキシジン	殺菌・消毒 イソプロピルメチルフェノール	収斂・保護 酸化亜鉛	組織修復薬 アラントイン	ビタミン トコフェロール	清涼剤 メントール
オイラックス A	ヒドロコルチゾン酢酸エステル	5	7		●		●			●				●				
コート fMD	プレドニゾロン		−							●								
ウナコーワ α	デキサメタゾン酢酸エステル		7				●	●										●
マキロン s かゆみどめ液	デキサメタゾン酢酸エステル		7				●							●				●
テラ・コートリル軟膏 a	ヒドロコルチゾン	−		オ	配合なし													
アレルギール クリーム	プレドニゾロン酢酸エステル		−			●		●					●					●
ロバック Hi	ヒドロコルチゾン酪酸エステル		5		配合なし													
ロコイダン	ヒドロコルチゾン酪酸エステル		5		配合なし													
セロナ QT 軟膏	ヒドロコルチゾン酪酸エステル		5			●												
リビメックス コーワ軟膏	プレドニゾロン吉草酸エステル酢酸エステル		4		配合なし													
アセムヒ EX	プレドニゾロン吉草酸エステル酢酸エステル		4		●		●											●
テレス Hi	プレドニゾロン吉草酸エステル酢酸エステル		4		●		●							●			●	
アレルギール SK	プレドニゾロン吉草酸エステル酢酸エステル		−		●													
オイラックス PZ リペア軟膏	プレドニゾロン吉草酸エステル酢酸エステル		4		●					●				●		●	●	
ウナコーワエース L/G	プレドニゾロン吉草酸エステル酢酸エステル		4				●	●										●
液体ムヒ アルファ EX	プレドニゾロン吉草酸エステル酢酸エステル		4				●							●				●
ベトネベート クリーム S	ベタメタゾン吉草酸エステル		5		配合なし													
ベトネベート N 軟膏 AS	ベタメタゾン吉草酸エステル	3	3	フ	配合なし													
フルコート f	フルオシノロンアセトニド		4	フ	配合なし													

日本のランク分類：日本皮膚科学会「アトピー性皮膚炎診療ガイドライン2018」に準拠
アメリカのランク分類：Clinical and Basic Immunodermatology（Springer Science & Business 2008）に準拠
抗菌薬の配合：オ（オキシテトラサイクリン），フ（フラジオマイシン）

■ 主な痒み止め（外用）②ステロイドを含まないもの

商品名／成分名	ステロイド	痒み止め クロタミトン	抗ヒスタミン薬 クロルフェニラミン	抗ヒスタミン薬 ジフェンヒドラミン	局所麻酔薬 リドカイン	局所麻酔薬 ジブカイン	抗炎症薬 グリチルリチン酸類	抗炎症薬 ウフェナマート	殺菌・消毒 ベンゼトニウム	殺菌・消毒 クロルヘキシジン	殺菌・消毒 イソプロピルメチルフェノール	収斂・保護 酸化亜鉛	組織修復薬 アラントイン	ビタミン トコフェロール	清涼剤 メントール
オイラックスソフト	配合なし	●		●			●				●		●	●	
メンソレータム AD クリーム m	配合なし	●		●	●		●							●	●
新レスタミンコーワ軟膏	配合なし			●											
アセモアパウダースプレー	配合なし			●	●				●			●			
アセモア a パウダージェル	配合なし			●	●						●				
フェミニーナ軟膏 S	配合なし			●	●						●			●	
レスタミンコーワパウダークリーム	配合なし			●			●					●			
ムヒ S	配合なし			●			●				●				●
デリケア b	配合なし			●			●				●			●	
エンクロン UF クリーム EX	配合なし			●				●	●					●	
トレンタム G クリーム	配合なし		●		●		●	●						●	
亜鉛華軟膏	配合なし											●			
オロナイン H 軟膏	配合なし									●					

こぼれ話 「ステロイド」外用薬をにきび（尋常性痤瘡）に使っても，効果はないことが報告されています（Acta Derm Venereol, 69：452–453, 1989 [PMID：2572120]）。

274

■主な外用ステロイドの特徴

以下は各成分を単独で使用した場合の情報であり，実際の商品を選ぶ際には「一緒に配合された他の成分」の短所やリスクも考慮する必要があります．

ヒドロコルチゾン酢酸エステル hydrocortisone acetate `V群（Weak）` `Class7`

`商品例` オイラックスA
`医療用` 強力レスタミンコーチゾンコーワ軟膏に配合

長　所	● 顔など，皮膚の薄い部位にも使えるステロイド ● 痔の治療薬としても使われている（☞ p.438）
短　所	● 日本（V群：Weak）でもアメリカ（Class7：Least Potent）でも，最も弱いランクに分類されている[1,2]
本成分の留意点	`妊娠・授乳中 ▶ 可`
妊娠中	○　妊娠中のステロイド外用薬使用による奇形の報告はない[3]
授乳中	○　内服でも，授乳に問題ないとされている[4]

プレドニゾロン prednisolone `V群（Weak）`

`商品例` コートfMD
`医療用` プレドニゾロン軟膏

長　所	● 顔など，皮膚の薄い部位にも使えるステロイド
短　所	● 日本で最も弱い「V群：Weak」に分類されている[1]
本成分の留意点	`妊娠・授乳中 ▶ 可`
妊娠中	○　妊娠中のステロイド外用薬使用による奇形の報告はない[3]
授乳中	○　内服でも，授乳に問題ないとされている[4]

デキサメタゾン酢酸エステル dexamethasone acetate `Class7`

`商品例` ウナコーワα，ウナコーワジェル，液体ムヒS2a，マキロンsかゆみどめ液
`医療用` なし

長　所	● 主に虫刺されの薬に配合されているステロイド成分で，顔にも使用できるステロイド
短　所	● 日本のランク分類にはないが，アメリカでは最も弱い「Class7：Least Potent」に分類されている[2]
本成分の留意点	`妊娠・授乳中 ▶ 可`
妊娠中	○　妊娠中のステロイド外用薬使用による奇形の報告はない[3]
授乳中	○　内服でも，授乳に問題ないとされている[4]

第11章 痒み止め（外用）

ヒドロコルチゾン hydrocortisone　Class7

- **商品例** テラ・コートリル軟膏a
- **医療用** テラ・コートリル，オイラックスH

長　所	● 顔など，皮膚の薄い部位にも使えるステロイド
短　所	● 日本のランク分類にはないが，アメリカでは最も弱い「Class7：Least Potent」に分類されている[2]
本成分の留意点	**妊娠・授乳中 ▶ 可**
妊娠中	○　妊娠中のステロイド外用薬使用による奇形の報告はない[3]
授乳中	○　内服でも，授乳に問題ないとされている[4]

プレドニゾロン酢酸エステル prednisolone acetate

- **商品例** アレルギール クリーム
- **医療用** 酢酸プレドニゾロン眼軟膏T，プレドニン眼軟膏

長　所	● 顔など，皮膚の薄い部位にも使えるステロイド ● 痔の治療薬としても使われている（☞ p.438）
短　所	● ランク分類はされていないが，「眼軟膏」として使える[5]ように，ステロイドとしての効果はやさしめ
本成分の留意点	**妊娠・授乳中 ▶ 可**
妊娠中	○　妊娠中のステロイド外用薬使用による奇形の報告はない[3]
授乳中	○　内服でも，授乳に問題ないとされている[4]

ヒドロコルチゾン酪酸エステル hydrocortisone butyrate　Ⅳ群（Medium）　Class5

- **商品例** セロナ，セロナQT，ロコイダン，ロバックHi
- **医療用** ロコイド

長　所	● 医療用としても頻用される『ロコイド』と同じ成分のステロイド ● 日本で「Ⅳ群：Medium」，アメリカで「Class5：Lower Mid-Strength」の強さに分類[1,2]
短　所	● OTC製剤は，医療用（0.1％）の半分の濃度（0.05％）に抑えられている
本成分の留意点	**妊娠・授乳中 ▶ 可**
妊娠中	○　妊娠中のステロイド外用薬使用による奇形の報告はない[3]
授乳中	○　移行は極少量と考えられ，母乳育児中において安全に使用可とされる[4]

プレドニゾロン吉草酸エステル酢酸エステル prednisolone valerate acetate　Ⅳ群（Medium）

- **商品例** アセムヒEX，アレルギールSK，リビメックス，ウナコーワエース
- **医療用** リドメックス

長　所	● 医療用としても頻用される『リドメックス』と同じ成分のステロイド ● 日本で5段階中4段階目の「Ⅳ群：Medium」に分類され[1]，「Ⅴ群：Weak」よりも強力
短　所	● OTC製剤は，医療用（0.3％）の半分の濃度（0.15％）に抑えられている
本成分の留意点	**妊娠・授乳中 ▶ 可**
妊娠中	○　妊娠中のステロイド外用薬使用による奇形の報告はない[3]
授乳中	○　内服でも，授乳に問題ないとされている[4]

ベタメタゾン吉草酸エステル betamethasone valerate Ⅲ群（Strong） Class3, 5

商品例 リンデロンVs軟膏，ベトネベートクリームS，ベトネベートN軟膏AS
医療用 リンデロンV

長　所	● 医療用としても頻用される『リンデロンV』と同じステロイドで，濃度も同じ ● 日本では「Ⅲ群：Strong」に分類され[1]，OTCとして販売されているステロイド外用薬では最も強力 ● アメリカでは，軟膏は「Class3：Upper Mid-Strength」，クリームは「Class5：Lower Mid-Strength」に分類[2]
短　所	● 基本的に，顔や粘膜など皮膚の薄い部分には使わない方がよい
本成分の留意点	妊娠・授乳中 ▶ 可
妊娠中	○	妊娠中のステロイド外用薬使用による奇形の報告はない[3]
授乳中	○	移行は極少量と考えられ，母乳育児中において安全に使用可とされる[4]

フルオシノロンアセトニド fluocinolone acetonide Ⅲ群（Strong） Class4

商品例 フルコートf軟膏
医療用 フルコート

長　所	● 医療用としても頻用される『フルコート』と同じステロイドで，濃度も同じ ● 日本では「Ⅲ群：Strong」に分類され[1]，OTCとして販売されているステロイド外用薬では最も強力 ● アメリカでは「Class4：Mid-Strength」に分類され[2]，「ベタメタゾン吉草酸エステル」のクリーム剤より強力
短　所	● 基本的に，顔や粘膜など皮膚の薄い部分には使わない方がよい
本成分の留意点	妊娠・授乳中 ▶ 可
妊娠中	○	妊娠中のステロイド外用薬使用による奇形の報告はない[3]
授乳中	○	内服でも，授乳に問題ないとされている[4]

第11章　痒み止め（外用）

■ 参考文献

1）日本皮膚科学会，日本アレルギー学会，アトピー性皮膚炎診療ガイドライン作成委員会：アトピー性皮膚炎診療ガイドライン2018．日本皮膚科学会雑誌，128：2431-2502，2018

2）Clinical and Basic Immunodermatology（Springer Science & Business 2008）

3）「薬物治療コンサルテーション 妊娠と授乳（改訂2版）」（伊藤真也，村島温子／編），南山堂，2014

4）「母乳とくすりハンドブック（改訂3版）」（大分県地域保健協議会大分県「母乳と薬剤」研究会／編），大分県地域保健協議会，2017

5）酢酸プレドニゾロン0.25％眼軟膏T　添付文書

■痒み止め（外用）に配合されているその他の成分

クロタミトン crotamiton
鎮痒薬

商品例 オイラックスA，オイラックスソフト，アセムヒEX
作用 皮膚に軽い灼熱感を与え，競合的に痒みを隠す

特 徴	• 医療用の『オイラックス』と同成分，速効性のある痒み止め • 蕁麻疹の痒みに対する対症療法として，ガイドラインでも選択肢にあげられている[1]
注意点	• 痒みに競合する軽い灼熱感を，熱感・刺激感という副作用として感じることがある[2]

ジフェンヒドラミン diphenhydramine
抗ヒスタミン薬

商品例 ウナコーワα，液体ムヒアルファEX，新レスタミンコーワ軟膏，デリケアb
作用 アレルギー性の痒み・腫れを抑える

特 徴	• 医療用の『レスタミンコーワ』と同成分，アレルギー性の皮膚症状（痒み・発赤・腫脹）に効果がある[3] • 蕁麻疹の痒みに対する対症療法として，ガイドラインでも選択肢にあげられている[1]
注意点	• 痒みによく用いられているが，効果の根拠は乏しいとされている[4]
類似薬	クロルフェニラミン

「クロタミトン」との優劣は特に報告されていません．

リドカイン lidocaine
局所麻酔薬

商品例 ウナコーワα，アレルギールクリーム，フェミニーナ軟膏S
作用 皮膚の知覚を一時的に麻痺させ，痒み・痛みなどの不快感を和らげる

特 徴	• 医療用の『キシロカイン』と同成分，皮膚の掻痒を鎮める作用があるとされ[5]，多くの商品に配合されている
注意点	• 「ステロイド」や「抗ヒスタミン薬」等と併用することで，どの程度の効果が得られるのかは定かでない • 薬剤性の皮膚炎を起こす頻度も高い[6]ため，安易な使用には注意
類似薬	ジブカイン

グリチルレチン酸 glycyrrhetinic acid
非ステロイドの抗炎症薬

商品例 オイラックスA，コートfMD，デリケアb，ムヒS
作用 皮膚の炎症を抑える

特 徴	• 生薬「甘草」の主成分で，抗炎症効果がある
注意点	• この成分単独で，皮膚の炎症を十分に改善できるという報告はない
類似薬	グリチルリチン酸，グリチルリチン酸二カリウム

ウフェナマート ufenamate
非ステロイドの抗炎症薬

商品例 エンクロンUFクリームEX，トレンタムGクリーム
作用 皮膚の炎症を抑える

特 徴	• 医療用の『フエナゾール』と同じ成分で，ステロイドではない抗炎症薬[7]
注意点	• この成分単独で，皮膚の炎症を十分に改善できるという報告はない

クロルヘキシジン chlorhexidine 〔低水準消毒薬〕

商品例 アレルギールクリーム，オロナインH軟膏
作用 患部を清潔にする

特徴	• 手指の消毒によく使われる消毒薬で，患部を清潔にして二次感染を防ぐ
注意点	• 粘膜や眼・耳に障害を起こす可能性がある[8] ため，顔への使用は控えるべきとされている[9] • 国内でも，重篤なアレルギー反応である「アナフィラキシー」が報告されていることに注意[10]

ベンゼトニウム benzethonium 〔低水準消毒薬〕

商品例 アセモアパウダースプレー，エンクロンUFクリームEX
作用 患部を清潔にする

特徴	• 「クロルヘキシジン」と違って粘膜にも使用できる[11] 消毒薬
注意点	• 眼には入らないよう注意する

イソプロピルメチルフェノール isopropyl methylphenol 〔消毒剤（医薬部外品）〕

商品例 マキロンsかゆみどめ液，テレスHi，デリケアb，フェミニーナ軟膏S
作用 患部を清潔にする

特徴	• ハンドソープやデオドラント剤に使われている消毒剤．患部を清潔にして二次感染・悪臭を防ぐ
注意点	• 医薬部外品のため，作用は穏やか

酸化亜鉛 zinc oxide 〔収斂・保護剤〕

商品例 亜鉛華軟膏
作用 皮膚病変の収斂・消炎・保護

特徴	• 医療用の『亜鉛華軟膏』と同成分で，被膜をつくって皮膚を外的刺激から守る効果がある[12] • 手湿疹やおむつかぶれ等に対する改善効果が報告されている[13]
注意点	• 傷の修復を遅らせることがあるため，湿潤した患部には適さない[12]

アラントイン allantoin 〔組織修復薬〕

商品例 オイラックスソフト
作用 傷ついた皮膚組織を修復する

特徴	• 皮膚を修復する作用があり，化粧品などにも使われている
注意点	• 痒みや炎症を抑える作用はない

トコフェロール tocopherol 〔ビタミンE〕

商品例 テレスHi，オイラックスPZ，フェミニーナ軟膏S
作用 皮膚の血流促進

特徴	• 医療用の『ユベラ』に使われている成分で，肌荒れや乾燥肌など軽度の皮膚症状に使われる
注意点	• 化粧品や多くの外用薬にも使われているが，皮膚疾患への効果は定かではない[14]

第11章 痒み止め（外用）

メントール *l*-menthol 　清涼・芳香剤

商品例	ウナコーワα，アセムヒEX，ムヒS
作　用	使用した際に爽快感が得られる

特　徴	● 「ハッカ」や「ミント」に含まれる精油で，ガムや歯磨き粉の味付け・香り付けにも使われている添加物 ● 使用した際に爽快感・清涼感が得られ，特に夏場の虫刺されには心地よい
注意点	● 刺激を感じることがある
類似薬	ハッカ油

■ 参考文献

1）日本皮膚科学会蕁麻疹診療ガイドライン改定委員会：蕁麻疹診療ガイドライン2018．日本皮膚科学会雑誌，128：2503-2624，2018

2）オイラックスクリーム　添付文書

3）レスタミンコーワクリーム　添付文書

4）Eschler DC & Klein PA：An evidence-based review of the efficacy of topical antihistamines in the relief of pruritus. J Drugs Dermatol, 9：992-997, 2010 [PMID：20684150]

5）Patel T & Yosipovitch G：Therapy of pruritus. Expert Opin Pharmacother, 11：1673-1682, 2010 [PMID：20426711]

6）厚生労働省：重篤副作用疾患別対応マニュアル（薬剤による接触皮膚炎）

7）フエナゾール軟膏　添付文書

8）0.02％グルコジンW水　添付文書

9）Totoraitis K, et al：Topical approaches to improve surgical outcomes and wound healing：a review of efficacy and safety. J Drugs Dermatol, 16：209-212, 2017 [PMID：28301615]

10）刑部敦，他：わが国におけるクロルヘキシジングルコン酸塩によるアナフィラキシー発生についての文献的考察．日本環境感染学会誌，30：127-134，2015

11）エンゼトニン液0.01　添付文書

12）亜鉛華「ホエイ」添付文書

13）Gupta M, et al：Zinc therapy in dermatology：a review. Dermatol Res Pract, 2014：709152, 2014 [PMID：25120566]

14）Keen MA & Hassan I：Vitamin E in dermatology. Indian Dermatol Online J, 7：311-315, 2016 [PMID：27559512]

現場で役立つQ&A

Q1 「ステロイド」外用薬を塗布すると，皮膚が黒くなってしまう？

A：☒ ステロイドに皮膚を着色させる作用はない

　ステロイドを嫌う理由の1つに，「皮膚が黒っぽくなる」というものがあげられます．しかし，これは炎症によって生じた色素沈着のことを，そのときに使用していたステロイドが原因だと思い込んでしまったために起こった誤解であって，ステロイドに皮膚を着色させる作用はありません．

■ アトピー性皮膚炎などで，皮膚が黒っぽくなってしまう理由

　アトピー性皮膚炎では，皮膚に色素沈着が起こることがあります．これは，**皮膚に炎症が起こっていたことによる「炎症後色素沈着」**と，**痒みによって皮膚を何度もこすったことによる「摩擦性黒皮症」**が主な原因とされています[1]．これらの色素沈着は，「ステロイド」外用薬の使用で皮膚の炎症が落ち着いてくると肉眼でも確認できるようになるため，さも薬を塗ったことが原因で皮膚が黒っぽくなったように感じてしまうことがあります．

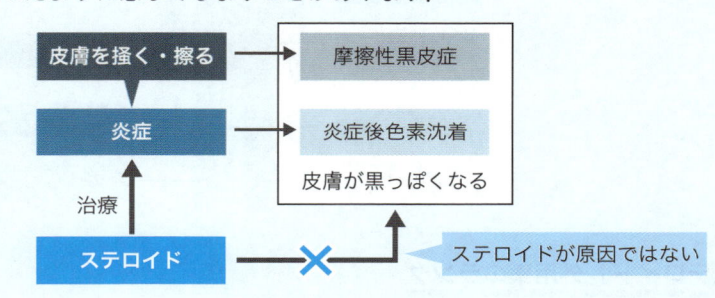

■ 「ステロイド」の不適切な使用で起きた副作用

　「ステロイド」外用薬を塗布すると，血管収縮作用によって一時的に肌が白く見えることがあるため，化粧の下地として濫用されるケースがあります．本来，手足に使うべき強力な「ステロイド」を，皮膚の薄い顔へ毎日のように塗布していると，顔の皮膚は薄くなり，血管が浮き出て黒っぽく見えるようになってしまうことになります．

　こうした副作用のリスクを避けるためには，**「ステロイド外用薬」は塗布する部位によって厳密に使い分ける**（☞p.282）ほか，使用する回数や期間を守って使うことが大切です．そのため，OTCの「ステロイド」外用薬を使う際にも，間違った使い方をしたり，長期で連用したりしないよう注意し，症状が長引く場合には皮膚科受診を勧める必要があります．

■ 「ステロイド」に対する偏見や誤解に注意

　「ステロイド」外用薬について**「具体的なリスクは知らないが怖い」というイメージを抱いている人が50％近く**もいるという調査があります[2]．インターネットやSNSなどで出回る不安を煽るような情報には注意し，何か相談された際には，具体的なリスク（☞p.283）を正確に説明できるよう準備しておく必要があります．

■ 参考文献

1）Seghers AC, et al：Atopic dirty neck or acquired atopic hyperpigmentation? An epidemiological and clinical study from the National Skin Centre in Singapore. Dermatology, 229：174-182, 2014［PMID：25227244］
2）Aubert-Wastiaux H, et al：Topical corticosteroid phobia in atopic dermatitis: a study of its nature, origins and frequency. Br J Dermatol, 165：808-814, 2011［PMID：21671892］

こぼれ話 「摩擦性黒皮症」や「炎症後色素沈着」を起こさないためにも，アトピー性皮膚炎は「ステロイド」で適切に治療することが大切です．

第11章 痒み止め（外用）

Q2 「ステロイド」外用薬は，どれを選んでも同じ？

A：☒ 塗布する場所に適した強さの薬を使う

　「ステロイド」外用薬を使う際は，皮膚の厚い手足には強めのもの，皮膚の薄い顔などには弱めのものと，それぞれ塗布する場所に適した強さの薬を使うのが基本です．

■ 皮膚の厚さによる吸収の違い

　人間の皮膚は部位によって厚さが異なるため，同じ薬を塗布しても吸収率が異なります[1]．例えば，顔と足の裏では100倍近く吸収率が異なるため，同じ強さの「ステロイド」外用薬を使うわけにはいきません．特に，顔などでは，**皮膚が薄くなる（皮膚萎縮）副作用が起こりやすい**[2]ため，薬の強さに注意する必要があります．

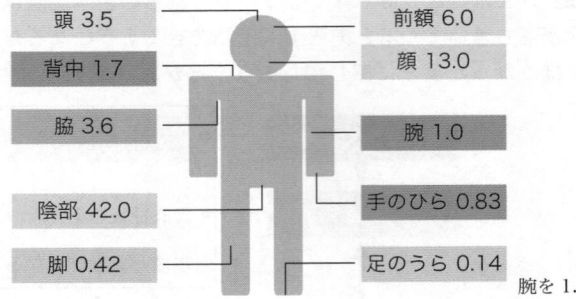

頭 3.5	前額 6.0
背中 1.7	顔 13.0
脇 3.6	腕 1.0
陰部 42.0	手のひら 0.83
脚 0.42	足のうら 0.14

腕を 1.0 とした場合の吸収率

■ 「ステロイド」外用薬のランク

　日本では，「ステロイド」外用薬のランクが5段階に分類されています[3]．厳密に言えば，軟膏・クリーム・液といった剤形によって吸収率は異なりますが，OTCでは基本的にこのランク分けに応じて使い分けるのがよいと考えられます．

　なお，アトピー性皮膚炎 (☞ p.287) に「ステロイド」外用薬を使用する場合でも，2歳未満にⅢ群（Strong）以上の強さの薬は推奨されていません[3]．このことから，「Ⅲ群（Strong）」に分類されるOTCも，皮膚の薄い2歳未満の乳幼児への使用は控えた方が無難です．

強さのランク	成分名	主に使用される部位
Ⅰ群 Strongest	OTCとしては販売されていない	重症例（医療用）
Ⅱ群 Very Strong		
Ⅲ群 Strong	ベタメタゾン吉草酸エステル，フルオシノロンアセトニド	手足・体幹部
Ⅳ群 Medium	ヒドロコルチゾン酪酸エステル，プレドニゾロン吉草酸エステル酢酸エステル	顔，乳幼児の皮膚
Ⅴ群 Weak	ヒドロコルチゾン酢酸エステル，プレドニゾロン	粘膜など

■ 参考文献

1) Feldmann RJ & Maibach HI：Regional variation in percutaneous penetration of 14C cortisol in man. J Invest Dermatol, 48：181–183, 1967 ［PMID：6020682］

2) Katz HI, et al：Preatrophy：covert sign of thinned skin. J Am Acad Dermatol, 20：731–735, 1989 ［PMID：2654214］

3) 日本皮膚科学会，日本アレルギー学会，アトピー性皮膚炎診療ガイドライン作成委員会：アトピー性皮膚炎診療ガイドライン 2018．日本皮膚科学会雑誌，128：2431–2502，2018

Q3 「ステロイド」外用薬は，1日に何回塗ってもよい？

A： △ 基本は2回まで，「ステロイド」の使用回数や量に注意

「ステロイド」外用薬は，使う回数や量が増えると副作用を起こしやすくなるため，通常1日1〜2回で使用します．手湿疹やおむつかぶれ等で何度も塗り直しが必要な場合には，「ステロイド」の入っていない薬を選んだ方が無難です．

■ 「ステロイド」外用薬の，局所的な副作用と全身性の副作用

「ステロイド」外用薬は基本的に副作用の少ない薬ですが，間違った使い方をすると，皮膚が薄くなる（皮膚萎縮）という局所的な副作用 (☞ p.282) や，副腎皮質の機能抑制という全身性の副作用を起こしてしまうことがあります．そのため，強さ・回数・量に注意して使う必要があります．

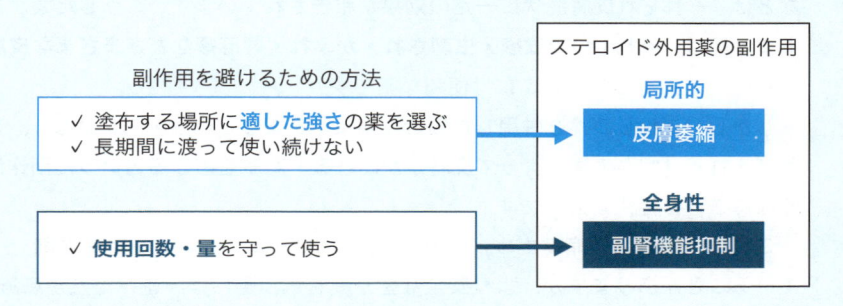

第11章 痒み止め（外用）

■ 使用回数の目安

「ステロイド」外用薬の使用回数・量の上限は，特に添付文書上で定められているわけではありません．しかし，アトピー性皮膚炎の治療でも**「ステロイド」外用薬の塗布回数は1日1〜2回まで**とされている[1] ため，OTCも1日1〜2回を目安に使うのが基本になります．

■ 使用量の目安

「ステロイド」外用薬による全身性の副作用を避けるために，以下のような目安量が提唱されています．手湿疹やおむつかぶれなどで，水仕事・おむつ交換のたびに塗り直すような使い方をしばらく続ける場合は，**使う回数や量を気にせず使える「酸化亜鉛** (☞ p.279)**」の塗り薬**[2] など，「ステロイド」の入っていないものを選んだ方が無難です (☞ p.274)．

全身性の副作用（副腎皮質機能抑制）を避けるための，1日量の目安[3]

ステロイドのランク	安全とされる1日量	
	成人	小児
I群（Strongest）	5 g	2 g
II群（Very Strong）	10 g	5 g
III群（Strong）以下	20 g	7 g

■ 参考文献

1）日本皮膚科学会，日本アレルギー学会，アトピー性皮膚炎診療ガイドライン作成委員会：アトピー性皮膚炎診療ガイドライン2018．日本皮膚科学会雑誌，128：2431-2502，2018

2）Gupta M, et al：Zinc therapy in dermatology: a review. Dermatol Res Pract, 2014：709152, 2014 [PMID：25120566]

3）島雄周平，阿曽三樹：ステロイド外用剤の外用期間と外用方法．日本医事新報，3625：135-136，1993

こぼれ話 皮膚萎縮の副作用は，気付いた時点で薬を中止すれば数カ月以内に回復することが確認されています（J Am Acad Dermatol, 20：731-735, 1989 [PMID：2654214]）．

Q4 いろいろな成分が配合されている塗り薬の方が，よく効く？

A：△ 便利だが，接触皮膚炎（かぶれ）のリスクも高まることに注意

いろいろな成分が配合されたOTCは，1つの製剤で虫刺されから湿疹・かぶれ・蕁麻疹などさまざまな皮膚症状に対応できるため，とても便利な薬と言えます．しかし，その便利さの代償として，「接触皮膚炎（かぶれ）」などの副作用リスクは高いことに注意が必要です．

■ いろいろな成分が配合された薬は，さまざまな症状に対応できるが，副作用リスクも高い

医療の現場でも皮膚炎の治療に広く使われている「ステロイド」だけでなく，痒みの軽減に用いられる「クロタミトン」[1]や「抗ヒスタミン薬」[2]，手湿疹やおむつかぶれに効果的な「酸化亜鉛」[3]などは，それぞれ皮膚症状に一定の効果が報告されています．こうした薬がまとめて配合されている塗り薬は，**それ1つで湿疹・虫刺され・かぶれ・蕁麻疹などさまざまな皮膚トラブルに対応できる**ため，常備薬として選ぶには便利な薬です．

しかし，これらの薬を併用した場合に効果が高まるというデータはなく，むしろ，使う薬が増えればそれだけ個々の薬によって**皮膚がかぶれる・刺激を感じるといった副作用が起こるリスクは高く**なることに注意が必要です．

これらの成分は「痒み止め」に限らず，「水虫薬 (☞ p.222)」や「保湿剤 (☞ p.297)」にも配合されていることがありますが，より安全な塗り薬を選ぶ際には，避けた方が無難です．

特に注意すべきリスクのある成分の例

成分	分類	リスク
リドカイン・ジブカイン	局所麻酔薬	薬剤性の皮膚炎を起こすリスクが高い[4]
クロルヘキシジン	殺菌・消毒	眼・耳に毒性がある[5] ほか，国内でも84例のアナフィラキシーが報告されている[6]

■ 使用目的が明確な場合，皮膚が弱い場合には，成分が1つだけの製剤がよい

OTCにも，医療用と同じように成分が1つだけの製剤があります．配合されている成分が少ない分，個々の症状に合わせて適切な薬を選ぶ必要がありますが，副作用のリスクは低く，商品の値段も安価な傾向にあります．使用目的が明確な場合や，皮膚が弱くかぶれやすい場合には，こういった単剤の製剤を勧める方が無難です．

	商品名	成分
ステロイド	ロバックHi／ロコイダン	ヒドロコルチゾン酪酸エステル（IV群）　のみ
	リビメックス コーワ軟膏	プレドニゾロン吉草酸エステル酢酸エステル（IV群）　のみ
	リンデロンVsクリーム	ベタメタゾン吉草酸エステル（III群）　のみ
非ステロイド	新レスタミンコーワ軟膏	ジフェンヒドラミン　のみ
	亜鉛華軟膏	酸化亜鉛　のみ

OTCの塗り薬を買い求める人のなかには，皮膚科での治療や処方された薬に何らかの不満を抱いている人も少なくありません．しかし，**基本的に処方薬の方が効果は高く，OTCへの切り替えが功を奏することはほとんどありません．**OTCで解決できる問題と，治療への誤解や理解不足が原因の問題とを見分けたうえでの，適切な対応が必要です．

■ **参考文献**

1 ）Goldust M, et al：Topical ivermectin versus crotamiton cream 10% for the treatment of scabies. Int J Dermatol, 53：904-908, 2014 ［PMID：24898622］

2 ）Eschler DC & Klein PA：An evidence-based review of the efficacy of topical antihistamines in the relief of pruritus. J Drugs Dermatol, 9：992-997, 2010 ［PMID：20684150］

3 ）Gupta M, et al：Zinc therapy in dermatology：a review. Dermatol Res Pract, 2014：709152, 2014 ［PMID：25120566］

4 ）厚生労働省：重篤副作用疾患別対応マニュアル（薬剤による接触皮膚炎）

5 ）Tctoraitis K, et al：Topical approaches to improve surgical outcomes and wound healing：a review of efficacy and safety. J Drugs Dermatol, 16：209-212, 2017 ［PMID：28301615］

6 ）刑部敦，他：わが国におけるクロルヘキシジングルコン酸塩によるアナフィラキシー発生についての文献的考察．日本環境感染学会誌，30：127-134，2015

 豆知識

「虫刺され」・「咬み傷」のレッドフラッグ

アメリカの皮膚科学会が定める「Bug bites and stings：When to see a doctor（咬傷・刺傷：受診すべき時）」では，以下の10項目が挙げられています．虫や動物に刺された・咬まれたという際の「レッドフラッグ」として知っておくと便利です．

1	呼吸困難	6	めまい
2	喉の閉塞感	7	嘔吐
3	唇・舌・顔が腫れている	8	頭痛
4	胸が痛む	9	ダニに咬まれた後に発生するドーナツ型の発疹（ライム病の可能性）
5	数分以上続く動悸・頻脈	10	発熱と，赤または黒のムラがある発疹（細菌感染症の可能性）

出典：https://www.aad.org/media/news-releases/bug-bites-and-stings-when-to-see-a-doctor

Q5 蕁麻疹に，「ステロイド」外用薬は効く？

A： ❌ 効かない

蕁麻疹の痒みに，「ステロイド」外用薬を塗布しても効果は期待できません．そのため，「クロタミトン」や「抗ヒスタミン薬」の塗り薬，あるいは内服の「抗ヒスタミン薬」を使う必要があります．

■ 蕁麻疹の治療法

蕁麻疹は，突発的に痒みのある膨疹が現れ，通常は数時間以内に跡形もなく治る皮膚疾患です．蕁麻疹は，基本的に内服の「抗ヒスタミン薬」，それも眠気などの副作用が少ない非鎮静性のもの（☞p.59）が第一選択薬とされています[1]が，現在OTCとして販売されている非鎮静性の「抗ヒスタミン薬」で，効能・効果に「蕁麻疹」が含まれているものはありません．

そのため，OTCで対処する場合には鎮静性・軽度鎮静性の「抗ヒスタミン薬」を選ぶか，あるいはガイドラインでも選択肢の1つにあげられている**「クロタミトン」や「抗ヒスタミン薬」の塗り薬**を選ぶことになります[1]．また，急な蕁麻疹で手元に薬がない場合，**患部を冷やす方法**も選択肢になります[1]．ただし，蕁麻疹は衣服・食事・日光などさまざまなものが要因で起こります．何度もくり返す場合には原因物質の除去を考える必要があります．

効能・効果に「蕁麻疹」などの皮膚症状が含まれる「抗ヒスタミン薬（内服）」の例

分類	成分	商品名
鎮静性	クロルフェニラミン	アレルギール錠，スラジン錠，タミナスA錠 など
	ジフェンヒドラミン	レスタミンコーワ糖衣錠，レスタミンUコーワ錠
軽度鎮静性	メキタジン	ピロットA錠，ポジナールM錠
	アゼラスチン	ムヒAZ錠，スカイナーAL錠 など
非鎮静性		OTCとしては販売されていない

■ 蕁麻疹に対する「ステロイド」外用薬の効果

すでに発症した蕁麻疹に「ステロイド」外用薬を使うと痒みが早く治まる，といった効果はこれまでに報告されていません．また，一般的に広い範囲に現れる蕁麻疹に対して「ステロイド」を塗布することは，副作用の観点からも避けた方が無難です．こうした点から，**蕁麻疹に対する「ステロイド」外用薬の使用は，ガイドラインでも推奨されていません**[1]．

蕁麻疹の痒み軽減を目的に塗り薬を使う場合には，「ステロイド」が配合されていないものを選ぶようにしてください．

「ステロイド」成分を含まず，配合成分が少なめの塗り薬の例

商品名	成分
新レスタミンコーワ軟膏	ジフェンヒドラミン　のみ
液体ムヒベビー	ジフェンヒドラミン，パンテノール，ベンゼトニウム
キンカン クールソフト	ジフェンヒドラミン，メントール，d-カンフル
ヘパソフトプラス	クロタミトン，ジフェンヒドラミン，パンテノール，ヘパリン類似物質（☞p.302）

■ 参考文献

1）日本皮膚科学会蕁麻疹診療ガイドライン改定委員会：蕁麻疹診療ガイドライン2018．日本皮膚科学会雑誌，128：2503-2624，2018

こぼれ話　OTCとして販売されている「ステロイド」外用薬の中には，効能・効果に「じんましん」が記載されているものもあるため，注意が必要です．

Q6 アトピー性皮膚炎は，OTCでも治療できる？

A: ☒ できない

アトピー性皮膚炎は「ステロイド」外用薬による治療が基本です．しかし，使う薬の強さや量のコントロールは難しく，**自己流の治療では症状の悪化や長期化を招く恐れがある**ため，皮膚科受診を勧める必要があります．

■ OTCでのアトピー性皮膚炎の治療が難しい理由

①OTCの効能・効果に「アトピー性皮膚炎」は含まれない

そもそも，OTCとして販売されている「ステロイド」外用薬の効能・効果に「アトピー性皮膚炎」はありません．

②治療に必要な強さの「ステロイド」が，OTCに存在しない

アトピー性皮膚炎の治療では，痒みや炎症をすみやかに軽減するために「ステロイド」外用薬が使われますが，その際，重症度によっては「Ｉ群（Strongest）」や「Ⅱ群（Very Strong）」の強さの薬も選択肢にあげられています[1]が，この強さの「ステロイド」外用薬はOTCに存在しません．

③皮膚の状況や塗布する部位によって，細かく使い分ける必要がある

アトピー性皮膚炎は顔や体幹部をはじめ，身体のさまざまな部位に症状が現れます．人間の身体は部位によって皮膚の厚さが異なるため，それぞれ適した「ステロイド」外用薬は異なります（☞p.282）．また，状況によっては『プロトピック（一般名：タクロリムス）』という免疫抑制剤の塗り薬や保湿剤，飲み薬の「抗ヒスタミン薬（☞p.53）」と組み合わせて使うこともあります[1]．こうした薬の使い分けや切り替えは，専門的な知識をもつ医師の指導のもとで行う必要があります．

アトピー性皮膚炎の治療において，「ステロイドの使用量を減らしたい」と思うあまり，一時的に痒みなどの症状が治まった時点で勝手に治療を中断してしまうと，何度も皮膚炎をぶり返すこととなり，かえって薬の使用量・期間が増え，皮膚への負担も大きくなってしまいます．**十分な強さの「ステロイド」外用薬で，早期に炎症を抑えること**が最も重要です[1]．

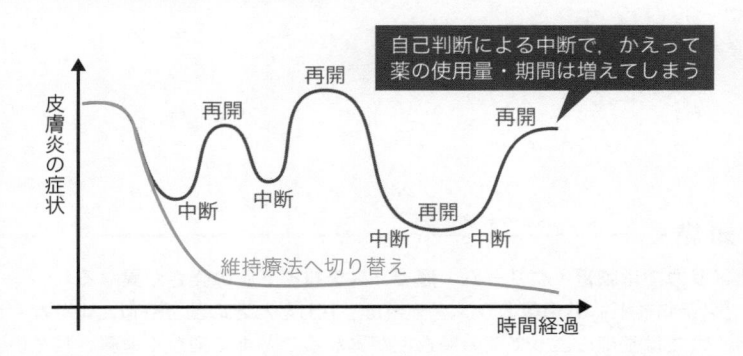

■ アトピー性皮膚炎の民間療法に要注意

ある調査では，アトピー性皮膚炎の患者のうち80.7％の人が「ステロイド」に不安を抱いているものの，「ステロイド」の具体的なリスクを知っている人は少ない，という結果が出ています[2]．一方で，アトピー性皮膚炎が重症化して入院治療が必要になった症例のうち，44％が民間療法によ

こぼれ話　『プロトピック軟膏』は皮膚萎縮などの局所副作用を起こさないため，皮膚症状が長引いた際に「ステロイド」の代わりとしてよく使われます．

第11章 痒み止め（外用）

る不適切な治療が原因だったという国内調査もあります[3].

　「よく知らないけどステロイドは怖いから」という認識で民間療法に頼ると，思わぬ健康被害を受けてしまうことにもなりかねません．漠然とした不安は払拭できるよう，正確な情報提供が必要です．

■ 参考文献

1）日本皮膚科学会，日本アレルギー学会，アトピー性皮膚炎診療ガイドライン作成委員会：アトピー性皮膚炎診療ガイドライン2018．日本皮膚科学会雑誌，128：2431-2502，2018

2）Aubert-Wastiaux H, et al：Topical corticosteroid phobia in atopic dermatitis：a study of its nature, origins and frequency. Br J Dermatol, 165：808-814, 2011　[PMID：21671892]

3）竹原和彦，他：アトピー性皮膚炎における不適切治療による健康被害の実態調査〔最終報告〕．日本皮膚科学会雑誌，110：1095-1098，2000

💡 豆知識

アメリカでは軟膏・クリーム・液で「ステロイド」の強さが異なる

　「ステロイド」外用薬のランク分類は，おおむねどの国でも似たようなものになっていますが，アメリカでは基剤によって薬の浸透性が異なることまで細かく考慮されています．そのため，同じ成分のものであっても軟膏・クリーム・液といった剤形によって異なるランクに分類されていることがあります[1].

1）Clinical and Basic Immunodermatology（Springer Science & Business 2008）

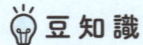
こぼれ話　2歳までにアトピー性皮膚炎を発症した小児のうち，43.2％が3歳までに，81.3％が7歳までに寛解に至ったとする調査報告があります（J Allergy Clin Immunol, 113：925-931, 2004　[PMID：15131576]）.

Q7 妊娠・授乳中は,「ステロイド」外用薬を使わない方がよい？

A：☒ 使っても構わない

OTCとして販売されている強さの「ステロイド」外用薬は，妊娠・授乳中でも安全に使える《伝え方の注意 ☞p.14》とされています．ただし授乳の際には，胸の周囲に塗布した薬が乳児の目や顔に付着したり口に入ったりしないよう，ガーゼ等で拭き取ってから行うことをお勧めします．

■ 妊娠中の安全性評価

妊娠初期の女性に対する「ステロイド」外用薬の使用は，**口唇口蓋裂・低出生体重・早産・死産といったリスクに影響しない**ことが示されています[1,2,3]．

ただし，病院で処方される「Ⅰ群（Strongest）」や「Ⅱ群（Very Strong）」の「ステロイド」外用薬《☞p.282》の場合，妊娠期間中に300gを超えて使用すると，胎児の発育抑制リスクが高まることが報告されている[3]ため，OTCと医療用の薬は区別して考える必要があります．

■ 授乳中の安全性評価

授乳中でも「ステロイド」外用薬は安全に使用できるとされています．これは，塗布した「ステロイド」外用薬が皮膚から吸収されて乳汁中に移行する量はきわめて少量であり，通常の使用によって乳児に影響する可能性は低いと考えられる[4,5]からです．

ただし，授乳中の女性が胸の周囲に「ステロイド」外用薬を塗布すると，授乳の際に乳児の目や顔に触れてしまう恐れがあります．そのため，**胸の周囲に塗布した薬は，ガーゼ等で拭きとってから授乳を行う**ことが推奨されています[5]．

■「ステロイド」以外の外用薬の安全性は？

「ステロイド」以外の外用薬も，適切な使用方法であれば皮膚に塗布する量は少なく，使用期間も限られているため，妊娠・授乳中でも安全に使用できると考えられます．特に，飲み薬としても選択肢になる「クロルフェニラミン」や「ジフェンヒドラミン」《☞p.60》，皮膚から吸収されない「酸化亜鉛」[6]などは，妊娠・授乳中の塗り薬としてよい選択肢になります．

ただし，医療用としてほとんど使われる機会のない「ジブカイン」や「ウフェナマート」・「イソプロピルメチルフェノール」・「アラントイン」といった成分については，安全性について検証したデータがないことに注意が必要です．

■ 参考文献

1）Mygind H, et al：Risk of intrauterine growth retardation, malformations and other birth outcomes in children after topical use of corticosteroid in pregnancy. Acta Obstet Gynecol Scand, 81：234-239, 2002 [PMID：11966480]
2）Chi CC, et al：Safety of topical corticosteroids in pregnancy：a population-based cohort study. J Invest Dermatol, 131：884-891, 2011 [PMID：21191410]
3）Chi CC, et al：Pregnancy outcomes after maternal exposure to topical corticosteroids：a UK population-based cohort study. JAMA Dermatol, 149：1274-1280, 2013 [PMID：24005903]
4）「母乳とくすりハンドブック（改訂3版）」（大分県地域保健協議会大分県「母乳と薬剤」研究会/編），大分県地域保健協議会，2017
5）国立成育医療研究センター：授乳中のお薬Q&A
6）Newman MD, et al：The safety of nanosized particles in titanium dioxide- and zinc oxide-based sunscreens. J Am Acad Dermatol, 61：685-692, 2009 [PMID：19646780]

こぼれ話　「外用薬」なら妊娠・授乳中でも大丈夫，と根拠なく考える人は少なくありませんが，例えば痛み止め（NSAIDs）の外用薬は，妊娠28週以降の使用は胎児に悪影響を及ぼす恐れがあり，禁忌です《☞p.262》．

第11章 痒み止め（外用）

Q8 軽い虫刺されであれば，「ステロイド」は使わない方がよい？

A：✖ 痒みで掻き破ってしまう恐れがあれば，「ステロイド」を

たとえ蚊などによる軽い虫刺されであっても，痒みで皮膚を掻き破ってしまうと，症状が悪化したり長引いたりしてしまう原因になります．特に，子どもは爪で皮膚を傷つけてしまうことが多いため，「ステロイド」の配合された薬で最初から炎症・痒みを強力に抑え込んでしまった方がよい場合があります．

■ 虫刺されに使う程度の量で，「ステロイド」の安全量の目安を超えることはない

「ステロイド」外用薬による副作用を避けるためには，**塗布する場所に合った強さのものを選ぶ** (☞ p.282) ことと，**大量に使用しないこと** (☞ p.283) が重要です．

OTCとして販売されている「ステロイド」外用薬は，いずれも「Ⅲ群（Strong）」以下のため，1日に使用できる安全量の目安は成人で20 g，子どもで7 gとされています[1]．通常，虫刺されに塗布することでこの量を超えるようなことは起こりません．そのため，塗布する部位と薬の強さに注意すれば，安全に「ステロイド」外用薬を使うことができます．

虫に刺された部位による，使い分けの目安

強さのランク	虫に刺された部位による使い分けの目安			
	大人		乳幼児	
	手足・体幹部	顔	手足・体幹部	顔
Ⅲ群 Strong	○	✕	✕	✕
Ⅳ群 Medium	○	○	○	△
Ⅴ群 Weak	○	○	○	○

■ 痒みによる不快感や，掻き破ってしまうリスクと天秤にかけて考える

薬を使う・使わないの判断は，常に「使うこと」と「使わないこと」のメリット・デメリットを天秤にかけて考えます．「ステロイド」外用薬には確かに副作用のリスクはありますが，それは適正使用によって大きく下げることができます．

一方，たかが虫刺されであっても痒みがあれば不快で，特に子どもの場合，爪で遠慮なく引っ掻き破ってしまい，出血や細菌による二次感染のリスクも高くなります．こうしたリスクを考慮すれば，虫刺されが悪化しないよう最初から「ステロイド」外用薬を使用することもよい選択肢と言えます．

ただし，刺された・咬まれた傷は，原因生物によっては特に注意すべきリスクがある場合もあります (☞ p.285,293)．原因がはっきりしない，「ステロイド」外用薬を使っても2〜3日で改善しない場合は病院を受診するよう勧める必要があります．

■ 参考文献
1）島雄周平，阿曽三樹：ステロイド外用剤の外用期間と外用方法．日本医事新報，3625：135-136，1993

こぼれ話　「ディート」は生後6カ月から使える虫除けですが，薬剤が飛び散らないため子どもにも使いやすい「ウェットティッシュタイプ」のものも販売されています（例：『サラテクト ティッシュ』（アース製薬）．

Q9 OTCの「ステロイド」は濃度が低いので，医療用よりも弱い？

A：✖「ステロイド」は，濃度が低くても弱くなるわけではない

「ステロイド」外用薬は，濃度が半分になったからと言ってその強さが単純に半減するわけではありません．そのため，医療用のものよりも濃度が低いからといって効き目が弱い，副作用が少ないといったことはありません．

■「ステロイド」の濃度と強さの関係

OTCの「ステロイド」外用薬は，「Ⅲ群（Strong）」のものは医療用と同じ濃度ですが，「Ⅳ群（Medium）」・「Ⅴ群（Weak）」のものはおおむね25〜50％程度の濃度に抑えられています．そのため，一見すると同じ成分の薬であっても，OTCの方が効果もやさしめで副作用も少ないように見えます．

しかし，「ステロイド」外用薬は4〜16倍程度に希釈しても作用の強さが変わらなかったり[1]，あるいは2.5倍の濃度にしても効果が変わらなかったり[2]と，濃度と作用の強さが相関しないことが多々あります．これには，主薬（ステロイド）が基剤（ワセリンなど）にどの程度溶解しているかが影響しています．

このことから，OTCの「ステロイド」外用薬は医療用よりも濃度が低いから「効果や副作用もやさしめだろう」と考え，本来の使い方から逸脱した使い方をするのは危険です．また同様に，「ステロイド」外用薬を「ワセリン （☞ p.302）」などと混ぜ合わせても，「ステロイド」としての強さが単純に弱くなるわけではないことにも注意が必要です．

医療用とOTCの「ステロイド」の濃度

ランク	成分	医療用の濃度	OTCの濃度
Ⅲ群 (Strong)	ベタメタゾン吉草酸エステル	0.12％（同じ）	
	フルオシノロンアセトニド	0.025％（同じ）	
Ⅳ群 (Medium)	プレドニゾロン吉草酸エステル酢酸エステル	0.3％	0.15％
	ヒドロコルチゾン酪酸エステル	0.1％	0.05％
Ⅴ群 (Weak)	プレドニゾロン	0.5％	0.125〜0.25％
	ヒドロコルチゾン酢酸エステル	1.0％	0.25〜0.5％

■アメリカでは，濃度の低い方が強いランクに分類されていることもある

アメリカで使用されている「ステロイド」外用薬のランクは7段階に分類されていますが，そのなかで「フルチカゾンプロピオン酸エステル」は濃度の低い方が強いランクに分類されています[3]．そのため，**「ステロイド」外用薬は濃度の高い低いによって単純に強さを比較できるものではない**ということを念頭に，ランクごとの使い分けを考える必要があります．

■ 参考文献
1）川島真：合成コルチコステロイドBetamethasone butyrate propionate（TO-186）外用薬の血管収縮能の検討．臨床医薬，6：1671-1681，1990
2）FRANK L, et al：Hydrocortisone (compound F) free alcohol and hydrocortisone acetate for topical use; a clinical evaluation. AMA Arch Derm, 71：117-120, 1955 ［PMID：13217483］
3）Clinical and Basic Immunodermatology (Springer Science & Business 2008)

こぼれ話 アメリカの「フルチカゾンプロピオン酸エステル」製剤『Cutivate』は，0.005％の軟膏剤が「Class3：Upper Mid-Strength」，0.05％のクリーム剤が「Class5：Lower Mid-Strenght」にランクされています．

Q10 皮膚の症状で，緊急性の高いものはない？

A：☒ 怖い感染症から薬の副作用まで，いろいろな可能性が考えられる

　痒みや炎症といった皮膚症状は，たかが痒み，たかが皮膚の症状と軽くみられがちです．しかし，強い感染力をもつ「麻疹」や「風疹」，重篤になり得る薬の副作用「スティーブンス・ジョンソン症候群」など，緊急性の高いものはたくさんあるため，初期症状の見分けが大切です．

■ 麻疹・風疹

　現在，日本でも麻疹・風疹がしばしば流行します．流行期，皮膚の痒みに伴って発熱などの全身症状が出ている場合には，病院受診を勧める必要があります．麻疹患者と公共施設・交通機関などで接触歴があり「麻疹（はしか）」が疑われる場合には，いきなり受診することはせず，まず医療機関に電話でその旨を伝え，指示を仰ぐようにしてください．

　麻疹・風疹は「ワクチン接種」によって大部分を防げます．昔，このワクチンで子どもの自閉症が増えるとする論文が発表されたことがありましたが，この論文は虚偽があるとしてすでに撤回され[1]，別の調査で関係性も否定されています[2]．

麻疹（はしか）：麻疹ウイルスによる感染症（五類感染症）

　ワクチンの普及によって，2016年にはじめて世界での年間死亡者が10万人を下回りましたが，いまだに9万人近くの死者を出している感染症です[3]．医療の発達した先進国での死亡者は少ないですが，それでも致命率は0.1〜0.2％程度，入院リスク40％，合併症リスク30％と重篤な疾患です[4]．

風疹：風疹ウイルスによる感染症（五類感染症）

　麻疹と違って症状は軽めですが，妊婦（特に初期）が感染すると流産・死産や先天性の障害（先天性風疹症候群）を起こす原因になります[5]．特異的な治療方法はないため，ワクチンによって予防します．ワクチンによる予防効果は1回で95％以上と，自然感染によるものと同等です[5]．

■ 帯状疱疹

　帯状疱疹は，水疱瘡（水ぼうそう）にかかったことのある人であれば，誰でもなる可能性があります．重症化すると神経痛が残ったり，角膜に障害が起きたりするため，病院を受診する必要があります．

　特に，「鼻尖部（鼻先）」や「鼻背部（鼻すじ）」に症状が出ている場合，眼の角膜損傷を起こす恐れがある[6]ため，すぐに眼科受診を勧める必要があります（Hutchinson's sign）．

■ 薬の副作用（スティーブンス・ジョンソン症候群）

　「スティーブンス・ジョンソン症候群（皮膚粘膜眼症候群）」は，薬の副作用や一部のウイルス感染によって発症します．死亡率は3％と高く，重症化すると失明などの後遺症につながる恐れもある[7]ため，早期発見・早期治療が重要です．

　皮膚症状に，**眼の充血や違和感，口内炎，喉の痛み，排尿痛**を伴っている場合は，すぐに病院受診を勧める必要があります．

こぼれ話　麻疹などの発生状況は，都道府県の感染症情報センターで参照できます．麻疹患者が訪れた施設や利用した公共交通機関などの情報が掲載されているため，接触歴の有無を確認するのに便利です．

■ 参考文献

1）Wakefield AJ, et al：Ileal-lymphoid-nodular hyperplasia, non-specific colitis, and pervasive developmental disorder in children. Lancet, 351：637-641, 1998 [PMID：9500320] ※RETRACTED ARTICLE：撤回論文

2）Taylor LE, et al：Vaccines are not associated with autism: an evidence-based meta-analysis of case-control and cohort studies. Vaccine, 32：3623-3629, 2014 [PMID：24814559]

3）厚生労働省検疫所FORTH：麻疹について（ファクトシート）

4）国立感染症研究所：麻疹の現状と今後の麻疹対策について

5）厚生労働省検疫所FORTH：風疹について（ファクトシート）

6）Zaal MJ, et al：Prognostic value of Hutchinson's sign in acute herpes zoster ophthalmicus. Graefes Arch Clin Exp Ophthalmol, 241：187-191, 2003 [PMID：12644941]

7）難病情報センター：スティーブンス・ジョンソン症候群（指定難病38）

💡 豆知識

虫・動物・水生生物などに刺された，咬まれたときの注意点

咬み傷や刺し傷は，原因となる生物によって注意すべきことが異なります[1,2]．セルフメディケーションの現場では，思わぬ生物による咬み傷・刺し傷に出遭うことがあるため，それぞれにどんなリスクがあるかを知っておく必要があります．

原因生物	リスク	
イヌ・ネコ・コウモリ・アライグマ・キツネ・スカンク など	狂犬病	・ウイルス感染症，発病した際の死亡率はほぼ100％ ・日本では1950年以降，予防注射の普及によって発生していない ・2006年に，海外で犬に咬まれた後に発症して死亡した事例が2件 ・ハムスターやリスなどの齧歯目は狂犬病を媒介しない
ヒト	肝炎	・介護施設や病院などで，医療従事者が噛まれる事例は少なくありません
ハチ・アリ・ムカデ	アナフィラキシー	・冷や汗・呼吸困難などを伴う場合は，すぐに医療機関へ
ダニ	自己流の治療による症状の悪化	・火で炙る，除光液をつける等の民間療法は皮膚を傷付ける恐れがあるため，行わない
ヘビ	毒	・咬まれた部位を心臓より低い位置で固定し，すぐに医療機関へ
魚（オコゼ・ゴンズイ・エイなど）	毒	・魚の毒成分は共通して熱に弱いため，熱いお湯（45℃以下）に30〜90分浸すことが現場のファーストエイドとして○
ハコクラゲ	毒	・「真水」で洗うと，刺胞からさらに毒素が放出されるため禁忌 ・「酢」で洗うと，刺胞からの追加発射を防げる
カツオノエボシ	毒	・「酢」で洗うと，刺胞からさらに毒素が放出されるため禁忌
ウニ	慢性的な痛み	・刺さって砕けた棘が皮膚に残ると，痛み・炎症が長引く ・ウニの棘はほとんどが「酢」に溶けるため，酢に浸すのも○

1）MSDマニュアル：25. 外傷と中毒 / 咬み傷と刺し傷

2）日本中毒情報センター：魚刺傷

こぼれ話 麻疹（はしか）を発症すると，免疫記憶細胞が破壊され，数年間に渡ってさまざまな感染症に罹りやすい状態になることがわかっています（ScienceNews：Measles erases the immune system's memory. MAY21, 2019）．

製剤上の特徴をもつOTC医薬品

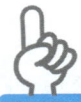

ベトネベート クリームS
第一三共ヘルスケア

◉ **お勧めポイント**
- ↳ OTCとして最も強力なⅢ群（Strong）のステロイド外用薬
- ↳ 成分は「ステロイド」だけのため，余計な副作用リスクがない

成分（100 g中）
- ●ステロイド：ベタメタゾン吉草酸エステル0.12 g

フルコートf
田辺三菱製薬ヘルスケア

◉ **お勧めポイント**
- ↳ OTCとして最も強力なⅢ群（Strong）のステロイド外用薬
- ↳ 抗菌薬の「フラジオマイシン」も配合され，掻き破りによる悪化を防げる
- ↳ 傷などにも最も刺激の少ない「軟膏剤」タイプ

成分（100 g中）
- ●ステロイド：フルオシノロンアセトニド0.025 g
- ●抗菌：フラジオマイシン0.35 g

ロコイダン 軟膏/クリーム
クラシエ薬品

◉ **お勧めポイント**
- ↳ OTCとして2番目に強力なⅣ群（Medium）のステロイド外用薬
- ↳ 成分は「ステロイド」だけのため，余計な副作用リスクがない

成分（100 g中）
- ●ステロイド：ヒドロコルチゾン酪酸エステル0.05 g

ピュアクイックs軟膏
大鵬薬品

◉ **お勧めポイント**
- ↳ OTCとして2番目に強力なⅣ群（Medium）のステロイド外用薬
- ↳ 1本2.0 gと少量の使い切りサイズ（チューブの長さ5.9 cm）で，持ち運びも簡単

成分（100 g中）
- ●ステロイド：プレドニゾロン吉草酸エステル酢酸エステル0.15 g

亜鉛華軟膏
小堺製薬

◉ **お勧めポイント**
- ↳ 手湿疹やおむつかぶれなどに効果が認められている，「酸化亜鉛」単独の製剤
- ↳ 塗布回数に上限がなく，何度も塗り直したい場合に最適

成分（100 g中）
- ●収斂・保護：酸化亜鉛20 g

新レスタミンコーワ軟膏 興和

◎ お勧めポイント

↳成分は「抗ヒスタミン薬」だけのため，余計な副作用リスクがない

↳広い範囲に薬が必要になる「蕁麻疹」などに便利

成分（100 g中）
- ●抗ヒスタミン：ジフェンヒドラミン2 g

メンソレータムADスプレー ロート製薬

◎ お勧めポイント

↳冷却感のあるスプレー製剤で，広範囲の痒みの軽減に便利

↳「ステロイド」を含まないため，使用部位や回数を厳密に制限しなくてよい

成分（1 g中）
- ●鎮痒：クロタミトン50 mg
- ●抗ヒスタミン：ジフェンヒドラミン10 mg
- ●局所麻酔：リドカイン
- ●抗炎症：グリチルレチン酸

ヘパソフト プラス ロート製薬

◎ お勧めポイント

↳保湿剤の「ヘパリン類似物質 (☞ p.302)」を配合した，痒み止め

↳接触皮膚炎のリスクになる「局所麻酔薬」を含まない，刺激の少ない製剤

成分
- ●保湿剤：ヘパリン類似物質0.3％
- ●鎮痒：クロタミトン5％
- ●抗ヒスタミン：ジフェンヒドラミン1％
- ●ビタミン：パンテノール

液体ムヒ アルファEX 池田模範堂

◎ お勧めポイント

↳IV群（Medium）に分類されるステロイドを配合した虫刺されの薬

↳「メントール」配合で，夏でも塗り心地がよい

成分（100 mL中）
- ●ステロイド：プレドニゾロン吉草酸エステル酢酸エステル0.15 g
- ●抗ヒスタミン：ジフェンヒドラミン1.0 g
- ●清涼剤：メントール
- ●殺菌・消毒：イソプロピルメチルフェノール

第11章 痒み止め（外用）

医療用の医薬品にはこんなものがある

最も強力な I 群（Strongest）のステロイド外用薬

商品名	•『デルモベート（一般名：クロベタゾールプロピオン酸エステル）』
特徴	• 日本（I 群：Strongest）・アメリカ（Class1：Super Potent）で，最も強力なランクに位置づけられています． • 主に成人の重症例，それも手足など皮膚の厚い部位に，一時的に使われるものです．

より強力な II 群（Very Strong）のステロイド外用薬

商品名	•『アンテベート（一般名：ベタメタゾン酪酸エステルプロピオン酸エステル）』
特徴	• 日本（II 群：Very Strong）・アメリカ（Class2：Potent）で，2 番目に強力なランクに位置づけられています． • 主に成人の重症例，それも手足など皮膚の厚い部位に，一時的に使われるものです．

「ステロイド」から切り替えて使う「免疫抑制剤」の外用薬

商品名	•『プロトピック（一般名：タクロリムス）』
特徴	• アトピー性皮膚炎の治療に使われる免疫抑制剤の外用薬です． • 0.1 ％製剤は III 群（Strong），0.03 ％は IV 群（Medium）とほぼ同等の抗炎症作用があるとされています．

眠気の少ない，内服の「抗ヒスタミン薬」

商品名	•『アレグラ（一般名：フェキソフェナジン）』，『ビラノア（一般名：ビラスチン）』
特徴	• 眠気の少ない非鎮静性の「抗ヒスタミン薬」で，蕁麻疹などの痒みにも使用されます． • OTC では，非鎮静性の「抗ヒスタミン薬」に皮膚症状の効能・効果はありません．

アナフィラキシー専用の注射薬

商品名	•『エピペン（一般名：アドレナリン）』
特徴	• ハチや食べ物・薬剤などによる急激なアレルギーである「アナフィラキシー」の補助治療薬です． • アナフィラキシーを起こすと短時間で生命に危険が及ぶ恐れがあるため，医療機関に到着するまでの緊急措置として使います．

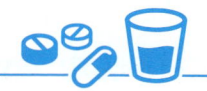

薬を使う目的

　皮膚が乾燥すると，ひび・あかぎれの原因になるほか，刺激に対して敏感になるため痒みや炎症も起こしやすくなります．そのため，保湿剤を使ってケアを行い，皮膚症状の悪化を防ぎます．場合によっては，「ステロイド（☞ p.267）」などの薬と併せて使うこともあります．

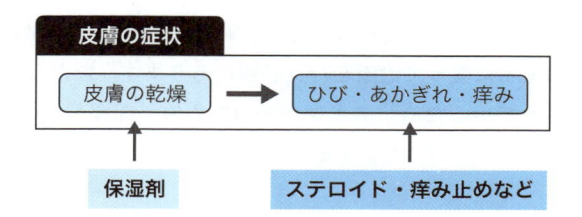

セルフメディケーションの位置づけ

　医療用とOTCの「保湿剤」に成分の違いはありません．そのため，基本的にOTCだけで皮膚の乾燥をケアすることも可能です．ただし，OTCには「保湿剤」の他にも「鎮痒薬」や「局所麻酔薬」などが配合されたものも多く，皮膚症状がない状態で中〜長期的に使い続ける際には注意が必要です．

	分類	効果	副作用	
推奨	保湿剤	高	低	医療用としても広く使われている薬で，高い保湿効果がある
選択肢	鎮痒薬	低	低	痒みを伴う場合には，選択肢になる
選択肢	抗ヒスタミン薬	低	低	痒みを伴う場合には，選択肢になる
注意	局所麻酔薬	低	中	薬剤性の皮膚炎を起こしやすいため，肌が乾燥している時は要注意

薬理作用

● 保湿剤

　皮膚の水分保持能力を高めたり，皮膚に被膜を作ったりすることで，乾燥を防ぎます．

● 鎮痒薬

　皮膚に一過性の刺激を与えることで，痒みの感覚を紛らわせます．

● 抗ヒスタミン薬

　痒みの原因となる「ヒスタミン」の働きをブロックすることで，皮膚の痒みや腫れを抑えます．

● 局所麻酔薬

　麻酔作用によって皮膚の感覚を一時的に麻痺させることで，痒みの感覚を抑えます．

こぼれ話　保湿効果のうち，「ワセリン」が皮膚表面に被膜を作って水分の蒸発を防ぐものは「エモリエント効果」，「ヘパリン類似物質」や「尿素」などが角質層内で水分子を引き付けて水分保持力を高めるものは「モイスチャー効果」と呼ばれます．

病院受診のトリアージ

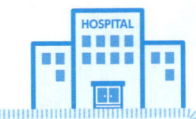

■ アトピー性皮膚炎

　アトピー性皮膚炎の治療を自己流で行うことは，再燃・悪化のリスクが非常に高い（☞ p.287）ため，病院を受診し，医師の指示に従って治療を行う必要があります．ただし，OTCには医療用と同じ成分の「保湿剤」が販売されているため，スキンケアのための「保湿剤」の買い足しを希望された場合には，OTCの販売も選択肢（☞ p.312）になります．

その他，「第11章 痒み止め（外用）」のトリアージも参照（☞ p.268）

 豆知識

「保湿剤」の濫用による医療費圧迫問題

　「ヘパリン類似物質」の医療用製剤『ヒルドイド』を，美容目的で使用する人が増え，医療費を圧迫していることが問題視され，処方制限をかけることも議題に挙がっています[1]．SNSなどでも美容目的での使用を勧めている情報が多く拡散されていますが，こうした不適切な使用は副作用リスクがあるだけでなく，本来薬を必要としているアトピー性皮膚炎の患者へ薬が十分に行き渡らなくなる要因にもなります．保険診療の悪用には注意が必要です．

1）産経ニュース 2018年1月24日「医療用保湿剤「ヒルドイド」，処方制限は見送り」

 こぼれ話　アトピー性皮膚炎の重症化・合併症による入院症例のうち，44％は民間療法による不適切な治療が原因だという調査報告があります（日皮会誌，110：1095-1098, 2000）．適切な情報提供や受診勧奨は，きわめて重要です．

使い分けフローチャート

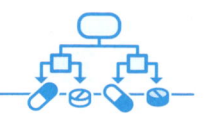

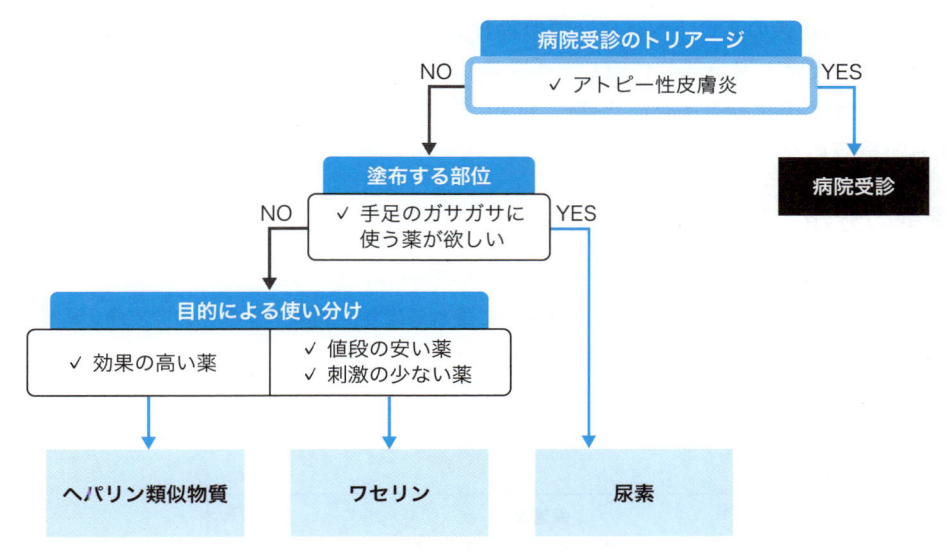

病院受診のトリアージ
✓ アトピー性皮膚炎
NO　　　　YES

病院受診

塗布する部位
✓ 手足のガサガサに
　使う薬が欲しい
NO　　　　YES

目的による使い分け
✓ 効果の高い薬　　✓ 値段の安い薬
　　　　　　　　　✓ 刺激の少ない薬

ヘパリン類似物質　　ワセリン　　尿素

●基本方針●

「保湿剤」は，大きく分けて「ヘパリン類似物質」・「ワセリン」・「尿素」の3種類があります．効果が高いのは「ヘパリン類似物質」ですが，コストパフォーマンスの点で優れるのは「ワセリン」です．手や足・かかとなど皮膚の厚い部分には「尿素」も選択肢になります．いずれの場合も，保湿を目的に中〜長期的に使い続けるのであれば，「鎮痒薬」や「抗ヒスタミン薬」などの成分が入っていないものを選ぶのが無難です．「ステロイド」外用剤と重ね塗りすることもできます．

◆ 値段は高くても，よく効く薬 ──────→「ヘパリン類似物質」の製剤（☞p.306）
◆ べたつかない保湿剤 ──────→「ヘパリン類似物質」のジェル製剤
◆ コストパフォーマンスのよい薬 ──────→「ワセリン」だけの製剤（☞p.306）
◆ 皮膚に刺激の少ない薬 ──────→「ワセリン」だけの製剤（☞p.306）
◆ 手足やひざ・かかとのガサガサに使う ──→「尿素」の製剤（☞p.306）
◆ 皮膚科の薬で治らない ──────→ 基本的に，皮膚科で処方される薬の方が安全で効果的（☞p.284）
◆ 処方された保湿剤を買い足したい ──→ 処方された「保湿剤」と同じ成分のもの（☞p.312）
◆ おむつかぶれ・手湿疹 ──────→ 何度も塗り直しをするなら「酸化亜鉛」，重症なら「ステロイド」（☞p.283）
◆ 痒みのあるときにだけ使う ──────→「鎮痒薬」や「抗ヒスタミン薬」の配合された製剤（☞p.310）
◆ 痒み・炎症の症状がひどい ──────→「保湿剤」を，「ステロイド」外用剤（☞p.313）と重ね塗りするのも可

第12章 保湿剤

こぼれ話　「ヘパリン類似物質」の医薬部外品（Carté ヒルドイド）が，高機能スキンケア商品としてコーセーマルホファーマから発売されます．

分類と特徴

「保湿剤」は，効果の高い「ヘパリン類似物質」，コストパフォーマンスに優れる「ワセリン」，手足やかかと等の皮膚の厚い部位に適した「尿素」の3種類を，薬を使う目的によって使い分けます．痒みなどの自覚症状があるときにだけ使うのであれば，「鎮痒薬」や「抗ヒスタミン薬」の配合された薬も選択肢になります．

保湿剤の分類

ヘパリン類似物質：保湿効果は高いが，全般的に値段も高い

ワセリン：値段が安くコストパフォーマンスに優れるほか，刺激も少ないので皮膚の弱い人にも適する

尿素：角質の厚い皮膚に効果的なため，主に手足に使う

使い分けのポイント

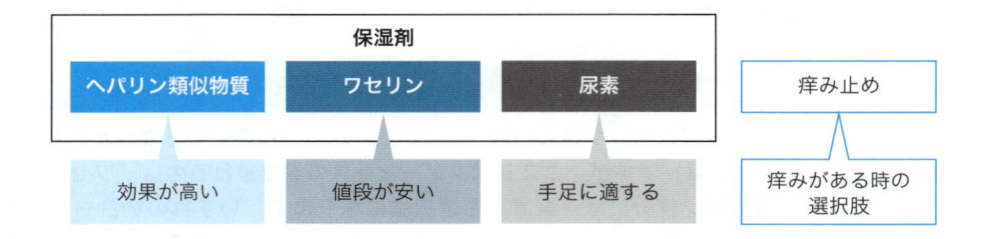

● コストパフォーマンスによる使い分け

効果の高さでは「ヘパリン類似物質」，値段の安さや刺激の少なさでは「ワセリン」が優れています（☞ p.306）．必要時に少しだけ使うのか，全身の肌の乾燥にしばらく使い続けるのか，使用目的によって値段との相談が必要です．

● 使用部位による使い分け

「尿素」は角質の水分保持力を高めるとともに，古くなった角質を溶かして剥がす作用があります．そのため，角質の多い手や足の皮膚がガサガサしているような場合に適しています （☞ p.306）．

● 成分による使い分け

肌が乾燥しているときは，薬などに対しても敏感になっています．そのため，保湿を目的に中〜長期的に使うのであれば「保湿剤」以外に余計な成分の入っていない製剤を選んだ方が，副作用のリスクを抑えられます．痒みなどの不快な症状がある時に「痒み止め」として使うのであれば，「鎮痒薬」や「抗ヒスタミン薬」の配合された製剤も選択肢になります （☞ p.310）．

こぼれ話　『ヒルドイド（一般名：ヘパリン類似物質）』のソフト軟膏を「ワセリン」で希釈すると，保湿効果が弱まってしまうことがわかっています（薬学雑誌，137：763–766, 2017）．

■ 主な保湿剤

商品名 ＼ 成分名	保湿剤			鎮痒薬	抗ヒスタミン薬	局所麻酔薬	抗炎症薬	ビタミン			生薬	組織修復薬	清涼剤			
	ヘパリン類似物質	ワセリン	尿素	クロタミトン	ジフェンヒドラミン	リドカイン	グリチルリチン酸類	ビタミンA油	トコフェロール	パンテノール	アロエ	アラントイン	メントール	カンフル	香料	
アットノンコンシーラータイプ	●															
テレスHi クリームH	●															
ピアソンHP ローション	●															
ヒフメイド油性クリーム	●															エタノール無
ヘパドロイド油性クリーム	●															エタノール無
ヘパソフト プラス	●			●	●					●						
ドライリペアクリーム	●				●											
イハダ ドライキュア乳液	●				●				●			●				
さいき 治療ローション	●						●					●				
アットノンEX クリーム	●						●					●				
アットノンEX ジェル	●						●					●			●	
ヘパリペア	●							●							●	
日本薬局方 白色ワセリン		●					添加物なし									
プロペト ホーム		●					添加物なし									
ケラチナミンコーワ 20％尿素配合クリーム			20													
コートf レグケア			20				●		●							
パスタロンM20％			20				●		●							
フェルゼアHA20 クリーム			20				●		●							
チョコラ ザーネプラス			20				●									
メンソレータム やわらか素肌クリームU			20						●				●			
ウレパールプラス クリーム			10		●	●			●					●		
メンタームEX プラス			10		●	●			●					●		
ケラチナミンコーワ アロマハンドクリームL/J/R			10				●								●	指定医薬部外品
資生堂 尿素10％クリーム			10				●		●							指定医薬部外品
間宮アロエ軟膏a	配合なし										●					

「ワセリン」は有効成分として配合されているものを記載（基剤としての使用は含まない）
「尿素」の20は20％製剤，10は10％製剤を示す

■ 主な有効成分の特徴

以下は各成分を単独で使用した場合の情報であり，実際の商品を選ぶ際には「一緒に配合された他の成分」の短所やリスクも考慮する必要があります．

ヘパリン類似物質 heparinoid （保湿剤）

商品例	アットノン，テレスHiクリームH，ヒフメイド油性クリーム，ヘパソフトなど
医療用	ヒルドイド

長 所	• 医療用の『ヒルドイド』と同じ成分．多くの親水基をもつため水分子を集めて保持する作用がある[1] • 水分保持能力は「ワセリン」よりも高く[2]，優れた保湿剤として医療現場でも広く使われている • 傷痕（肥厚性瘢痕・ケロイド）の予防や治療にも使われることがある[1]
短 所	• 薬自体が高価なため，使い続けるには経済的負担が大きくなる傾向にある
本成分の留意点	妊娠・授乳中 ▶ 可
妊娠・授乳中	○ • 分子量が非常に大きく，皮膚から吸収されることはないと考えられる • 医療用の薬も，特に妊娠・授乳中の使用は制限されていない[1]

ワセリン vaseline （保湿剤）

商品例	日本薬局方「白色ワセリン」，プロペトホーム
医療用	日本薬局方「白色ワセリン」，プロペト

長 所	• 多くの外用薬で，ベースとなる基剤としても使われている成分 • 皮膚の表面に膜をつくり，皮膚の水分が乾燥するのを防ぐ効果がある • 「ワセリン」単独の製剤では添加物も全く使われておらず，皮膚への刺激が非常に少ない[3] • 非常に値段が安く，コストパフォーマンスに優れている
短 所	• 塗布した際，ややべたつきを感じることがある
本成分の留意点	妊娠・授乳中 ▶ 可
妊娠・授乳中	○ • 多くの外用剤の基剤としても使われ，安全性は確認されていると考えられる • 医療用の薬も，特に妊娠・授乳中の使用は制限されていない[3]

尿素 urea （保湿剤（皮膚軟化剤）)

商品例	ケラチナミンコーワ20％尿素配合クリーム，パスタロンM20％など
医療用	ウレパール，パスタロン

長 所	• 医療用の『パスタロン』と同成分．作用メカニズム上，手や足・かかとなど，角質の厚い部分で効果的 • 10％以下の製剤は保湿作用，それ以上の高濃度製剤では角質溶解作用を主に期待して使われている[4]
短 所	• 炎症や亀裂の起きている部位では刺激を感じることがあり，使わない方がよい[5] • 保湿剤としては副作用リスクがやや高め[6]で，特に濃度依存的に皮膚への刺激が強まる可能性がある[7]
本成分の留意点	妊娠・授乳中 ▶ 可
妊娠・授乳中	○ • 医療用の薬も，特に妊娠・授乳中の使用は制限されていない[5]

■ 参考文献

1) ヒルドイドソフト軟膏　インタビューフォーム

2) 野澤 茜，他：保湿剤の効果に及ぼす入浴と塗布時期の関係．日本皮膚科学会誌，121：1421-1426，2011

3) 日本薬局方「白色ワセリン」添付文書

4) Celleno L：Topical urea in skincare: A review. Dermatol Ther, 31：e12690, 2018 [PMID：30378232]

5) パスタロンクリーム　インタビューフォーム

6) van Zuuren EJ, et al：Emollients and moisturisers for eczema. Cochrane Database Syst Rev, 2：CD012119, 2017 [PMID：28166390]

7) Frosch PJ & Kligman AM：The chamber-scarification test for irritancy. Contact Dermatitis, 2：314-324, 1976 [PMID：145925]

■ 保湿剤に配合されているその他の成分

クロタミトン crotamiton　　　　　　　　　　　　　　　　　　　　　　　　　　　鎮痒薬

商品例	ヘパソフトプラス
作用	皮膚に軽い灼熱感を与え，競合的に痒みを隠す

特徴	• 医療用の『オイラックス』と同成分．速効性のある痒み止め • 蕁麻疹の痒みに対する対症療法として，ガイドラインでも選択肢にあげられている[1]
注意点	• 痒みに競合する軽い灼熱感を，熱感・刺激感という副作用として感じることがある[2]

ジフェンヒドラミン diphenhydramine　　　　　　　　　　　　　　　　　　　　抗ヒスタミン薬

商品例	ヘパソフトプラス，ドライリペアクリーム，メンタームEXプラスなど
作用	アレルギー性の痒み・腫れを抑える

特徴	• 医療用の『レスタミンコーワ』と同成分．アレルギー性の皮膚症状（痒み・発赤・腫脹）に効果がある[3] • 蕁麻疹の痒みに対する対症療法として，ガイドラインでも選択肢にあげられている[1]
注意点	• 痒みによく用いられているが，効果の根拠は乏しいとされている[4]
類似薬	クロルフェニラミン

リドカイン lidocaine　　　　　　　　　　　　　　　　　　　　　　　　　　　　局所麻酔薬

商品例	ウレパールプラスクリーム，メンタームEXプラス
作用	皮膚の知覚を一時的に麻痺させ，痒み・痛みなどの不快感を和らげる

特徴	• 医療用の『キシロカイン』と同成分．皮膚の掻痒を鎮める作用があるとされている[5]
注意点	• 薬剤性の皮膚炎を起こす頻度も高い[6]ため，保湿だけが目的の際は避ける
類似薬	ジブカイン

グリチルリチン酸 glycyrrhizic acid　　　　　　　　　　　　　　　　　　非ステロイドの抗炎症薬

商品例	アットノンEX，フェルゼアHA20クリームなど
作用	皮膚の炎症を抑える

特徴	• ステロイドではない抗炎症成分
注意点	• この成分単独で，皮膚の炎症を十分に改善できるという報告はない
類似薬	グリチルレチン酸，グリチルリチン酸二カリウム

ビタミンA油 vitamin A oil　　　　　　　　　　　　　　　　　　　　　　　　　ビタミンA

商品例	ヘパリペア
作用	皮膚の角化を正常化する

特徴	• 医療用の『ザーネ』と同じ成分で，皮膚の角化（角質が厚くなること）を治療する薬として使われている[7]
注意点	• 紅斑・痒みなどの副作用を起こすことがある[7]

こぼれ話　OTCの『チョコラザーネプラス』に配合されているのは「トコフェロール（ビタミンE）」ですが，医療用の『ザーネ軟膏』の成分は「ビタミンA」です．

トコフェロール tocopherol `ビタミンE`

商品例 パスタロン M20％，メンターム EX プラス
作用 皮膚の血流促進

特徴	• 医療用の『ユベラ』に使われている成分で，肌荒れや乾燥肌など軽度の皮膚症状に使われる
注意点	• 化粧品や多くの外用剤にも使われているが，皮膚疾患への効果は定かではない[8]

パンテノール panthenol `ビタミンB類`

商品例 ヘパソフトプラス
作用 皮膚の水分保持・弾力の維持

特徴	• 保湿剤として，角質の水分保持や，皮膚の弾力性・柔軟性の維持の効果が報告されている[9]
注意点	• 効果はやさしめで，医療用としては使われていない

アロエ aloe `生薬`

商品例 間宮アロエ軟膏a
作用 患部を清潔にする

特徴	• 古代から薬用として使われてきたもので，「キダチアロエ」や「ケープアロエ」は日本薬局方にも掲載 • 軽い日焼けや火傷の症状を緩和する効果がいくつか報告され，選択肢として提示されている[10]
注意点	• 質の高い臨床研究は少ない[11]

アラントイン allantoin `組織修復薬`

商品例 アットノンEX，さいき治療ローション
作用 皮膚の炎症を抑える

特徴	• 皮膚を修復する作用があり，化粧品などにも使われている
注意点	• 保湿効果は報告されていない

メントール l-menthol `清涼・芳香剤`

商品例 メンソレータムやわらか素肌クリームU
作用 使用した際に爽快感が得られる

特徴	• 「ハッカ」や「ミント」に含まれる精油で，ガムや歯磨き粉の味付け・香り付けにも使われている添加物 • 使用した際の爽快感・清涼感が得られる
注意点	• 皮膚が乾燥していたり，傷があったりすると，刺激を感じることがある
類似薬	カンフル

こぼれ話 「アロエ」は便秘薬としても使われていますが，妊娠・授乳中の使用はリスクがあり禁忌に指定されています（☞p.195）．自然由来のものは何となく安全そう，と根拠なく判断しないよう注意が必要です．

■ 参考文献

1）日本皮膚科学会蕁麻疹診療ガイドライン改定委員会：蕁麻疹診療ガイドライン2018．日本皮膚科学会雑誌，128：2503-2524, 2018

2）オイラックスクリーム　添付文書

3）レスタミンコーワクリーム　添付文書

4）Eschler DC & Klein PA：An evidence-based review of the efficacy of topical antihistamines in the relief of pruritus. J Drugs Dermatol, 9：992-997, 2010 ［PMID：20684150］

5）Patel T & Yosipovitch G：Therapy of pruritus. Expert Opin Pharmacother, 11：1673-1682, 2010 ［PMID：20426711］

6）厚生労働省「重篤副作用疾患別対応マニュアル（薬剤による接触皮膚炎）」

7）ザーネ軟膏　インタビューフォーム

8）Keen MA & Hassan I：Vitamin E in dermatology. Indian Dermatol Online J, 7：311-315, 2016 ［PMID：27559512］

9）Ebner F, et al：Topical use of dexpanthenol in skin disorders. Am J Clin Dermatol, 3：427-433, 2002 ［PMID：12113650］

10）Database of Abstracts of Reviews of Effects（DARE）：Quality-assessed Reviews［Internet］：https://www.crd.york.ac.uk/CRDWeb/Homepage.asp

11）Dat AD, et al：Aloe vera for treating acute and chronic wounds. Cochrane Database Syst Rev：CD008762, 2012 ［PMID：22336851］

豆知識

医薬品・医薬部外品・化粧品の違い

　一般的なスキンケア用品は，法律によって「医薬品」・「医薬部外品」・「化粧品」のいずれかに分類されますが，使用目的や許可された表記などが明確に区別されています．

	目的	
医薬品	病気の治療・予防	厚生労働省によって効能・効果が認められたもの（医療用医薬品，要指導医薬品，第1〜3類医薬品）
医薬部外品	衛生・清潔感の維持 不快感の解消	厚生労働省が認めた有効成分が一定量配合されたもの「薬用化粧品」と表記されることも
化粧品	身体を美化し健やかに保つ	医薬品や医薬部外品と比べ，作用が穏やかなもの「効能・効果」を謳うことは認められていない

　特に，「医薬品」では「便秘を解消する」といった効能・効果の表記が可能であるのに対し，「医薬部外品」で可能な表記は「腸の調子を整える」など厚生労働省が認めた「緩和な作用」に限られ，「化粧品」では効能・効果の表記は認められていません．薬剤師や登録販売者が商品の説明をする際にも注意が必要です．

 こぼれ話　せっけんなどを使った頻繁な「手洗い」は肌荒れの原因になりますが，これは普通のハンドクリームでも軽減できることが報告されています（BMC Dermatol, 6：1, 2006 ［PMID：16476166］）．

現場で役立つQ&A

Q1 「保湿剤」はどれを選んでも同じ？

A：✖ 目的に応じて使い分ける

OTCとして販売されている「保湿剤」は，基本的に「ヘパリン類似物質」・「ワセリン」・「尿素」が主成分です．効果の高い「ヘパリン類似物質」，安価でコストパフォーマンスに優れた「ワセリン」，手足など角質の厚い部分に適した「尿素」と，それぞれ使用目的によって使い分けるのがお勧めです．

■ 保湿剤ごとの明確な優劣はない

保湿剤ごとに実際の治療効果を比較した臨床試験はほとんどなく，現状で明確な優劣はつけられていません[1]．そのため，角質での水分保持力を保湿効果の1つの指標として参考にしながら，値段や使用目的によって選びます．

	保湿効果	100 gの値段	コストパフォーマンス	適した場面
ヘパリン類似物質	高	2,000～3,000円	低	短期集中的に使う場合
ワセリン	中	120～400円	高	長期で使用を続ける場合
尿素	中	600～1,300円	中	手足など角質の厚い部位

■ 「ヘパリン類似物質」の高い保湿効果

「ヘパリン類似物質」による角質の水分保持力は「ワセリン」の2.5倍とする報告があり[2]，医療現場でも最も高い効果が期待できる保湿剤として使用されています．しかし，「ワセリン」の10倍以上も高価なため，使い続ける際は少しランニングコストも考慮する必要があります．また，傷のある部分に使用すると刺激を感じることがあります．

■ 「ワセリン」の優れたコストパフォーマンス

「ワセリン」は500 gのものでも600～800円程度で購入できる，非常に安価な保湿剤です．「ワセリン」以外の有効成分や添加物を一切含んでいない (☞p.310) ため，皮膚への刺激がきわめて少ないのも特徴です．

保湿剤によるスキンケアは，しっかりと十分な量を塗布すること (☞p.309) や根気よく使い続けることが重要です．**値段を気にせずたっぷりと塗布できる「ワセリン」は，結果として「ヘパリン類似物質」よりも効果的**な場合が多々あります．

■ 「尿素」が適した，角質の厚い部位の保湿

「尿素」は，保湿だけでなく角質を溶かして剥がす作用があり，角質の厚い部位（手足やかかと・ひじ・ひざ・くるぶし）の皮膚を滑らかにする効果があります[3]．そのため，これらの部位で皮膚が硬くなりガサガサしているような場合に適しています．ただし，炎症のある部位に使うと刺激を感じることがあります．

こぼれ話 「ヘパリン類似物質」は，構造内に多数の親水基をもつ多糖体で，強力な保湿作用をもっています．分子量がきわめて大きい物質のため，基本的に皮膚から吸収されることはないと考えられます．

　なお，ガイドラインでも 10 ％と 20 ％の厳密な使い分けの基準は示されていません[4]が，**「尿素」は 10 ％以下の製剤は保湿剤，それ以上の高濃度製剤は角質溶解剤として**主に使用されています[5]．ただし，濃度が高くなれば刺激を感じやすくなる[6]ため，肌が敏感な場合は 10 ％製剤 (☞ p.314) に切り替えるなどの対応が必要です．

■ 参考文献

1）Lindh JD & Bradley M：Clinical effectiveness of moisturizers in atopic dermatitis and related disorders：a systematic review. Am J Clin Dermatol, 16：341-359, 2015 ［PMID：26267423］

2）野澤 茜，他：保湿剤の効果に及ぼす入浴と塗布時期の関係．日本皮膚科学会誌，121：1421-1426, 2011

3）パスタロンクリーム　インタビューフォーム

4）日本皮膚科学会，日本アレルギー学会，アトピー性皮膚炎診療ガイドライン作成委員会：アトピー性皮膚炎診療ガイドライン2018．日本皮膚科学会雑誌，128：2431-2502, 2018

5）Celleno L：Topical urea in skincare: A review. Dermatol Ther, 31：e12690, 2018 ［PMID：30378232］

6）Frosch PJ & Kligman AM：The chamber-scarification test for irritancy. Contact Dermatitis, 2：314-324, 1976 ［PMID：145925］

豆知識

「ベース（基剤）」も考慮すれば，より細かな対応が可能

　「保湿剤」の効果や使用感を考える際は，有効成分だけでなく，ベース（基剤）による使用感や効果の違いも考える必要があります．基本的に，軟膏剤は刺激が少ない反面べたつきが強く，液剤・ローション剤は使用感がよい反面刺激が強いという一長一短の特徴があり，クリーム剤はその中間くらいです (☞ p.241)．

　このベース（基剤）に使われている成分は，多くの場合「添加物」に記載されているため，以前使っていたものや医療用のものと使用感の似た製剤を選ぶ場合は参考になります．

剤形	よく用いられている基剤
軟膏・クリーム	ワセリン，スクワラン，流動パラフィン，セレシン，サラシミツロウ，プラスチベース など
液・ローション	グリセリン，セタノール，マクロゴール など

 こぼれ話　尿素10％の製剤は，医薬品ではなく医薬部外品のハンドクリームとして販売されているものがたくさんあります．

Q2 「保湿剤」はお風呂上がりにすぐ塗るべき？

A：△ お風呂上がりが最適だが，30分以内くらいを目安にしていればよい

　「保湿剤」はお風呂上がりに塗布するのが効果的とされています．その際，皮膚が乾燥してしまう前に塗布する必要がありますが，おおむね30分以内であれば十分と言えます．1分1秒を争って塗布するよりも，無理なく継続できる方法を指導することが大切です．

■ 保湿剤は，入浴直後が効果的

　「保湿剤」を使ったスキンケアは，1日1回よりも1日2回の方が効果的で，そのうち1回は入浴直後に行うのがよいとされています[1]．これは，入浴後の皮膚からは水分が急速に蒸発・拡散し，すぐに乾燥してしまうからです．そのため，**入浴による発汗やほてりが治まった時点ですみやかに「保湿剤」を使う**ことが推奨されています[1]．

　こうした「保湿剤」による適切なスキンケアは，アトピー性皮膚炎の再燃リスクを3〜5割近く軽減できることも報告されている[2,3]など，非常に重要な意義があります．

■ 負担が少なく継続できるスキンケアの方法を

　「お風呂上がりすぐ」というタイミングを強く意識するあまり，「保湿剤」の塗布が億劫になってしまっては元も子もありません．特に，薬剤師や登録販売者が「保湿剤はお風呂上がりすぐに塗布してください」と指導すると，母親がずぶ濡れの状態のまま1分1秒を争い，風邪をひきそうになりながら子どもの保湿剤を塗布する，といった事態を招くことにもなりかねません．こういった無理なスキンケアは長続きしないため，できるだけ負担が少なく継続できる方法を提示する必要があります．

　「保湿剤」を塗布するのは，お風呂上がりの早いうちに行うのが理想ですが，アトピー性皮膚炎の子どもを対象にした研究で，**入浴1分後と30分後で大きな差はなかったとする報告**もある[4]ため，おおむね30分以内を目安にした指導がよいと考えられます．

> 保湿剤 ← 1日2回（うち1回は入浴直後）が効果的
>
> ↓
>
> 早いに越したことはないがおおむね「30分以内」を目安に

■ 経済的な負担も考慮する

　スキンケアを目的に使用する場合，「保湿剤」は思っているよりも多くの量（☞ p.309）を塗布する必要があります．「ヘパリン類似物質」は高価なため，薄くのばして使う人が少なくありません．しかし，適切な量を使わなければ十分な効果は得られません．薬代が嵩むという場合には，安価で購入できる「ワセリン」（☞ p.306）の製剤がよい選択肢になります．

■ 参考文献

1）日本皮膚科学会，日本アレルギー学会，アトピー性皮膚炎診療ガイドライン作成委員会：アトピー性皮膚炎診療ガイドライン2018．日本皮膚科学会雑誌，128：2431-2502，2018

2）Ma L, et al：Prolonging time to flare in pediatric atopic dermatitis：a randomized, investigator-blinded, controlled, multicenter clinical study of a ceramide-containing moisturizer. Adv Ther, 34：2601-2611, 2017 [PMID：29143926]

3）Wirén K, et al：Treatment with a barrier-strengthening moisturizing cream delays relapse of atopic dermatitis: a prospective and randomized controlled clinical trial. J Eur Acad Dermatol Venereol, 23：1267-1272, 2009 [PMID：19508310]

4）Chiang C & Eichenfield LF：Quantitative assessment of combination bathing and moisturizing regimens on skin hydration in atopic dermatitis. Pediatr Dermatol, 26：273-278, 2009 [PMID：19706087]

Q3 「保湿剤」は，薄くのばして使うのがよい？

A：✖ 保湿剤は，思っているよりもたくさん使う必要がある

「保湿剤」はあまり薄くのばしてしまうと，十分な効果が得られません．使うべき「保湿剤」の目安量はさまざまありますが，**塗布した後の肌にティッシュが付着するくらい**が，説明の際にはわかりやすく便利です．

■「保湿剤」の適量～finger tip unit という目安

「保湿剤」の塗布量を考える際には，「finger tip unit：FTU」という指標が役立ちます[1]．これは，**成人の人差し指の先端から第一関節部まで，外用剤をチューブから押し出した量（1FTU＝約0.5 g）**が，手のひら2枚分の面積に対する適量，というものです[2,3]．ただし，これは男女差がある上，チューブの口径によっても異なるため，あくまで目安として扱います．

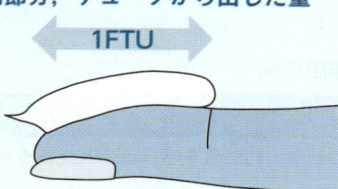

第一関節分，チューブから出した量
1FTU

5 mm径のチューブで1FTUを出した際の量[4]
男性：平均0.49 g
女性：平均0.43 g

容器による1FTUの量[4]
5 g容器　：0.22～0.25 g　　25 g容器：0.45～0.54 g
10 g容器：0.31～0.34 g　　50 g容器：約0.74 g

■ 身体の各部位に必要な「保湿剤」の量

身体の各部位に，どれだけの量の「保湿剤」が必要かを「FTU」で示す目安[2]は，思っているよりも多くの量を使う必要があるということを説明する際の事例として役立ちます．

しかし，「FTU」はあくまで目安であり，この数値を基に厳密に計量して塗布する必要はありません．通常は**「塗布した後の肌にティッシュが付着するくらい」**という指導が適しています．

		必要なFTUの量（5 mm径チューブで出した際の1.0 FTU＝0.5 g換算）				
		成人	6～10歳	3～5歳	1～2歳	1歳未満
顔・首		2.5	2.0	1.5	1.5	1.0
体幹	腹面	6.7	3.5	3.0	2.0	1.0
	背面	6.8	5.0	3.5	3.0	1.5
腕		3.3	2.5	2.0	1.5	1.0
手		1.2				
脚		5.8	4.5	3.0	2.0	1.5
足		1.8				

■ 参考文献

1）日本皮膚科学会 蕁麻疹診療ガイドライン改定委員会：蕁麻疹診療ガイドライン2018, 日本皮膚科学会雑誌，128：2503-2624, 2018

2）Long CC & Finlay AY：The finger-tip unit--a new practical measure. Clin Exp Dermatol, 16：444-447, 1991 [PMID：1806320]

3）Long CC, et al：The rule of hand：4 hand areas = 2 FTU = 1 g. Arch Dermatol, 128：1129-1130, 1992 [PMID：1497374]

4）Finlay AY, et al："Fingertip unit" in dermatology. Lancet, 2：155, 1989 [PMID：2567912]

こぼれ話　ローション剤の場合，1円玉の大きさに出したものが約0.5 g＝1.0 FTUとされています（マルホ：製品情報「ヒルドイドの使い方」）．

第12章 保湿剤

Q4 いろいろな成分の入った「保湿剤」の方が，乾燥を防げる？

A:☒ 保湿を目的に使い続けるのであれば，余計な成分は入っていないものの方がよい

　OTCの「保湿剤」には，痒みにも対応できるよう「鎮痒薬」や「抗ヒスタミン薬」・「局所麻酔薬」・「抗炎症薬」などが配合された製剤もあります．しかし，これらの成分で保湿効果が高まることはないため，保湿を目的に使うのであれば，余計な成分が入っていないものが適しています．

■ 配合された薬が多ければ，それだけ副作用のリスクは高くなる

　OTCの塗り薬には，1つでいろいろな状況に対応できるよう多種多様な薬が配合されたものがあります．こうした製剤は，それ1つでさまざまな状況に対応できるため，常備薬としては非常に便利な薬です．しかし，これらの薬を併用しても「保湿」の効果が高まることはありません．むしろその便利さの代償として，本来は不要な薬をたくさん使うことになり，それだけ副作用のリスクも高くなることに注意が必要です (☞ p.284)．

「保湿剤」に配合された成分で起こり得る副作用の例

成分	分類	リスク
クロタミトン	鎮痒薬	一過性の刺激・灼熱感を感じることがある[1]
ジフェンヒドラミン	抗ヒスタミン薬	皮膚の発赤・痒みといった過敏症が起こることがある[2]
リドカイン・ジブカイン	局所麻酔薬	薬剤性の皮膚炎を起こすリスクが高く，注意喚起もされている[3]
ビタミンA油	ビタミン	皮膚の紅斑・発疹といった過敏症が起こることがある[4]
メントール・香料	清涼剤・香料	特に皮膚が乾燥している時などは，刺激を引き起こすことが懸念されている[5]

　特に，皮膚が乾燥しているときはさまざまな刺激に反応しやすく，痒みや炎症が起こりやすい状態です．痒みの予防を目的に「保湿」を行うのであれば，**副作用のリスクを低く抑えられる「保湿剤」単独の製剤**を選ぶのがお勧めです．

「保湿剤」単独の製剤の例

	商品名
ヘパリン類似物質	アットノンコンシーラータイプ，テレスHiクリームH，ヒフメイド油性クリーム，ヘパドロイド油性クリーム
ワセリン	日本薬局方「白色ワセリン」，プロペトホーム
尿素	ケラチナミンコーワ20％尿素配合クリーム

　また，「尿素」製剤にはハンドクリーム（医薬部外品）として販売されているものもあります．低濃度の方が刺激は少ない傾向にある[6]ため，20％製剤で刺激を感じる場合には，10％製剤のものを医薬品以外 (☞ p.314) から探してみるのも選択肢になります．

■「痒み止め」と「保湿剤」が配合された製剤の使いどころ

　「痒み止め」と「保湿剤」がどちらも配合された薬は，乾燥によって肌に痒みがあるときに**痒みの対症療法と悪化防止を同時に行える**ため，非常に便利です．ただし，中〜長期的なスキンケアを目的に使うのであれば，不必要な薬を使わなくてすむよう，痒みが治まった時点で「保湿剤」単独の製剤に切り替えるのが無難です．

 こぼれ話　「ワセリン」は，花粉症対策として鼻に塗布するという使い方もあります (☞ p.69)．

■ 参考文献

1）オイラックスクリーム　添付文書

2）レスタミンコーワクリーム　添付文書

3）厚生労働省「重篤副作用疾患別対応マニュアル（薬剤による接触皮膚炎）」

4）ザーネ軟膏　添付文書

5）日本皮膚科学会，日本アレルギー学会，アトピー性皮膚炎診療ガイドライン作成委員会：アトピー性皮膚炎診療ガイドライン2018．日本皮膚科学会雑誌，128：2431-2502，2018

6）Frosch PJ & Kligman AM：The chamber-scarification test for irritancy. Contact Dermatitis, 2：314-324, 1976
　　[PMID：145925]

第12章
保湿剤

💡 豆知識

「ラテックスアレルギー」と，果物との交差反応性

　手荒れの防止に使う「ゴム手袋」で，稀にラテックスアレルギーを起こすことがあります．ケアも行い，手袋も使っているのに手荒れが治まらないという場合には，このアレルギーの可能性を考える必要があります．

　また，ラテックスと交差反応性を示しやすいものに，「アボカド」・「栗」・「バナナ」・「キウイフルーツ」があげられます[1]．これらの果物にアレルギーのある人は，ラテックスアレルギーにも十分な注意が必要です．

　1）『食物アレルギー診療ガイドライン2016（2018年改訂版）』（海老澤元宏，伊藤浩明，藤澤隆夫/監），協和企画，2018

 こぼれ話　「ワセリン」は涼しい場所に保管するよう定められていますが，冷蔵庫で保管すると硬くなり，塗布しにくくなることがあります．

Q5 痒みなどの自覚症状がなければ，保湿はしなくてもよい？

A：△ 痒み・湿疹の予防にも効果的なため，ぶり返している場合は続けた方が
よい

「保湿剤」は，痒み・湿疹のぶり返しを防ぐ効果があります．痒み・湿疹をくり返している場合
には，症状のない期間にも「保湿剤」によるスキンケアを続けることが大切です．

■「アトピー性皮膚炎」の再燃リスクも減らす，侮れない「保湿剤」の効果

皮膚の乾燥は，痒みやアトピー性皮膚炎の原因になる[1]ため，痒み・湿疹を繰り返している場
合には**「保湿剤」によるスキンケアで予防**することが重要です．特に治療が難しいアトピー性皮膚
炎でも，「ステロイド」外用剤で痒みや炎症などの自覚症状が落ち着いた後も「保湿剤」による適
切なスキンケアを続けることで，再燃リスクを3〜5割軽減するとともに，再燃までの日数も大き
く遅らせることができます[2,3]．このことから，「保湿剤」によるスキンケアはガイドラインでも最
も高い「推奨度1」で推奨されている[1]など，その効果は侮れません．

アトピー性皮膚炎は再燃・悪化のリスクが高いため，OTCでのセルフケアではなく，皮膚科医
の指導のもとに行う必要があります (☞ p.287)．しかし，「混雑した病院を受診するのが面倒」とい
う理由から，痒みなどの自覚症状がなくなった時点で治療を中断してしまう人が少なくありませ
ん．こういった場合でも，**スキンケアのための「保湿剤」だけであれば，OTCで代用することも
可能**です．アトピー性皮膚炎の人を十把一絡げに門前払いするのではなく，何を求めてOTCを探
しているのかを確認し，継続した病院受診を勧めるのかOTCを選択肢にあげるのかを考える必要
があります．

アトピー性皮膚炎の患者からの要望	すべき対応
炎症を治療できる「ステロイド」外用剤が欲しい	OTCによる治療はリスクが高いため，病院受診を勧める
自覚症状が治まってきたので「保湿剤」に切り替えたい	自己判断による切り替えはせず，医師の指示に従う
予防のためのスキンケアに使う「保湿剤」を買い足したい	病院で処方されている保湿剤と同じものが選択肢になる（ただし，定期的な通院は続けるよう指導が必要）

医療用の「保湿剤」の成分

『ヒルドイド』，『ビーソフテン』など	ヘパリン類似物質
『プロペト』，『白色ワセリン』など	ワセリン
『ウレパール』，『パスタロン』など	尿素

■「保湿剤」を使う際の注意点

「保湿剤」の効果を十分に得るためには，以下のような点に注意し，適切に根気よく使用する必
要があります．

    ✓ どの薬を選ぶかよりも，根気よく続けられるものを選ぶことが大切 (☞ p.306)

    ✓「お風呂上がり」の塗布が効果的だが，無理なく続けられることが大切 (☞ p.308)

    ✓ 薄くのばし過ぎず，十分な量を塗布することが大切 (☞ p.309)

　特に害がなければ，好きな「香料」の入った製剤や使い心地のよい「清涼剤」の入った製剤を選ぶことも選択肢になりますが，症状がないのに「痒み止め」などの成分が入った製剤を使わない (☞ p.310) という視点も重要です.

■ 参考文献

1）日本皮膚科学会，日本アレルギー学会，アトピー性皮膚炎診療ガイドライン作成委員会：アトピー性皮膚炎診療ガイドライン2018. 日本皮膚科学会雑誌，128：2431–2502, 2018

2）Chiang C & Eichenfield LF：Quantitative assessment of combination bathing and moisturizing regimens on skin hydration in atopic dermatitis. Pediatr Dermatol, 26：273–278, 2009 [PMID：19706087]

3）Wirén K, et al：Treatment with a barrier-strengthening moisturizing cream delays relapse of atopic dermatitis: a prospective and randomized controlled clinical trial. J Eur Acad Dermatol Venereol, 23：1267–1272, 2009 [PMID：19508310]

 豆知識

「保湿剤」と「ステロイド」は，どちらを先に塗布しても効果は変わらない

　「ステロイド」の塗り薬は，単独で使うよりも「保湿剤」と重ね塗りした方が，湿疹などに対する治療効果は高くなります[1]．このとき，「保湿剤」と「ステロイド」はどちらを先に使っても効果に大差はないことが報告されている[2]ため，塗布順序に強くこだわる必要はありません．

　ただし，塗り薬は「広く塗布する薬」を先に，「狭く塗布する薬」を後にして重ねるのが基本です．また，液剤・ローション剤の「保湿剤」を「ステロイド」の上から使うと，薬を洗い流してしまうことにもなるため，注意が必要です．

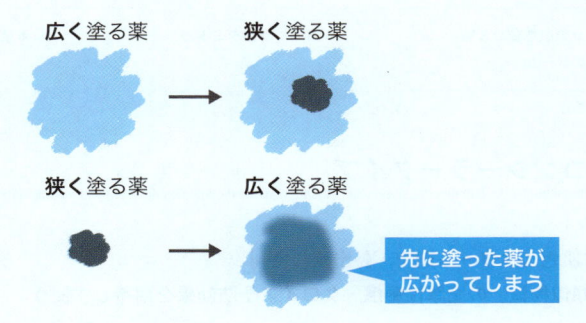

広く塗る薬 → 狭く塗る薬

狭く塗る薬 → 広く塗る薬　先に塗った薬が広がってしまう

1）Msika P, et al：New emollient with topical corticosteroid-sparing effect in treatment of childhood atopic dermatitis: SCORAD and quality of life improvement. Pediatr Dermatol, 25：606–612, 2008 [PMID：19067864]

2）Ng SY, et al：Does order of application of emollient and topical corticosteroids make a difference in the severity of atopic eczema in children? Pediatr Dermatol, 33：160–164, 2016 [PMID：26856694]

製剤上の特徴をもつOTC医薬品

日本薬局方「白色ワセリン」　（各社あり）

◎ **お勧めポイント**
- ↳「ワセリン」以外の成分・添加物が一切含まれておらず，皮膚にきわめてやさしい
- ↳ 500 g でも 700〜800 円程度で購入でき，十分な量の塗布 (☞ p.309) を実践しやすい

成分（100 g中）
- ●保湿：ワセリン100 g

プロペト ホーム　丸石製薬

◎ **お勧めポイント**
- ↳「ワセリン」単独の製剤で，持ち運びに便利なチューブタイプ
- ↳「白色ワセリン」より精製度が高く，塗り心地がなめらか

成分（100 g中）
- ●保湿：ワセリン100 g

ヘパドロイド油性クリーム　浅田飴

◎ **お勧めポイント**
- ↳「ヘパリン類似物質」単独の製剤で，エタノールも不使用の低刺激な配合
- ↳ 余計な成分やアルコール類を含まず，継続使用に適した保湿剤

成分（100 g中）
- ●保湿：ヘパリン類似物質0.3 g

ヘパソフト プラス　ロート製薬

◎ **お勧めポイント**
- ↳ 痒み止め (☞ p.267) として「鎮痒薬」と「抗ヒスタミン薬」を配合した保湿剤
- ↳ 乾燥で肌が痒い場合は，保湿をしながら痒みを抑えることができる

成分
- ●保湿剤：ヘパリン類似物質0.3 %
- ●鎮痒：クロタミトン
- ●抗ヒスタミン：ジフェンヒドラミン
- ●ビタミン：パンテノール

アットノン コンシーラータイプ　小林製薬

◎ **お勧めポイント**
- ↳ 傷痕を隠す肌色のクリーム剤で，外出時に便利
- ↳「ヘパリン類似物質」の肥厚性瘢痕・ケロイド予防効果を期待して使う

成分（100 g中）
- ●保湿：ヘパリン類似物質0.3 g

こぼれ話 「グリセリン」も保湿剤として使われることがあります（例：ヒビケア軟膏a）

ケラチナミンコーワ 20％尿素配合クリーム

興和

◉ **お勧めポイント**

↳ 20％「尿素」の単独製剤で，余計な成分を含まない

↳ 手足・ひじ・ひざ・かかと・くるぶしなど，角質の厚い部分のケアに

成分
● 保湿：尿素20％

ケラチナミンコーワ アロマハンドクリーム R/L/J

興和

◉ **お勧めポイント**

↳ ローズ・ラベンダー・ジャスミンの香りが選べる10％「尿素」製剤（指定医薬部外品）

↳ 手肌のケアに，楽しさや上品さをとり入れたいときに

成分
● 保湿：尿素10％　　　　　　　　● 抗炎症：グリチルレチン酸

間宮アロエ軟膏a

小林製薬

◉ **お勧めポイント**

↳ 「アロエ」を使った，刺激の少ない保湿剤

↳ 切り傷やひび・あかぎれ，火傷，日焼け，しもやけなどに広く使える選択肢として

成分
● 生薬：アコエ末0.5％，アロエ葉末2％

第12章 保湿剤

医療用の医薬品にはこんなものがある

「ヘパリン類似物質」の医療用製剤

商品名	● 『ヒルドイド（一般名：ヘパリン類似物質）』
特徴	● 「クリーム」・「ソフト軟膏」・「ゲル」・「ローション」・「フォーム（泡）」の製剤が販売されています． ● OTCのものと成分や濃度に違いはありません．

「尿素」の医療用製剤

商品名	● 『ウレパール（一般名：尿素）』，『パスタロン（一般名：尿素）』
特徴	● 医療用として用いられる「尿素」単独の製剤です． ● OTCと同様に，10％と20％の製剤を使い分けることがあります．

「ワセリン」の医療用製剤

商品名	● 『プロペト（一般名：白色ワセリン）』
特徴	● 医療用として用いられる「ワセリン」単独の製剤です． ● OTCのものと成分や濃度に違いはありません．

こぼれ話 500gの「ワセリン」の容器に指を直接突っ込んで薬を取っていると，薬が雑菌で汚染されてしまう原因になります．100円均一で売っている化粧品の小さな瓶・容器などに必要な分だけ小分けして使うのが便利です．

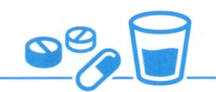

薬を使う目的

　口内炎は，口腔粘膜（頬の内側や唇・歯茎など）に起こる炎症性疾患の総称です．飲食の際に痛みを感じると摂食障害や咀嚼・嚥下障害の原因になる，口を動かしづらく会話が困難になるといったトラブルの原因になるため，抗炎症作用をもつステロイドや消炎薬の外用によって症状を緩和させます．

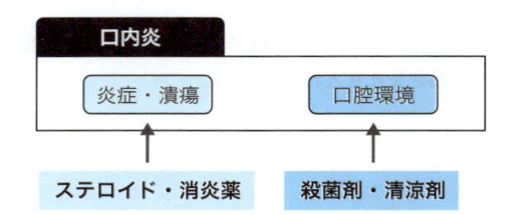

セルフメディケーションの位置づけ

　口内炎は短期間で治るものが多く，基本的にセルフメディケーションによって対応することができます．しかし，ウイルス性の感染症（例：ヘルペス）や自己免疫疾患（例：天疱瘡）でも口内炎は起こることがあります．こういった疾患はOTCで治療することができないため，薬を使っても症状が悪化している場合や，症状が長引く場合には病院受診を勧める必要があります．

	分類	効果	副作用	
推奨	ステロイド	高	低	ペーストや貼付剤で患部を保護できる，治療の基本となる薬
推奨	消炎薬（アズレン）	高	低	スプレー剤で手の届きにくい患部にも使用できる，治療の基本となる薬
選択肢	ビタミンB群（内服）	低	低	目立ったリスクが少なく，ある程度の効果も期待できる
選択肢	トラネキサム酸（内服）	低	低	外用が適さない場合には，選択肢になる

薬理作用

● ステロイド（トリアムシノロン）

　炎症を抑え，口内炎による潰瘍や痛みを軽減させます．

● 消炎薬（アズレン）

　消炎・創傷治癒促進作用を発揮し，口内炎による潰瘍や痛みを軽減させます．

こぼれ話　口内炎を繰り返す人には，柔らかい毛の歯ブラシを使った歯磨きや，水や生理食塩水（500 mLの水に約5 gの食塩）でうがいをする等の口腔ケア，酸味や辛味を控えた食事などの「予防法」を勧めることも大切です．

病院受診のトリアージ

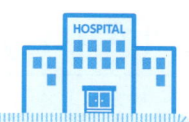

「口内炎」を訴える人の中から，こんな人を見つける

⚠ 薬の副作用（薬疹など）

⚠ ウイルス性の感染症（ヘルペス・帯状疱疹など）

⚠ 真菌性の感染症（カンジダなど）

⚠ 自己免疫性疾患（天疱瘡・類天疱瘡など）

⚠ がんの薬物療法・放射線療法を受けている人

1 発熱を伴っている

発熱を伴っている場合，ウイルス感染症や薬物アレルギーの可能性があります（☞p.324）.

緊急▶ 2 眼や鼻・喉など他の粘膜にも，炎症の症状がある

薬物アレルギーの「スティーブンス・ジョンソン症候群（☞p.324）」では，口の中だけでなく，眼や鼻・喉・陰部などの粘膜にも症状が現れます．**眼の充血や違和感**，**喉の痛み**，**排尿痛**などを伴っている場合は，すぐに病院を受診する必要があります．

緊急▶ 3 皮膚が広い範囲で赤くなっている

薬物アレルギーの場合，一般的に顔や身体・手足などの広い部分に炎症が起こります．口内炎だけでなく，皮膚が広い範囲で赤くなっている場合は，薬物アレルギーの恐れがあるため，すぐに病院を受診する必要があります．

4 広い範囲に，水ぶくれ（水疱）ができている

水ぶくれ（水疱）が広い範囲にできている場合，「ヘルペス」や「帯状疱疹」といったウイルス性の感染症，もしくは「天疱瘡」などの自己免疫性疾患である恐れがあります．

5 広い範囲に，白斑ができている

ガーゼ等で擦ると簡単にとれるような白斑が広い範囲にできている場合，「カンジダ」による真菌感染症である恐れがあります．

注意▶ 6 がんの薬物療法・放射線療法を受けている

口内炎は，がん治療の副作用としてもよく起こる症状ですが，症状が悪化すると睡眠や飲食に支障をきたし，栄養状態の悪化や体力の低下といった問題の原因になります．非常に軽度のものを除き，基本的には病院で適切な治療を受けた方が無難です．

7 5日以上，口内炎が治らない

薬を使っても5日以上治らない，あるいは薬を1〜2日ほど使っていても症状が悪化し続けている場合，前述のような疾患・薬の副作用である恐れがあります．

こぼれ話　がん治療で起こる口内炎や口腔乾燥への対応には，「国立がん研究センター」の一般向けサイト「がん情報サービス」の情報が役立ちます（https://ganjoho.jp/public/support/condition/stomatitis.html）.

第13章 口内炎の薬

使い分けフローチャート

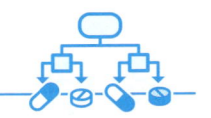

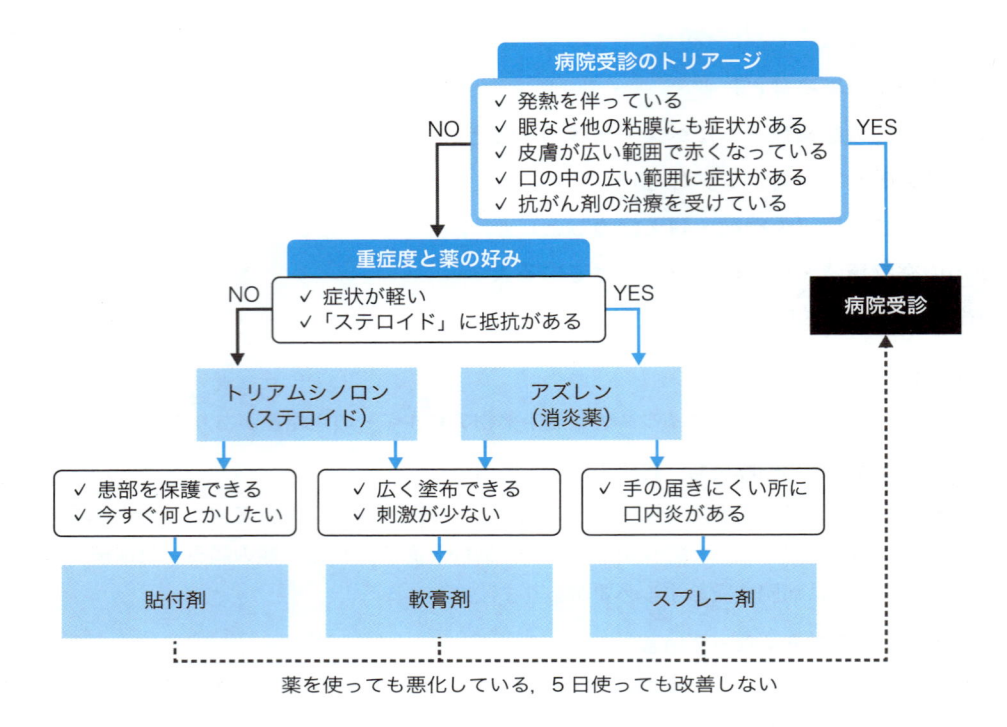

病院受診のトリアージ
- ✓ 発熱を伴っている
- ✓ 眼など他の粘膜にも症状がある
- ✓ 皮膚が広い範囲で赤くなっている
- ✓ 口の中の広い範囲に症状がある
- ✓ 抗がん剤の治療を受けている

NO / YES → 病院受診

重症度と薬の好み
- ✓ 症状が軽い
- ✓ 「ステロイド」に抵抗がある

NO → トリアムシノロン（ステロイド）　YES → アズレン（消炎薬）

トリアムシノロン（ステロイド）
- ✓ 患部を保護できる
- ✓ 今すぐ何とかしたい
→ 貼付剤

- ✓ 広く塗布できる
- ✓ 刺激が少ない
→ 軟膏剤

アズレン（消炎薬）
- ✓ 手の届きにくい所に口内炎がある
→ スプレー剤

薬を使っても悪化している，5日使っても改善しない

● 基本方針 ●

「トリアムシノロン」と「アズレン」の優劣は明らかになっていませんが，重症例にはステロイドである「トリアムシノロン」がよく使われます．塗り薬である「軟膏剤」の他にも，簡単に剥がれないように貼り付けて患部を保護できる「貼付剤」や，手の届きにくい場所にも噴霧できる「スプレー剤」といった剤形から選ぶこともできます．

- ◆ **口内炎の症状（痛み・潰瘍など）がひどい** ──→ 「トリアムシノロン」（☞ p.323）
- ◆ **ステロイドに抵抗がある** ──→ 「アズレン」（☞ p.323）
- ◆ **患部を保護したい** ──→ 貼付剤（☞ p.323）
- ◆ **スポーツ選手** ──→ ステロイドの「トリアムシノロン」を避ける（競技会時）
- ◆ **この後の食事で困る，今すぐ何とかしたい** ──→ 貼付剤（☞ p.323）
- ◆ **味のしない製剤がよい** ──→ 「甘味料」や「メントール」の入っていない貼付剤
- ◆ **メントールが苦手** ──→ 「メントール」の入っていない製剤
- ◆ **手の届きにくい場所に口内炎がある** ──→ スプレー剤（☞ p.323）
- ◆ **薬を使っていても，症状が悪化している** ──→ 病院受診（☞ p.324）
- ◆ **内服薬で治療したい** ──→ 「トラネキサム酸」や，欠乏しているビタミン類（☞ p.325）
- ◆ **口唇ヘルペスが再発している** ──→ 抗ウイルス薬の「ビダラビン」の外用剤（☞ p.328）

分類と特徴

　口内炎の薬の中心は，ステロイドの「トリアムシノロン」と消炎薬の「アズレン」です．現在のところ，優劣は明確になっていないため，軟膏剤・貼付剤・スプレー剤といった剤形や，ステロイドに対する抵抗感の有無から薬を選ぶのが基本になります．

口内炎の薬の分類

ステロイド：トリアムシノロン

消炎薬：アズレンスルホン酸（カモミール抽出物）

		トリアムシノロン	アズレン
薬の分類		ステロイド	植物由来の消炎薬
剤形	軟膏剤	○	○
	貼付剤	○	×
	スプレー剤	×	○

使い分けのポイント

● 口内炎に対する効果

　「トリアムシノロン」などのステロイドは重症例に，植物由来の消炎薬である「アズレン」は軽症例に使われることが多いですが，現在のところ，この2つの薬の効果を比較した報告はありません（☞p.323）．

● 剤形による使い分け

　「軟膏」は広い範囲に塗布しやすく，「トリアムシノロン」と「アズレン」どちらの製剤も選ぶことができます．「貼付剤」は患部を保護できるため，今すぐ痛み・刺激を何とかしたい場合に便利です．手の届きにくい場所に口内炎がある場合は，噴霧できる「スプレー剤」が適しています（☞p.323）．ただし，「貼付剤」は「トリアムシノロン」製剤，「スプレー剤」は「アズレン」製剤しかありません．

　なお，「アズレン」製剤には「うがい薬」も販売されています（☞p.420）．

第13章
口内炎の薬

💡**豆知識**

「禁煙」で口内炎が起こることもある

　「禁煙」をはじめた人の約40％が，最初の2週間に「口内炎」を経験する，という報告があります[1]．しかし，これはタバコによって口腔粘膜が硬くなり，潰瘍に気づきにくくなっていたものが，禁煙によって粘膜が正常化するとともに自覚できるようになったことが原因と考えられています．禁煙治療（☞p.396）による副作用と誤解されることも多いため，注意が必要です．

1）McRobbie H, et al：The relationship between smoking cessation and mouth ulcers. Nicotine Tob Res, 6：655-659, 2004 ［PMID：15370162］

■ 主な口内炎の薬（外用）

	成分名 / 商品名	ステロイド トリアムシノロン	消炎薬 アズレン	消炎薬 グリチルリチン類	消炎薬 アラントイン	殺菌剤 セチルピリジニウム	生薬 シコン	清涼剤 メントール	甘味料 ※	
軟膏	アフタガード	●							●	
	口内炎軟膏 大正クイックケア	●						●	●	
	トラフル軟膏PRO クイック	●						●	●	
	トラフル軟膏		●	●	●	●		●	●	
	サトウ口内軟膏		●	●		●				ビタミンE配合
貼付剤	トラフル ダイレクト	●								無味無臭，厚さ0.17 mm
	アフタッチA	●								
	口内炎パッチ 大正クイックケア	●								
	口内炎パッチ 大正A			●			●			
スプレー剤	クールスロート		●						●	ペパーミント風味
	コウナキッズ		●			●			●	ぶどう味
	トラフル クイックショット		●					●	●	
	浅田飴AZのどスプレーS		●					●		
	ストナのどスプレー		●			●		●	●	
	チョコラBB口内炎リペアショット		●			●		●	●	

※甘味料：サッカリンNaやキシリトール，ステビア抽出物など

💡 **豆知識** ─────

手足口病

「手足口病」は，主に夏期に4歳くらいまでの乳児を中心に流行するウイルス性の疾患で，口内炎だけでなく手足にも水疱ができるのが特徴です．特効薬はありませんが，基本的に水分補給と刺激の少ない食事だけで自然治癒します．ただし，ぐったりしている，高熱がある，2日以上経っても症状が改善しないような場合には，病院受診が必要です[1]．なお，流行期はトイレ後の手洗いを徹底させることが重要です．

　1）国立感染症研究所「手足口病とは」

こぼれ話　人工甘味料の「キシリトール」を犬が摂取すると，インスリンの過剰分泌によって重篤な低血糖を起こすことが知られていますが，猫の場合はこうしたリスクは観察されなかったという報告があります（J Vet Pharmacol Ther, 41：409–414, 2018 [PMID：29430681]）．

■主な有効成分の特徴

以下は各成分を単独で使用した場合の情報であり，実際の商品を選ぶ際には「一緒に配合された他の成分」の短所やリスクも考慮する必要があります.

トリアムシノロン triamcinolone 〔ステロイド〕〔外用〕

| 商品例 | アフタガード，トラフル軟膏PROクイック，アフタッチA |
| 医療用 | アフタッチ（貼付剤） |

長　所	● 口腔用のステロイド製剤で，口内炎の痛み・潰瘍数を減らす効果がある[1] ● 薬剤が患部に長時間しっかりと付着する「貼付剤」の製剤がある
短　所	● ステロイドのため，軽症への使用・長期連用は避けるべき[2] という見解がある ● 「スプレー剤」は販売されていない ● 2021年から，口腔内の局所使用もドーピングの禁止薬物（競技会時）に指定されている[3]
本成分の留意点	妊娠中 ▶ 注意　授乳中 ▶ 可
妊娠中	A	口腔からの吸収は検討されていないため，漫然とした使用は控える
授乳中	○	通常量であれば問題ないとされている[4]

アズレン azulene 〔消炎薬〕〔外用〕

| 商品例 | トラフル軟膏，コウナキッズ，チョコラBB口内炎リペアショット |
| 医療用 | アズノールST錠口腔用，アズノールうがい液 |

長　所	● カモミール（Matricaria chamomilla）由来の消炎成分[5] ● ステロイドではないが，口内炎の痛みや潰瘍数を減らす効果がある[6] ● 手の届きにくい場所に噴霧できる「スプレー剤」の製剤や，「うがい薬 ☞p.420」もある
短　所	● 暗青色をした物質[5] のため，軟膏や薬液も青色になってしまう ● 「貼付剤」は販売されていない
本成分の留意点	妊娠・授乳中 ▶ 可
妊娠中	–	医療用の薬も制限はされていない[5]
授乳中	○	通常量であれば問題ないとされている[4]

第13章 口内炎の薬

■参考文献

1）Altenburg A, et al：The treatment of chronic recurrent oral aphthous ulcers. Dtsch Arztebl Int, 111：665–673, 2014 [PMID：25346356]

2）Browne RM, et al：Topical triamcinolone acetonide in recurrent aphthous stomatitis. A clinical trial. Lancet, 1：565–567, 1968 [PMID：4170275]

3）公益財団法人日本アンチ・ドーピング機構「糖質コルチコイドの口腔内局所使用についての注意喚起」

4）「母乳とくすりハンドブック（第3版）」（大分県地域保健協議会大分県「母乳と薬剤」研究会/編），大分県地域保健協議会, 2017

5）アズノールうがい液　インタビューフォーム

6）Seyyedi SA, et al：The therapeutic effects of chamomilla tincture mouthwash on oral aphthae：A randomized clinical trial. J Clin Exp Dent, 6：e535–538, 2014 [PMID：25674322]

こぼれ話　医療用には，「トリアムシノロン」よりも効果の高いとされるステロイド「デキサメタゾン」の軟膏剤があります（☞p.328）.

■ 口内炎の薬に配合されているその他の成分

グリチルリチン酸 glycyrrhizic acid 消炎薬

商品例 トラフル軟膏, サトウ口内軟膏, 口内炎パッチ大正A
作 用 粘膜の炎症を抑える

特 徴	• 生薬「甘草」の主成分で, 抗炎症効果がある • パッチ製剤が, 口内炎の痛みを和らげるのに有効という報告がある[1]
注意点	•「甘草」を含む漢方薬などとの併用により, 過剰摂取にならないよう注意
類似薬	グリチルレチン酸, グリチルリチン酸二カリウム

アラントイン allantoin 消炎薬

商品例 トラフル軟膏
作 用 粘膜の炎症を抑える

特 徴	• 消炎薬や傷薬として使われる成分で, 湿布や目薬などにも使われている
注意点	• 口内炎に対する効果は実証されていない

セチルピリジニウム cetylpyridinium 殺菌・消毒薬

商品例 トラフル軟膏, コウナキッズ, チョコラBB口内炎リペアショット
作 用 口や喉の殺菌・消毒

特 徴	• 口腔環境を整えるための殺菌・消毒薬で, 鎮咳薬やのど飴にも配合されている (☞ p.102) • 口内炎による痛みを緩和する薬として, 選択肢にあげられている[2]
注意点	• わずかに苦味がある

シコン shikonin 生薬

商品例 口内炎パッチ大正A
作 用 消炎作用がある

特 徴	• ムラサキ科ムラサキの根〔紫根（シコン）〕で, 火傷や凍傷・痔などの外用薬に配合されている
注意点	• 口内炎に対する効果は実証されていない
類似薬	シコニン

メントール *l*-menthol 清涼・芳香剤

商品例 口内炎軟膏大正クイックケア, トラフル軟膏, トラフルクイックショット
作 用 使用した際に爽快感が得られる

特 徴	•「ハッカ」や「ミント」に含まれる精油で, ガムや歯磨き粉の味付け・香り付けにも使われている添加物 • 使用した際の爽快感・清涼感が得られる
注意点	• 刺激を感じることがある
類似薬	ハッカ油

■ 参考文献

1）Moghadamnia AA, et al：The efficacy of the bioadhesive patches containing licorice extract in the management of recurrent aphthous stomatitis. Phytother Res, 23：246–250, 2009 [PMID：18853400]

2）Altenburg A, et al：The treatment of chronic recurrent oral aphthous ulcers. Dtsch Arztebl Int, 111：665–673, 2014 [PMID：25346356]

現場で役立つQ&A

Q1 「アズレン」より, ステロイドの「トリアムシノロン」の方が強力？

A: ? 優劣は明確になっていないが, ステロイドは重症例に使われることが多い

薬の印象として, 消炎薬の「アズレン」よりもステロイドである「トリアムシノロン」の方が強力であるように思われますが, この2つの薬の優劣はわかっていません. ただし, ステロイドは他の薬で効果が得られなかった場合や, 重症例に使うべきという見解もあります.

■ 直接比較したデータはない

「トリアムシノロン」などのステロイド[1]や, 「アズレン」のような消炎薬[2]は, 口内炎による痛みや刺激感を和らげ, 潰瘍の数や大きさを減らす効果が報告されています. しかし, 現段階では治療法ごとの有効性や安全性などは詳しく比較検証されていません[3].

まずは消毒薬など緩和な作用の薬を試すこと[4], ステロイドは重症例に使用すること[5]といった見解も示されており, 軽症例には「アズレン」, 重症例には「トリアムシノロン」が使われる傾向にあります.

■ 「軟膏剤」・「貼付剤」・「スプレー剤」から選ぶ

OTCとして販売されている口内炎の薬には, 「軟膏剤」・「貼付剤」・「スプレー剤」があります. 口内炎の症状や, 薬を使う目的によっては, 成分よりも剤形を重視して選んだ方がよいこともあります. 特に, 「貼付剤」は潰瘍部分を保護でき, 口内炎がまだ治癒していない段階でも飲食による痛みを軽減できます[5]. そのため, **口内炎が治るまで待てない, この後すぐの飲食を楽しみたいときの応急処置**としても便利です.

	製剤の長所	長所を活かした使いどころ
軟膏剤	広く塗布できる	口内炎が, 複数箇所にわかれてできたとき
貼付剤	患部を保護できる	治るまで待てない, この後すぐの飲食を楽しみたいとき
スプレー剤	ノズルで噴霧できる	口内炎が, 手の届きにくい場所にできたとき

なお, 口内炎に確立された治療法というものはありませんが[3], 外用薬による治療が基本とされている[6]ことから, セルフメディケーションでは「トリアムシノロン」と「アズレン」の外用が主な選択肢になります.

■ 参考文献

1) Liu C, et al：Efficacy and safety of dexamethasone ointment on recurrent aphthous ulceration. Am J Med, 125：292-301, 2012 [PMID：22340928]

2) Seyyedi SA, et al：The therapeutic effects of chamomilla tincture mouthwash on oral aphthae: A Randomized Clinical Trial. J Clin Exp Dent, 6：e535-e538, 2014 [PMID：25674322]

3) Brocklehurst P, et al：Systemic interventions for recurrent aphthous stomatitis (mouth ulcers). Cochrane Database Syst Rev：CD005411, 2012 [PMID：22972085]

4) Altenburg A, et al：The treatment of chronic recurrent oral aphthous ulcers. Dtsch Arztebl Int, 111：665-673, 2014 [PMID：25346356]

5) Browne RM, et al：Topical triamcinolone acetonide in recurrent aphthous stomatitis. A clinical trial. Lancet, 1：565-567, 1968 [PMID：4170275]

6) Mahdi AB, et al：Efficacy of bioadhesive patches in the treatment of recurrent aphthous stomatitis. J Oral Pathol Med, 25：416-419, 1996 [PMID：8930818]

Q2 口内炎は，放置していても治る？

A： △ 感染症や薬剤アレルギーなどが原因でなければ治る

　一般的な口内炎（アフタ性口内炎）であれば，特に治療をしなくても1週間程度で治癒します．しかし，ウイルスや真菌による感染症や薬剤アレルギー，自己免疫疾患によって起こった口内炎の場合，適切な処置をしなければ重症化・長期化してしまう恐れがあります．相談を受けた際は，OTCで対応してよい口内炎かどうかのトリアージが重要です．

■ OTCでも対応が可能な「口内炎」

		主な原因	特徴
潰瘍	アフタ性口内炎	ストレスや疲労	10 mm未満の**小さな潰瘍**が，1〜9個ほどできる[1]
	外傷による口内炎	外傷	唇や頬の内側を噛む等の**外傷**で起こる潰瘍や炎症
水疱	口唇ヘルペスの再発	ウイルス感染	ピリピリとした**神経痛**とともに，**口唇**に小さな水疱ができる

　小さな潰瘍のできる「アフタ性口内炎」や外傷による口内炎は，通常1週間程度で自然治癒します[1]が，痛みが問題になる場合は口内炎の薬を使います．また，「口唇ヘルペスの再発（以前に診断されたことがある場合に限る）」に使える，抗ウイルス薬の外用剤 (☞p.328) も販売されています[2]．

■ 病院受診が必要な「口内炎」

		主な原因	特徴
水疱	スティーブンス・ジョンソン症候群	薬剤アレルギー	**発熱**を伴い，**眼・口腔・鼻・喉などの粘膜に水疱**ができる[2]
	ヘルペス性口内炎	ウイルス感染	**発熱**を伴い，1〜2 mm程度の水ぶくれ（水疱）が**多発**する[1]
	帯状疱疹	ウイルス再活性	**左右片側**に帯状の水疱が広がり，**顔面の神経痛**を伴う
	天疱瘡，類天疱瘡	自己免疫疾患	1週間以上治らない（見た目だけでの鑑別は困難）
白斑	口腔カンジダ	真菌感染	ガーゼ等でこすると簡単にとれるような**白斑**が広がる

　患者自身が「口内炎だ」と自己診断しているなかには，重症化・長期化する恐れのある危険な病気の徴候や薬の副作用が含まれている可能性があります．OTCでは対応できないため，病院受診を勧める必要があります．

　特に，痛み止めや総合感冒薬などの薬剤アレルギーでも起こる**「スティーブンス・ジョンソン症候群 (Stevens-Johnson syndrome：SJS)」**は，重症化すると後遺症も残り得る危険な副作用です．以下のような初期症状がみられた場合には，放置せずすぐに病院を受診するよう指導してください．

> **「スティーブンス・ジョンソン症候群」の初期症状**[3]
> - **全身症状**：38℃以上の高熱，皮膚の広い範囲が赤く炎症を起こしている
> - **眼の症状**：眼が充血する，まぶたが腫れている，眼を開けづらい，眼がコロコロする
> - **口腔の症状**：口内炎，唇がただれる，喉が痛む

■ 参考文献

1 ）Tarakji B, et al：Guideline for the diagnosis and treatment of recurrent aphthous stomatitis for dental practitioners. J Jnt Oral Health, 7：74–80, 2015 ［PMID：26028911］
2 ）アラセナS　添付文書
3 ）厚生労働省：重篤副作用疾患別対応マニュアル：スティーブンス・ジョンソン症候群

こぼれ話　「天疱瘡」は高齢者に多い疾患で，高齢化に伴い患者数も激増しています．また，糖尿病の治療薬（DPP-4阻害薬）を服用している人は，「類天疱瘡」になるリスクが高いことが知られています（日皮会誌,127：1483-1521, 2017）．

Q3 ビタミンや鉄・亜鉛の補充は，口内炎の治療に効果的？

A：△ 不足している人には，効果があると考えられる

ビタミンや微量元素の不足で口内炎ができている人には，効果が期待できます．しかし，すべての人で**確実な効果があるとは言えない**ため，漫然とした長期・大量摂取につながらないよう注意する必要があります．

■ ビタミン類・微量元素と口内炎

ビタミンB1・B2・B6・B12，ビタミンC，葉酸，鉄，亜鉛などの欠乏症として，口内炎が現れることがあります．この場合，不足したビタミン・微量元素を補充することで口内炎の症状を改善できる可能性があります[1]．特に，ビタミンB1・B2・B6に関しては，口内炎をくり返す人の約3割で欠乏状態にあるという報告[2]もあるため，塗り薬や貼り薬と併用することもよい選択肢になります（☞ p.327）．ただし，ビタミンや微量元素にも過剰摂取のリスクがあるため[3]，漫然と使い続けないように注意が必要です．

		欠乏時の代表的な症状	過剰摂取時のリスク
ビタミン	ビタミンB1	脚気，倦怠感など	（ほとんどない）
	ビタミンB2	口内炎・舌炎・口角炎，皮膚炎など	尿が黄色・オレンジ色に変色する
	ビタミンB6	口内炎・舌炎・口角炎，湿疹，貧血など	神経障害，精巣萎縮，骨の疼痛など
	ビタミンB12	貧血，神経障害，うつ，慢性疲労など	（ほとんどない）
	ビタミンC	歯肉炎，貧血，倦怠感，食欲不振など	下痢，吐き気，腹痛
	葉酸	貧血，神経障害など	発熱，蕁麻疹，呼吸障害，亜鉛欠乏症
元素	鉄	貧血，体温保持機能の低下など	便秘，胃腸障害，鉄中毒
	亜鉛	味覚障害，皮膚炎，食欲不振など	鉄・銅の吸収障害に伴う貧血，神経症状

■ 「トラネキサム酸」の内服薬は？

「トラネキサム酸」を内服することで「口内炎」を治療できるという古い報告[4]があり，医療用の薬の適応症にも「口内炎」が含まれています[5]．しかし，この他に有効性の報告はほとんどなく，また口内炎の治療に際しては，**刺激や二次感染を防ぐためにも外用剤の使用がよい**[6]ともされていることから，基本的には「トリアムシノロン」や「アズレン」の外用薬（☞ p.323）を選んだ方が無難です．

塗り薬や貼り薬が苦手で，内服薬で治療したい場合には選択肢として考慮します（☞ p.327）．

■ 参考文献

1）MSD メルクマニュアル プロフェッショナル版「再発性アフタ性口内炎：処置／治療」

2）Nolan A, et al：Recurrent aphthous ulceration: vitamin B1, B2 and B6 status and response to replacement therapy. J Oral Pathol Med, 20：389-391, 1991 [PMID：1941656]

3）医薬基盤・健康・栄養研究所：「健康食品」の安全性・有効性情報

4）宮城 平，広戸幾一郎：咽喉頭・口腔疾患における Tranexamic acid (Transamin) の使用経験−二重盲検法．臨床と研究，4：243-245, 1969

5）トランサミン錠 添付文書

6）Tarakji B, et al：Guideline for the diagnosis and treatment of recurrent aphthous stomatitis for dental practitioners. J Int Oral Health, 7：74-80, 2015 [PMID：26028911]

こぼれ話 「亜鉛」と「銅」は概ね10：1くらいのバランスで摂取する必要があるため，「亜鉛」単独のサプリメントを定期的に服用している人は，「銅」の欠乏による神経障害や貧血を起こしやすいことが報告されています（J Clin Pathol, 68：723-725, 2015 [PMID：26085547]）．

第13章 口内炎の薬

Q4 「ハチミツ」は，口内炎に使ってよい？

A：◯ 薬がなければ，選択肢になる

口内炎に「ハチミツ」を塗る，という古い治療方法がありますが，実際に「ステロイド」より効果が高いという報告もあります．使い勝手は悪いですが，薬がすぐに手に入らない場合などには選択肢になります．なお，「ハチミツ」を主体とした口内炎の塗り薬 (☞ p.327) も販売されています．

■ 口内炎に対する「ハチミツ」の効果

咳止めとしても有用 (☞ p.107) な「ハチミツ」ですが，アフタ性口内炎に対して「ハチミツ」を1日4回塗布すると，「ステロイド」の塗布よりも治療効果が高かったという報告もあります[1]．手元に薬がない場合や，ごく稀にしか口内炎にならない人の場合などは，よい選択肢になります．

ただし，「トリアムシノロン」や「アズレン」といった口内炎用の薬にそもそも特に大きなリスクがない上，「ハチミツ」は甘いためすぐに舐めてしまう，潰瘍があると刺激を感じることがある，薬のような製剤工夫がされていないため簡単に剥がれてしまう，といった欠点もあるため，ハチミツを優先的に選択する必要性は低いと考えられます．

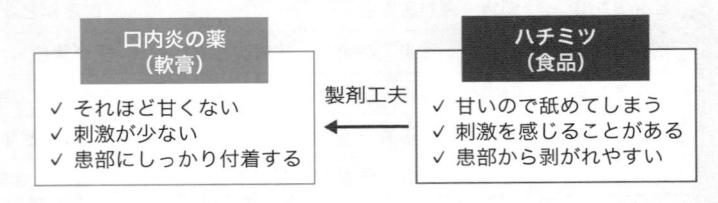

口内炎の薬（軟膏）
- ✓ それほど甘くない
- ✓ 刺激が少ない
- ✓ 患部にしっかり付着する

→ 製剤工夫

ハチミツ（食品）
- ✓ 甘いので舐めてしまう
- ✓ 刺激を感じることがある
- ✓ 患部から剥がれやすい

■ 「ハチミツ」が主体となった塗り薬もある

口内炎の薬には，「ハチミツ」が主体となった塗り薬[2]もあります (☞ p.327)．軟膏剤としてつくられているため，食品の「ハチミツ」よりも刺激が少ない，患部に付着しやすいといった点で改良されています．しかし，咳止め等と同様に1歳未満の乳児では「乳児ボツリヌス症」のリスクがある (☞ p.107) ため，使用することはできません．

■ 口内炎に対するセルフメディケーションの目的の大部分は，「飲食できること」

軽い口内炎であれば，通常は何の処置をしなくても5〜7日程度で治癒します (☞ p.324)．しかし，それでも薬がよく求められるのは，**口内炎があると食事を楽しめない**，という大きな支障があるからです．

逆に，口内炎があっても特に食事で困ることはない，という状態であれば，薬を使う必要はありません．口腔内を清潔に保つこと，アルコールや炭酸飲料・刺激物を避ける[3]といった方法で，自然治癒を待つことも選択肢になります．

■ 参考文献

1) El-Haddad SA, et al：Efficacy of honey in comparison to topical corticosteroid for treatment of recurrent minor aphthous ulceration: a randomized, blind, controlled, parallel, double-center clinical trial. Quintessence Int, 45：691-701, 2014 [PMID：25019115]

2) レビオ　添付文書

3) Altenburg A, et al：The treatment of chronic recurrent oral aphthous ulcers. Dtsch Arztebl Int, 111：665-673, 2014 [PMID：25346356]

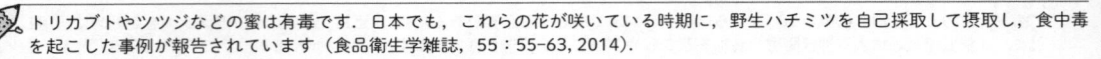

こぼれ話 トリカブトやツツジなどの蜜は有毒です．日本でも，これらの花が咲いている時期に，野生ハチミツを自己採取して摂取し，食中毒を起こした事例が報告されています（食品衛生学雑誌, 55：55-63, 2014）．

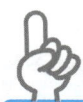 製剤上の特徴をもつOTC医薬品

アフタガード
佐藤製薬

◎ **お勧めポイント**
- ↳「l−メントール」やアルコール類を含まないため，刺激が少ない
- ↳ハッカ系の風味が苦手な人でも使いやすい

成分（100 g中）
- ●ステロイド：トリアムシノロン 100 mg
- ●甘味料：サッカリンNa

トラフル ダイレクト
第一三共ヘルスケア

◎ **お勧めポイント**
- ↳甘味料などを含まない，無味無臭の「貼付剤」
- ↳厚さ 0.17 mm のフィルム剤で，貼ったときの違和感がない

成分（1枚中）
- ●ステロイド：トリアムシノロン 0.025 mg

コウナキッズ
丹平製薬

◎ **お勧めポイント**
- ↳子どもでも使いやすい「ぶどう味」のスプレー剤
- ↳口内炎の症状を訴える3歳くらいの子どもから大人まで，幅広く使える

成分（100 g中）
- ●消炎薬：アズレン 20 mg
- ●殺菌剤：セチルピリジニウム（防腐剤として）
- ●甘味料：D−ソルビトール・サッカリンNa

レビオ
大正製薬

◎ **お勧めポイント**
- ↳ステロイドや消炎薬ではなく，「ハチミツ」が主体 (☞ p.326) の塗り薬
- ↳食品の「ハチミツ」をそのまま使うより，患部に付着しやすい

成分（100 g中）
- ●ハチミツ 42.0 g
- ●基剤：グリセリン 42.0 g
- ●ビタミン：パンテノール
- ●消炎薬：アラントイン

トラフル錠
第一三共ヘルスケア

◎ **お勧めポイント**
- ↳「トラネキサム酸 (☞ p.325)」と甘草（カンゾウ），ビタミンBの内服薬
- ↳内服で治療したいときの選択肢

成分（1錠中）
- ●消炎薬：トラネキサム酸 125 mg
- ●生薬：カンゾウ
- ●ビタミン：ピリドキシン（B_6）
- ●ビタミン：リボフラビン（B_2）
- ●ビタミン：アスコルビン（C）

第13章 口内炎の薬

大正口内炎チュアブル錠　　　　　　　　　　　　　　大正製薬

◎ お勧めポイント

↳「トラネキサム酸」と「グリチルリチン酸」，ビタミンBの内服薬

↳ 水なしで服用できるチュアブル錠

成分（1錠中）
- ●消炎薬：トラネキサム酸 125mg
- ●消炎薬：グリチルリチン酸
- ●ビタミン：ピリドキシン（B_6）
- ●ビタミン：リボフラビン（B_2）
- ●ビタミン：ニコチン酸アミド（B_3）

チョコラBBプラス　　　　　　　　　　　　　　　　エーザイ

◎ お勧めポイント

↳ 効能・効果に「口内炎」が含まれる内服薬

↳ 口内炎をくり返す人に不足しがち (☞ p.325) な，ビタミンB群が含まれる

成分
- ●ビタミン：チアミン（B_1）
- ●ビタミン：リボフラビン（B_2）
- ●ビタミン：ピリドキシン（B_6）
- ●ビタミン：ニコチン酸アミド（B_3）
- ●ビタミン：パントテン酸（B_5）

医療用の医薬品にはこんなものがある

治療効果の高い，口腔用ステロイド

商品名	●『デキサルチン（一般名：デキサメタゾン）』
特徴	●「トリアムシノロン」と同じ，口腔用のステロイド製剤です． ●「トリアムシノロン」と比べ，口内炎の潰瘍を治癒させるスピードが速いとされています[1]．

「アズレン」を薄めて使う，うがい薬

商品名	●『アズノールうがい液（一般名：アズレン）』
特徴	●OTCと同じ「アズレン」のうがい薬 (☞ p.420) で，適宜薄めて使用します． ●用法どおりの希釈では，OTCよりも薄い4〜6 mg/100 mL程度の濃度になります[2]．

■ 参考文献

1）Al-Na'mah ZM, et al：Dexamucobase: a novel treatment for oral aphthous ulceration. Quintessence Int, 40：399–404, 2009 [PMID：19582244]

2）アズノールうがい液　添付文書

 豆知識 —

口唇ヘルペスの再発時に使える抗ウイルス薬，『アラセナS』

『アラセナS』は，「口唇ヘルペス」が再発した場合 (☞ p.324) に使うことができる抗ウイルス薬「ビダラビン」の外用剤です．症状が進行してからでは十分な効果が得られないため，唇にピリピリ・チクチクした神経痛を感じた際は早めに使う必要があります．ただし，以前に「口唇ヘルペス」だと診断されたことのある人しか使えないことや，発熱などの全身症状が出ている場合は病院受診する必要があることなどに注意が必要です[1]．

1）アラセナS　添付文書

薬を使う目的

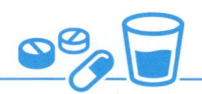

「点眼薬」は，眼に薬液を滴下して使う薬の総称です．花粉症などの痒み（アレルギー症状），充血，眼の乾き・違和感（ドライアイ），かすみ・ぼやけ（眼精疲労），ものもらい（細菌感染）など，症状によって適した薬は異なるため，配合された成分を明確に使い分ける必要があります．また，清涼剤の有無によって使用感も大きく異なるため，使う人の好みも考慮して選びます．

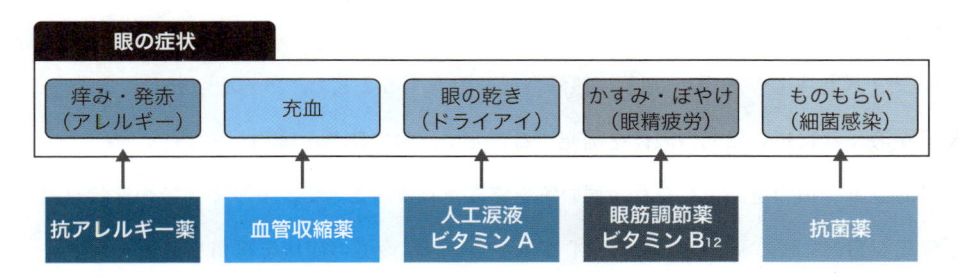

セルフメディケーションの位置づけ

OTCの点眼薬には，医療用のものと比べてもあまり遜色のない成分が多く揃っています．特に，医療用には存在しない成分や組合わせの商品もあるため，うまく利用することで高い効果を期待できます．ただし，その分「使っても十分に効果が得られない」場合には，早めに眼科受診を勧める必要があります．

	分類	効果	副作用	
推奨	抗ヒスタミン薬・ケミカルメディエーター遊離抑制薬	高	低	医療用の薬に劣らない効果がある
推奨	人工涙液・ビタミンA	高	低	医療用の薬には存在しない剤形があり，OTCが貴重な選択肢になる
推奨	眼筋調節薬・ビタミンB12	中	低	眼精疲労の治療に，医療用でも使われている成分
選択肢	抗炎症薬	中	低	アレルギーなどで炎症が起きている場合の選択肢
選択肢	その他のビタミンやアミノ酸	低	低	効果は不確かだが，目立ったリスクもないため，好みで選ぶ
注意	血管収縮薬	中	低	眼の充血をとるのに便利だが，不必要なときにまで使い続けないよう注意
注意	清涼剤	低	低	点眼をした際に爽快感は得られるが，刺激になることもある

こぼれ話　ヒトの涙の性質と近い点眼液（浸透圧比：1.0，pH：7.45に近いもの）は，使ったときの刺激感が少ないとされています（病院薬学，24：597-600，1998）．

薬理作用

- **抗ヒスタミン薬**：アレルギーの原因物質「ヒスタミン」をブロックすることで，痒み・赤みの症状を緩和します．

- **ケミカルメディエーター遊離抑制薬**：アレルギーの原因となるさまざまな伝達物質 (☞ p.53 こぼれ話) の遊離を抑えることで，アレルギー症状を緩和します．

- **血管収縮薬**：アドレナリン受容体に作用し，一時的に血管を収縮することで，眼の充血を解消します．

- **ネオスチグミン**：眼筋調節薬としてアセチルコリンの作用を助け，眼のピント調節機能を改善します．

- **抗炎症薬**：眼の炎症を抑えます．

- **スルファメトキサゾール**：細菌の核酸合成を阻害することで，菌の増殖を抑えます．

- **人工涙液**：涙に近い組成の液体を補充することで，眼の乾きを緩和します．

- **ビタミンA**：角膜を修復したり，涙の質を整えたりすることで，ドライアイの症状を緩和します．

- **ビタミンB₁₂**：眼の調節機能を改善することで，眼精疲労の症状を緩和します．

- **清涼剤**：点眼した際に清涼感・爽快感が得られます．

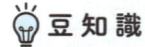

豆知識

点眼薬は他の人と使い回しをしてもよい？

　OTCは医療用の薬と違って家族などと共有で使うことの多い薬ですが，点眼薬を他の人と共用することはできません．これは，点眼の際に容器の先がまぶたや睫毛に触れること，容器のなかに涙や目ヤニを吸い込んでしまうことで，点眼液が知らない間に細菌やウイルスに汚染されてしまう可能性があるからです[1]．

　家族や友人に細菌やウイルスの感染を広げてしまわないよう，点眼薬は自分専用のものとして扱う必要があります．

　1）尾家重治，他：外来患者使用後の点眼剤の微生物汚染．CHEMOTHERAPY, 40：191–194, 1992

こぼれ話　黒田官兵衛の祖父・重隆は，メグスリノキを原料にした薬で財を成したとされていますが，その縁（ゆかり）ある廣峯神社が著者の地元姫路に残っています．

病院受診のトリアージ

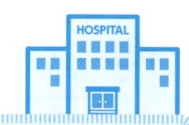

> ## 「点眼薬」を求める人の中から，こんな人を見つける
>
> ⚠ 「網膜中心動脈閉塞症」など，失明のリスクがある救急疾患
>
> ⚠ 「脳梗塞」や「脳腫瘍」などの症状
>
> ⚠ 「閉塞隅角緑内障」の急性発作
>
> ⚠ 「シェーグレン症候群」
>
> ⚠ 「アレルギー」や「ドライアイ」，「感染症」のうち重症のもの
>
> ⚠ 「アルカリ性」の薬品が眼に入ったもの

緊急 1 急に見えにくくなった，視野が欠損した，視力が著しく低下した

　痛みや充血などの症状を伴う・伴わない，一過性であるか否かにかかわらず，視野が数分〜数時間程度の期間で消失・欠損した，視力が著しく低下したといった場合には，片眼であれば「網膜中心動脈閉塞症」，両眼であれば「脳梗塞」や「脳腫瘍」など，緊急性の高い疾患である可能性があります．すぐに眼科を受診する必要があります．

緊急 2 片方の眼に，急な痛みと充血・視野の異常，頭痛・吐き気を伴う

　「閉塞隅角緑内障」の急性発作では，視野の異常と併せて眼の痛み，編み目のような充血（毛様充血），頭痛・吐き気を伴うことがよくあります．薬が原因で悪化する (☞ p.79) こともあり，対応が遅れると失明の原因にもなるため，すぐに病院を受診する必要があります．

注意 3 眼だけでなく，口も乾く

　眼が乾く症状と合わせて，口の中も乾く症状がある場合，自己免疫疾患の「シェーグレン症候群」である可能性があります．通常，眼や口の乾きへの対症療法だけで十分ですが，場合によっては気管支や肺・神経などに障害が出たり，関節炎を併発したりすることもあります．まだ一度も病院を受診していない場合は，OTCでの対応でよいかどうかも含めて病院で相談する必要があります．

4 眼を開けられないほどの痛み・痒み・異物感

　アレルギーやドライアイ，細菌感染症でも，眼を開けられないほどの症状がある場合には，OTC対応ではなく病院で治療を受ける必要があります．特に，コンタクトレンズの不適切使用による角膜炎は失明につながることもあるため，注意が必要です．

5 外傷・ケガで眼に異常が起きたもの

　何らかのケガをきっかけに視野の異常が起きている場合，眼や脳に異常が起きている可能性があります．OTC対応ではなく，病院で検査を受け，異常の原因を明確にする必要があります．

緊急 6 「アルカリ性」の薬品が眼に入った

　「アルカリ性」の薬品が眼に入ると，失明の恐れがあります．すぐに眼科を受診する必要があります．

第14章 点眼薬

こぼれ話　「シェーグレン症候群」は，現在のところ根本的な治療法がなく，指定難病にも指定（指定難病53）されていますが，半数近くの人は10年経過しても特に病状は変化しないとされています（難病情報センター）．

使い分けフローチャート

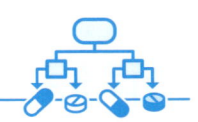

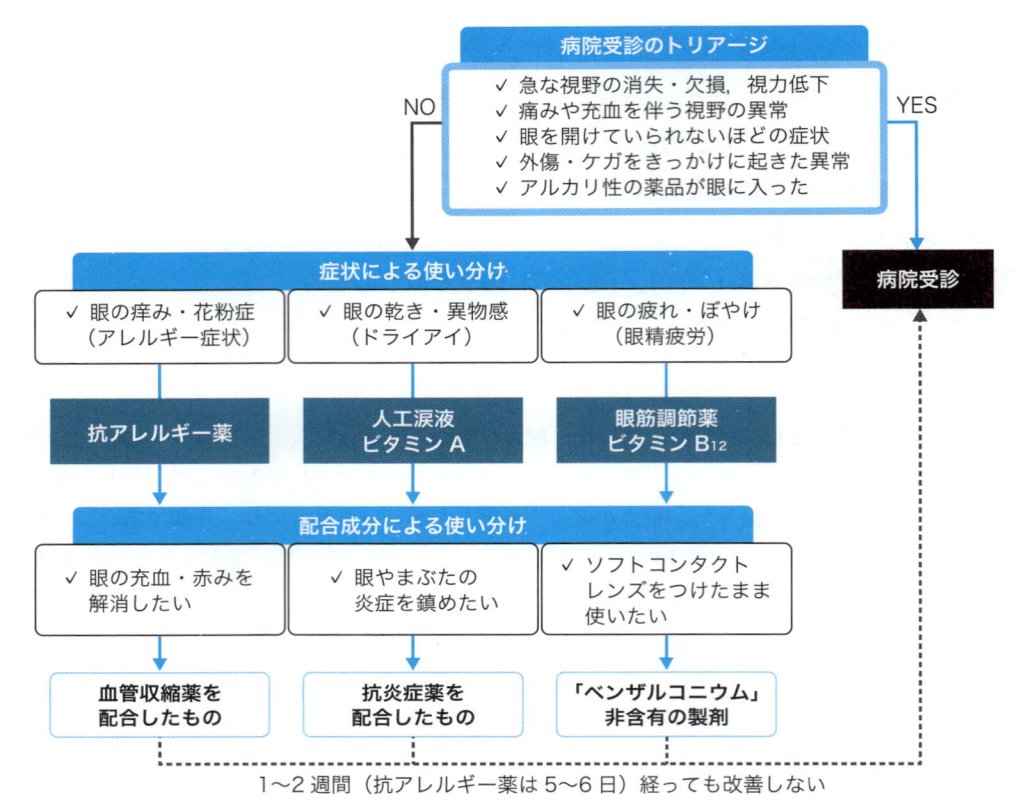

病院受診のトリアージ
- ✓ 急な視野の消失・欠損，視力低下
- ✓ 痛みや充血を伴う視野の異常
- ✓ 眼を開けていられないほどの症状
- ✓ 外傷・ケガをきっかけに起きた異常
- ✓ アルカリ性の薬品が眼に入った

NO ← → YES

YES → 病院受診

症状による使い分け

✓ 眼の痒み・花粉症（アレルギー症状）	✓ 眼の乾き・異物感（ドライアイ）	✓ 眼の疲れ・ぼやけ（眼精疲労）
抗アレルギー薬	人工涙液 ビタミンA	眼筋調節薬 ビタミンB12

配合成分による使い分け

✓ 眼の充血・赤みを解消したい	✓ 眼やまぶたの炎症を鎮めたい	✓ ソフトコンタクトレンズをつけたまま使いたい
血管収縮薬を配合したもの	抗炎症薬を配合したもの	「ベンザルコニウム」非含有の製剤

1～2週間（抗アレルギー薬は5～6日）経っても改善しない

●基本方針●

OTCの点眼薬は，「アレルギー」・「ドライアイ」・「眼精疲労」などいろいろな症状に使われますが，それぞれの症状に効果的な成分は異なります．多くの成分が配合された点眼薬は，それ1つでいろいろな症状に対応できるため便利ですが，不要な薬で副作用のリスクを負ったり，高いお金を払ったりすることがないよう，できるだけ必要最低限の薬を配合した商品を選びます（☞ p.348）．また，使用感に大きな影響を与える「清涼剤」や，コンタクトレンズを装着したまま使えるかどうか等については，添加物の欄まで確認する必要があります．

- ◆ **花粉症などで眼が痒い** ——— 「抗アレルギー薬（抗ヒスタミン薬・ケミカルメディエーター遊離抑制薬）」（☞ p.349）
- ◆ **眼が乾く，異物感がある** ——— 「人工涙液」，「ビタミンA」を配合した製剤（☞ p.349）
- ◆ **眼が疲れる（かすむ・ぼやける）** ——— 「眼筋調節薬」，「ビタミンB12」を配合した製剤（☞ p.349）
- ◆ **眼の充血・赤みを解消したい** ——— 「血管収縮薬」を配合した製剤（☞ p.348）
- ◆ **眼やまぶたの炎症を鎮めたい** ——— 「抗炎症薬」を配合した製剤
- ◆ **ソフトコンタクトレンズを装着したまま使いたい** ——— 「ベンザルコニウム」を含まない製剤（☞ p.347）
- ◆ **使ったときに清涼感・爽快感が欲しい** ——— 「メントール」などの清涼剤が添加された製剤
- ◆ **症状は軽いが，ものもらい・ただれがある** ——— 「抗菌薬」の配合された製剤

こぼれ話 点眼液は，同じ有効成分の商品でも，薬液に含まれる添加物などの影響によって，pHや浸透圧比，滴下する際に必要な力（スクイズ力），1滴の重量などが異なるため，その使用感の差はアドヒアランスに大きく影響します．

分類と特徴

　OTCの点眼薬に配合されている成分は，「抗アレルギー薬（抗ヒスタミン薬・ケミカルメディエーター遊離抑制薬）」，「血管収縮薬」，「抗炎症薬」，「眼筋調節薬」，「アミノ酸成分」，「ビタミン」，「抗菌薬」，「人工涙液」など，多岐にわたります．成分が多ければよく効くというものでもないため，使う目的に合わせた成分を選ぶことが大切です．

点眼薬の分類

抗アレルギー薬	抗ヒスタミン薬	クロルフェニラミン，ジフェンヒドラミン，ケトチフェン
	遊離抑制薬	クロモグリク酸，ペミロラスト，アシタザノラスト
血管収縮薬		テトラヒドロゾリン，ナファゾリン
抗炎症成分		グリチルリチン酸，アズレン，プラノプロフェン，ε-アミノカプロン酸，アラントイン，硫酸亜鉛
眼筋調節薬		ネオスチグミン
アミノ酸成分		コンドロイチン，L-アスパラギン酸，タウリン
ビタミン		A（レチノール），B_2（リボフラビン/フラビンアデニンジヌクレオチド），B_5（パンテノール），B_6（ピリドキシン/ピリドキサール），B_{12}（シアノコバラミン），E（トコフェロール）
抗菌薬		スルファメトキサゾール
人工涙液		塩化Na，塩化K，塩化Ca，硫酸Mg，ポビドン
粘稠剤		ヒプロメロース，ヒドロキシエチルセルロース
清涼剤		l-メントール，dl-カンフル，d-ボルネオール

使い分けのポイント

● 症状による使い分け

　点眼薬に配合されている成分は，それぞれ期待できる効果が異なります．症状に合わせて選びます．

- 眼が痒い（花粉症など）　　　　　→ 抗ヒスタミン薬，ケミカルメディエーター遊離抑制薬
- 眼が赤い（一時的な充血）　　　　→ 血管収縮薬
- 眼の炎症（痒み・腫れ・ただれ）→ 抗炎症薬，ビタミンB_2，抗菌薬（ものもらい）
- 眼精疲労（かすむ，ぼやける）　→ 眼筋調節薬，ビタミンB_{12}
- 眼が乾く（ドライアイ）　　　　　→ 人工涙液，ビタミンA，コンドロイチン

● 使用感による使い分け

　「ℓ-メントール」などの清涼剤が配合された点眼薬は，点眼した際に清涼感・爽快感が得られます．そのため，眼が疲れているときや眠気覚ましに使いたいときに適しています．一方，眼に対して刺激が少ない方がよい場合には，これらの成分が配合されていないものを選びます．

● コンタクトレンズの有無による使い分け (☞ p.347)

　点眼薬のなかには，コンタクトレンズをつけたまま使用できないものがあります．特に，防腐剤の「ベンザルコニウム」はソフトコンタクトレンズに吸着し，結膜炎などの原因にもなるため，装着したまま点眼するのは避ける必要があります．また，添加物の「ホウ酸」も，一部のカラーコンタクトを変性させる可能性があります．

第14章　点眼薬

■ 主な点眼薬
① ビタミン類の配合がないもの

商品名		抗ヒスタミン			遊離抑制			血管収縮		抗炎症薬				コンドロイチン	アミノ酸成分	抗菌	清涼剤	ベンザルコニウム	コンタクトレンズの可否
	成分名	ケトチフェン	クロルフェニラミン	ジフェンヒドラミン	クロモグリク酸	ペミロラスト	アシタザノラスト	テトラヒドロゾリン	ナファゾリン	グリチルリチン酸	アズレン	プラノプロフェン	ε-アミノカプロン酸	コンドロイチン	アミノ酸成分	スルファメトキサゾール	清涼剤	ベンザルコニウム	コンタクトレンズの可否
抗アレルギー薬のみ	ザジテン AL	●																●	×
	スタディー ALG		●		●												●	●	×
	ビュークリア AL クール		●		●													●	×
	ノアール P ガード					●												●	相
	アイフリーコーワ AL						●												×
	アレジフェンス						●												×
複合	アイリス AG ガード	●						配合なし		●					●		●	●	×
	エージーアイズアレルカット C		●		●					●				●			●	●	×
	眼涼アルファースト EX		●		●					●							●	●	×
	エーゼットアルファ		●		●						●						●		×
	ロートアルガードクリアブロック Z		●		●							●		●				●	×
	マイティアアイテクトアルピタット		●		●							●							×
	ノアール AZ		●					●		●	●			●				●	ハ
	新エーゼット A		●					●			●		●	●				●	ハ
	ストナリニ AG			●					●					●	●		●	●	ハ
抗菌	エーゼット抗菌目薬		●					配合なし			●			●		●			×
	ロート抗菌目薬 i									●			●			●		●	ハ

コンタクトレンズ…×：コンタクトレンズ装着時の使用は不可，相：要相談，ハ：ハードコンタクトであれば可

②人工涙液

商品名 \ 成分名	電解質 塩化ナトリウム・カリウム等	粘稠剤 ヒプロメロース	粘稠剤 ヒドロキシエチルセルロース	アミノ酸 コンドロイチン	アミノ酸 アミノ酸成分	添加物 ヒアルロン酸	添加物 清涼剤	保存料 ベンザルコニウム	保存料 ホウ酸	コンタクトレンズの可否
スマイルコンタクトEX Drytect	●	●		●		●	●		●	○
なみだロートドライアイコンタクトa	●	●		●		●			●	○
ロートCキューブ プレミアムモイスチャー	●	●		●		●			●	○
ロートCキューブ プレミアムフィット	●	●				●			●	○
アスパラ目薬モイストCL	●	●							●	○
ロートジーコンタクトa	●		●				●		●	○
なみだロートコンタクト	●		●						●	○
新マイティアA	●		添					●	●	ハ
Newマイティア CL-a	●		添						●	○
アイリスCL-Iネオ	●				●			なし		○
Vロートドライアイプレミアム	●						●		●	ハ
ソフトサンティア	●								●	○
サンテコンタクト	●								●	○
ノアールCL	●								●	○

コンタクトレンズ…○：使用可（ハード，ソフト，O₂，使い捨て），ハ：ハードコンタクトであれば可
「添加物」・「保存料」は添加物として配合

こぼれ話 粘稠剤の「ヒプロメロース」や「ヒドロキシエチルセルロース」は，有効成分ではなく添加物として配合されていることもあります。

③ビタミン類の配合があるもの

商品名	ビタミン レチノール（A）	FAD（B2）	パンテノール（B5）	ピリドキシン（B6）	シアノコバラミン（B12）	トコフェロール（E）	抗ヒスタミン クロルフェニラミン	血管収縮 テトラヒドロゾリン	ナファゾリン	眼筋調節 ネオスチグミン	抗炎症成分	コンドロイチン	アミノ酸成分	清涼剤	ベンザルコニウム	コンタクトレンズの可否
血管収縮薬 含有																
Vロートアクティブプレミアム	●			●		●	●	●		●		●	●	●		ハ
スマイル40プレミアム	●			●		●	●	●		●		●	●	●		ハ
サンテメディカルアクティブ	●					●	●	●		●		●	●	●	●	ハ
ロートデジアイ		●		●						●		●	●	●	●	ハ
スマイルホワイティエ			●				●	●		●			●	●	●	ハ
サンテピュア								●		●			●	●	●	ハ
Vロートプレミアム			●	●		●	●	●		●		●	●	●	●	ハ
サンテメディカル12			●	●	●	●		●		●		●	●	●		ハ
サンテPC			●	●	●			●		●		●	●	●		ハ
ロートジープロc			●					●		●		●	●	●	●	ハ
血管収縮薬 非含有																
ロートCキューブプレミアムクリア	●						●	配合なし		●		●	●	●		○
アイリス50		●		●				配合なし		●		●	●	●	●	ハ
ソフトサンティアひとみストレッチ			●	●				配合なし		●			●	●		○
ロートビタ40α			●			●	●	配合なし		●		●	●	●		ハ
ロートゴールド40マイルド			●			●	●	配合なし		●			●	●	●	ハ
アイリスネオ（クール）			●		●			配合なし		●			●	●		ハ
スマイルホワイティエ コンタクト			●				●	配合なし			●	●	●	●		○
ロートこどもソフト			●				●	配合なし						●		ハ
ロート養潤水α						●		配合なし				●	●	●		ハ

コンタクトレンズ…○：使用可（ハード，ソフト，O_2，使い捨て），ハ：ハードコンタクトであれば可

◆妊娠・授乳中の安全性について

　妊娠・授乳中の安全性が疫学調査で確認されているものは限られていますが，点眼による全身移行量はごく微量であることから，基本的にどの成分も適切な使用であれば問題ないとされています[1,2].

■ 参考文献

1）「薬物治療コンサルテーション 妊娠と授乳（改訂2版）」（伊藤真也，村島温子/編），南山堂，2014
2）「母乳とくすりハンドブック（第3版）」（大分県地域保健協議会大分県「母乳と薬剤」研究会/編），大分県地域保健協議会，2017

①抗ヒスタミン薬・ケミカルメディエーター遊離抑制薬

■主な有効成分の特徴

以下では各成分を単独で使用した場合の情報であり、実際の商品を選ぶ際には「一緒に配合された他の成分」の「短所やリスク」も考慮する必要があります。

ケトチフェン ketotifen

商品例	[抗アレルギー薬][抗ヒスタミン薬] ザジテンAL、アイリスAGガード
医療用	[抗ヒスタミン薬] ザジテン点眼液
長 所	● 医療用の「ザジテン」と同じ成分。眼のアレルギー症状を軽減する「抗ヒスタミン薬」の点眼液 [1] ● 「抗ヒスタミン薬」の点眼液は、花粉症の治療薬としてガイドラインにもあげられている [2] ● 痒みに対する効果は、医療用の「抗ヒスタミン薬」の点眼薬とほぼ同等 [3] ● 「ケトチフェン」単剤の商品があり、花粉症などのアレルギー症状の治療にも使いやすい
短 所	● 鎮静性 (☞ p.68) の「抗ヒスタミン薬」のため、副作用で眠気を催すことがある
本成分の留意点	[妊娠・授乳中▶可][医療用と同じ]
妊娠・授乳中	疫学調査はないが、点眼液は全身への移行が少なく、問題ないとされている [4,5]

クロルフェニラミン chlorpheniramine

商品例	[抗アレルギー薬][抗ヒスタミン薬] スマイルALG、ロートアルガードクリアブロックZ、Vロートプレミアム
医療用	(点眼液の製剤はない)
長 所	● 「ケトチフェン」と同じ「抗ヒスタミン薬」の点眼液。眼のアレルギー症状を緩和する効果が示されている [1,6] ● 「抗ヒスタミン薬」の点眼液は、花粉症の治療薬としてガイドラインにもあげられている [2] ● 「クロモグリク酸」と併用すると、「ケトチフェン」よりも効果的である可能性が示唆されている [7]
短 所	● 単独では、アレルギー症状を抑える効果は「ケトチフェン」に劣る可能性がある [6]
本成分の留意点	[妊娠・授乳中▶可]
妊娠・授乳中	疫学調査はないが、点眼液は全身への移行が少なく、問題ないとされている [4]

ジフェンヒドラミン diphenhydramine

商品例	[抗アレルギー薬][抗ヒスタミン薬] ストナリニAG
医療用	(点眼液の製剤はない)
長 所	● 「ケトチフェン」と同じ「抗ヒスタミン薬」の点眼液
短 所	● 「抗ヒスタミン薬」の点眼は全般的に効果があるとされている [1]が、「ジフェンヒドラミン」自体のデータはない
本成分の留意点	[妊娠・授乳中▶可]
妊娠・授乳中	特に制限はされていない

こぼれ話　「ケトチフェン」の点眼薬と点鼻薬は併用することもできますが、併用した場合は眠気を催すリスクが高いため、自動車運転をすることが禁止されています（ザジテンAL点眼液添付文書）。

クロモグリク酸 cromoglicate 抗アレルギー薬 遊離抑制薬

商品例 スタディーALG，エージーアイズアレルカット，マイティアアイテクトアルピタット
医療用 インタール点眼液

長　所	● 医療用の『インタール』と同じ成分．「ケミカルメディエーター」の遊離を抑える抗アレルギー薬 ● 「遊離抑制薬」の点眼は，花粉症の治療薬としてガイドラインでも選択肢にあげられている[2] ● 眼の痒み・発赤に対し，「抗ヒスタミン薬」と同等の効果があることが報告されている[1,8] ● 「クロルフェニラミン」との併用では，「ケトチフェン」単独よりも効果的である可能性が示唆されている[7]
短　所	● 6週以上続けて使用した際の効果，花粉飛散量が多い日の効果は，「抗ヒスタミン薬」に劣る可能性がある[8]
本成分の 留意点	妊娠・授乳中 ▶ 可 医療用と同じ
妊娠・授乳中	疫学調査はないが，点眼液は全身への移行が少なく，問題ないとされている[4]

ペミロラスト pemirolast 抗アレルギー薬 遊離抑制薬

商品例 ノアールPガード
医療用 アレギサール点眼液

長　所	● 医療用の『アレギサール』と同じ成分．ガイドラインでも選択肢にあげられている「遊離抑制薬」[2] ● 「クロモグリク酸」と同様，眼のアレルギー症状に対する効果が報告されている[1]
短　所	● 「クロモグリク酸」と同様，「抗ヒスタミン薬」に劣る面がある可能性がある
本成分の 留意点	妊娠・授乳中 ▶ 可 医療用と同じ
妊娠・授乳中	疫学調査はないが，点眼液は全身への移行が少なく，問題ないとされている[4]

アシタザノラスト acitazanolast 抗アレルギー薬 遊離抑制薬

商品例 アイフリーコーワAL，アレジフェンス
医療用 ゼペリン点眼液

長　所	● 医療用の『ゼペリン』と同じ成分．ガイドラインでも選択肢にあげられている「遊離抑制薬」[2] ● 「クロモグリク酸」と同様，眼のアレルギー症状に対する効果が報告されている[9]
短　所	● 「クロモグリク酸」や「ペミロラスト」と比べて，使用実績が少なめ
本成分の 留意点	妊娠・授乳中 ▶ 可 医療用と同じ
妊娠・授乳中	疫学調査はないが，点眼液は全身への移行が少なく，問題ないとされている[4]

こぼれ話 ケミカルメディエーターとは，細胞同士の情報伝達に使われる化学物質のことで，ヒスタミンやセロトニン，ロイコトリエン，トロンボキサンなど，さまざまな生理活性をもつものがあります．

②ビタミン類

レチノール retinol　　ビタミンA

商品例	Vロートアクティブプレミアム，サンテメディカルアクティブ，ロートCキューブプレミアムクリア
医療用	なし

長　所	・ドライアイの各自覚症状を和らげる効果が報告されている[10] ・ドライアイに対する効果は，医療用の免疫抑制薬「シクロスポリン」の点眼と同等とされている[11] ・医療用の薬には存在しない，OTCならではの成分
短　所	・配合されている製剤はまだ数が少ない
本成分の留意点	妊娠・授乳中 ▶ 可　OTC特有
妊娠・授乳中	特に制限はされていない※

※ 「ビタミンA」は，1日の摂取量が10,000 IU以下であれば先天奇形発生率の増加とは関連しない[4]とされています．点眼薬の濃度では，1瓶（4,500〜7,500 IU）をすべて飲み込むことを毎日続けたとしてもこの基準を超えないことから，基本的に問題なく使用できると考えられます．

フラビンアデニンジヌクレオチド flavin adenine dinucleotide（FAD）　　ビタミンB2

商品例	ロートデジアイ，アイリス50
医療用	フラビタン点眼液

長　所	・医療用の『フラビタン』と同じ成分．ビタミンB2欠乏に関連した角膜炎の治療に使われる点眼薬[12] ・細胞実験では，紫外線から眼の細胞を守る効果も示唆されている[13]
短　所	・黄色をしているため，点眼液をこぼすと衣服が着色することがある
本成分の留意点	妊娠・授乳中 ▶ 可　医療用と同じ
妊娠・授乳中	安全に使用できるとされている[4,5]

パンテノール panthenol　　ビタミンB5

商品例	Vロートプレミアム，サンテメディカル12，スマイルホワイティエ，サンテピュア
医療用	なし

長　所	・眼の手術を受けた人の傷を，より早く回復させるという報告がある[14]
短　所	・臨床試験のデータは少ない
本成分の留意点	妊娠・授乳中 ▶ 可
妊娠・授乳中	安全に使用できるとされている[4]

ピリドキシン pyridoxine　　ビタミンB6

商品例	Vロートプレミアム，ロートビタ40α，ロートこどもソフト，ロートデジアイ，アイリスネオ
医療用	なし

長　所	・ビタミンB6の欠乏は眼などに障害を起こすが，この治療にビタミンB6の補充は有効とされている
短　所	・点眼した場合のデータはほとんどない
本成分の留意点	妊娠・授乳中 ▶ 可
妊娠・授乳中	安全に使用できるとされている[4]

こぼれ話　ドライアイは，男性よりも女性の方が2倍近く多いとされています（Am J Ophthalmol, 156：759-766, 2013 [PMID：23891330]）．

第14章　点眼薬

シアノコバラミン cyanocobalamin — ビタミンB₁₂

商品例	サンテメディカル12，サンテPC，アイリス50
医療用	サンコバ点眼液

長 所	• 医療用の『サンコバ』と同じ成分．眼精疲労に対する効果が報告されている[15] • 眼の酸化ストレスを軽減させる効果が示唆されている[16]
短 所	• 赤色をしているため，点眼液をこぼすと衣服が着色することがある • 医療用のものと違い，単独の製剤は販売されていない
本成分の留意点	妊娠・授乳中 ▶ 可　医療用と同じ
妊娠・授乳中	安全に使用できるとされている[4,5]

トコフェロール tocopherol — ビタミンE

商品例	サンテメディカルアクティブ，ロートビタ40α，ロート養潤水α
医療用	なし

長 所	• 抗炎症・血行促進などを目的に配合されている成分
短 所	• 点眼した場合のデータはほとんどない
本成分の留意点	妊娠・授乳中 ▶ 可
妊娠・授乳中	特に制限はされていない

③その他の成分

テトラヒドロゾリン tetrahydrozoline — 血管収縮薬

商品例	ノアールAZ，Vロートプレミアム，サンテメディカルアクティブ，サンテPC
医療用	なし

長 所	• 眼の血管を収縮させ，充血を解消する「血管収縮薬」の1つ • 1回の使用で，眼の充血・発赤を改善する効果がある[17]
短 所	• 10日間の使用で効果が低下するため，過剰使用につながるリスクが指摘されている[17] • 点眼薬の連用による具体的なリスクは明らかになっていないが，不必要な使用は避ける（☞ p.348）
本成分の留意点	妊娠・授乳中 ▶ 可
妊娠・授乳中	安全に使用できるとされている[4]

ナファゾリン naphazoline — 血管収縮薬

商品例	ストナリニAG，ロートデジアイ
医療用	プリビナ点眼液

長 所	• 医療用の『プリビナ』と同じ成分．眼の血管を収縮させ，充血を解消する「血管収縮薬」の1つ • 1回の使用で，眼の充血・発赤を改善する効果がある[17]
短 所	• 「テトラヒドロゾリン」と違い，連続使用による効果低下は認められていない[17] • 点眼薬の連用による具体的なリスクは明らかになっていないが，不必要な使用は避ける（☞ p.348）
本成分の留意点	妊娠・授乳中 ▶ 可　医療用と同じ
妊娠・授乳中	安全に使用できるとされている[4]

こぼれ話　黄色のビタミンB₂，赤色のビタミンB₁₂はどちらも水溶性のビタミンです．衣服についた場合は，すぐに水洗いするようにしてください．

ネオスチグミン neostigmine　　　　　　　　　　　　　　　　　　　　　　調節機能改善薬

商品例 Vロートプレミアム，サンテメディカルアクティブ，ソフトサンティアひとみストレッチ
医療用 ミオピン点眼液

長　所	• 医療用の『ミオピン』に配合されている成分．眼の調節機能を改善する効果がある[18]
短　所	• OTCでは「血管収縮薬」や「清涼剤」との配合剤が多く，単独では使いにくい
本成分の留意点	妊娠・授乳中 ▶ 可　　医療用と同じ
妊娠・授乳中	安全に使用できるとされている[4]

グリチルリチン酸 glycyrrhizinate　　　　　　　　　　　　　　　　　　　　　　抗炎症薬

商品例 アイリスAGガード，ロート抗菌目薬i，Vロートプレミアム，サンテPC
医療用 ノイボルミチン点眼液

長　所	• 医療用の『ノイボルミチン』と同じ成分．抗炎症作用をもつ • 同じ抗炎症成分の「硫酸亜鉛」の点眼よりも優れるとされている[19]
短　所	• ガイドライン等には選択肢として掲載されていない
本成分の留意点	妊娠・授乳中 ▶ 可　　医療用と同じ
妊娠・授乳中	安全に使用できるとされている[4]

アズレン azulene　　　　　　　　　　　　　　　　　　　　　　　　　　　　抗炎症薬

商品例 エーゼットα，ノアールAZ，ロートアルガードクールEX
医療用 AZ点眼液

長　所	• 塗り薬（☞ p.321）やうがい薬（☞ p.425）にも使われている「アズレン」の点眼液 • 結膜炎や角膜炎など，眼の炎症を抑える効果が報告されている[20] • 眼圧上昇などのリスクがある「ステロイド」点眼薬の代替薬として使われる[20]
短　所	• ガイドライン等には選択肢として掲載されていない
本成分の留意点	妊娠・授乳中 ▶ 可　　医療用と同じ
妊娠・授乳中	特に制限はされていない

プラノプロフェン pranoprofen　　　　　　　　　　　　　　　　　　　　　　抗炎症薬

商品例 ロートアルガードクリアブロックZ，マイティアアイテクトアルピタット
医療用 ニフラン点眼液

長　所	• 医療用の『ニフラン』と同じ成分．抗炎症作用をもつ • 「ステロイド（☞ p.355）」より速効性は少し劣るものの，ほぼ同じ効果で眼圧に影響しないとされる[21] • ドライアイに対して，医療用の「ヒアルロン酸（☞ p.355）」とほぼ同等の効果が報告されている[22]
短　所	• 効果が報告されているのは0.1％製剤だが，OTCでは半分の濃度（0.05％）になっている
本成分の留意点	妊娠・授乳中 ▶ 可　　医療用と同じ
妊娠・授乳中	安全に使用できるとされている[4]が，添付文書上は制限されているものが多い

第14章 点眼薬

こぼれ話　まぶたの上に温かいタオルを乗せると心地よいですが，実際に眼周辺への熱刺激は疲労を回復させる効果が報告されています（日本生理人類学雑誌，23：143-147, 2018）．

コンドロイチン chondroitin

アミノ酸成分 角膜表層保護薬

商品例 エージーアイズアレルカットC，アイリス50，ロート養潤水α
医療用 アイドロイチン点眼液

長　所	• 医療用の『アイドロイチン』と同じ成分，水分を保持することで角膜などの眼組織を保護する • 「ビタミン B_2」の吸収を促すことから，医療用でも配合剤が使われている [23]
短　所	• ドライアイに対する効果は，医療用の免疫抑制薬「シクロスポリン」より劣るという報告がある [24]
本成分の留意点	妊娠・授乳中 ▶ 可　医療用と同じ
妊娠・授乳中	安全に使用できるとされている [4]

塩化ナトリウム，塩化カリウム NaCl, KCl

人工涙液

商品例 NewマイティアCL，新ロートドライエイドEX，ソフトサンティア
医療用 なし

長　所	• 人間の涙に近い組成の「人工涙液」の成分 • ほとんど副作用なく，ドライアイの症状を改善できるとされている [25] • 「血管収縮薬」や「清涼剤」を含まない純粋な「人工涙液」は医療用に存在しないため，OTCが貴重な選択肢
短　所	• 単独では，爽快感などは得られない
本成分の留意点	妊娠・授乳中 ▶ 可　OTC特有
妊娠・授乳中	安全に使用できるとされている [4]

ヒプロメロース hypromellose

添加物 粘稠剤

商品例 スマイルコンタクトEX Drytect，なみだロートドライアイコンタクトa
医療用 なし

長　所	• 薬液に粘性をもたせる粘稠剤 • 電解質だけの人工涙液より，「ヒプロメロース」を配合した人工涙液は効果が高いとされている [26]
短　所	• 添加物の欄に記載されていることもあり，正確な配合濃度を把握するのは難しい
本成分の留意点	妊娠・授乳中 ▶ 可
妊娠・授乳中	安全に使用できるとされている [2]

「ヒドロキシプロピルメチルセルロース」と記載されることもある
「ヒドロキシエチルセルロース」も同様

■ 参考文献

1) Castillo M, et al：Topical antihistamines and mast cell stabilisers for treating seasonal and perennial allergic conjunctivitis. Cochrane Database Syst Rev, CD009566, 2015 ［PMID：26028608］

2)「鼻アレルギー診療ガイドライン：通年性鼻炎と花粉症 2016年版（改訂第8版）」（鼻アレルギー診療ガイドライン作成委員会/著），ライフサイエンス，2016

3) Kam KW, et al：Topical olopatadine in the treatment of allergic conjunctivitis：a systematic review and meta-analysis. Ocul Immunol Inflamm, 25：663-677, 2017 ［PMID：27192186］

4)「薬物治療コンサルテーション 妊娠と授乳（改訂2版）」（伊藤真也，村島温子/編），南山堂，2014

5)「母乳とくすりハンドブック（第3版）」（大分県地域保健協議会大分県「母乳と薬剤」研究会/編），大分県地域保健協議会，2017

6) Figus M, et al：Treatment of allergic conjunctivitis：results of a 1-month, single-masked randomized study. Eur J Ophthalmol, 20：811-818, 2010 ［PMID：20383847］

7) Leonardi A, et al：The anti-allergic effects of a cromolyn sodium-chlorpheniramine combination compared to ketotifen in the conjunctival allergen challenge model. Eur J Ophthalmol, 13：128-133, 2003 ［PMID：12696630］

8）Katelaris CH, et al：A comparison of the efficacy and tolerability of olopatadine hydrochloride 0.1% ophthalmic solution and cromolyn sodium 2% ophthalmic solution in seasonal allergic conjunctivitis. Clin Ther, 24：1561-1575, 2002 [PMID：12462286]

9）ゼペリン点眼液　インタビューフォーム

10）Toshida H, et al：Efficacy and safety of retinol palmitate ophthalmic solution in the treatment of dry eye：a Japanese Phase II clinical trial. Drug Des Devel Ther, 11：1871-1879, 2017 [PMID：28694687]

11）Kim EC, et al：A comparison of vitamin a and cyclosporine a 0.05% eye drops for treatment of dry eye syndrome. Am J Ophthalmol, 147：206-213, 2009 [PMID：18848318]

12）フラビタン点眼液 インタビューフォーム

13）阪元明日香，中村雅胤：培養ヒト角膜上皮細胞のultraviolet B障害に対するフラビンアデニンジヌクレオチドの効果．薬学雑誌，132：933-937，2012

14）Raczyńska K, et al：Clinical evaluation of provitamin B5 drops and gel for postoperative treatment of corneal and conjuctival injuries. Klin Oczna, 105：175-178, 2003 [PMID：14552179]

15）サンコバ点眼液　インタビューフォーム

16）Macri A, et al：Evaluation of oxidative stress levels in the conjunctival epithelium of patients with or without dry eye, and dry eye patients treated with preservative-free hyaluronic acid 0.15 % and vitamin B12 eye drops. Graefes Arch Clin Exp Ophthalmol, 253：425-430, 2015 [PMID：25398660]

17）Abelson MB, et al：Tolerance and absence of rebound vasodilation following topical ocular decongestant usage. Ophthalmology, 91：1364-1367, 1984 [PMID：6514304]

18）ミオピン点眼液　インタビューフォーム

19）ノイボルミチン点眼液　インタビューフォーム

20）AZ点眼液　インタビューフォーム

21）Li Z, et al：Comparative evaluation of topical pranoprofen and fluorometholone in cases with chronic allergic conjunctivitis. Cornea, 32：579-582, 2013 [PMID：23023407]

22）Liu X, et al：The effect of topical pranoprofen 0.1% on the clinical evaluation and conjunctival HLA-DR expression in dry eyes. Cornea, 31：1235-1239, 2012 [PMID：22677643]

23）ムコファジン点眼液　インタビューフォーム

24）Moon JW, et al：Short term effects of topical cyclosporine and viscoelastic on the ocular surfaces in patients with dry eye. Korean J Ophthalmol, 21：189-194, 2007 [PMID：18063881]

25）Pucker AD, et al：Over the counter（OTC）artificial tear drops for dry eye syndrome. Cochrane Database Syst Rev, 2：CD009729, 2016 [PMID：26905373]

26）Tauber J：Efficacy, tolerability and comfort of a 0.3% hypromellose gel ophthalmic lubricant in the treatment of patients with moderate to severe dry eye syndrome. Curr Med Res Opin, 23：2629-2636, 2007 [PMID：17868503]

第14章

点眼薬

■ 点眼薬に配合されているその他の成分

ε−アミノカプロン酸 epsilon-aminocaproic acid　抗炎症薬 止血薬

商品例 サンテメディカルアクティブ，サンテメディカル12，新エーゼットA
作用 眼の出血や炎症を抑える

特 徴	• 「トラネキサム酸」と類似の構造をもつ抗炎症薬．添加物（緩衝剤）としても使われる
注意点	• 止血効果については，効果があるという報告もある[1]が，否定的な報告もある[2] • この成分によるアレルギー性接触性皮膚炎が報告されている[3]
類似薬	トラネキサム酸

アラントイン allantoin　抗炎症薬 組織修復薬

商品例 Vロートプレミアム，サンテピュア
作用 傷ついた粘膜組織を修復する

特 徴	• 組織を修復する作用があり，化粧品などにも使われている
注意点	• 点眼した場合のデータはほとんどない

硫酸亜鉛 zinc sulfate　抗炎症薬 収斂・消炎薬

商品例 Vロートプレミアム
作用 炎症を鎮める

特 徴	• 医療用の『サンチンク』と同じ成分．結膜炎などの炎症に効果が報告されている[4]
注意点	• 「グリチルリチン酸」の点眼よりも効果は劣る[5]
類似薬	酸化亜鉛

タウリン taurine　アミノ酸成分

商品例 Vロートプレミアム，Vロートアクティブプレミアム，アイリス50，サンテPC
作用 眼精疲労の回復や組織代謝の活性化

特 徴	• 生体内で重要な働きをするアミノ酸．特に「ビタミンA」との組合わせが注目されている[6]
注意点	• アミノ酸の点眼は眼に有益な可能性があるという見解もある[7]が，臨床試験のデータは少ない

L−アスパラギン酸 L-aspartic acid　アミノ酸成分

商品例 Vロートプレミアム，ストナリニAG，スマイルホワイティエ
作用 眼組織の代謝を促す

特 徴	• 生体内で重要な働きをするアミノ酸
注意点	• アミノ酸の点眼は眼に有益な可能性があるという見解もある[7]が，臨床試験のデータは少ない

こぼれ話　点眼薬が日本に広まったのは，1899年（明治32年）に田口参天堂（現：参天製薬）が発売した「大学目薬」や，1931年（昭和6年）に信天堂山田安民薬房（現：ロート製薬）が眼に滴下できる瓶を開発した「ロート目薬」がきっかけです．

スルフアメトキサゾール sulfamethoxazole 〔抗菌薬〕

商品例	エーゼット抗菌目薬，ロート抗菌目薬i
作 用	眼の細菌を退治する

特 徴	● OTCでは唯一「抗菌作用」をもつ成分で，細菌感染による症状に使われる
注意点	● 医療現場では，より効果的な「ニューキノロン系」・「アミノグリコシド系」の点眼薬が第一選択薬 (☞ p.355) ● 点眼によってアナフィラキシーを起こした症例が報告されている[8]

メントール menthol 〔清涼剤〕

商品例	Vロートプレミアム，アイリス50，サンテメディカル12，ロートジープロc
作 用	点眼した際に清涼感が得られる

特 徴	● 「ハッカ」や「ミント」に含まれる精油で，ガムや歯磨き粉の味付け・香り付けにも使われている添加物 ● 使用した際の爽快感・清涼感が得られ，疲れや眠気には心地がよい
注意点	● 刺激として感じることもある
類似薬	*dl*-カンフル，*d*-ボルネオール

■ 参考文献

1）Crouch ER Jr, et al：Topical aminocaproic acid in the treatment of traumatic hyphema. Arch Ophthalmol, 115：1106-1112, 1997 [PMID：9298049]

2）Karkhaneh R, et al：Topical aminocaproic acid to prevent rebleeding in cases of traumatic hyphema. Eur J Ophthalmol, 13：57-61, 2003 [PMID：12635675]

3）山口麻里，他：市販点眼薬中のアミノカプロン酸によって生じたアレルギー性接触皮膚炎．皮膚の科学, 17：245-249, 2018

4）サンチンク点眼液　インタビューフォーム

5）ノイボルミチン点眼液　インタビューフォーム

6）ロート製薬　プレスリリース 2017年7月6日

7）Rusciano D, et al：Free amino acids：an innovative treatment for ocular surface disease. Eur J Pharmacol, 787：9-19, 2016 [PMID：27090927]

8）藤原ゆり子，他：点眼により発症した，点眼薬成分スルファメトキサゾールナトリウムによるアナフィラキシーの1例．アレルギー, 64：590, 2015

> **💡 豆知識**
>
> **点眼薬は冷蔵庫で冷やしておくと，使ったときに気持ちよい？**
>
> 　「メントール」などの清涼剤を含まない点眼薬でも，使用前に冷蔵庫で冷やしておくと，点眼時にひんやりとした冷涼感が得られます．特に冷蔵庫での保管を禁止されていない商品であれば，こうした使い方をしても問題ありませんが，中には冷蔵庫で保管すると変質してしまうものもあります．
> 　特に，医療用の「ケミカルメディエーター遊離抑制薬」の点眼薬『リザベン（一般名：トラニラスト）』は，冷所保存すると成分が結晶で析出してしまう[1]ため，冷蔵庫での保管は避けなければなりません．「点眼薬を冷蔵庫で冷やす」という工夫は，すべての点眼薬に使えるわけではないことに注意が必要です．
>
> 1）リザベン点眼液　添付文書

こぼれ話 ドライアイの症状は，加湿器を使うことで改善するという報告もあります（Eur J Ophthalmol, 22：751-761, 2012 [PMID：22287172]）．

現場で役立つQ&A

Q1 ビタミンは点眼しても意味がない？

A：☒ 臨床試験で効果が報告されたものもある

　OTCの点眼薬には，「ビタミン」が配合されたものが多く販売されています．「ビタミン」を点眼しても無意味だという意見もありますが，臨床試験で効果が実証された成分，医療用の薬と比べても遜色ない効果を期待できる成分もあります．先入観で選択肢を狭めてしまわないよう注意が必要です．

■「ビタミン類」とその効果

　点眼薬に配合されている「ビタミン」は，主にA・B_2・B_5・B_6・B_{12}・Eの6種類です．このうち，「ビタミンB_2」は角膜炎，「ビタミンB_{12}」は眼精疲労に対する治療薬として医療現場でも使われている成分で，また「ビタミンA」も臨床試験でドライアイに対する効果が示されています．

　症状に適したものを選ぶことで効果が期待できる「ビタミン」もあることを覚えておくと，治療の選択肢が広がります．

ビタミン	別名	臨床試験のデータ	医療用
A	レチノール	ドライアイに対する効果が報告されている[1,2]	☓
B_2	フラビンアデニンジヌクレオチド	ビタミンB_2欠乏による角膜炎の治療に使われている[3]	○
B_5	パンテノール	手術による傷の回復を早めるという報告がある[4]	☓
B_6	ピリドキシン	–	☓
B_{12}	シアノコバラミン	眼精疲労に対する効果があり[5]，古くから使われている	○
E	トコフェロール	–	☓

■ 費用対効果（コストパフォーマンス）の観点も大切に

　点眼薬には「ビタミン」の他に，「タウリン」などのアミノ酸成分も多く配合されています．これらアミノ酸成分も，眼に有益な可能性があるという見解がある[6]ため，より高い効果を期待して選ぶことも選択肢の一つです．

　しかし，OTCでは配合されている成分が多ければ多いほど，薬の値段も高くなる傾向にあります．あまり必要のない成分までいろいろ配合されていて高額な商品よりも，必要最低限の成分が配合された安価な商品の方がよい場合もあります (☞ p.348)．使う人が何を重視して選びたいのか，点眼薬に何を求めているのかという観点は大切にする必要があります．

■ 参考文献

1）Toshida H, et al：Efficacy and safety of retinol palmitate ophthalmic solution in the treatment of dry eye：a Japanese Phase II clinical trial. Drug Des Devel Ther, 11：1871–1879, 2017 [PMID：28694687]
2）Kim EC, et al：A comparison of vitamin a and cyclosporine a 0.05% eye drops for treatment of dry eye syndrome. Am J Ophthalmol, 147：206–213, 2009 [PMID：18848318]
3）フラビタン点眼液 インタビューフォーム
4）Raczyńska K, et al：Clinical evaluation of provitamin B5 drops and gel for postoperative treatment of corneal and conjuctival injuries. Klin Oczna, 105：175–178, 2003 [PMID：14552179]
5）サンコバ点眼液 インタビューフォーム
6）Rusciano D, et al：Free amino acids：an innovative treatment for ocular surface disease. Eur J Pharmacol, 787：9–19, 2016 [PMID：27090927]

こぼれ話　一見すると「効果がなさそう」・「とてもよく効きそう」と思う成分についても，自分の思い込みだけで判断するのではなく，効果の根拠を調べてみることが大切です．

Q2 コンタクトレンズをつけたまま，点眼薬を使ってもよい？

A：△ ソフト・カラーのコンタクトレンズ装着時は，使えないものが多い

　「ベンザルコニウム」はソフトコンタクトレンズに吸着され，角膜炎の原因になることがあります．そのため，ソフトコンタクトレンズを装着したままの点眼は避ける必要があります．また，「ホウ酸」も一部のカラーコンタクトレンズを変性させる可能性が指摘されています．これらの情報は添付文書上も統一はされていないため，個々の添加物を確認する必要があります．

■「ベンザルコニウム」とソフトコンタクトレンズ

　点眼薬には，薬液の腐敗・汚染を防ぐために防腐剤・保存料を添加したものがあります．特に「ベンザルコニウム」は害が少なく効果は高いため，多くの点眼薬に使われています．しかし，この**「ベンザルコニウム」は含水性のソフトコンタクトレンズに吸着される性質**があるため，レンズを装着したまま使用すると，成分が角膜と接触し続けることになり，角膜炎を起こすことがあります[1]．そのため，点眼の前にいったんレンズを外し，点眼後も10分ほど間隔を置いてから付け直すことが推奨されています[2]．

　ただし，このリスクに関して，OTCの添付文書では表記が統一されていません．制限が設けられていない商品にも，「ベンザルコニウム」が添加されたものがあるため，薬剤師・登録販売者が個々の添加物を確認したうえで注意喚起を行う必要があります．

ベンザルコニウムの有無と，コンタクトレンズを装着したままの点眼に対する制限

ベンザルコニウム	制限	商品の例
含有	あり（すべて制限）	ザジテンAL，スタディー ALG，アイリスAGガード
	あり（ソフトのみ制限）	ストナリニ AG，新マイティアA，ロートデジアイ，サンテPC，アイリス50
	なし	ノアールPガード（要相談の扱いになっている）
非含有	あり（すべて制限）	ビュークリア AL クール，アイフリーコーワAL，アレジフェンス
	あり（ソフトのみ制限）	ノアールAZ，スマイル40プレミアム，ロートビタ40 α
	なし	NewマイティアCL，ソフトサンティア，ロートCキューブプレミアムクリア

その他の成分による影響も考える必要があるため，「ベンザルコニウム」非含有であればOKというものでもありません．

■「ホウ酸」とカラーコンタクトレンズ

　カラーコンタクトレンズには，非常に多様な素材のものが使われているため，個々の安全性評価は非常に難しいのが現状です．しかし，一部のカラーコンタクトレンズの素材「ポリビニルアルコール」が，「ホウ酸」によって変性する可能性が指摘されている[3] ことなど，潜在的なリスクは多いと考えられます．そのため，カラーコンタクトレンズを装着したままの点眼は，できるだけ避けた方が無難です（実際，カラーコンタクトレンズを装着したままの点眼は避けるよう記載する商品も増えています．例：ロートCキューブプレミアムクリア）．

■ 参考文献

　1）Christensen MT, et al：Five-minute removal of soft lenses prevents most absorption of a topical ophthalmic solution. CLAO J, 24：227-231, 1998 [PMID：9800062]
　2）パタノール点眼液　添付文書
　3）髙橋香莉, 他：カラーコンタクトレンズ装用上における点眼薬使用の影響. 日本視能訓練士協会誌, 45：185-192, 2016

こぼれ話　睡眠中は涙が停滞するため，点眼してすぐに眠ってしまうと，薬液が必要以上に長く眼に残ってしまうことになります．点眼は，最低でも就寝の5～10分前に行う必要があります．

第14章 点眼薬

Q3 配合されている有効成分が多い薬ほど，よく効く？

A：△ 必要のない薬まで使うメリットはない

1つの製剤にいろいろな成分を配合した商品は，それ1つでさまざまな症状に対応できるという点では確かに便利ですが，高いお金を払って必要のない薬を使うのは，あまり賢明ではありません．点眼薬は，いったん開封すると長期間保管できるものでもないため，できるだけ「今の症状」に合わせて，必要最低限の成分を配合したものを選ぶことが大切です．

■ 多剤併用によるメリットとデメリット

点眼薬に限らず，OTCでは1つの製剤に含まれる有効成分は多い方が人気になる傾向があります．しかし，**本来「薬」というものは，解消したい症状に合わせて必要最低限のものを使うのが原則**です．必要のない成分まで配合した高価な薬を使い，余計な副作用のリスクを負う，という事態は避ける必要があります．

OTCの点眼薬にはそれほどリスクの高いものはないため，使う人の希望を優先して問題ありませんが，それでもリスクはゼロではありません．薬剤師や登録販売者が，その人にとって不要な薬まで使ってしまうような多剤併用の商品を積極的に勧めることは，薬のプロとして問題があると思います．特に，昨今は医療現場でも不必要な薬をたくさん使うこと（ポリファーマシー）の，身体への悪影響，経済的な負担は薬の問題として大きくとりあげられていることは，念頭においておくようにしてください．

OTCの点眼薬でよく起こってしまう，不要な薬への対応

使う人の状況	適した薬
眼精疲労や眼の乾きはあるが，「痒み」の症状に薬は必要ない	抗ヒスタミン薬・遊離抑制薬を含まないもの
ピントが合わなかったり，眼がかすんだりするわけではない	眼筋調節薬を含まないもの
眼の充血・赤みを解消したいわけではない	血管収縮薬を含まないもの
眼の炎症は大したことない	抗炎症薬を含まないもの
清涼感は必要ない	清涼剤を含まないもの
安い点眼薬がよい	必要最低限の配合で，安価なもの

■「血管収縮薬」のリスク

「テトラヒドロゾリン」や「ナファゾリン」といった「血管収縮薬」は，眼の充血を解消するのに効果的な薬です[1]．人前に出るときや写真を撮るときなど，眼が赤いままだと困る場合には非常によい選択肢になります．

「血管収縮薬」の点眼薬を連用した際の具体的な悪影響はあまり明確になっていませんが，内服（飲み薬）では血圧などへの悪影響（☞p.71），点鼻では「薬剤性鼻炎（☞p.155）」といった明らかなリスクがあることから，点眼薬でも使い過ぎには注意した方が無難です．特に，OTCは「成分」をよく見ずに購入する人も多い[2]ため，眼の充血・赤みには困っていないのに「血管収縮薬」の配合された点眼薬を買ってしまう，といった事態が起こらないよう注意が必要です．

■ 参考文献

1) Abelson MB, et al：Tolerance and absence of rebound vasodilation following topical ocular decongestant usage. Ophthalmology, 91：1364-1367, 1984 [PMID：6514304]
2) 三林洋介, 他：医薬品包装情報表記に関する研究．人間工学, 49 (Sup)：S278-279, 2013

 こぼれ話 血管収縮薬の点眼では，10日間の使用でリバウンドによる血管拡張は起こらなかったことが報告されています（参考文献1）．

Q4 OTCの点眼薬は，医療用の点眼薬より効き目が弱い？

A：△ 医療用の薬に劣らない効果も報告されている

OTCは医療用の薬と比べて効果に劣る，という先入観をもつ人は多いですが，点眼薬に関しては医療用の薬に劣らない，効果の高い成分が揃っています．眼のアレルギーや乾き，疲れ目などは，重症のものでなければOTCによるセルフメディケーションでも十分に対応できます．

■ 医療用の薬に劣らない薬

◆アレルギーの薬（抗ヒスタミン薬，ケミカルメディエーター遊離抑制薬）

花粉症などによる眼のアレルギー症状に対し，「抗ヒスタミン薬」と「ケミカルメディエーター遊離抑制薬」はどちらも効果的[1]で，ガイドラインでも同じように選択肢にあげられています[2]．また，「ケトチフェン」や「クロモグリク酸」は医療用の「抗ヒスタミン薬」とほぼ同等の効果が得られる[3,4]とされていることから，OTCでも医療用の薬と遜色ありません．

特に，OTC特有の「クロルフェニラミン」と「クロモグリク酸」の併用は，「ケトチフェン」単独よりも優れる[5]という報告もあり，セルフメディケーションでの対応でも高い効果を期待できます．

◆ドライアイの薬（人工涙液，ビタミンA）

眼の乾き（ドライアイ）に対し，「人工涙液」はほとんど副作用なく効果を得られることがわかっています[6]．特に，「ヒプロメロース」などの粘稠剤を配合した製剤は電解質だけの「人工涙液」よりも効果的[7]で，医療用の「ヒアルロン酸」に匹敵するという報告[8]もあります．また，「ビタミンA」も医療用の免疫抑制薬と同等の効果があるという報告[9]があり，セルフメディケーションの良い選択肢になります．

ただし，医療用には「ヒアルロン酸」よりも高い効果の点眼薬 (☞ p.355) もあり，OTCで改善しない場合には病院受診が必要です．

◆眼精疲労の薬（ネオスチグミン，ビタミンB12）

眼精疲労に使う眼筋調節薬「ネオスチグミン」や「ビタミンB12」は，医療用としても使われている成分です．OTCでは医療用の薬と違い，これらの成分の他にもいろいろな有効成分を配合した製剤が多く，幅広い症状に対応することができます．

■ 医療用の薬の方が優れる部分

◆抗炎症薬

アレルギーなどの症状が重症の場合，「ステロイド」の点眼薬 (☞ p.355) を使うことがあります[2]．この「ステロイド」の点眼薬はOTCとして販売されていません．「プラノプロフェン」など一部の抗炎症薬は「ステロイド」に匹敵する効果が報告されています[10]が，OTCでは濃度が半分に抑えられていることに注意が必要です．

◆抗菌薬

OTCには，細菌感染症に効果のある「スルファメトキサゾール」を含む点眼薬も販売されています．しかし，眼の感染症に対する第一選択薬は「ニューキノロン系」や「アミノグリコシド系」の抗菌薬 (☞ p.355) とされ，OTCでの対応はあくまで軽症例への一時的な治療に限られます．

こぼれ話 OTCを活用したセルフメディケーションでは，保険は使えませんが，混雑した病院・薬局の待ち時間を全てカットできる，感染症患者との接触を避けられるといったメリットもあります．

■ 参考文献

1）Castillo M, et al：Topical antihistamines and mast cell stabilisers for treating seasonal and perennial allergic conjunctivitis. Cochrane Database Syst Rev：CD009566, 2015 [PMID：26028608]

2）「鼻アレルギー診療ガイドライン：通年性鼻炎と花粉症 2016年版（改訂第8版）」（鼻アレルギー診療ガイドライン作成委員会/著），ライフサイエンス，2016

3）Kam KW, et al：Topical olopatadine in the treatment of allergic conjunctivitis：a systematic review and meta-analysis. Ocul Immunol Inflamm, 25：663-677, 2017 [PMID：27192186]

4）Katelaris CH, et al：A comparison of the efficacy and tolerability of olopatadine hydrochloride 0.1% ophthalmic solution and cromolyn sodium 2% ophthalmic solution in seasonal allergic conjunctivitis. Clin Ther, 24：1561-1575, 2002 [PMID：12462286]

5）Leonardi A, et al：The anti-allergic effects of a cromolyn sodium-chlorpheniramine combination compared to ketotifen in the conjunctival allergen challenge model. Eur J Ophthalmol, 13：128-133, 2003 [PMID：12696630]

6）Pucker AD, et al：Over the counter（OTC）artificial tear drops for dry eye syndrome. Cochrane Database Syst Rev, 2：CD009729, 2016 [PMID：26905373]

7）Tauber J：Efficacy, tolerability and comfort of a 0.3% hypromellose gel ophthalmic lubricant in the treatment of patients with moderate to severe dry eye syndrome. Curr Med Res Opin, 23：2629-2636, 2007 [PMID：17868503]

8）Baudouin C, et al：Randomized, phase III study comparing osmoprotective carboxymethylcellulose with sodium hyaluronate in dry eye disease. Eur J Ophthalmol, 22：751-761, 2012 [PMID：22287172]

9）Kim EC, et al：A comparison of vitamin a and cyclosporine a 0.05% eye drops for treatment of dry eye syndrome. Am J Ophthalmol, 147：206-213, 2009 [PMID：18848318]

10）Li Z, et al：Comparative evaluation of topical pranoprofen and fluorometholone in cases with chronic allergic conjunctivitis. Cornea, 32：579-582, 2013 [PMID：23023407]

 豆知識

侮れない「ドライアイ」の悪影響

　「ドライアイ」のことを，たかが眼が乾く程度と思っている人は少なくありません．しかし，実際に「ドライアイ」の症状は労働生産性の低下[1]や，自動車運転の際に標識を見落としたりするリスクの上昇[2]に影響しているほか，中等度〜重度の「ドライアイ」は狭心症と同程度のQOL（Quality of Life）低下になる[3]ことも報告されています．セルフメディケーションでも十分に対応できる疾患ではありますが，その悪影響を侮ることはできません．

1）Uchino M, et al：Dry eye disease and work productivity loss in visual display users: the Osaka study. Am J Ophthalmol, 157：294-300, 2014 [PMID：24184225]

2）Deschamps N, et al：The impact of dry eye disease on visual performance while driving. Am J Ophthalmol, 156：184-189, 2013 [PMID：23706501]

3）Schiffman RM, et al：Utility assessment among patients with dry eye disease. Ophthalmology, 110：1412-1419, 2003 [PMID：12867401]

こぼれ話　点眼が苦手な人には，点眼の補助具を使うことも考慮します．

Q5 点眼薬を使ったあとは，眼をパチパチとまばたきした方がよい？

A：✖ 薬が流れていってしまうので，しない方がよい

　　点眼薬をさした後にすぐまばたきをすると，涙管から薬液がすぐに流れていってしまうため，効果が得られなかったり，副作用が出やすくなったりする恐れがあります．点眼後は，目頭を軽く押さえて眼を閉じ，薬液を眼全体に行き渡らせることをお勧めします．

■ 点眼薬と，眼の涙点

　　涙は，目尻の方にある「涙腺」から分泌され，目頭の方にある「涙点」から喉の方へと流れていきます．まばたきをくり返すとこの流れが促されるため，薬液は涙と一緒にすぐに喉の方へ流れていってしまうことになります．点眼後すぐに甘味や苦味を感じた場合，薬液がすぐに流れていってしまっている可能性があります．

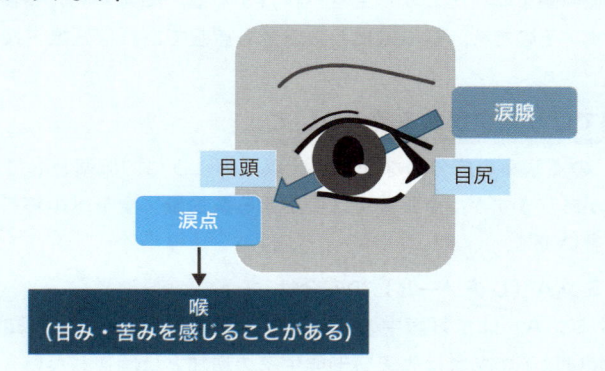

　　こうした流出を防ぐために，**点眼後は「涙点」のある目頭を軽く押さえて眼を静かに閉じ，しばらく薬液を眼全体に浸す**ように指導する必要があります．実際，こうした方法によって点眼薬の全身移行が原因で起こる副作用を 60 % 以上も軽減できるという報告があります[1]．

■ 点眼薬の使い過ぎに注意

　　資料によって幅はありますが，眼に収容できる液体の量はおよそ 30 μL ほどで，そのうち常に眼を潤している涙が約 7 μL あるとされています．つまり，点眼薬を使ったときに眼に収容できる液体の量は 23 μL 程度しかありません．通常，点眼薬の 1 滴は 40～50 μL ほどである[2] ため，それだけで薬としては十分で，**それ以上点眼しても溢れてしまうか，喉に流れていってしまうだけです**．

　　点眼薬の無駄遣いや，使い過ぎによる副作用を防ぐためにも，点眼の滴数はきちんと守るよう指導が必要です．

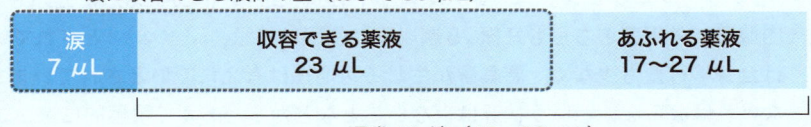

眼に収容できる液体の量（およそ 30 μL）

涙 7 μL	収容できる薬液 23 μL	あふれる薬液 17～27 μL

通常の 1 滴（40～50 μL）

■ 参考文献

1）Zimmerman TJ, et al：Improving the therapeutic index of topically applied ocular drugs. Arch Ophthalmol, 102：551–553, 1984 [PMID：6704011]

2）「薬物治療コンサルテーション 妊娠と授乳（改訂2版）」（伊藤真也，村島温子/編），南山堂，2014

こぼれ話　医療用のドライアイ治療薬『ムコスタ（一般名：レバミピド）』の強い苦味もこの方法で軽減できますが，その際は 1～5 分程度は眼を閉じておく必要があるとされています（ムコスタ点眼液添付文書）．

Q6 妊娠・授乳中でも，点眼薬は使える？

A：○ おおむね，どの成分も安全とされている

　OTCの点眼薬にはいろいろな成分が配合されていますが，基本的に点眼では使われる薬の量が少ない上，全身へ移行する量も微量なため，どの成分も大きなリスクにはつながらないと考えられます．添付文書上も制限のないものが多いため，妊娠・授乳中でも広い選択肢から選ぶことができます．

■ 妊娠・授乳中の点眼薬に対する安全性評価

　点眼薬は，通常1滴が40～50μL＝0.04～0.05 mLほどとされています[1] が，そこに含まれる薬の量は，0.1％の濃度であれば0.04～0.05 mg，0.05％の濃度であれば0.02～0.025 mgと，きわめて微量です．そこから全身へ移行する量，胎児や乳児へ移行する量というのはさらに少なくなります．そのため，基本的にどの成分も点眼であれば妊娠・授乳中の使用も問題ないとされています[1,2]．

■ 内服薬ではリスクがある薬について

　OTCの点眼薬の成分のなかには，以下のように内服薬としては妊娠中に避けるべきとされているものがありますが，点眼薬では使用する薬物量・全身への移行性の点から問題ないとされているものが多いです．

◆ビタミンA（レチノール）の安全性

　「ビタミンA」は，妊娠中の過剰摂取がリスクになることが知られていますが，1日の摂取量が10,000 IU以下であれば先天奇形発生率の増加とは関連しない[1] とされています．点眼薬の濃度では，1瓶（4,500～7,500 IU）をすべて飲み込むほどの濫用を毎日続けたとしてもこの基準を超えないことから，基本的に問題なく使用できるとされ，添付文書でも使用制限は設けられていません．

◆スルファメトキサゾールの安全性

　「スルファメトキサゾール」は，妊娠初期に内服するといくつかのリスクに関連することが報告されています[3]．また，妊娠期に重要な「葉酸」の欠乏症を起こす恐れもあり，内服中には「葉酸」の積極的な摂取が必要ともされています[3]．

　こうした点から，内服薬はできる限り避けた方がよいとされていますが，点眼剤（4.0％）では1回量の2～3滴中に3.2～6.0 mg程度で，内服薬の1回量800～900 mgよりもはるかに少量です．そのため，特に添付文書でも使用制限は設けられていません．

◆プラノプロフェン（NSAIDs）の安全性

　「プラノプロフェン」は，非ステロイド性抗炎症薬（NSAIDs）に分類される薬です．NSAIDsは内服薬・外用薬どちらも妊娠28週以降の使用は禁忌 (☞ p.42,262) とされていますが，点眼に関しては全身移行量も少なく，悪影響が生じる可能性は考えにくいとされています[1]．しかし，この薬でなければならないという状況は少ないことなどから，あえて積極的に選ぶことはせず，基本的には添付文書の表記に従って避けておいた方が無難です．

■ 参考文献

1）「薬物治療コンサルテーション 妊娠と授乳（改訂2版）」（伊藤真也，村島温子/編），南山堂，2014
2）「母乳とくすりハンドブック（第3版）」（大分県地域保健協議会大分県「母乳と薬剤」研究会/編），大分県地域保健協議会，2017
3）Czeizel AE, et al : The teratogenic risk of trimethoprim-sulfonamides : a population based case-control study. Reprod Toxicol, 15 : 637-646, 2001 [PMID : 11738517]

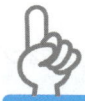

製剤上の特徴をもつOTC医薬品

ザジテンAL点眼薬
グラクソ・スミスクライン

◉ **お勧めポイント**
- ↳ 医療用の「抗ヒスタミン薬」に劣らない,「ケトチフェン」の点眼
- ↳「血管収縮薬」や「清涼剤」など余計な成分を含まない

成分
- ●抗ヒスタミン:ケトチフェン 0.05 %
- ●添加物:ベンザルコニウム

アイフリーコーワAL
興和

◉ **お勧めポイント**
- ↳ ケミカルメディエーター遊離抑制薬「アシタザノラスト」単独の製剤
- ↳「抗ヒスタミン薬」と違って眠気を起こしにくい

成分
- ●遊離抑制:アシタザノラスト 0.1 %

ビュークリアALクール
ゼリア新薬工業

◉ **お勧めポイント**
- ↳ 併用による高い効果が示されている「クロルフェニラミン」と「クロモグリク酸」の配合剤
- ↳ 清涼感を得られる抗アレルギー薬
- ↳「ベンザルコニウム」を含まない製剤

成分
- ●抗ヒスタミン:クロルフェニラミン 0.015 %
- ●遊離抑制:クロモグリク酸 1.0 %
- ●清涼:*d*-カンフル, *d*-ボルネオール
- ●添加物:ホウ酸

エーゼットアルファ
ゼリア新薬工業

◉ **お勧めポイント**
- ↳ 併用により高い効果が示されている「クロルフェニラミン」と「クロモグリク酸」の配合剤
- ↳ 痒み・炎症に困っている人で,刺激の少ない点眼薬が欲しい人向け

成分
- ●抗ヒスタミン:クロルフェニラミン 0.015 %
- ●遊離抑制:クロモグリク酸 1.0 %
- ●抗炎症:アズレン 0.02 %
- ●アミノ酸:コンドロイチン 0.2 %
- ●添加物:ホウ酸

ソフトサンティア
参天製薬

◉ **お勧めポイント**
- ↳ 塩化ナトリウムと塩化カリウムだけの「人工涙液」
- ↳ 余計な成分を含まないため安価で,コストパフォーマンスもよい
- ↳「清涼剤」や「ベンザルコニウム」を含まず,ソフトコンタクトレンズを装着したまま使える

成分
- ●人工涙液:塩化ナトリウム 0.4 %
- ●人工涙液:塩化カリウム 0.1 %
- ●添加物:ホウ酸

第14章 点眼薬

スマイルコンタクト EX Drytect

ライオン

◎ **お勧めポイント**
- ↳ 電解質だけのものよりも高い効果を期待できる，粘稠剤配合の「人工涙液」
- ↳ ほどほどの清涼感もあり，使用感も良い

成分
- ●人工涙液：塩化ナトリウム 0.3 %
- ●人工涙液：塩化カリウム 0.05 %
- ●粘稠剤：ヒプロメロース 0.3 %
- ●アミノ酸：コンドロイチン 0.5 %
- ●清涼：l-メントール
- ●添加物：ホウ酸

アイリス CL-I ネオ

大正製薬

◎ **お勧めポイント**
- ↳ 「ベンザルコニウム」や「ホウ酸」といった保存料を使っていない，使い切りタイプ
- ↳ すべてのコンタクトレンズ装着時に使える

成分
- ●人工涙液：塩化ナトリウム 0.56 %
- ●人工涙液：塩化カリウム 0.113 %
- ●アミノ酸：タウリン 1.0 %

ソフトサンティア ひとみストレッチ

参天製薬

◎ **お勧めポイント**
- ↳ 眼精疲労に使う「ネオスチグミン」と「ビタミン B_{12}」を配合した製剤
- ↳ 他の成分を含まない分，類似の競合商品よりも値段が安め
- ↳ 「ベンザルコニウム」を含まず，ソフトコンタクトレンズを装着したまま使える

成分
- ●ビタミン：シアノコバラミン（B_{12}）0.02 %
- ●ビタミン：ピリドキシン（B_6）0.1 %
- ●眼筋調節：ネオスチグミン 0.005 %
- ●添加物：ホウ酸

ロート C キューブ プレミアムクリア

ロート製薬

◎ **お勧めポイント**
- ↳ 現代人に多い，炎症や痒みを伴わない，眼の疲れ・乾きに適した配合
- ↳ 「ベンザルコニウム」を含まず，ソフトコンタクトレンズを装着したまま使える
- ↳ 着色しやすいビタミン剤を含まないため，こぼしたときの心配が少ない

成分
- ●ビタミン：レチノール（A）300 IU/mL
- ●ビタミン：トコフェロール（E）0.05 %
- ●眼筋調節：ネオスチグミン 0.005 %
- ●アミノ酸：コンドロイチン 0.1 %
- ●アミノ酸：タウリン 1.0 %
- ●清涼：l-メントール
- ●添加物：ホウ酸

スマイルホワイティエ　コンタクト

ライオン

◎ **お勧めポイント**
- ↳ ソフトコンタクトレンズを装着したまま使える，「抗ヒスタミン薬」・「抗炎症薬」の配合剤

成分
- ●ビタミン：ピリドキシン（B_6）0.01 %
- ●抗ヒスタミン：クロルフェニラミン 0.03 %
- ●抗炎症：グリチルリチン酸 0.125 %
- ●アミノ酸：コンドロイチン 0.5 %
- ●アミノ酸：L-アスパラギン酸
- ●添加物：ホウ酸

 こぼれ話　2種以上の点眼薬を使う際，基本的に最低でも 5 分以上の間隔をあける必要があります．場合によってはそれ以上の間隔が必要なこともあるため，添付文書等での確認が必要です．

医療用の医薬品にはこんなものがある

ソフトコンタクトレンズをしたままでも点眼できる，医療用の「抗ヒスタミン薬」

商品名	• 『アレジオン（一般名：エピナスチン）』
特徴	• 「ベンザルコニウム」を含まない「抗ヒスタミン薬」の点眼薬です． • 高価ですが，ソフトコンタクトレンズを装着したまま点眼できるため，付け外しが負担になる人には便利です．

ドライアイの治療薬

商品名	• 『ヒアレイン（一般名：ヒアルロン酸）』 • 『ジクアス（一般名：ジクアホソル）』 • 『ムコスタ（一般名：レバミピド）』
特徴	• 医療用のドライアイの治療薬です． • 基本的に「人工涙液」よりも効果は優れるとされ，ドライアイ治療に推奨されています．

「ビタミンB₁₂」単独の点眼薬

商品名	• 『サンコバ（一般名：シアノコバラミン）』
特徴	• 眼精疲労などに使われる，医療用の「ビタミンB₁₂」単独の点眼薬です． • 血管収縮薬や清涼剤，その他の雑多な成分を含みません．

重症のアレルギー症状などに使う「ステロイド」の点眼薬

商品名	• 『リンデロン（一般名：ベタメタゾン リン酸エステルNa)』 • 『フルメトロン（一般名：フルオロメトロン）』
特徴	• アレルギーなどの症状が重症の場合に選択肢になる，「ステロイド」の点眼薬です． • 抗ヒスタミン薬や遊離抑制薬，抗炎症薬では改善しない場合に使います．

抗炎症薬「プラノプロフェン」単独の点眼薬

商品名	• 『ニフラン（一般名：プラノプロフェン）』
特徴	• 抗炎症薬「プラノプロフェン」単独の点眼薬で，OTCよりも高濃度の0.1％製剤です． • 慢性的なアレルギー症状に対しては，ステロイドに劣らない効果が報告されています．

細菌感染症に使う抗菌薬の点眼薬

商品名	• 『タリビッド（一般名：オフロキサシン）』 • 『クラビット（一般名：レボフロキサシン）』 • 『ガチフロ（一般名：ガチフロキサシン）』 • 『オゼックス（一般名：トスフロキサシン）』
特徴	• 眼の細菌感染症に使われる「ニューキノロン系」の抗菌薬です．

第14章 点眼薬

こぼれ話 2020年3月12日に，「ヒアルロン酸Na」の点眼薬が要指導医薬品として承認されています．目の乾きに対して効果の高い薬が，OTCにも登場します．

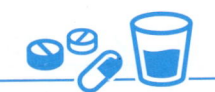

薬を使う目的

頭髪が薄くなること（薄毛）は生命に直接かかわるものではありませんが，容姿の印象を大きく変えるため，治療薬の需要は非常に大きなものです．脱毛は加齢だけでなく，さまざまな原因で起こるため，原因と症状に合わせた薬を選ぶことが大切です．

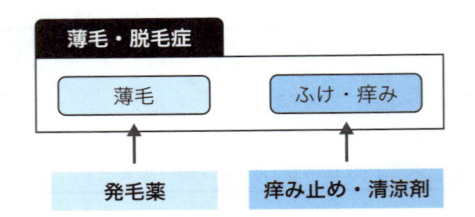

セルフメディケーションの位置づけ

臨床試験で発毛効果が認められた医薬品がOTCとして販売されている一方，世間では効果の乏しい高額な民間療法や，有害とも言える自己流の対処法なども横行しています．そのため，OTCで対応できる症状か，病院を受診した方がよいかというトリアージを含め，薬剤師や登録販売者による情報提供・指導が非常に重要です．

	分類	効果	副作用	
推奨	ミノキシジル	高	低	壮年性脱毛症に対し，臨床試験で発毛効果が認められた外用薬
選択肢	カルプロニウム	低	低	各種脱毛症の治療に，試してみてもよい
注意	痒み止め・清涼剤	低	低	痒みが強い，使用感にこだわりたい場合には考慮するが，発毛効果はない

薬理作用

● **ミノキシジル**：血流改善・発毛促進などによって，毛髪の太さ・量を改善します．

● **カルプロニウム**：機能低下状態にある毛髪に作用し，発毛を促します．

> 💡 **豆知識**
>
> **壮年性脱毛症とは**
>
> 「壮年性脱毛症」とは，遺伝的背景や男性ホルモン「テストステロン」の作用によって薄毛になる疾患のことです．主に頭頂部や前頭部を中心に脱毛が起こること，太く長い毛が減って細く短い毛が増えることが特徴です．これは，毛髪のサイクル （☞ p.364） に異常が起こり，毛髪が十分に太く長くなる前に成長が止まって抜け落ちてしまうのが原因とされています．

こぼれ話 民間療法やサプリメントの科学的根拠について調べる際は，厚生労働省の『「統合医療」情報発信サイト』が便利です．

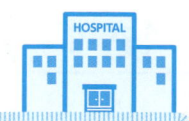

病院受診のトリアージ

「薄毛」を訴える人の中から，こんな人を見つける

(!) 別途治療が必要な疾患に伴う，病的な脱毛

1 急激・大量に脱毛している，少し引っ張るだけで何本も毛髪が抜ける

1日に100本を超えるような急激で大量の脱毛が起こっている場合や，少し引っ張るだけで何本も毛髪が抜けてしまうような場合は，自己免疫性疾患や甲状腺疾患，強いストレス，薬の副作用，白癬菌の感染症「頭部白癬（しらくも）(☞p.243)」など，OTCでは対応できない疾患に伴う脱毛である可能性があります．

2 脱毛部分は，地肌が明確に見える状態になっている

毛髪が薄くなるのではなく，頭皮の地肌がはっきりと明確に見える状態になっている場合は，前述と同様，何らかの疾患による病的な脱毛である可能性があります．また，加齢による壮年性脱毛症であっても，OTCでは十分な効果が得られない恐れがあります．

3 甲状腺疾患を患っている

甲状腺疾患（甲状腺機能亢進症・甲状腺機能低下症）では，症状の1つとして脱毛が起こることがあります．OTCでの対応ではなく，まずは主治医に相談することが先決です．

第
15
章
発毛薬

 豆知識

1日100本以内は正常な脱毛か

通常，ヒトの頭髪は100,000〜120,000本程度あります．抜け落ちる可能性のある「休止期(☞p.364)」にある毛髪は，全体の10〜15%とされています．そのため，1日に100本程度の脱毛であっても，おおむね正常範囲の抜け方だと考えられます[1]．

1）山田久陽，池田明子：男性型脱毛症治療薬の研究動向．日薬理誌，133：73-77, 2009

こぼれ話　Googleで「抜け毛（hair loss）」という単語で検索される回数は，春よりも夏〜秋にかけて多いことが報告されています（Br J Dermatol, 178：978-979, 2018 [PMID：29048738]）.

使い分けフローチャート

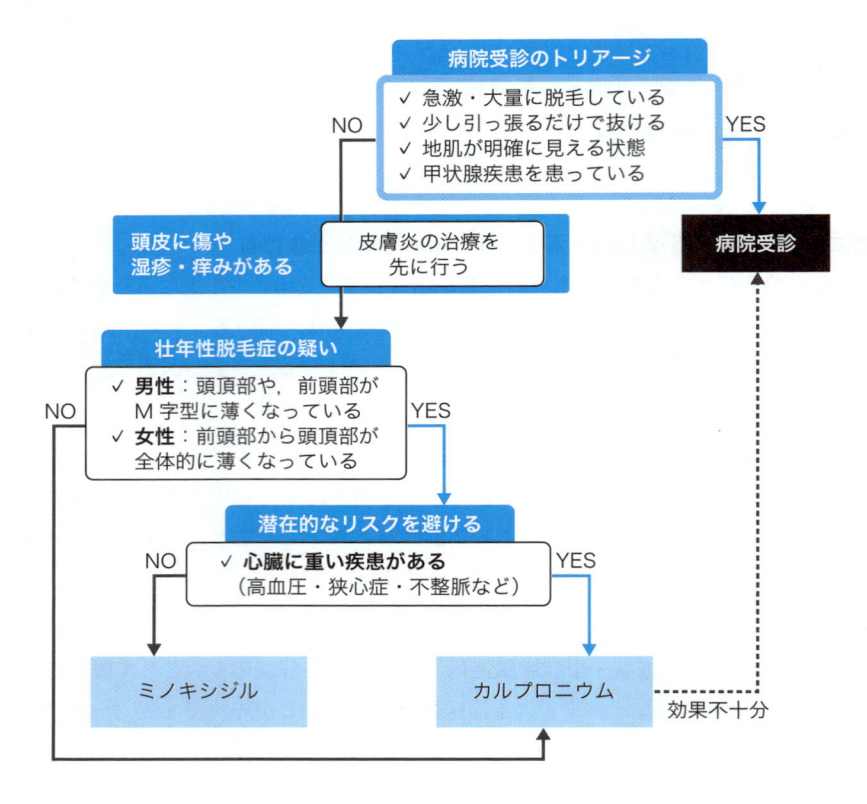

病院受診のトリアージ
- ✓ 急激・大量に脱毛している
- ✓ 少し引っ張るだけで抜ける
- ✓ 地肌が明確に見える状態
- ✓ 甲状腺疾患を患っている

NO → **頭皮に傷や湿疹・痒みがある** → 皮膚炎の治療を先に行う

YES → **病院受診**

壮年性脱毛症の疑い
- ✓ **男性**：頭頂部や，前頭部がM字型に薄くなっている
- ✓ **女性**：前頭部から頭頂部が全体的に薄くなっている

NO　YES

潜在的なリスクを避ける
- ✓ **心臓に重い疾患がある**（高血圧・狭心症・不整脈など）

NO　YES

ミノキシジル　**カルプロニウム**　効果不十分

● 基本方針 ●

加齢による「壮年性脱毛症」に対しては，男女を問わず「ミノキシジル」が第一選択になります．壮年性脱毛症ではない，あるいは心臓疾患があるなどの理由で「ミノキシジル」が使えない場合には，「カルプロニウム」が選択肢になります．なお，頭皮に湿疹や痒みなどの症状がある場合は，皮膚症状の治療を優先させる必要があります．

◆ **男性：頭頂部や, 前頭部がM字型に薄い** ──→「ミノキシジル」(☞ p.364)

◆ **女性：前頭部から頭頂部が全体的に薄い** ──→「ミノキシジル」(☞ p.364)
（「リアップ」のセルフチェックシートに図解あり）

◆ **壮年性脱毛症ではなさそう** ──→「カルプロニウム」(☞ p.365)

◆ **心臓に重い疾患がある** ──→「ミノキシジル」は避けた方がよい (☞ p.369)

◆ **妊娠・授乳中である** ──→「ミノキシジル」は避けた方がよい (☞ p.361)

◆ **頭皮に傷や湿疹・痒みの症状がある** ──→ 脱毛症の治療をはじめる前に，「ステロイド」の外用や「抗ヒスタミン薬」の内服で皮膚炎の治療を行う (☞ p.368)

こぼれ話　外用剤を選ぶ際は，有効成分は同じでも，添加物の違いによって「かぶれ」「刺激」の感じ方は異なる場合があります．

分 類 と 特 徴

発毛薬の中心は，外用薬の「ミノキシジル」と「カルプロニウム」です．「ミノキシジル」は壮年性脱毛症（男性型・女性型）に最も効果的な薬の1つですが，それ以外の脱毛症には使えません．「カルプロニウム」は壮年性脱毛症の他にも円形脱毛症などに使うことができます．

発毛薬の分類

発毛薬：ミノキシジル，カルプロニウム

補助成分：痒み止め，生薬，ビタミン，保湿剤，殺菌剤，皮膚軟化剤，清涼剤

使い分けのポイント

		ミノキシジル	カルプロニウム
効果	壮年性脱毛症	○	△
	円形脱毛症	OTC に適応なし	△

● **壮年性脱毛症（男性型・女性型）に対する使い分け**

　　男女を問わず，加齢による薄毛に対しては「カルプロニウム」よりも「ミノキシジル」の方が効果的です．「ミノキシジル」を使えない場合には「カルプロニウム」が選択肢になります．なお男性の場合，病院でより効果の高い内服薬（☞p.366）を処方してもらうこともできます（保険が使えないため全額自己負担）．

● **壮年性脱毛症以外の脱毛症に対する使い分け**

　　「ミノキシジル」は壮年性脱毛症にしか使えないため，円形脱毛症などには「カルプロニウム」の外用を使います．脱毛症状の原因にアレルギー性の皮膚疾患がある場合，「ステロイド」の外用（☞p.267）や「抗ヒスタミン薬」の内服（☞p.53）も選択肢になります．ただし，これらの薬で治りが悪い場合には病院を受診し，より適切な治療を受ける必要があります．

> 💡 **豆知識**
>
> **未成年の脱毛は，「抜毛症」に注意**
>
> 　　利き手側の毛が不自然にちぎれている，円形・楕円形でない形状で脱毛しているような場合，頭髪を無意識に抜いてしまう「抜毛症」である可能性があります．世界保健機関（WHO）の国際疾病分類（International Classification of Diseases：ICD-10）では精神疾患に分類されており，発毛薬とは異なる治療・ケアが必要です．

こぼれ話　円形脱毛症の患者の約23％がアトピー性皮膚炎を合併していたとする報告もあります（Int J Dermatol, 31：186-189, 1992 ［PMID：1568816］）．アトピー性皮膚炎は病院受診が基本です（☞p.287）．

第15章 発毛薬

■ 主な発毛薬

商品名 / 成分名	発毛薬		痒み止め	生薬		ビタミン		保湿剤	抗菌剤	皮膚軟化剤	清涼剤	
	ミノキシジル	カルプロニウム	ジフェンヒドラミン	竹節人参チンキ	何首烏チンキ	トコフェロール	パントテニールエチルエーテル	ヒアルロン酸	ヒノキチオール	サリチル酸	メントール	
リアップ	①		配合なし									日本初の発毛剤
リアップ プラス	①					●	●				●	
リアップ ジェット	①					●	●				●	エアゾール剤
リアップ リジェンヌ	①					●	●	●			●	女性専用
リアップ X5	⑤		配合なし									5% 製剤
スカルプ D メディカルミノキ 5	⑤											ラバーヘッド
リグロ EX5	⑤											ヘッド全体が柔らかい材質
リアップ X5 プラスローション	⑤					●					●	ビタミン・清涼剤配合の 5% 製剤
カロヤン S		①	●			●	●		●	●	●	
ヘアニング		①	●			●	●				●	
ハツモール SP 無香料		①	●				●	●	●		●	無香料
カロヤン プログレ D		①	●			●	●		●		●	
NF カロヤン アポジカ Σ		①		●	●				●		●	無香料
カロヤン プログレ EX O		②		●	●				●		●	2% 製剤
妊娠中	C	–	–	–	–	–	–	–	–	–	–	
授乳中	–	–	–	–	–	–	–	–	–	–	–	

「ミノキシジル」・「カルプロニウム」欄：①は 1% 製剤，②は 2% 製剤，⑤は 5% 製剤

💡 豆 知 識

「セファランチン」の内服薬の効果

　OTC の発毛薬には「セファランチン」を含む内服薬も販売されています（例：ハツモール・内服錠）．「セファランチン」は円形脱毛症の治療に医療用としても使われる成分ですが，あくまで他の治療と併用する選択肢の 1 つである[1] ことや，医療用（1 日 1.5〜2.0 mg）と OTC（1 日 0.015 mg）では用量も大きく異なる[2,3] ことに注意が必要です．

1）坪井良治，他：日本皮膚科学会 円形脱毛症診療ガイドライン 2017 年版．日皮会誌，127：2741-2762, 2017
2）セファランチン錠　添付文書
3）ハツモール・内服錠　添付文書

■ 主な有効成分の特徴

以下は各成分を単独で使用した場合の情報であり，実際の商品を選ぶ際には「一緒に配合された他の成分」の短所やリスクも考慮する必要があります．

ミノキシジル minoxidil 発毛薬 外用

商品例 「リアップ」シリーズ，スカルプDメディカルミノキ5，リグロEX5
医療用 なし

長　所	● 壮年性脱毛症に対し，ガイドラインで**最も高い推奨度「A：強く勧める」**で評価されている[1] ● 男性用には，1％製剤よりも効果の高い5％製剤がある[2] ● 女性の壮年性脱毛症に対する効果も認められている[3]	
短　所	● 壮年性脱毛症以外の脱毛症には使えない[4] ● 効果が確認できるのに，1％製剤では6カ月，5％製剤でも4カ月ほどかかる[2,3] ● 使いはじめに起こる「休止期脱毛（☞p.364）」が，治療をやめてしまう原因になる[1] ● 稀に，心臓など循環器系の副作用を起こすことがある[5]	
本成分の留意点	心臓疾患 ▶ 注意　妊娠・授乳中 ▶ 不可	
妊娠中	C	胎児の血管発育に影響したという報告[6]もあり，安全性は確立されていない
授乳中	–	母乳中に移行する[4]ことから，避けた方が無難

カルプロニウム carpronium 発毛薬 外用

商品例 「カロヤン」シリーズ
医療用 フロジン外用液

長　所	● 男女の壮年性脱毛症に対し，生薬（竹節人参・何首烏）との配合製剤で効果が報告されている[7] ● ガイドラインでは，壮年性脱毛症と円形脱毛症に対し**「C1：行ってもよい」**と評価されている[1,8]	
短　所	● OTC製剤は1〜2％で，医療用（5％製剤）よりも含有量は低い[9] ● 効果は限定的で，満足できる程度にまで毛髪が回復する結果は得られていない[8]	
本成分の留意点	妊娠・授乳中 ▶ 可	
妊娠中	–	動物実験で催奇形性は認められておらず，使用可とされている[9]
授乳中	–	医療用の薬も，特に授乳中の使用は制限されていない[9]

■ 参考文献

1）眞鍋 求，他：男性型および女性型脱毛症診療ガイドライン2017年版．日皮会誌，127：2763-2777，2017

2）Tsuboi R, et al：Randomized clinical trial comparing 5% and 1% topical minoxidil for the treatment of androgenetic alopecia in Japanese men. J Dermatol, 36：437-446, 2009 [PMID：19691748]

3）Tsuboi R, et al：A randomized, placebo-controlled trial of 1% topical minoxidil solution in the treatment of androgenetic alopecia in Japanese women. Eur J Dermatol, 17：37-44, 2007 [PMID：17324826]

4）リアップ　添付文書

5）新一般用医薬品製造販売後調査報告書：リアップX5

6）Smorlesi C, et al：Topically applied minoxidil may cause fetal malformation：a case report. Birth Defects Res A Clin Mol Teratol, 67：997-1001, 2003 [PMID：14745922]

7）原田昭太郎，他：壮年性脱毛症を中心とする各種脱毛症に対するDH-3923の臨床評価：多施設共同オープン試験．臨床医薬，20：351-376，2004

8）坪井良治，他：日本皮膚科学会 円形脱毛症診療ガイドライン2017年版．日皮会誌，127：2741-2762，2017

9）フロジン外用液　インタビューフォーム

■発毛薬に配合されているその他の成分

ジフェンヒドラミン diphenhydramine 〔抗ヒスタミン薬〕

商品例 カロヤン S，カロヤンプログレ D，ヘアニング，ハツモール SP
作用 アレルギー性の痒み・腫れを抑える

特徴	• 医療用の『レスタミンコーワ』と同成分，アレルギー性の皮膚症状（痒み・発赤・腫脹）に効果がある [1]
注意点	• 発毛を促進する作用はない

竹節人参 / 何首烏 chikusetuninjin / kashu 〔生薬〕

商品例 NF カロヤンアポジカ Σ，カロヤンプログレ EX O
作用 養毛剤として使われる生薬

特徴	• 竹節人参（トチバニンジン）の根茎と，何首烏（カシュウ / ツルドクダミ）の塊根から得られたチンキのこと • 壮年性脱毛症・円形脱毛症に対し，1～2% の「カルプロニウム」との配合剤の効果が報告されている [2,3]
注意点	• 単独で十分な効果は期待できない

トコフェロール tocopherol 〔ビタミン E〕

商品例 リアッププラス，リアップジェット，リアップリジェンヌ，カロヤン S，ヘアニング
作用 皮膚の血流促進

特徴	• 医療用の『ユベラ』に使われている成分で，皮膚の血流を促す作用がある [4]
注意点	• 化粧品などにも使われている成分で，脱毛症に対する効果は実証されていない

パントテニールエチルエーテル pantothenyl ethylether 〔ビタミン B5〕

商品例 リアッププラス，リアップジェット，リアップリジェンヌ，カロヤン S，ヘアニング
作用 炎症を抑える

特徴	• アトピー性皮膚炎に対し，V 群（weak）のステロイド（☞ p.275）と同等の効果が報告されている [5]
注意点	• 発毛薬には，抗炎症効果の報告された 5% 製剤よりも少ない 1% 程度しか含有していない
類似薬	パンテノール

ヒアルロン酸 hyaluronic acid 〔保湿剤〕

商品例 リアップリジェンヌ，カロヤンプログレ D
作用 皮膚の保湿・水分保持

特徴	• 水分保持力の高いムコ多糖の一種で，化粧品などに保湿剤として配合されている
注意点	• 皮膚の乾燥対策にはなるが，脱毛症に対する効果は実証されていない

ヒノキチオール hinokitiol 〔抗菌剤〕

商品例 カロヤン S，ヘアニング，カロヤンプログレ D，NF カロヤンアポジカ Σ
作用 皮膚を清潔に保つ

特徴	• 壮年性脱毛症に対し，「カルプロニウム」や生薬（竹節人参・何首烏）との配合剤の効果が報告されている [2]
注意点	• 単独での毛髪成長を促す作用は，細胞実験のレベルでしか報告されていない

サリチル酸 salicylic acid `皮膚軟化剤`

商品例 カロヤンS，ヘアニング，ハツモールSP
作用 皮膚を軟化させ，角質を剥離させる

特 徴	• 皮膚を軟化させることで，「ふけ」をとり除きやすくする作用がある
注意点	• 発毛を促進する作用はない

メントール *l*-menthol `清涼・芳香剤`

商品例 リアッププラス，リアップリジェンヌ，カロヤンS，カロヤンプログレD
作用 塗布した際に爽快感が得られる

特 徴	• 「ハッカ」や「ミント」に含まれる精油で，ガムや歯磨き粉の味付け・香り付けにも使われている添加物 • 塗布した際の爽快感・清涼感が得られる
注意点	• 傷のある部分では刺激を感じることがある
類似薬	ハッカ油

■ 参考文献

1）レスタミンコーワクリーム　添付文書
2）原田昭太郎，他：壮年性脱毛症を中心とする各種脱毛症に対するDH-3923の臨床評価：多施設共同オープン試験．臨床医薬，20：351-376，2004
3）戸田 浄，他：円形脱毛症を中心とする各種脱毛症に対するDS-4737の臨床評価．薬理と治療，16：4721-4729，1988
4）ユベラ軟膏　インタビューフォーム
5）Udompataikul M & Limpa-o-vart D：Comparative trial of 5% dexpanthenol in water-in-oil formulation with 1% hydrocortisone ointment in the treatment of childhood atopic dermatitis：a pilot study. J Drugs Dermatol, 11：366-374, 2012 [PMID：22395588]

豆知識

「テストステロン」の外用薬に，毛髪を増やす作用はない

　「発毛薬」には，眉毛・ヒゲ・胸毛など頭髪以外の体毛の生育促進に使う「テストステロン」の外用薬（例：ミクロゲン・パスタ）もあります．ただし，「テストステロン」に頭髪を増やす作用はないため，頭皮に塗布しても効果は得られません[1]．間違って使うことがないよう注意が必要です．

　1）ミクロゲン・パスタ　添付文書

現場で役立つQ&A

Q1 「ミノキシジル」は，使ったらすぐに効果が実感できる？

A：✕ 4〜6カ月ほどかかる

「ミノキシジル」は発毛の効果が認められた医薬品ですが，その効果を実感できるまでにはしばらく時間がかかります．5％製剤であれば4カ月，1％製剤であれば6カ月，それぞれ使い続ける必要があります．

■ 効果判定は数日・数週間ではできない

男女問わず，壮年性脱毛症に効果がある「ミノキシジル」ですが，使ってすぐに効果が得られるものではありません．高濃度の5％製剤では16週で効果が得られていますが，1％製剤では効果が判定されるのに24週かかっています[1]．

そのため，効果を実感できるまでには最低でも4〜6カ月間は使い続ける必要があります．

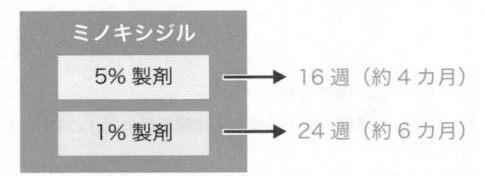

ミノキシジル	
5％製剤	→ 16週（約4カ月）
1％製剤	→ 24週（約6カ月）

■ 使用初期の「休止期脱毛」による治療中断に注意

毛髪は，毛髪が太く伸びる「成長期」，成長が衰えていく「退行期」，成長が止まり抜け落ちる「休止期」というサイクルをくり返しています．壮年性脱毛症では，この「成長期」が短くなることで毛髪が細く短くなってしまうほか，「休止期」に長く停滞する状態になっています[2]．

「ミノキシジル」は，「休止期」から「成長期」への移行を促す作用があります[2]が，このとき**「休止期」の状態で停滞していた毛髪は，新しい毛髪に変わるためにいったん抜け落ちる**ことになります．この一時的な脱毛（休止期脱毛）は，患者が治療をやめてしまう大きな原因となっているため，治療開始時には十分な説明が必要です[3]．

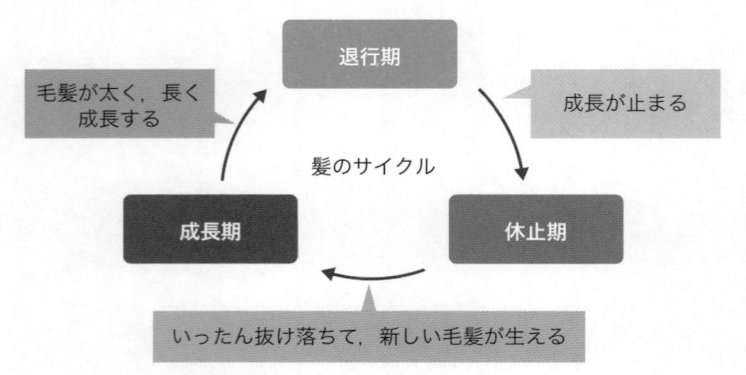

髪のサイクル

〈各期間の周期〉
成長期：2〜6年持続する
退行期：数週間程度
休止期：2〜4カ月程度

■ 参考文献

1）Tsuboi R, et al：Randomized clinical trial comparing 5% and 1% topical minoxidil for the treatment of androgenetic alopecia in Japanese men. J Dermatol, 36：437-446, 2009 ［PMID：19691748］
2）山田久陽，池田明子：男性型脱毛症治療薬の研究動向．日薬理誌，133：73-77，2009
3）眞鍋 求，他：男性型および女性型脱毛症診療ガイドライン 2017年版．日皮会誌，127：2763-2777, 2017

こぼれ話　OTCの効果に「満足できない」と回答した人の約1割が「ミノキシジル」購入者で，その多くは発毛効果が現れるまでに治療を止めてしまっていたケースではないかとする調査報告があります（日本プライマリ・ケア連合学会誌，33：2010）．

Q2 「ミノキシジル」は「カルプロニウム」より，効果が高い？

A：○ 壮年性脱毛症には「ミノキシジル」の方がよく効くが，効能・効果は狭い

　壮年性脱毛症には，「カルプロニウム」よりも「ミノキシジル」の方が効果は高いため，優先的に使われます．ただし**「ミノキシジル」製剤は壮年性脱毛症以外の症状に使うことができないため**，円形脱毛症や粃糠性脱毛症（ふけ症）などの場合は「カルプロニウム」が選択肢になります．

■ 壮年性脱毛症に対する効果

　加齢による薄毛（壮年性脱毛症）には，「ミノキシジル」と「カルプロニウム」どちらも使うことができます．しかし，確実な効果の報告は「ミノキシジル」の方が圧倒的に多く，ガイドラインでも推奨度に2段階の差が設けられています[1]．

壮年性脱毛症に対するガイドラインでの推奨度[1]

ミノキシジル	A：強く推奨する（男性は5%製剤，女性は1%製剤）
カルプロニウム	C1：行ってもよい

　ただし，「ミノキシジル」には循環器系の副作用リスクがあるため，重い心臓疾患を患っている人は「カルプロニウム」を選んだ方が無難です (☞ p.369)．また，「ミノキシジル」製剤は壮年性脱毛症にしか使えない[2]ほか，薬自体が非常に高価であるといった弱点もあるため，症状や値段との相談も必要です．

■ 円形脱毛症・粃糠性脱毛症などに対する効果

　「カルプロニウム」製剤は，壮年性脱毛症だけでなく，以下のようないろいろな脱毛症に使うことができます[3]．

〈カルプロニウム製剤の効能・効果に含まれる脱毛症〉

　円形脱毛症：円形・楕円形に脱毛斑ができるもの
　粃糠性脱毛症：ふけを伴って脱毛するもの
　病後・産後の脱毛：病気や出産の後の，一時的な脱毛

　しかし，こうした脱毛症に対する「カルプロニウム」の効果は限定的で，十分に満足できるほどに毛髪が回復するという報告はありません．そのため，あくまで他の治療法と併せて行う治療の1つという位置づけにされています[4]．OTCで改善がみられない場合は，長期連用せず病院を受診するよう勧める必要があります．

■ 参考文献

1）眞鍋　求，他：男性型および女性型脱毛症診療ガイドライン 2017年版．日皮会誌，127：2763-2777, 2017
2）リアップ　添付文書
3）カロヤンS　添付文書
4）坪井良治，他：日本皮膚科学会円形脱毛症診療ガイドライン 2017年版．日皮会誌，127：2741-2762, 2017

第15章 発毛薬

こぼれ話　髪の本数や太さ（代用のアウトカム）が多少改善されても，本人が治療に満足したり，自尊心が回復したり（真のアウトカム）していなければ，その治療はあまり良い選択肢とは言えません．

Q3 男性の壮年性脱毛症には,「ミノキシジル」が一番よい?

A：△「フィナステリド（内服）」の方が，効果は高いという報告がある

男性の壮年性脱毛症に対し,「ミノキシジル」よりも「フィナステリド」の方が治療効果は高いという報告があります. 病院で処方してもらう必要があるほか, 性欲減退の副作用がしばしば起こるという欠点もありますが, 併用も含めてよい選択肢になります.

■ 5α還元酵素阻害薬の「フィナステリド」と「デュタステリド」

「フィナステリド」や「デュタステリド」は, 男性ホルモンである「テストステロン」が脱毛にかかわる「ジヒドロテストステロン」に変換されるのを防ぐ薬です[1, 2].

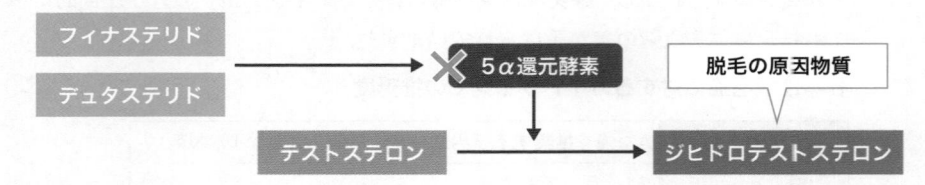

これらの薬は, 男性の壮年性脱毛症に対し, ガイドラインで「ミノキシジル」の外用と同じ「推奨度A」で推奨されている治療方法です[3]. しかし, **「フィナステリド」は「ミノキシジル（高濃度の5%）」よりも治療効果が高い**とする報告があり[4], 最も効果の高い治療法である可能性が示唆されています. また,「フィナステリド」と「ミノキシジル」を併用することで, より高い効果が得られるという報告もあります[5, 6].

ただし,「フィナステリド」や「デュタステリド」を使った治療は保険適用外（全額自己負担）ですが, 薬は「処方箋医薬品」のため[1], 医師から処方してもらう必要があり, ドラッグストア等で購入することはできません. また,「ミノキシジル」では起こらない性欲減退の副作用がしばしば起こる[4] ほか, 前立腺癌の診断に用いる**「血清PSA値」を約50%低下させてしまう**ことから, 検査の際は測定値を2倍にして考える必要がある[3] など, 特有の注意点があります.

「ミノキシジル」と「フィナステリド」の特徴（男性の壮年性脱毛症）

	ミノキシジル（外用）	フィナステリド（内服）
薬の剤形	外用薬（1日2回）	内服薬（1日1回）
ガイドラインでの推奨度	A：強く勧める	A：強く勧める
治療効果	フィナステリドと比較すると劣る	ミノキシジルと比較すると**優れる**
購入方法	**ドラッグストア等で購入できる**	病院で処方してもらう必要がある
よくある副作用	局所刺激	**性欲減退**, PSA値の半減

■ 参考文献

1）プロペシア錠　添付文書

2）ザガーロカプセル　添付文書

3）眞鍋 求, 他：男性型および女性型脱毛症診療ガイドライン 2017年版. 日皮会誌, 127：2763-2777, 2017

4）Arca E, et al：An open, randomized, comparative study of oral finasteride and 5% topical minoxidil in male androgenetic alopecia. Dermatology, 209：117-125, 2004 [PMID：15316165]

5）Khandpur S, et al：Comparative efficacy of various treatment regimens for androgenetic alopecia in men. J Dermatol, 29：489-498, 2002 [PMID：12227482]

6）Hu R, et al：Combined treatment with oral finasteride and topical minoxidil in male androgenetic alopecia：a randomized and comparative study in Chinese patients. Dermatol Ther, 28：303-308, 2015 [PMID：26031764]

Q4 女性の壮年性脱毛症にも，高濃度の5%「ミノキシジル」が効果的？

A：✖ 女性の場合，高濃度にしても効果はあまり変わらない

「ミノキシジル」製剤には1%のものと5%のものがありますが，現在のところ，女性の場合は「ミノキシジル」を高濃度にしても得られる効果はあまり変わらないとされています．そのため，女性用は1%の製剤しか販売されていません．

■ 男女で異なる，5%の「ミノキシジル」製剤のエビデンス

「ミノキシジル」の発毛効果は，男性だけでなく女性でも報告されています[1]．しかし，より高濃度の5%製剤を使うことで，毛髪の増加量・スピードともに効果が高くなる男性[2]と違い，**女性では「ミノキシジル」の濃度を高めても効果はあまり変わりません**[3]．そのため，現在のところ5%の「ミノキシジル」製剤は，男性用のもの (☞ p.361) しか販売されていません．

■ 女性の壮年性脱毛症に対する選択肢は，少ない

男性の壮年性脱毛症の場合，「ミノキシジル」の外用の他にも，「フィナステリド」や「デュタステリド」の内服 (☞ p.366) がガイドラインで推奨されています[4]．しかし，女性の場合，これらの薬を使用しても副作用があるだけで，発毛効果は全く得られないことがわかっています[5]．特に，**妊娠中は胎児の発育に影響する**恐れがあるため，有効成分に触れることも「禁忌」に指定されていることに注意が必要です[6,7]．

壮年性脱毛症に対する，各治療法のガイドラインでの推奨度[4]

治療方法	男性の場合	女性の場合
「ミノキシジル」の外用※	A：強く勧める	A：強く勧める
「フィナステリド」の内服	A：強く勧める	D：行うべきではない
「デュタステリド」の内服	A：強く勧める	D：行うべきではない
「カルプロニウム」の外用※	C1：行ってもよい	C1：行ってもよい
ビマトプロスト・ラタノプロストの外用	C2：行わない方がよい	C2：行わない方がよい

※ OTCで選択可能な治療法

このように，他の治療法も含め，女性の壮年性脱毛症に対する有効な選択肢は非常に少ないのが現状です．今後，女性でも高濃度の「ミノキシジル」製剤の方が高い効果が得られるという，質の高い臨床試験の結果が得られれば，女性用の5%製剤も発売されるかもしれません．

■ 参考文献

1）Tsuboi R, et al：A randomized, placebo-controlled trial of 1% topical minoxidil solution in the treatment of androgenetic alopecia in Japanese women. Eur J Dermatol, 17：37-44, 2007 [PMID：17324826]
2）Tsuboi R, et al：Randomized clinical trial comparing 5% and 1% topical minoxidil for the treatment of androgenetic alopecia in Japanese men. J Dermatol, 36：437-446, 2009 [PMID：19691748]
3）van Zuuren EJ, et al：Interventions for female pattern hair loss. Cochrane Database Syst Rev：CD007628, 2016 [PMID：27225981]
4）眞鍋 求, 他：男性型および女性型脱毛症診療ガイドライン2017年版. 日皮会誌, 127：2763-2777, 2017
5）Price VH, et al：Lack of efficacy of finasteride in postmenopausal women with androgenetic alopecia. J Am Acad Dermatol, 43：768-776, 2000 [PMID：11050579]
6）プロペシア錠　添付文書
7）ザガーロカプセル　添付文書

こぼれ話 女性は貧血や無理なダイエット，妊娠・出産，甲状腺疾患や膠原病，髪を強く縛り過ぎることなど，男性よりも脱毛を起こす原因が多様なため診断や治療は難しい傾向にあります．

第15章 発毛薬

Q5 皮膚に傷や湿疹・痒みがある場合でも，発毛薬は使える？

A：☒ 皮膚症状を治療してから，発毛薬を使う

外用の発毛薬には，添加物として「アルコール」や香料などが含まれています．そのため，頭皮に傷や湿疹・痒みなどの症状があると刺激を強く感じ，症状を悪化させてしまう恐れがあります．発毛薬を使う前に，まず皮膚症状を治療する必要があります．

■ 局所刺激の副作用に注意

「ミノキシジル」や「カルプロニウム」の製剤に含まれる，「エタノール」や「プロピレングリコール」などのアルコール類や，「l-メントール」などの香料は，局所刺激の副作用を起こすことがあります．こうした刺激感は，皮膚に傷や湿疹があると強まり，皮膚症状を悪化させる恐れがあります．そのため，頭皮に傷や湿疹・痒みなどの症状がある場合は，まず皮膚症状の治療を行ってから，改めて発毛薬の使用を考える必要があります．

■ 円形脱毛症は，「ステロイド」の外用や「抗ヒスタミン薬」の内服で改善することもある

円形脱毛症の患者は，アトピー性皮膚炎をよく合併していることが知られています[1]．そのため，アトピー性皮膚炎が脱毛の原因となっている場合には，脱毛部分に「ステロイド (☞p.267)」を外用[2]する，あるいは第二世代の「抗ヒスタミン薬 (☞p.53)」を内服する[3]ことで，円形脱毛症の症状が改善する場合があります．

円形脱毛症に対する，各治療法のガイドラインでの推奨度[4]

「ステロイド」の外用※	B：勧める
「カルプロニウム」の外用※	C1：行ってもよい
「抗ヒスタミン薬」の内服※	C1：行ってもよい
漢方薬の内服※	C2：行わない方がよい
治療せず経過観察を行う	C1：行ってもよい

※OTCで選択可能な治療法

このことから，頭皮に痒みや湿疹などのアレルギー症状がある場合に，まず皮膚症状の治療を行うことは，副作用の回避だけでなく治療の面からも非常に重要です．ただし，いずれの場合も1週間程度で改善がみられない場合には，OTCを長期連用せず，病院を受診する必要があります．

＜適応症に「湿疹」が含まれる第二世代の「抗ヒスタミン薬」＞

「アゼラスチン」製剤：ムヒAZ錠，スカイナーAL錠など

「メキタジン」製剤：ピロットA錠など

■ 参考文献

1）Shellow WV, et al：Profile of alopecia areata：a questionnaire analysis of patient and family. Int J Dermatol, 31：186-189, 1992 [PMID：1568816]

2）Charuwichitratana S, et al：Randomized double-blind placebo-controlled trial in the treatment of alopecia areata with 0.25% desoximetasone cream. Arch Dermatol, 136：1276-1277, 2000 [PMID：11030739]

3）義澤雄介，川名誠司：円形脱毛症治療におけるエバスチンの有用性．日皮会誌，115：1473-1480, 2005

4）坪井良治，他：日本皮膚科学会 円形脱毛症診療ガイドライン2017年版．日皮会誌，127：2741-2762, 2017

こぼれ話 医療用の薬では，「ロラタジン」・「フェキソフェナジン」・「セチリジン」などの第二世代の抗ヒスタミン薬にも，皮膚疾患への適応があります．

Q6 心臓疾患がある人は,「ミノキシジル」を使わない方がよい?

A:○ 症状が重い,安定していない場合には避けた方がよい

「ミノキシジル」は,もともと降圧薬として開発された薬で,心臓などの循環器系に作用する恐れがあります.そのため,高血圧や狭心症・不整脈などの重い症状がある,あるいは状態が安定していない場合には,避けた方が無難です.

■ 稀だが,心臓への悪影響が報告されている

2009〜2013年の製造販売後調査では,「ミノキシジル」の外用によって**血圧上昇や動悸,心不全といった循環器系の副作用**が報告されています[1].そのため,重い心臓疾患のある人は「ミノキシジル」の使用を控え,「カルプロニウム」の製剤,あるいは男性の場合は病院で処方される「フィナステリド」等の内服薬 (☞ p.366) による治療を選んだ方が安全です.

ただし,こうした副作用は非常に稀であり,添付文書上も「禁忌」には指定されていない[2]ため,症状が軽い,あるいは治療によって状態が安定している場合には,以下のような副作用の徴候に注意しながら使うことも選択肢になります.

＜添付文書に記載された,循環器系の副作用の徴候[2]＞

頭痛,胸の痛み,心拍が早くなる,手足のむくみ,急激な体重の増加

■ 個人輸入の内服薬に注意

インターネットでは,「ミノキシジル」の内服薬（例:ロニテン）が,外用よりも効果の高い薬として販売されていることがあります.しかし,脱毛症に対する薬として承認はされておらず,また「ミノキシジル」の内服が外用よりも効果的だとする根拠もないほか,外用で起こりうる循環器系の副作用もさらに強く出る恐れがあることから,ガイドラインでも「行うべきではない」と明記されています[3].

特に,個人輸入された海外の医薬品には,危険な薬物や毒物が含まれる模造品が混入していることもあり,実際に服用した人が死亡した事例も報告されています[4].こうした個人輸入で入手した薬で起こった副作用は,**「医薬品副作用被害救済制度」の対象にならない**[5]ことも,周知徹底していく必要があります.

医薬品の分類と,インターネットによる販売

医薬品の区分		販売規制
一般用医薬品	第1類〜第3類	インターネットによる販売が許可されている
要指導医薬品		薬剤師による対面での情報提供・指導が必要
医療用医薬品（処方薬）		医師による処方が必要

「要指導医薬品」や「医療用医薬品」をインターネットで購入することはできません

■ 参考文献
1）新一般用医薬品製造販売後調査報告書:リアップX5
2）リアップX5 添付文書
3）眞鍋 求,他:男性型および女性型脱毛症診療ガイドライン2017年版.日皮会誌, 127:2763-2777, 2017
4）奈良県薬務課:模造医薬品による健康被害に対する注意喚起について 平成23年4月26日
5）厚生労働省:医薬品等の個人輸入に関するQ&A

こぼれ話 「ミノキシジル」は高血圧治療薬としての臨床試験の中で,副作用として「多毛症」が現れたことから,偶然「発毛薬」としての有用性が見出されたという経緯があります.

第15章 発毛薬

製剤上の特徴をもつOTC医薬品

リグロ EX5

ロート製薬

◉ **お勧めポイント**
- ↳ 男性の壮年性脱毛症に，より高い効果が期待できる5%の「ミノキシジル」製剤
- ↳ 柔らかい材質でできたヘッド全体を使って，薬液を広範囲に塗布できる

成分（100 mL中）
- ●発毛薬：ミノキシジル 5.0 g

リアップ リジェンヌ

大正製薬

◉ **お勧めポイント**
- ↳ 女性が使える唯一の「ミノキシジル」製剤
- ↳ 保湿剤の「ヒアルロン酸」が配合されている

成分（100 mL中）
- ●発毛薬：ミノキシジル 1.0 g
- ●ビタミン：トコフェロール
- ●ビタミン：パントテニールエチルエーテル
- ●清涼剤：l-メントール

カロヤン プログレ EX O

第一三共ヘルスケア

◉ **お勧めポイント**
- ↳ 円形脱毛症・壮年性脱毛症の両方に使える
- ↳ 臨床試験で，壮年性脱毛症に対する効果が報告されている薬の配合 (☞ p.361)

成分（100 mL中）
- ●発毛薬：カルプロニウム 2.0 g
- ●生薬：竹節人参
- ●生薬：何首烏
- ●ビタミン：パントテニールエチルエーテル
- ●ビタミン：ピリドキシン
- ●抗菌剤：ヒノキチオール
- ●清涼剤：l-メントール

医療用の医薬品にはこんなものがある

男性の壮年性脱毛症に対する内服薬

商品名	●『プロペシア（一般名：フィナステリド）』，『ザガーロ（一般名：デュタステリド）』
特徴	●「ミノキシジル」の外用よりも，高い発毛効果を期待できる内服薬です． ●薬価基準未収載のため，全額自己負担になります．

高濃度の「カルプロニウム」外用剤

商品名	●『フロジン（一般名：カルプロニウム）』
特徴	●OTCの1～2%よりも高濃度の，5%「カルプロニウム」製剤です． ●薬価基準に収載されている薬で，保険を使った治療に用いられます．

第15章

発毛薬

 豆知識

かつら（ウィッグ）の着用は，意外と効果的

　脱毛症の患者は男女を問わず，かつら（ウィッグ）の着用によって自尊心が回復し，新しいことへ挑戦しようとする意欲も高まることが報告されています[1]．軽視されがちな手段ですが，脱毛によってQOL（生活の質：Quality of Life）が大きく低下しているような場合には，効果的な選択肢の1つとして考慮すべきです．

1）Park J, et al：Role of hair prostheses (wigs) in patients with severe alopecia areata. Ann Dermatol, 30：505–507, 2018 [PMID：30065604]

薬を使う目的

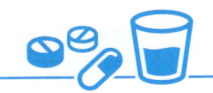

　自動車や電車・船・飛行機に乗っていると，加速・減速やカーブによって平衡感覚が混乱し，めまい・頭痛や吐き気などの症状を起こすことがあります．ひどいときは嘔吐してしまうこともあります．こうした乗り物酔い（動揺病）による不快な症状を緩和・予防するための薬が「乗り物酔いの薬」です．主に「抗コリン薬」と「抗ヒスタミン薬」が使われますが，薬を使わない方法もあります．

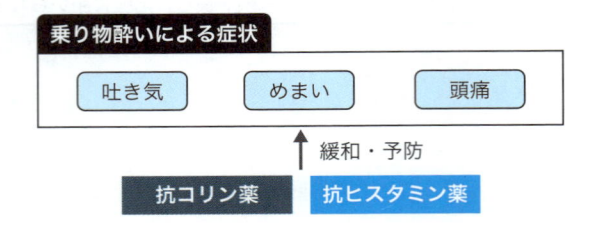

セルフメディケーションの位置づけ

　乗り物酔いの薬は，医療用の薬よりもOTCの方が有効成分・剤形が豊富なため，状況や好みに合わせて選びやすいという利点があります．乗り物酔いは，セルフケアによって大部分を緩和・予防できるため，薬の効果的な使い方を含めた具体的な対処・予防方法をアドバイスすることが大切です．

	分類	効果	副作用	
推奨	抗コリン薬	中	中	眠気の少ない予防薬として，良い選択肢になる
推奨	抗ヒスタミン薬	中	中	眠気をうまく利用する使い方もできる
推奨	薬を使わない方法	低	低	薬と併せて行うことも効果的

薬理作用

● 抗コリン薬

　副交感神経を抑制して自律神経の乱れを抑え，めまい・頭痛や吐き気の症状を緩和します．

● 抗ヒスタミン薬

　内耳迷路や嘔吐中枢の興奮を抑え，めまい・頭痛や吐き気の症状を緩和します．

こぼれ話　吐き気を意味する「nausea（英語）」の語源は，船を意味する「naus（ギリシャ語）」だという説もあり，船酔いは歴史上でも非常に古くから存在する人工的な病的現象の1つとされています．

病院受診のトリアージ

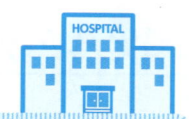

乗り物酔いの薬は，医療用の薬よりもOTCの方が有効成分・剤形ともに豊富です．そのためOTCで対応できない場合，医療用の薬でも対応はできません．薬と併せて，薬を使わない対処・予防も行うことが大切です．

薬以外での対応をすべき場合

1 3歳未満の子ども

通常，3歳までの子どもは乗り物酔いをほとんどしない (☞ p.383) とされており，3歳未満の子どもに使える商品は販売されていません．

2 前立腺肥大で排尿障害がある人，閉塞隅角緑内障の人

乗り物酔いの薬には，いずれも「抗コリン作用」をもつ薬が配合されています．そのため，前立腺肥大による排尿障害，閉塞隅角緑内障の急性発作を引き起こす恐れがあります．乗り物酔いの薬は，使用期間・使用量は限られていますが，高齢者では自覚症状なくこれらの疾患を抱えていることもあるため，注意が必要です (☞ p.384)．

3 総合感冒薬・抗アレルギー薬・鎮咳薬などの薬を使っている

乗り物酔いの薬は，総合感冒薬や抗アレルギー薬・鎮咳薬などに配合されている成分と作用が重複するため，併用すると副作用が強く現れる恐れがあります．

第16章 乗り物酔いの薬

 豆知識

「乗り物酔い」と「動揺病」

一般的には「乗り物酔い」とよばれますが，正式名は「動揺病 (motion sickness)」です[1]．道路環境の整備や自動車や列車・船舶・旅客機などの高性能化で「乗り物酔い」をする機会は減る傾向にありますが，VR（virtual reality）など新しい技術による動揺病の機会は増えてきています．

1）トラベルミン配合錠 添付文書

 こぼれ話 緑内障には「開放隅角緑内障」と「閉塞隅角緑内障」があり，「抗コリン作用」をもつ薬が禁忌なのは「閉塞隅角緑内障」です (☞ p.79)．

使い分けフローチャート

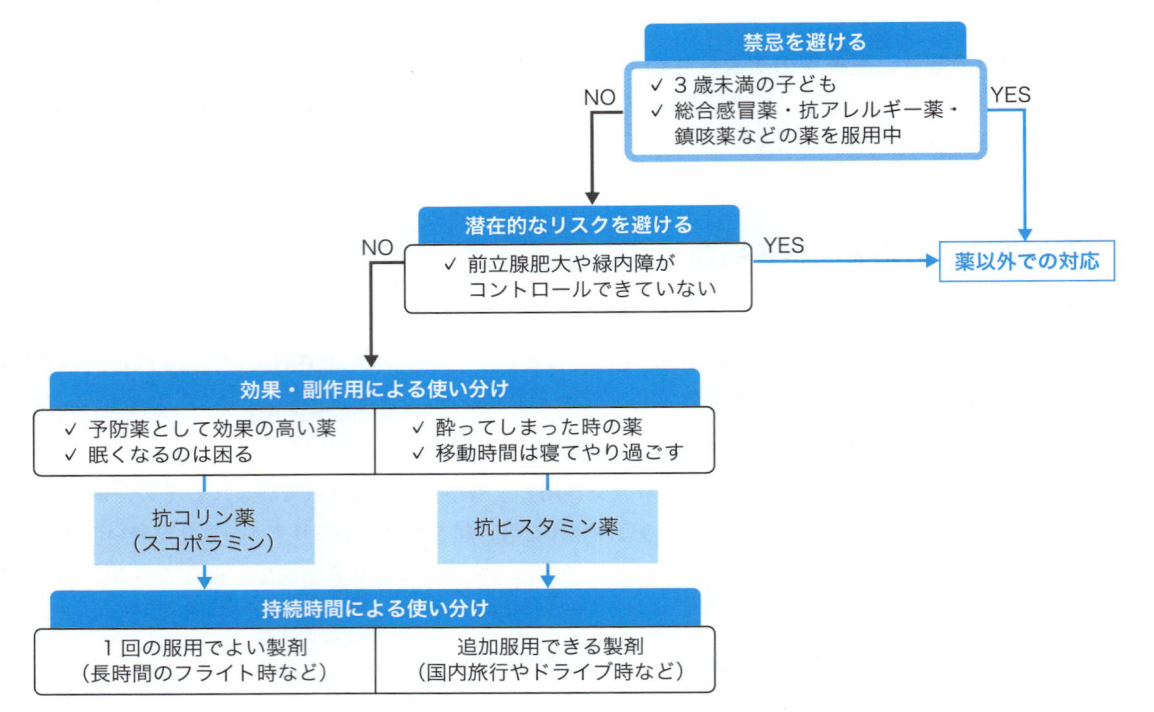

```
                          ┌─────────────────────────┐
                          │      禁忌を避ける         │
              NO          ├─────────────────────────┤        YES
         ←────────────────│ ✓ 3歳未満の子ども          │───────────────→
                          │ ✓ 総合感冒薬・抗アレルギー薬・│
                          │   鎮咳薬などの薬を服用中     │
                          └─────────────────────────┘
                                    │
                                   ▼
                          ┌─────────────────────────┐
              NO          │   潜在的なリスクを避ける    │      YES        ┌──────────────┐
         ←────────────────│ ✓ 前立腺肥大や緑内障が      │───────────────→│ 薬以外での対応 │
                          │   コントロールできていない  │                └──────────────┘
                          └─────────────────────────┘
                                    │
                                   ▼
                ┌────────────────────────────────────────┐
                │         効果・副作用による使い分け         │
                ├──────────────────────┬─────────────────┤
                │ ✓ 予防薬として効果の高い薬 │ ✓ 酔ってしまった時の薬 │
                │ ✓ 眠くなるのは困る        │ ✓ 移動時間は寝てやり過ごす│
                └──────────────────────┴─────────────────┘
                        │                        │
                       ▼                        ▼
                ┌──────────────┐        ┌──────────────┐
                │  抗コリン薬    │        │  抗ヒスタミン薬 │
                │ （スコポラミン） │        │               │
                └──────────────┘        └──────────────┘
                        │                        │
                       ▼                        ▼
                ┌────────────────────────────────────────┐
                │         持続時間による使い分け            │
                ├──────────────────────┬─────────────────┤
                │ 1回の服用でよい製剤       │ 追加服用できる製剤    │
                │ （長時間のフライト時など） │ （国内旅行やドライブ時など）│
                └──────────────────────┴─────────────────┘
```

●基本方針●

予防薬として効果が高いのは「抗コリン薬」，酔ってしまってからの治療薬としては「抗ヒスタミン薬」を選ぶのが一般的です．OTCには両方の成分が配合された製剤もあります．「抗ヒスタミン薬」は眠気の副作用が多いですが，移動時間は寝てやり過ごすという予防方法もあるため，「抗ヒスタミン薬」による眠気を利用することもできます．

◆ **予防薬として効果の高い薬が欲しい** ──────────→ 「スコポラミン」の入った製剤 （☞ p.380）

◆ **酔ってしまったときのための薬が欲しい** ──────────→ 「抗ヒスタミン薬」の入った製剤 （☞ p.380）

◆ **予防・治療どちらにもよく効く薬が欲しい** ──────────→ 「スコポラミン」と「抗ヒスタミン薬」の両方が入った製剤

◆ **眠くならない薬がよい** ──────────→ 「抗ヒスタミン薬」や「鎮静薬」の入っていない製剤

◆ **移動の時間は，寝てやり過ごしたい** ──────────→ 「抗ヒスタミン薬」の入った製剤

◆ **海外旅行で長時間のフライトがある** ──────────→ 1回の服用で効果が長時間持続する製剤

◆ **国内旅行で短時間の移動が多い** ──────────→ 作用が短く，複数回に分けて追加服用できる製剤

◆ **トイレが近くなるのは嫌** ──────────→ 「カフェイン」の入っていない製剤

◆ **吐き気が強い** ──────────→ 「アミノ安息香酸エチル」の入った製剤

◆ **3歳未満の子ども** ──────────→ 薬を使わない方法で対処，あるいは別の原因を考慮 （☞ p.383）

◆ **高齢者** ──────────→ 前立腺肥大や緑内障に注意 （☞ p.384）

◆ **総合感冒薬・抗アレルギー薬・鎮咳薬を服用中** ──────────→ 成分が重複するため，薬を使わない方法 （☞ p.382）で対処

こぼれ話 乗り物酔いは，吐き気・めまい・頭痛の前に，初期症状として「あくび」や「生つば」，「頭重感」などの症状が現れます．重症化してからでは薬でも十分に改善しないことがあるため，早めの対応が大切です．

分 類 と 特 徴

　乗り物酔いの薬の中心は，「抗コリン薬」と「抗ヒスタミン薬」です．そこに「カフェイン」などの中枢神経興奮薬や吐き気止めの成分が配合されています．薬を選ぶ際は，作用持続時間や眠気の有無だけでなく，薬のもち運びやすさや飲みやすさも重要な基準になります．ただし，「薬を飲めば絶対に酔わなくなる」わけではないので，睡眠不足や疲労・食べ過ぎ，乗り物酔いに対して考え過ぎることなどにも注意が必要です．

乗り物酔いの薬の分類

抗コリン薬：スコポラミン

抗ヒスタミン薬：ジフェンヒドラミン，ジフェニドール，クロルフェニラミン，メクリジン

中枢神経興奮薬：カフェイン，ジプロフィリン

吐き気止め：アミノ安息香酸エチル

使い分けのポイント

		抗コリン薬	抗ヒスタミン薬
効果	予防	◎	○
	治療	△	○
多い副作用		口の渇き，ドライアイ	眠気

●効果による使い分け

　最も高い予防効果が期待できるのは「スコポラミン」です．ただし，すでに乗り物酔いで吐き気やめまいが強く出ている場合には「抗ヒスタミン薬」の方が適しています (☞p.380)．予防にも治療にも使える薬がよい場合は，両方が配合された薬を準備しておくと便利です．

●副作用による使い分け

　移動時間も会話や車窓からの景色を楽しみたい，観光地や目的地に着いてからもぼんやりしていては困るといった場合には，眠気を催す恐れのある「抗ヒスタミン薬」や「鎮静薬」の配合されていない製剤が適しています．

　ただし，眠っていると乗り物酔いしにくくなる (☞p.382) ため，「抗ヒスタミン薬」の眠気を利用し，移動中は寝てやり過ごすのも選択肢になります．

●作用時間による使い分け

　海外旅行時の長時間フライトなどでは，途中で効果が切れないよう1回の服用で1日効果が持続するものが適しています．一方，国内旅行やドライブなどで移動時間が短い場合，移動が朝と夜でわかれているといった場合には，作用時間が短く，必要に応じて複数回服用できる薬の方が便利です．

第16章
乗り物酔いの薬

こぼれ話　同じ抗コリン薬でも，「スコポラミン」は乗り物酔いの薬，「ブチルスコポラミン」は腹痛の薬 (☞p.177) として使われています．

■ 主な乗り物酔いの薬

商品名 \ 成分名	抗コリン薬 スコポラミン	抗ヒスタミン薬 クロルフェニラミン	抗ヒスタミン薬 マレイン酸フェニラミン	抗ヒスタミン薬 ジフェンヒドラミン	抗ヒスタミン薬 ジフェニドール	抗ヒスタミン薬 メクリジン	中枢神経興奮薬 ジプロフィリン	中枢神経興奮薬 カフェイン	吐き気止め アミノ安息香酸エチル	ビタミン ピリドキシン	使用できる年齢	1日の使用回数	剤形・味
レジャール液	●		配合なし					●	●	●	15歳以上	2	液（メントール）
こどもレジャール液	●							●	●	●	7～14歳	2	液（ミックスフルーツ）
ポード	●							●		●	7歳以上	2	液（バニリン）
こどもクールスカイ	●	●						●			3～14歳	2	液（りんご）
アネロン「ニスキャップ」	●		●					●	●	●	15歳以上	1	カプセル（持続性）
アネロン「キャップ」	●		●					●	●	●	7～14歳	1	カプセル（持続性）
トラベルミンR	●				●			●		●	11歳以上	2	錠
トラベルミン1	●					●					15歳以上	1	錠
パンシロントラベルSP	●					●				●	7歳以上	2	錠（オレンジ）
タケダ乗り物酔い止め	●					●					7歳以上	2	錠
エアミットサットF	●					●	●				5歳以上	2	錠（フルーツミント）
トラベルミンファミリー	●					●					5歳以上	2	錠（オレンジ）
センパアQT	●	●									15歳以上	2	錠
センパアドリンク	●	●									11歳以上	2	液（グレープフルーツ）
センパアトラベル1	●	●									7歳以上	1	錠（グレープフルーツ）
トラベルミンチュロップ	●	●									5歳以上	2	錠（ぶどう・レモン）
トラベロップQQ	●	●									5歳以上	2	錠（ぶどう・サイダー）
センパアkidsドリンク	●	●									3～10歳	2	液（ぶどう）
トラベルミン	配合なし			●			●				15歳以上	3	錠
トラベルミン・ジュニア				●			●				5～14歳	3	錠
乗りもの酔いの薬「クニヒロ」						●					15歳以上	2	錠
妊娠 オーストラリア基準	–	A	–	A	–	–	–	–	–	–			
妊娠 疫学調査	○	○	–	○	–	–	–	–	–	–			
授乳 MMM	L3	L3	–	L2	–	–	–	–	–	L2			
授乳 母乳とくすりHB 第3版	○	○	–	○	○	–	○	–	–	○			

■ 主な有効成分の特徴

以下は各成分を単独で使用した場合の情報であり，実際の商品を選ぶ際には「一緒に配合された他の成分」の短所やリスクも考慮する必要があります．

スコポラミン scopolamine 〔抗コリン薬〕

商品例	ポード，レジャール液，アネロン「キャップ」，トラベルミンR
医療用	ハイスコ（皮下注）

長 所	・乗り物酔いの予防効果は，「抗ヒスタミン薬」と同等[1]か，それよりも効果的とされている[2, 3] ・眠気を催しにくい[1]ため，移動中も会話や景色を楽しみたい場合に適している
短 所	・乗り物酔いの症状が悪化してからの効果は，実証されていない[1] ・ドライアイや口の渇きの副作用が多い[2] ・散瞳によって異常なまぶしさを感じることがあるため，服用後の自動車運転は禁止[4] ・前立腺肥大や緑内障の症状を悪化させる恐れがあるため，高齢者では注意が必要（☞ p.384）
本成分の 留意点	〔自動車運転 ▶ 禁止〕 〔前立腺肥大・緑内障 ▶ 不可〕 〔妊娠・授乳中 ▶ 可〕
妊娠中	－	流産や奇形リスクを高めるという報告はなく[5]，使用できると考えられる
授乳中	L3	短期的な使用であれば問題ないとされている[6]

クロルフェニラミン chlorpheniramine 〔抗ヒスタミン薬〕〔第一世代〕

商品例	トラベルミンチュロップ，センパアQT，トラベロップQQ
医療用	ポララミン

長 所	・アレルギー治療（☞ p.53）では1歳から使える薬[7]のため，小児でも安心して使いやすい ・副作用の眠気を利用し，移動時間を寝てやり過ごすこともできる
短 所	・乗り物酔いに効果があるとする報告は，少ない ・「抗コリン薬」よりも眠気が強く[2]，服用後の自動車運転は禁止[8] ・前立腺肥大や緑内障の症状を悪化させる恐れがあるため，高齢者では注意が必要（☞ p.384）
本成分の 留意点	〔自動車運転 ▶ 禁止〕 〔前立腺肥大・緑内障 ▶ 不可〕 〔妊娠・授乳中 ▶ 可〕 〔3歳から使用可〕
妊娠中	A	先天異常に影響しないことが確認されている[9]
授乳中	L3	抗アレルギー薬として使用するより量も少なく，適切な使用であれば選択肢になる※

「マレイン酸フェニラミン」も「クロルフェニラミン」と同じ抗ヒスタミン薬で，基本的に同じ扱いで問題ありません．
※ 授乳中の使用に関して，添付文書や多くの書籍で注意喚起はされていません．しかし，国立成育医療センターの「授乳中に安全に使用できると考えられる薬」にも記載はされておらず，あまり推奨はできません．

ジフェンヒドラミン diphenhydramine 〔抗ヒスタミン薬〕〔第一世代〕

商品例	トラベルミン，トラベルミン・ジュニア
医療用	トラベルミン配合錠

長 所	・アレルギー治療（☞ p.53）にも用いられる，抗コリン作用をもつ第一世代の抗ヒスタミン薬 ・副作用の眠気を利用し，移動時間を寝てやり過ごすこともできる
短 所	・「抗コリン薬」よりも眠気が強く[2]，服用後の自動車運転は禁止[10] ・前立腺肥大や緑内障の症状を悪化させる恐れがあるため，高齢者では注意が必要（☞ p.384）
本成分の 留意点	〔自動車運転 ▶ 禁止〕 〔前立腺肥大・緑内障 ▶ 不可〕 〔妊娠・授乳中 ▶ 可〕
妊娠中	A	先天異常に影響しないことが確認されている[11]
授乳中	L2	国立成育医療研究センター「安全に使用できると考えられる薬」に記載[12]※

※ 授乳中の服用に関して，「ジフェンヒドラミン」を含む製剤の添付文書では使用を避けるように記載されており，多くの書籍もこれに準拠しています．しかし，MMMの評価は【L2】，国立成育医療研究センターの「授乳中に安全に使用できると考えられる薬」にも挙げられており，「クロルフェニラミン」より安全に使用できる薬だと考えられます．

ジフェニドール difenidol

| **商品例** | トラベルミンR |
| **医療用** | セファドール |

長　所	• 内耳障害を解消する作用があり，眩暈の治療にも用いられている [13] • 眠気は少なく，医療用の『セファドール』は服用後の自動車運転も禁止されていない [13]
短　所	• 抗コリン作用をもつため，口や喉の渇きを起こしやすく，前立腺肥大や緑内障には注意が必要 [13]
本成分の留意点	自動車運転 ▶ 可* 　前立腺肥大・緑内障 ▶ 注意 　授乳中 ▶ 可
妊娠中	－	医療用の薬も，特に制限はされていない [13]
授乳中	○	乳児に重篤な有害事象が出る可能性は低いとされている [6]

※ ただし，『トラベルミンR』は「スコポラミン」が配合されているため，服用後に自動車運転をすることはできません．

メクリジン meclizine

| **商品例** | トラベルミンファミリー，トラベルミン1，タケダ乗り物酔い止め，乗りもの酔いの薬「クニヒロ」 |
| **医療用** | － |

長　所	• 「抗ヒスタミン薬」のなかでは作用時間が長く [2]，長時間の旅行に適している • 副作用の眠気を利用し，移動時間を寝てやり過ごすこともできる
短　所	• 12歳未満での安全性や有効性は確立されていないため，避けた方が無難 [2] • 「抗コリン薬」よりも眠気が強く [2]，服用後の自動車運転は禁止 [14] • 前立腺肥大や緑内障の症状を悪化させる恐れがあるため，高齢者では注意が必要 （☞ p.384）
本成分の留意点	自動車運転 ▶ 禁止 　前立腺肥大・緑内障 ▶ 不可 　12歳未満△
妊娠中	－	情報不足
授乳中	－	情報不足

■ 参考文献

1）Spinks A & Wasiak J：Scopolamine（hyoscine）for preventing and treating motion sickness. Cochrane Database Syst Rev：CD002851, 2011　[PMID：21678338]

2）Brainard A & Gresham C：Prevention and treatment of motion sickness. Am Fam Physician, 90：41-46, 2014　[PMID：25077501]

3）Zhang LL, et al：The Combination of Scopolamine and Psychostimulants for the Prevention of Severe Motion Sickness. CNS Neurosci Ther, 22：715-722, 2016　[PMID：27160425]

4）ボード　添付文書

5）「薬物治療コンサルテーション 妊娠と授乳（改訂2版）」（伊藤真也，村島温子/編），南山堂，2014

6）「母乳とくすりハンドブック（第3版）」（大分県地域保健協議会大分県「母乳と薬剤」研究会/編），大分県地域保健協議会，2017

7）「小児の薬の選び方使い方 改訂4版」（横田俊平，他/編），南山堂，2015

8）アネロン内服液　添付文書

9）「Birth Defects and Drugs in Pregnancy」（Heinonen OP, et al），Publishing Sciences Group, 1977

10）トラベルミン　添付文書

11）Jick H, et al：First-trimester drug use and congenital disorders. JAMA, 246：343-346, 1981　[PMID：7241780]

12）国立成育医療研究センター「授乳中に安全に使用できると考えられる薬」

13）セファドール錠　インタビューフォーム

14）トラベルミン1　添付文書

こぼれ話　「抗コリン薬」や「抗ヒスタミン薬」を服用した状態で自動車を運転することはできませんが，乗り物酔いを防ぐ方法として自動車運転は有効かもしれません（Hum Factors, 54：226-234, 2012　[PMID：22624289]）．

■乗り物酔いの薬に配合されているその他の成分

ジプロフィリン diprophylline 〔中枢神経興奮薬〕〔キサンチン系薬〕

商品例	トラベルミン，トラベルミン・ジュニア
作用	中枢での興奮作用によって，症状の緩和・眠気の軽減効果を発揮する

特徴	• 乗り物酔いに対し，「ジフェンヒドラミン」の効果を高めるとともに，眠気の副作用を減らすことができる[1]
注意点	• 「抗ヒスタミン薬」の眠気が軽減されるため，眠気を利用するのは難しくなる

「テオフィリン」よりも緩和な気管支拡張薬として，鎮咳薬にも使われています （☞ p.101）

カフェイン caffeine 〔中枢神経興奮薬〕

商品例	ポード，レジャール液，トラベルミンR
作用	中枢での興奮作用によって，症状の緩和・眠気の軽減効果を発揮する

特徴	• コーヒーなどに含まれる成分で，眠気覚ましとしてよく用いられる
注意点	• 他の薬の効果を高める可能性は報告されている[2]が，明確な効果を期待できるものではない • 妊娠中は，1日に200 mgを超える量の摂取は控えた方がよい （☞ p.385）
類似薬	無水カフェイン，クエン酸カフェイン

アミノ安息香酸エチル ethyl aminobenzoate 〔局所麻酔薬〕

商品例	アネロン「キャップ」，アネロン「ニスキャップ」
作用	吐き気の症状を緩和する

特徴	• 胃粘膜の神経伝達を麻痺させ，吐き気や腹痛の症状を緩和する作用がある[2]
注意点	• メトヘモグロビン血症を起こす恐れがあるため，**6歳未満の乳幼児には禁忌**[3] • 妊娠初期の使用で奇形リスクを高めるとする報告がある[4]ため，妊娠中は避けた方が無難

ピリドキシン pyridoxine 〔ビタミンB6〕

商品例	ポード，レジャール液，トラベルミンR，パンシロントラベルSP
作用	吐き気の症状を緩和する

特徴	• 妊娠悪阻（つわり）などの吐き気に効果がある[5]とされるビタミンB6の成分
注意点	• 乗り物酔いの吐き気に対して，明確な効果があるという根拠はない

アリルイソプロピルアセチル尿素 allylisopropylacetylurea 〔催眠鎮静薬〕

商品例	エアミットサットF，レジャール錠（液とは成分が異なることに注意）
作用	乗車・乗船時の緊張感を緩和する

特徴	• 催眠鎮静作用のある成分で，車や船・飛行機に乗る際の不安・緊張を緩和する目的で配合されている
注意点	• 眠気が出やすいほか，薬疹・依存などの問題点もある[6]

痛み止めの薬にも使われています （☞ p.32）

■ 参考文献

1）渡辺 勉，大久保仁：抗動揺病薬と身体平衡機能−重心動揺計による観察．宇宙航空環境医学，15：43-51，1978
2）平柳 要，他：試験成分入りチューインガムによる動揺病の予防効果．人間工学，43：341-348，2007
3）アミノ安息香酸エチル「ファイザー」 インタビューフォーム
4）「Birth Defects and Drugs in Pregnancy」（Heinonen OP, et al），pp357-365，Publishing Sciences Group，1977
5）Matthews A, et al：Interventions for nausea and vomiting in early pregnancy. Cochrane Database Syst Rev：CD007575, 2010 ［PMID：20824863］
6）脇坂ちひろ，飯豊深雪：アリルイソプロピルアセチル尿素による固定薬疹の1例．アレルギー，54：569-571，2005

現場で役立つQ&A

Q1 「抗コリン薬」と「抗ヒスタミン薬」，使い方は大して違わない？

A：✖ 効果も副作用も大きく異なる

　　乗り物酔いの薬の中心となる薬には，「抗コリン薬」と「抗ヒスタミン薬」の2種類があります．予防効果に優れ，眠気も少ない「抗コリン薬」と，症状が出てからでも効果はあるが，眠気の多い「抗ヒスタミン薬」，状況や希望に応じて賢く使い分けることが大切です．

■「抗コリン薬」の使いどころ～高い予防効果と，眠気の少なさ

　　基本的に乗り物酔いの薬は，**予防あるいはできるだけ早めに服用した方が効果的**です．可能であれば，不快な症状が出やすい乗り物に乗り込む30分前，事前に快適な環境で服用しておくことが推奨されています[1]．

　　その際海外では，「抗コリン薬」の「スコポラミン」の貼り薬（経皮製剤）が，乗り物酔い予防の第一選択薬として広く使われています[1]．日本では内服薬しか販売されていませんが，それでも**予防効果は「抗ヒスタミン薬」よりも高い**とする報告があり[1,2]，予防を目的に使う場合に適しています．また，「抗ヒスタミン薬」のような**眠気を催すリスクも少ない**[1] ため，移動時間も会話や景色を楽しみたい場合や，観光地・目的地に到着してからもぼんやりしていては困るといった，覚醒を維持したい場合に適しています．

　　一方で，乗り物酔いの症状が悪化してしまってからでは，十分な効果が得られない可能性があります[3]．

■「抗ヒスタミン薬」の使いどころ～乗り物酔いしてしまってからの効果

　　「抗ヒスタミン薬」も乗り物酔いの薬として古くから使われている薬です．予防効果は「抗コリン薬」とほぼ同じ[3] か，あるいはやや劣る評価がされています[1,2] が，**乗り物酔いの症状が悪化してしまってからでも効果が得られる**とされています．

　　副作用で眠くなりやすいのが欠点ですが，眠っていると乗り物酔いしにくくなる (☞ p.382) ため，この眠気を利用するという方法もあります．

		抗コリン薬	抗ヒスタミン薬
効果	予防	予防の第一選択薬	「抗コリン薬」と同等か，やや劣る
	治療	十分な効果があるという根拠はない	症状が悪化してからでも効果がある
多い副作用		口の渇き，ドライアイ	眠気
使いどころ		覚醒を維持したいときの予防薬	寝てやり過ごしたいときの予防薬 症状が出てからの治療薬

■ 常備薬としては「両方が配合された製剤」も便利

　　「抗コリン薬」と「抗ヒスタミン薬」は，必要に応じて併用することもできる[1] ため，両方が配合された製剤であれば，予防と治療どちらにも効果を期待することができます．副作用が増えることや，1日の上限量・年齢制限には注意が必要ですが，常備薬を選ぶ際にはこうしたOTC特有 (☞ p.386) の便利な製剤が重宝します．

■ 参考文献

1）Brainard A & Gresham C：Prevention and treatment of motion sickness. Am Fam Physician, 90：41-46, 2014 ［PMID：25077501］

2）Zhang LL, et al：The combination of scopolamine and psychostimulants for the prevention of severe motion sickness. CNS Neurosci Ther, 22：715-722, 2016 ［PMID：27160425］

3）Spinks A & Wasiak J：Scopolamine (hyoscine) for preventing and treating motion sickness. Cochrane Database Syst Rev：CD002851, 2011 ［PMID：21678338］

💡豆知識

眠気の少ない「第二世代」の抗ヒスタミン薬では，効果がない

「フェキソフェナジン」や「セチリジン」など，眠気の少ない「第二世代 (☞ p.57)」の抗ヒスタミン薬では，乗り物酔いに効果がないことが報告されています[1]．そのため，乗り物酔いに対する効果は「第一世代」の抗ヒスタミン薬がもつ「抗コリン作用」や「鎮静作用」が大きくかかわっていると考えられています．

1）Cheung BS, et al：Failure of cetirizine and fexofenadine to prevent motion sickness. Ann Pharmacother, 37：173-177, 2003 ［PMID：12549941］

 こぼれ話 乗り物酔いの「治療」は十分な効果が得られないことが多いため，「予防」を重視すべきとされています（BMJ, 343, 2011 ［PMID：22138695］）

Q2 薬を使う以外に，乗り物酔いを防ぐ方法はある？

A：○ いろいろある

乗り物酔いを防ぐには，薬物療法だけでなく，非薬物療法も組合わせて行うことが重要です．不安や緊張といった気持ちが影響する部分も大きいため，自己流の予防方法でも効果が得られることもありますが，ここでは科学的に効果が実証されている方法をいくつか紹介します．

■ 薬を使わない，乗り物酔いの予防法

乗り物酔いの予防法として以下のような方法が提唱されています[1]．

	予防のためにすべきこと	予防のために避けるべきこと
視線	前方の遠く（地平線や水平線）を見る	近くの細かいものを見る（例：読書や写真撮影）
座席	進行方向を向いた席に座る	後ろ向き・横向きの席に座る
頭	カーブの際は，カーブの内側に向けて頭を傾ける[2]	遠心力に任せて，カーブの外側に頭を傾ける
食事	柔らかく，控えめな軽い食事を事前に摂っておく	空腹や満腹・脱水状態で乗り物に乗る
空気	十分な換気を確保する	排気ガスやタバコの匂いが充満した部屋に滞在する
行動	音楽を聴く，寝る，気分転換に歩き回る	乗り物酔いについて考えたり議論したりする
慣れ	事前に似たような乗り物に短時間乗り，身体を慣らす	いきなり車や船・電車・飛行機に長時間乗る

また，少し乗り物酔いの症状が出てきた時点で**音楽を聴く**と，症状悪化を防ぐことができるとする報告もあります[3]．予防薬の「スコポラミン」の半分くらいの効果ではありますが，生あくびが出てきたような時点からでも簡単にできる対策として，覚えておくと便利です．

■ 乗り物酔いは，精神的な要素も大きい

乗り物酔いは，不安や緊張といった精神的な要素によって起こる部分も大きい症状です．実際に，**プラセボ（偽薬）**[4] や，「自分は酔わない」と**自己暗示をかけること**[5] でも，乗り物酔いの症状を緩和できたという報告があります．そのため，飴やガムなど特に薬効成分のないものであっても，患者本人が「これで酔わない」と感じているものであれば，あえて薬を優先させる必要はありません．ただし，こうした方法は薬と組合わせて行うことで，より効果的になるとされています[1]．「万が一，気持ち悪くなってきたときのため」として，お守り代わりの製剤を勧めることはあってもよいかもしれません．

■ 参考文献

1）Brainard A & Gresham C：Prevention and treatment of motion sickness. Am Fam Physician, 90：41-46, 2014 [PMID：25077501]

2）Wada T, et al：Can passengers' active head tilt decrease the severity of carsickness? Effect of head tilt on severity of motion sickness in a lateral acceleration environment. Hum Factors, 54：226-234, 2012 [PMID：22624289]

3）Yen Pik Sang FD, et al：Behavioral methods of alleviating motion sickness: effectiveness of controlled breathing and a music audiotape. J Travel Med, 10：108-111, 2003 [PMID：12650654]

4）Horing B, et al：Reduction of motion sickness with an enhanced placebo instruction: an experimental study with healthy participants. Psychosom Med, 75：497-504, 2013 [PMID：23697466]

5）Eden D & Zuk Y：Seasickness as a self-fulfilling prophecy: raising self-efficacy to boost performance at sea. J Appl Psychol, 80：628-635, 1995 [PMID：7592232]

こぼれ話 「プラシーボ効果」の反対で，暗示や心理的な要因で悪い効果が現れることを「ノセボ効果」と呼びます．乗り物酔いについて考えると乗り物酔いをしやすくなるのは，この「ノセボ効果」です．

Q3 3歳未満の子どもに使える，乗り物酔いの薬はある？

A：☒ ない

　一般的に，3歳未満の子どもはほとんど乗り物酔いをしないとされています．そのため，3歳未満の子どもに使える乗り物酔いの薬は，OTCだけでなく医療用にもありません．3歳未満の子どもが吐き気を訴えた際には，乗り物酔いよりも別の原因を考える，あるいは薬を使わない対処方法を考える必要があります．

■ 乗り物酔いしやすい年齢

　乗り物酔いをしやすい年齢についてはいろいろな調査結果がありますが，おおむね3歳頃からはじまり，小学校高学年〜中学生をピークに，成人になると減ってくる傾向にあります[1]．特に，**3歳未満では前庭小脳などが未発達なため，ほとんど乗り物酔いをしない**[2] とされています．

子どもでも使える「乗り物酔い防止薬」	
3歳から使える製剤	こどもクールスカイ，センパアkidsドリンク
5歳から使える製剤	エアミットサットF，トラベルミンファミリー，トラベルミン・ジュニア，トラベロップQQ など
7歳から使える製剤	ボード，こどもレジャール液，アネロン「キャップ」，パンシロントラベルSP など

■ 3歳未満の子どもが「めまい」や「吐き気」を訴えたら…

　3歳未満の子どもが旅行中に「めまい」や「吐き気」を訴えた（症状が現れた）場合，それが乗り物酔いである可能性は低いため，頭部の外傷や胃腸炎・食中毒など，まずは別の可能性を考える必要があります．

　ただし，3歳未満でも乗り物酔いをする可能性がゼロというわけでもありません．別の要因が考えられない場合は，薬を使わない方法（☞p.382）で症状の緩和を試すようにしてください．

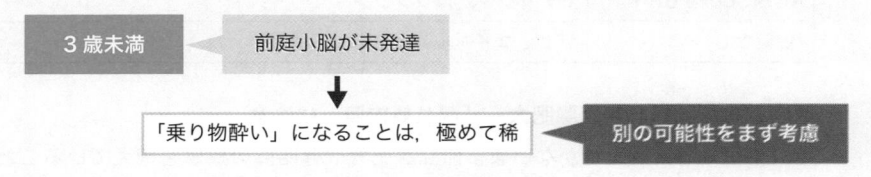

◆乳幼児が「めまい」を訴える場合に考えられる疾患の例[3]

　頭部の外傷，小児の良性発作性めまい・発作性頭位めまい，斜視など

◆乳幼児が「吐き気」を訴える場合に考えられる疾患の例[4]

　胃腸炎，胃食道逆流症，食中毒など

■ 参考文献

1）野田哲哉：乗り物酔いの年齢別頻度．耳鼻と臨床，56：15–18，2010
2）「Motion Sickness」（Reason JT, Brand JJ），Academic Press, 1975
3）坂田英明，他：幼児期のめまい・平衡障害．Equilibrium Res, 71：253–263, 2012
4）MSDマニュアル「小児科：乳児および小児の悪心と嘔吐」

こぼれ話 東日本大震災のあと，東日本では成人の8〜9割，学童の5〜7割が「地震酔い」を経験していた可能性があるとする調査報告があります（Equilibrium Res, 73：167–173, 2014）．

第16章 乗り物酔いの薬

Q4 前立腺肥大や緑内障の人は，乗り物酔いの薬を使えない？

A：△ 前立腺肥大で排尿障害がある人，「閉塞隅角緑内障」の人は避ける

乗り物酔いの薬はいずれも「抗コリン作用」をもっているため，前立腺肥大で排尿障害がある人や，緑内障のなかでも未治療の「閉塞隅角緑内障」の人は，症状が悪化してしまうおそれがあります．薬以外の方法で対応するようにしてください．

■ 前立腺肥大と緑内障への影響

「抗コリン作用」をもつ薬を，前立腺肥大で排尿障害のある人が使うと尿が出なくなってしまう（尿閉）事態（☞ p.78）を，「閉塞隅角緑内障」の人が使うと緑内障の急性発作（☞ p.79）を，それぞれ起こしてしまうおそれがあります．乗り物酔いの薬はいずれも「抗コリン作用」をもつため，これらの疾患をもつ人は薬を使わない方法（☞ p.382）で対応するようにしてください．

■「抗コリン作用」の強さと，添付文書上の扱い

乗り物酔いの薬のうち，「ジフェンヒドラミン」は前立腺肥大や緑内障に対して禁忌に指定されていますが，それ以外の薬は禁忌の指定がありません．しかし，「抗コリン作用」の強さを示した指標では，他の薬も「ジフェンヒドラミン」と同じ「3（最も作用が強い）」に分類されている[1]ことから，特に「ジフェンヒドラミン」だけが特別に「抗コリン作用」が強くてリスクが高いというわけではありません．

「ジフェニドール」以外の薬に関しては，いずれも前立腺肥大で排尿障害がある人，「閉塞隅角緑内障」の人には同様に禁忌だと扱っておいた方が無難です．

Anti-Cholinergic Burden (ACB) Score[1]

ACB Score of 3	スコポラミン，クロルフェニラミン，ジフェンヒドラミン，メクリジン
ACB Score of 2	ベラドンナアルカロイド
ACB Score of 1	セチリジン，ロラタジン
（掲載なし）	ジフェニドール

◆高齢者の「隠れ前立腺肥大」，「隠れ緑内障」に注意

高齢者は，自覚症状がないまま前立腺肥大や緑内障の疾患を抱えていることもあります．乗り物酔いの薬は単回・短期で使うもので，また1回の服用量も少ないですが，高齢者は他にも「抗コリン作用」をもつ薬を併用していることも多いため，乗り物酔いの薬を使用する際にはこれらの症状悪化には十分に注意する必要があります．

■ 参考文献
1）Aging Brain Care「Anti-Cholinergic Burden (ACB) Score」

こぼれ話　旅行中の高齢者に錯乱・散瞳の症状があった場合，乗り物酔いの薬「スコポラミン」の中毒を疑う必要があるとされています（メルクマニュアル）．

Q5 妊娠・授乳中にも使える乗り物酔いの薬はある？

A：○ おおむね問題ない薬が多い

　乗り物酔いの薬は，基本的に使用回数・量も限られているため，適切な使用であれば問題ない薬がほとんどです（伝え方の注意☞ p.14）．しかし，個々の薬によって安全性評価や疫学調査の有無は少しずつ異なるため，可能であればよりリスクの少ない薬を選べるよう指導してください．

■ 妊娠中の安全性評価

スコポラミン	抗コリン薬全般で，流産や奇形発生のリスクを高めるという報告はない[1]
抗ヒスタミン薬	全般的に安全性は高い[2,3]が，特に「クロルフェニラミン」・「ジフェンヒドラミン」は豪州基準で【A】評価
カフェイン	1日200mg未満であれば流産リスクにも影響しないとされている[4]
ピリドキシン	米国産科婦人科学会が妊娠悪阻（つわり）にも推奨している[5]

　以上のことから，妊娠中の薬としては「スコポラミン」，あるいは抗ヒスタミン薬の中でも「クロルフェニラミン」・「ジフェンヒドラミン」を選ぶのがよいと考えられます．
　「アミノ安息香酸エチル」は，妊娠初期の使用で奇形リスクを高めるという報告がある[6]ため，避けた方が無難です．

■ 授乳中の安全性評価

国立成育医療研究センター	ジフェンヒドラミン
母乳とくすりハンドブック	スコポラミン，クロルフェニラミン，ジフェンヒドラミン，ジフェニドール，ジプロフィリン，ピリドキシン

　国立成育医療研究センターの「授乳中に安全に使用できると考えられる薬」のリストに挙げられている薬や，大分県地域保健協議会の「母乳とくすりハンドブック（第3版）」で「○」と評価されているこれらの薬は，よい選択肢になります．
　「ジプロフィリン」は，1日200 mgの高用量で「気管支拡張薬（☞p.101）」として使用する際には，服用から3～4時間は授乳を避けることが望ましい[7]とされていますが，「乗り物酔いの薬」として使用する際には1回量が20～30 mgとごく少量のため，適切な使用であれば問題ないとされています[7]．
　また，「カフェイン」は母乳中へ容易に移行する[8]ため，過量摂取には注意が必要です．もし「乗り物酔いの薬」を使うのであれば，コーヒーや紅茶などの飲料は避けるなど，総摂取量を減らすなどの対応をした方が無難です．

■ 参考文献

1）「薬物治療コンサルテーション 妊娠と授乳（改訂2版）」（伊藤真也，村島温子/編），南山堂，2014
2）Seto A, et al：Pregnancy outcome following first trimester exposure to antihistamines: meta-analysis. Am J Perinatol, 14：119-124, 1997 [PMID：9259911]
3）Källén B：Use of antihistamine drugs in early pregnancy and delivery outcome. J Matern Fetal Neonatal Med, 11：146-152, 2002 [PMID：12380668]
4）Weng X, et al：Maternal caffeine consumption during pregnancy and the risk of miscarriage: a prospective cohort study. Am J Obstet Gynecol, 198：279.e1-279.e8, 2008 [PMID：18221932]
5）American College of Obstetricians and Gynecologists（ACOG）：Morning Sickness：Nausea and Vomiting of Pregnancy. FAQ126（2015）
6）「Birth Defects and Drugs in Pregnancy」（Heinonen OP, et al），pp357-365, Publishing Sciences Group, 1977
7）「母乳とくすりハンドブック（第3版）」（大分県地域保健協議会大分県「母乳と薬剤」研究会/編），大分県地域保健協議会，2017
8）Tyrala EE & Dodson WE：Caffeine secretion into breast milk. Arch Dis Child, 54：787-789, 1979 [PMID：507903]

製剤上の特徴をもつOTC医薬品

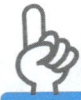

ポード　　　　　　　　　　　　　　　　　　　　　　　　　　　森下仁丹

◎ **お勧めポイント**
- ↳ 眠気を催す成分が配合されていない，移動時間も楽しみたい人向けの製剤
- ↳ 1回量が10 mL（7〜14歳は5 mL）と少なく，飲みやすい

成分(1瓶中)1日2回まで
- ●抗コリン：スコポラミン 0.22 mg
- ●中枢興奮：クエン酸カフェイン
- ●ビタミン：ピリドキシン

センパア kids ドリンク　　　　　　　　　　　　　　　　　　　　大正製薬

◎ **お勧めポイント**
- ↳ 3歳から使える子ども用の乗り物酔い防止薬で，ぶどう味の液剤
- ↳ トイレが近くなる恐れのある「カフェイン」も入っていない

成分(1瓶中)1日2回まで
- ●抗コリン：スコポラミン 0.08 mg
- ●抗ヒスタミン：クロルフェニラミン 1.3 mg

トラベルミン / トラベルミン・ジュニア　　　　　　　　　　　　エーザイ

◎ **お勧めポイント**
- ↳ 1日に3回まで服用できる

成分（1錠中）1日3回まで
- ●抗ヒスタミン：ジフェンヒドラミン 40 mg
- ●中枢興奮：ジプロフィリン

小児用の「ジュニア」は半分量

エアミットサットF　　　　　　　　　　　　　　　　　　　　　佐藤製薬

◎ **お勧めポイント**
- ↳ これ1つで，5歳の子どもから大人まで，予防と治療のどちらにも使える
- ↳ 子ども1錠，大人2錠の用量設定のため，錠剤を半分に割ったりする必要がない

成分(1錠中)1日2回まで
- ●抗コリン：スコポラミン 0.08 mg
- ●抗ヒスタミン：メクリジン 12.5 mg
- ●中枢興奮：無水カフェイン
- ●鎮静：アリルイソプロピルアセチル尿素

アネロン「キャップ」/ アネロン「ニスキャップ」　　　　　　エスエス製薬

◎ **お勧めポイント**
- ↳ 1回の服用で効果が長続きする持効性製剤
- ↳ 「アミノ安息香酸エチル」が配合されているため，吐き気が強い場合に適している

成分(1カプセル中)1日1回まで
- ●抗コリン：スコポラミン 0.2 mg
- ●抗ヒスタミン：マレイン酸フェニラミン 30 mg
- ●中枢興奮：無水カフェイン
- ●吐き気止め：アミノ安息香酸エチル
- ●ビタミン：ピリドキシン

小児用の「キャップ」は半分量

医療用の医薬品にはこんなものがある

市販の「トラベルミン」と同じ製剤

商品名	●『トラベルミン（一般名：ジフェンヒドラミン＋ジプロフィリン）』
特徴	● 市販の「トラベルミン」と同成分・同量の製剤ですが，最大1日4回まで使用できます[1]．

■ **参考文献**

1）トラベルミン配合錠　添付文書

 豆知識

「トラベルミン」の過量摂取に注意

　1993年に発売され話題になった「完全自殺マニュアル」のなかで，「トラベルミン」を大量摂取する方法が紹介されています．実際，こうした情報を見て過量摂取し，急性中毒を起こした事例も報告されています[1]．あまり大量・頻繁に商品を購入しようとする人には注意が必要です．

1）竹中信義，他：致死量を超えて内服した市販薬トラベルミン®（ジフェンヒドラミン，ジプロフィリン配合剤）の急性中毒例．日臨救急医会誌，20：672-677，2017

「ショウガ」は，あまり効果は期待できない

　「ショウガ」は特にリスクの高い食品ではないこと，乗り物酔いの予防には「プラセボ効果 (☞ p.382)」の影響も大きいことから，本人が気に入っているものを無理矢理止める必要はありませんが，「ショウガ」が乗り物酔いに効くという根拠はなく[1]，無効だとする報告もあります[2]．

1）厚生労働省「統合医療」情報発信サイト：海外の情報「ショウガ」
2）Brainard A & Gresham C：Prevention and treatment of motion sickness. Am Fam Physician, 90：41-46, 2014
　　［⊃MID：25077501］

薬を使う目的

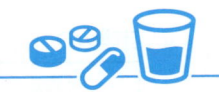

一時的に寝つきが悪い，眠りが浅いといった症状を緩和します．ただし，あくまで一過性の不眠に使うもので，何らかの疾患に基づくものや，慢性的な「不眠症」に効果のあるものではありません．

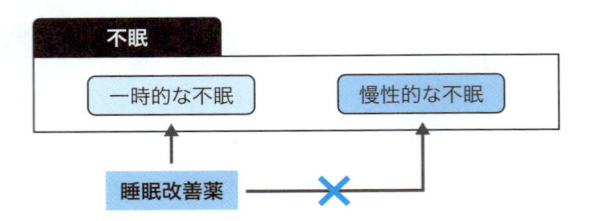

セルフメディケーションの位置づけ

現代社会では不眠に悩む人も増えていますが，OTCの「睡眠改善薬」で得られる効果は限定的です．不眠の症状には，薬の副作用や心身の疾患が隠れていることもあります．セルフメディケーションでの対応には限界があるため，症状が続く場合や，「睡眠改善薬」が効かない場合には，早めの病院受診を勧める必要があります．

	分類	効果	副作用	
切り札	睡眠改善薬	低	高	一過性の不眠には，使ってもよい

薬理作用

● 抗ヒスタミン薬

脳で覚醒の維持にかかわっている「ヒスタミン」をブロックすることで，催眠・鎮静作用を発揮します．アレルギー治療に用いる「抗ヒスタミン薬」のうち，脳へ移行しやすい第一世代の薬に多い眠気の副作用を利用したものです．

豆知識

「睡眠改善薬」は，連用すると効き目がなくなる可能性

「ジフェンヒドラミン」50 mgを1日2回服用し続けると，4日目までに耐性ができ，自覚できる眠気はほとんどなくなるという報告があります[1]．「睡眠改善薬」はもともと1箱3〜6回程度の少量包装ですが，連続使用も2〜3日程度が上限と考えておくのが妥当です．

1）Richardson GS, et al：Tolerance to daytime sedative effects of H1 antihistamines. J Clin Psychopharmacol, 22：511–515, 2002 [PMID：12352276]

「ジフェンヒドラミン」は，睡眠中の脳波やレム睡眠に影響しないことが示唆されています（医学と薬学，60：445–458, 2008）が，最近は医療用にもこうした「自然に近い眠り」に誘う薬が登場しています（例：『ロゼレム（一般名：ラメルテオン）』）．

病院受診のトリアージ

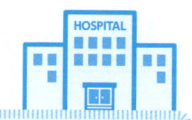

「不眠」を訴える人の中から，こんな人を見つける

⚠ 「不眠症」と診断されている人や，その可能性がある人

⚠ 精神疾患や身体疾患が原因で不眠になっている人

⚠ 3カ月以上の不眠が続く「慢性的な不眠」の人

⚠ 「むずむず脚症候群」の人

⚠ 「睡眠時無呼吸症候群」の人

1 「不安症」・「うつ」等の精神疾患がある

不安症やうつ病などの精神疾患が原因で不眠になっている場合，その原疾患の治療を行う必要があります．「睡眠改善薬」では根本的解決にはなりません．

2 「痛み」・「痒み」等の身体疾患がある

痛みや痒みなどの不快な身体的症状によって不眠になっている場合，痛みや痒みの原因を解消することが優先されます．睡眠を妨げられるほどの痛みや痒みは，病院受診を勧める必要があります．

3 3カ月以上，不眠の症状が続く

「睡眠改善薬」は，あくまで一時的・一過性の不眠に使うものです (☞ p.393)．3カ月以上も症状が続く場合，精神的・身体的疾患の可能性も含め，病院受診を勧める必要があります．

注意 ▶ 4 足がムズムズする，虫が這っているように感じる，足を動かさずにいられない

眠りに就こうとしたときに，足がムズムズする・虫が這っているように感じ，足を動かさずにはいられなくなる症状は，「むずむず脚症候群（Restless Legs Syndrome）」の可能性があります．病院受診を勧める必要があります．

注意 ▶ 5 7〜9時間寝ているのに，まだ眠い

成人として十分な7〜9時間程度の睡眠時間を確保しているのに，朝起きたときに眠い・日中に眠くなるといった症状がある場合，「睡眠時無呼吸症候群」の可能性があります．病院受診を勧める必要があります．

6 頻繁に「睡眠改善薬」を購入している

「睡眠改善薬」は，毎日続けて使うような薬ではありません (☞ p.393)．頻繁に，あるいは複数箱の購入をしようとする人には，より適切な治療を受けるため病院受診を勧める声かけが必要です．

第17章 睡眠改善薬

こぼれ話 「むずむず脚症候群」の不快感は，人によっては「ムズムズ」とは異なる感じ方をすることもあるほか，「足」にしか症状が現れないわけでもないため，質問の仕方には注意が必要です．

使い分けフローチャート

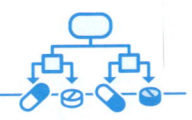

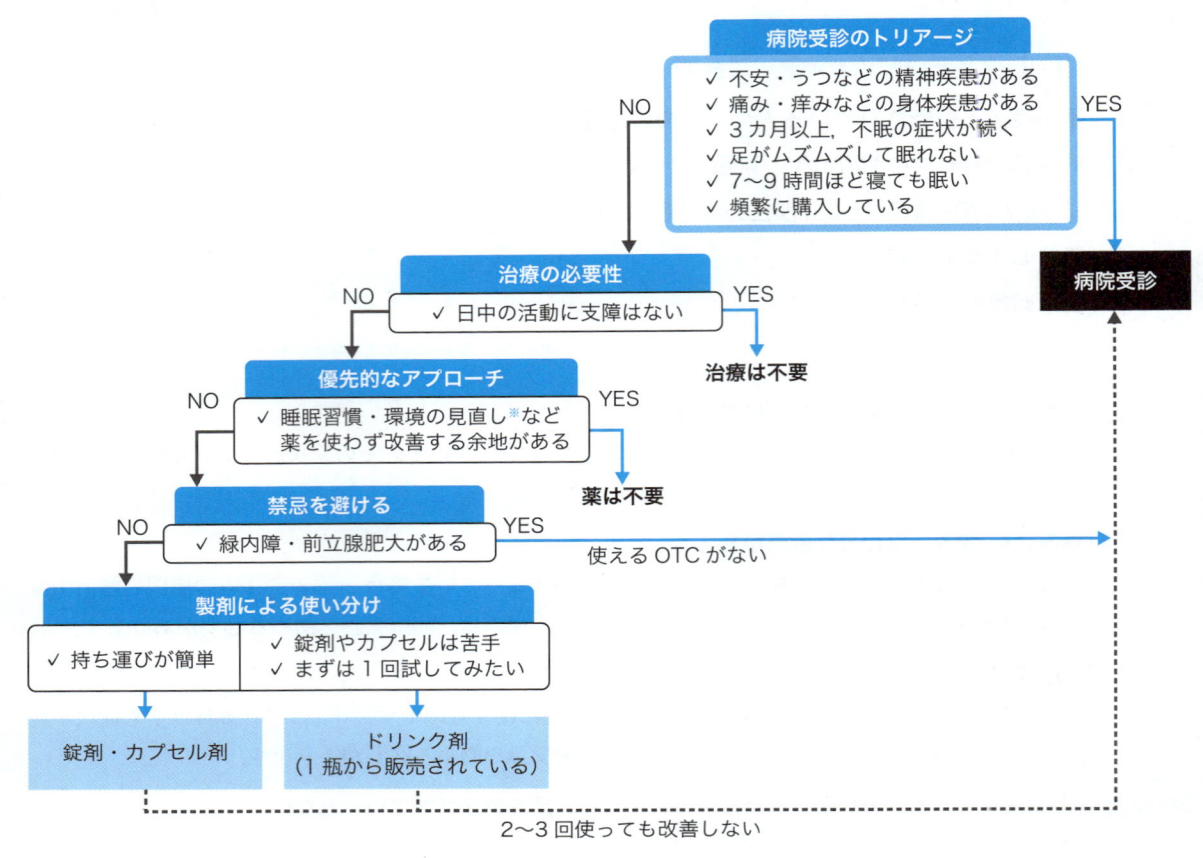

※睡眠習慣・環境の改善は，慢性的な不眠の治療の際にも薬より優先される治療方法です（☞ p.394）.

💡 豆知識 ─────

必要な睡眠時間は，年齢によって変わる

　人間が必要とする睡眠時間は，歳をとるにつれて少しずつ短くなっていきます．「眠れない」と訴えがあればすぐ「不眠だ」と安易に決めつけることはせず，具体的に何時間ほど睡眠をとっていて，日中の生活でどんなことに困っているのかを確認したうえで，対処方法を提案するようにしてください.

　睡眠時間が許容範囲なのか短いのかは，アメリカの「National Sleep Foundation」による睡眠時間の推奨が参考になります.

推奨される睡眠時間 [1]

年齢	推奨される睡眠時間	推奨されない睡眠時間
14〜17歳	8〜10時間	7時間未満，11時間以上
18〜25歳	7〜9時間	6時間未満，11時間以上
26〜64歳	7〜9時間	6時間未満，10時間以上
65歳以上	7〜8時間	5時間未満，9時間以上

1）National Sleep Foundation「National Sleep Foundation's Sleep Duration Recommendations」

分 類 と 特 徴

　OTCとして販売されている睡眠改善薬には，第一世代・鎮静性の抗ヒスタミン薬である「ジフェンヒドラミン」(☞ p.60) が使われています．病院で使われている睡眠薬（ベンゾジアゼピン系など）とは全く別の薬です．

■ 主な睡眠改善薬

商品名	ジフェンヒドラミン	1回量	1回の服用単位	製剤の特徴
ドリエル	●	50 mg	2錠	睡眠改善薬の草分け的存在
ドリエルEX	●	50 mg	1カプセル	ラベンダーアロマのカプセル剤
ネオデイ	●	50 mg	2錠	7.0 mm径の小さな錠剤
アンミナイト	●	50 mg	1瓶（30 mL）	アセロラ風味のドリンク剤

●基本方針●
睡眠改善薬として数種類の商品が販売されていますが，成分はすべて「ジフェンヒドラミン」で，1回量も 50 mg です．錠剤やカプセル・液剤という剤形の違いや，何回分を購入するかといった包装単位で選びます．

◆ 1カプセルの服用でよいもの ───────→ 『ドリエルEX』
◆ 小さい錠剤がよい ───────── 他の錠剤より 2.0 mm 小さい，直径 7.0 mm の『ネオデイ』
◆ 1回だけ試してみたい ───────── 1瓶（30 mL：1回分）から販売されている『アンミナイト』
◆ ドリンク剤がよい ───────── 液剤タイプの『アンミナイト』
◆ 15歳未満の小児 ───────── 使える製剤はない
◆ 高齢者 ───────── 前立腺肥大・緑内障に注意．基本的に非推奨 (☞ p.395)

💡豆知識

睡眠のメカニズムは複雑
　睡眠には「ヒスタミン」だけでなく，「ドパミン」・「セロトニン」・「オレキシン」・「メラトニン」などさまざまな神経伝達物質が複雑に関係しています．これは，「敵に襲われている時は眠っている場合ではない（ドパミン）」，「快適な環境でゆっくりしている時は眠ってもよい（セロトニン）」，「起きているべき時には覚醒を維持する（オレキシン）」，「明るくなってきたら起き，暗くなってきたら眠る（メラトニン）」など，いろいろな生活・環境要因によって睡眠と覚醒のバランスが調節されているからです．
　そのため，寝るべき時に眠れないという状況になった場合は，ストレスや精神状態，起きている時間の過ごし方，寝室の明るさなど，さまざまな切り口から問題を考える必要があります．

こぼれ話　海外渡航中の健康問題では，「不眠」を経験した人は6.0％と，下痢（14.5％），風邪（9.2％），便秘（7.6％）に次いで多く報告されています（産業医学レビュー，28：157-182, 2016）．

■ 主な有効成分の特徴

ジフェンヒドラミン diphenhydramine		第一世代 鎮静性
商品例「睡眠改善薬」の有効成分は，これ1種のみ **医療用** レスタミンコーワ		
長　所		• 鎮静性の「抗ヒスタミン薬」(☞ p.68) で起こる「眠気」の副作用を利用したもの
短　所		• 抗コリン作用があるため，緑内障や前立腺肥大の人は使えない (☞ p.78,79) • 薬物血中濃度は2〜4時間で最高に達した後，5〜8時間の半減期で減少する[1] ため，翌朝にも眠気や集中力の低下が残っていることがある（持ち越し効果）
本成分の **留意点**		自動車運転 ▶ 禁止　前立腺肥大・緑内障 ▶ 不可　妊娠・授乳中 ▶ 可
妊娠中	A	先天異常に影響しないことが確認されている[2] ※
授乳中	L2	国立成育医療研究センター「安全に使用できると考えられる薬」に記載[3]

※ 薬の成分としては，胎児に影響するものではありませんが，妊娠中の不眠症状は主治医へ相談を勧めた方が無難です．

■ 参考文献

1）ベナ錠　インタビューフォーム（販売中止）
2）Jick H, et al：First-trimester drug use and congenital disorders. JAMA, 246：343–346, 1981 [PMID：7241780]
3）国立成育医療研究センター：授乳中に安全に使用できると考えられる薬

■ 不眠に使われることのあるOTC医薬品

抑肝散 yokukan-san	漢方薬
商品例 アロパノール **作　用** 緊張・不安・不眠などの神経症状の緩和	
特　徴	• 体力が中等度から衰えた人の神経症状に使う漢方薬[1]
注意点	• 不眠に対し，明確な効果が確認された漢方薬はない[2] ため，あくまで補助的な使い方になる

「抑肝散加陳皮半夏湯」は，より体力の低下した例に使います．

柴胡加竜骨牡蛎湯 saikokaryukotsuborei-tou	漢方薬
商品例 クラシエ漢方 柴胡加竜骨牡蛎湯エキス顆粒 **作　用** 動悸・不安・不眠などの神経症状の緩和	
特　徴	• 高血圧や更年期による神経症状に使う漢方薬[3]
注意点	• 不眠に対し，明確な効果が確認された漢方薬はない[2] ため，あくまで補助的な使い方になる

■ 参考文献

1）ツムラ抑肝散エキス顆粒　添付文書
2）厚生労働省科学研究班：睡眠薬の適正な使用と休薬のための診療ガイドライン（2013）
3）クラシエ柴胡加竜骨牡蛎湯エキス細粒　添付文書

こぼれ話　他にも『半夏厚朴湯』や『酸棗仁湯』など，さまざまな漢方薬が不眠の症状緩和に用いられることがあります．科学的根拠は乏しいですが，医療用の睡眠薬よりはリスクも少ないため，試しにまず使ってみるのもよいと思われます．

現場で役立つQ&A

Q1 慢性的な不眠にも「睡眠改善薬」は使える？

A：☒ 推奨されない

「睡眠改善薬」は，あくまで一時的（2〜3回程度）な不眠を改善する目的のものです．慢性的な不眠に対する使用は推奨されていません．

■ **効果は限定的で，不眠に対する安全性や有効性は確立されていない**

「睡眠改善薬」は，鎮静性の抗ヒスタミン薬「ジフェンヒドラミン」(☞p.68) によくある「眠気」の副作用を利用したもので，不眠の患者を対象に臨床試験で効果や安全性が認められた医療用の「睡眠薬」とは，作用も全く異なる別の薬です．そのため，不眠症の治療に使うことはできず，あくまで一時的・一過性の不眠にしか使えません[1]．

一時的・一過性の不眠の例	一時的である理由
人とケンカして腹が立って眠れない	数日経てば，怒りはおさまる
大事な面接やプレゼンに不安があり，緊張して眠れない	面接やプレゼンが終われば不安は解消する
旅行やイベントが楽しく，興奮していて眠れない	興奮しているのはあくまで旅行やイベントの期間中だけ
なんだかわからないが，たまに眠りにくいことがある	原因は不明だが，ごく稀にしか起こらない

また，「ジフェンヒドラミン」には神経を興奮させる副作用がある[2] ため，長期連用や過量摂取は不眠の症状を悪化させる恐れもあります．こうした点から，慢性的な不眠に「睡眠改善薬」を使うことは控えるよう勧告されています[3]．2〜3回使っても眠れない状態が続く際は，眠れない原因をとりのぞく (☞p.394) など，根本的な対策を考える必要があります．

■ **どこまでは「一時的な不眠」で，どこからが「慢性的な不眠」なのか？**

「慢性的な不眠」には以下のような診断基準があります[4]．診断には他にもさまざまな要因を考慮しなければなりませんが，「睡眠改善薬」を求める人が，少なくともこの条件に当てはまるような場合には，病院受診を勧める必要があります．

＜「慢性的な不眠」の診断基準の一部[4]＞

● 眠れないことによって，日中の活動に支障が出る
● この症状が，週に3日以上ある
● この状態が，3カ月以上続いている

なお，病院受診を勧める際は，病院では必ず睡眠薬が処方されるわけではなく，医師から「睡眠習慣・環境の改善」に関するアドバイスを受けることもできる，ということを併せて伝えることで，**病院受診に対する抵抗感は減らせる**かもしれません．

■ **参考文献**
1）ドリエル　添付文書
2）レスタミンコーワ錠　インタビューフォーム
3）厚生労働省科学研究班：睡眠薬の適正な使用と休薬のための診療ガイドライン（2013）
4）「International Classification of Sleep Disorders, 3rd ed」（American Academy of Sleep Medicine），AMERICAN ACADEMY OF SLEEP MED，2014

こぼれ話　鎮静性の「抗ヒスタミン薬」は，風邪の鼻症状にも効果がある（Cochrane Database Syst Rev, CD009345, 2015 [PMID：26615034]）ため，総合感冒薬(☞p.124)にもよく配合されています．

第17章 睡眠改善薬

Q2 不眠の症状は，薬を使わずに改善できる？

A：○ できる，むしろ薬を飲むよりも優先的に行うべきことがある

不眠の症状は，さまざまな要因によって起こります．意外と簡単な対策で改善することもあるため，薬を使うのはそれらを試した後です．

■ 慢性的な不眠の治療には，薬よりも「睡眠習慣・環境」の改善が最優先

眠れない＝睡眠薬，と考える人は少なくありませんが，睡眠薬は「睡眠習慣・環境」の改善を行ってもなお不眠の症状が続く場合に，はじめて選択肢になるものです．OTC販売の現場では，「睡眠改善薬」を購入した人に小さなパンフレット等を渡して改善をよびかけるのも効果的です．

＜「睡眠改善薬」を使わずにできる，睡眠習慣・環境の改善の例[1]＞

① カフェインの摂取を控える

「カフェイン」には覚醒作用があります．可能ならばゼロにすることが望ましいですが，摂取量が多い場合は減量する（☞p.66）とともに，少なくとも日没後の摂取は控えることが勧められます．

② 布団の中でスマホを触らない

明るい液晶画面の光が目に入ると，体内時計を司る「メラトニン」が分解されるため，脳が「昼」だと勘違いしてしまう原因になります．布団の中で長時間スマートフォン等を触ることは避けるべきです．

③ 寝室は暗くする

スマートフォンによる影響と同様，明るい照明は脳を覚醒させ，眠りを浅くさせます．就寝時は照明を落とすとともに，遮光カーテンなどで寝室を暗くすることが重要です．

④ 寝る前のアルコールを控える

アルコールの摂取は，寝付きを多少よくさせることもありますが，眠りを浅くする原因になります．寝る前の飲酒は控えた方が無難です．

⑤ できるだけ決まった時間に就寝・起床する

就寝・起床時間があまり不規則になると，睡眠と覚醒のリズムが崩れるため，不眠になりやすくなります．多少のズレであれば気にする必要はありませんが，長時間の昼寝や，極端な夜更かし・朝寝坊は避けるべきです．

⑥ 睡眠の計画を立てたり，「何時間以上眠らなければ」と焦ったりしない

成人の睡眠時間は7〜9時間がよいとされています[2]が，個人差も大きく，また睡眠時間が短くても日中の活動に支障がなければ問題になりません．あまりに「寝よう」と努力するあまり，睡眠の計画を立てたり，眠れる時間を逆算したりすると，少し寝付けなかっただけでも焦りの原因になります．

⑦ あまり長時間ベッド・布団にいない

眠れないのにあまり長時間布団の中にいると，「布団＝眠りに就く場所」という認識が薄れ，眠気を感じにくくなります．また，眠りが浅く，夜中に何度も目が覚めてしまうような場合，必要以上に布団の中で過ごしている可能性もあります．

実際，こうした睡眠習慣・環境の改善を含めた「認知行動療法」によって，慢性的な不眠の症状を改善できることも報告されています[3]．

■ 参考文献

1）厚生労働省：健康づくりのための睡眠指針2014
2）National Sleep Foundation：HOW MUCH SLEEP DO WE REALLY NEED？（https://www.sleepfoundation.org/how-sleep-works/how-much-sleep-do-we-really-need）
3）Trauer JM, et al：Cognitive behavioral therapy for chronic insomnia：a systematic review and meta-analysis. Ann Intern Med, 163：191-204, 2015 [PMID：26054060]

こぼれ話　医療用の睡眠薬も，あくまで「一時的な避難所」であって「終の住処」にするものではありません．睡眠薬をはじめる際は「止めどき」を考えることも大切なため，無計画な受診勧奨にも注意が必要です．

医療用の医薬品にはこんなものがある

不眠症に効果のある「睡眠薬」

商品名	● 『マイスリー（一般名：ゾルピデム）』 ● 『ルネスタ（一般名：エスゾピクロン）』 ● 『サイレース（一般名：フルニトラゼパム）』など
特徴	● OTCとは異なり，不眠症の患者を対象にした臨床試験によって，効果・安全性が認められています． ● 寝付きの悪い不眠には作用時間の短いもの，夜中に目が覚めてしまう不眠には作用時間の長いものをよく用いますが，これらの「睡眠薬」も，あくまで一時的な避難として使います．

昼夜の逆転，時差ボケに効果的な「睡眠薬」

商品名	● 『ロゼレム（一般名：ラメルテオン）』
特徴	● 体内時計を司る「メラトニン」の働きを助ける睡眠薬です． ● 海外では時差ボケ解消のための薬として，空港のドラッグストアで販売されているところもありますが，日本では「処方箋医薬品」です．

「むずむず脚症候群（Restless Legs Syndrome）」の治療薬

商品名	● 『レグナイト（一般名：ガバペンチン）』 ● 『ビ・シフロール（一般名：プラミペキソール）』 ● 『ニュープロ（一般名：ロチゴチン）』
特徴	● 不眠を訴える人の中に多い「むずむず脚症候群」[1] の治療薬です． ● 寝ようとした際に，足がムズムズする・虫が這うような不快感がある・足を動かさずにいられなくなるなどの症状がある場合には，一度病院で受診するよう声掛けしてください．

📘 参考文献

1 ）Allen RP, et al：Physician-diagnosed restless legs syndrome in a large sample of primary medical care patients in western Europe: Prevalence and characteristics. Sleep Med, 11：31-37, 2010 [PMID：19464949]

第17章 睡眠改善薬

 💡 豆知識

高齢者の不眠に「ジフェンヒドラミン」は推奨されない

　高齢者の場合，一時的な不眠であっても「ジフェンヒドラミン」の使用は避けるべきとされています[1]．これは，高齢者は自覚なく前立腺肥大（☞ p.78）や緑内障（☞ p.79）などの疾患を抱えていることが多く，「ジフェンヒドラミン」のような「抗コリン作用」をもつ薬の服用がきっかけで症状の悪化や急性発作を起こすおそれもあり，期待されるメリットに対してさまざまなリスクが非常に多いことも理由の１つです．

1 ）Schroeck JL, et al：Review of safety and efficacy of sleep medicines in older adults. Clin Ther, 38：2340-2372, 2016 [PMID：27751669]

こぼれ話　「睡眠薬」のうち，特に作用時間が短く，入眠障害に用いられるものを「睡眠導入剤」と呼ぶこともありますが，これはいわゆる俗称であり，「睡眠薬」と異なる薬ではありません．

薬を使う目的

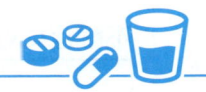

禁煙補助薬は，タバコの代わりに「ニコチン」を補充することで離脱症状を防ぎ，禁煙の継続を助ける薬です．タバコを嫌いになる効果はないため，「禁煙したい」という強い意志が必要です．

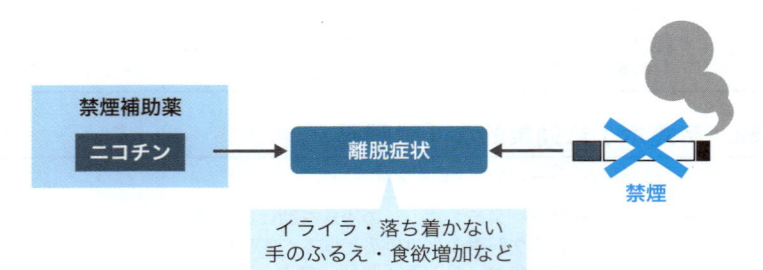

セルフメディケーションの位置づけ

タバコは，肺がんや慢性閉塞性肺疾患（COPD）などさまざまな病気の原因になります．そのため「禁煙したい」と考える人も多いですが，「ニコチン」には依存性があるため，簡単ではありません．セルフメディケーションでも十分に禁煙の補助になりますが，ニコチン依存症の喫煙者は，病院での指導・治療を受けた方が，禁煙の成功率は高くなります．

	分類	効果	副作用	
推奨	ニコチン製剤	高	中	禁煙治療のファーストラインとして使われる薬

薬理作用

● ニコチン製剤

「ニコチン」を補充することで，禁煙時に起こるイライラする・落ち着かない・タバコを吸いたくなるといった「ニコチン」の離脱症状を防ぎます．タバコと違って「タール」や「一酸化炭素」など他の有害物質を含まないため，「ニコチン」の作用だけを置き換えることができます．

> 💡 豆知識
>
> **慢性気管支炎や慢性閉塞性肺疾患（COPD）の大部分は，タバコが原因**
> 慢性気管支炎や慢性閉塞性肺疾患（COPD）の85～90％は，タバコが原因とされています[1]．喫煙者で痰の多い咳が続く際には，安易に咳止め（☞ p.93）を使うのではなく，まず禁煙を最優先に考える必要があります．
>
> 1）「咳嗽に関するガイドライン 第2版」（日本呼吸器学会咳嗽に関するガイドライン第2版作成委員会/編），日本呼吸器学会，2015

こぼれ話 習慣的に喫煙している人は17.7％（男性29.4％，女性7.2％）で，30～40歳の男性が最も多いとされています（厚生労働省国民健康栄養調査2018年）．

病院受診のトリアージ

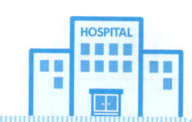

> ## 「禁煙したい」という人の中から，こんな人を見つける
>
> ⚠ 重い「狭心症」や「不整脈」の持病がある人
>
> ⚠ 最近，「心筋梗塞」や「脳梗塞」を起こしたことがある人
>
> ⚠ 妊娠・授乳中の女性
>
> ⚠ 20歳未満の人
>
> ⚠ ニコチン依存症の疑いがある人
>
> ⚠ 禁煙補助薬では離脱症状が緩和されない人

1 不安定狭心症，重篤な不整脈のある人

「ニコチン」は血管収縮・血圧上昇を引き起こすため，狭心症や不整脈の症状を悪化させる恐れがあります．特に，安静にしていても発作が起こるような「不安定狭心症」や，重篤な不整脈を患っている人に，「ニコチン」を含む禁煙補助薬は禁忌です．

2 3カ月以内に心筋梗塞を起こした人や，脳梗塞の回復期にある人

「ニコチン」の血管収縮作用によって，心筋梗塞や脳梗塞を再発させる恐れがあります．特に，直近3カ月以内に心筋梗塞と診断された人や，脳梗塞からの回復期にある人に，「ニコチン」を含む禁煙補助薬は禁忌です．

3 妊娠・授乳中の女性

「ニコチン」製剤は，妊娠・授乳中の女性への投与が禁忌に指定 (☞p.399) されています．病院でより適切な治療・指導を受ける必要があります．

4 20歳未満の人

禁煙補助薬に含まれる「ニコチン」の量は，成人の禁煙に対して設定されたものです．20歳未満の人の禁煙には特別な対処が必要なため，病院受診を勧める必要があります．

5 ニコチン依存症の疑いがある人

ニコチン依存症の疑いがある場合，禁煙治療に健康保険等の適応が可能となる場合があります (☞p.402)．医療用の薬には，依存症治療のためのものもある (☞p.403) ため，病院受診を勧めた方が無難です．

6 禁煙補助薬では，離脱症状が緩和されない

OTCの禁煙補助薬で離脱症状が緩和されない場合は，病院でより適切な治療・指導を受ける必要があります．

第18章　禁煙補助薬

こぼれ話　喫煙者のうち，男性の18.4％，女性の11.8％が受動喫煙の他者危害性を認識していないという調査報告があります（日本公衆衛生雑誌，65：655-665，2018）．

使い分けフローチャート

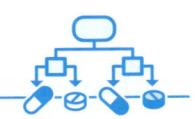

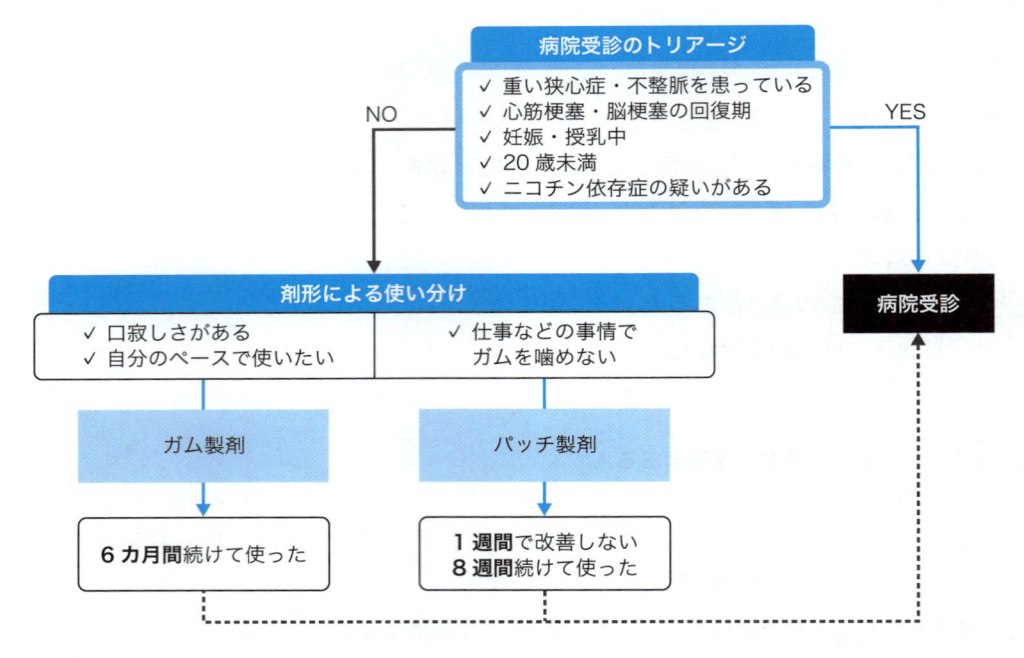

禁煙補助薬を使っているときにタバコを吸うと,「ニコチン」の過量摂取になる恐れがあります.

●基本方針●

いずれもタバコの代わりに「ニコチン」を補充するもので,有効成分は同じです.自分で使うタイミングを決められるガム製剤と,貼ったままで手軽なパッチ製剤,使いやすい方を選びます.

◆ **自分の意志で量やタイミングを決めたい** ──────→ ガム製剤
◆ **口寂しさがある** ──────→ ガム製剤
◆ **貼ったままで手軽に治療したい** ──────→ パッチ製剤
◆ **仕事などの事情でガムを噛めない** ──────→ パッチ製剤

💡豆知識

「パッチ」の廃棄方法に注意

　子どもがゴミ箱から廃棄済の「パッチ」を拾い,ニコチン付着面に触れたり舐めたりしてしまわないよう,粘着面を内側にして半分に折って廃棄することが重要です.

こぼれ話　子どもの誤飲事故で最も多いのは「タバコ」です.顔色が青くなって嘔吐している場合,もしくは灰皿の水やタバコを1/4以上飲み込んだ場合には,すぐに病院を受診する必要があります(中毒110番).

分類と特徴

　OTCとして販売されている禁煙補助薬は，「ニコチン」のガム製剤とパッチ製剤があります．薬なしで挑戦するよりも，禁煙の成功率は高くなります．

■ 主な禁煙補助薬

	商品名	規格	ニコチン	1回量	
ガム	ニコレット	（通常版）	●	2 mg	特殊な噛み方が必要 (☞ p.400)
		アイスミント	●	2 mg	
		クールミント	●	2 mg	
		フルーティミント	●	2 mg	
	ニコチネル	スペアミント	●	2 mg	
		ミント	●	2 mg	
		マンゴー	●	2 mg	
パッチ	ニコチネル	パッチ20	●	35 mg	禁煙開始〜6週目用
		パッチ10	●	17.5 mg	7〜8週目用（自信があれば使用しなくても可）

■ 主な有効成分の特徴

ニコチン nicotine　　　　　　　　　　　　　　　　　　　　　　　　ニコチン置換療法

商品例	「禁煙補助薬」の有効成分は，これ1種のみ	
医療用	ニコチネルTTS	
長　所	• 喫煙で得られる「ニコチン」を代わりに補充し，離脱症状を緩和する[1]	
短　所	• 血管収縮・血圧上昇を起こす作用があるため，心血管疾患や脳梗塞の症状を悪化させる恐れがある[1] • 不眠の副作用を起こしやすいため，OTCの「パッチ製剤」は就寝前に剥がす必要がある[2] • タバコを嫌いにさせる作用はない (☞ p.403)	
本成分の留意点	妊娠・授乳中 ▶ 不可	
妊娠中	D	先天異常に影響しないという報告もある[3]が，禁忌に指定されている※
授乳中	L3	喫煙よりは悪影響が少ないとされている[4]が，禁忌に指定されている※

※ 病院では，妊娠・授乳中でも「喫煙よりは悪影響が少ない」と医師が判断した場合，処方されることもあります．

■ 参考文献

1）ニコチネルTTS　インタビューフォーム
2）ニコチネルパッチ　添付文書
3）Coleman T, et al：A randomized trial of nicotine-replacement therapy patches in pregnancy. N Engl J Med, 366：808–818, 2012 ［PMID：22375972］
4）「母乳とくすりハンドブック（第3版）」（大分県地域保健協議会大分県「母乳と薬剤」研究会/編），大分県地域保健協議会，2017

こぼれ話　「ニコチン」の貼り薬には，以前まで『シガノンCQ』や『ニコレットパッチ』もありましたが，現在も販売が続いているのは『ニコチネルパッチ』だけになっています．

現場で役立つQ&A

Q1 ガムとパッチ，禁煙成功率は同じ？

A：△ パッチの方が少しだけ成功率は高いが，ほとんど違いはない

　　ニコチン製剤の「ガム」と「パッチ」では，「パッチ」の方が禁煙成功率は少しだけ高いとされています．しかし，大きな違いではないため，使いやすさや好みを優先しても問題ありません．

■「ガム」は禁煙成功率でわずかに劣るが，好みを優先させてよい程度

　　禁煙は，薬なしで挑戦するよりも，**禁煙補助薬を使って挑戦した方が成功率は1.7～2.0倍高く**なります[1]．その際，ニコチン製剤では「ガム」より「パッチ」の方が少しだけ優れるという結果が出ています．

　　しかし，その差はごくわずかなものです．自分のタイミングで使うことができる，口寂しさを解消できる（☞p.405），喫煙と同じ「一服の感覚」で使えるといった使用方法がよければ，その好みを優先させてもよい程度です．

ガム製剤 ＜ パッチ製剤

成功率は，
わずかに高い

■「ガム」：普通のガムとは異なる「特殊な噛み方」に注意

　　「ニコチン」は，口の粘膜から吸収させる必要があります．普通のガムのように速く噛んだり，味がなくなるまで噛み続けたりすると，ほとんどの成分を飲み込んでしまい，十分な効果が得られないうえに，喉や食道に刺激を感じるなどの副作用が増えます．また，一箇所に長くガムを留置し続けると潰瘍を起こす原因にもなります[2]．そのため，**ニコチン製剤の「ガム」特有の「特殊な噛み方」**が面倒だったり困難だったりする場合には，「パッチ」を選んだ方が無難です．

　　　◆ニコチン製剤の「ガム」の噛み方[3]
　　① ピリッとした味を感じるまで，15回程度ゆっくりと噛む
　　② 頬と歯茎の間に，味がなくなるまで1分以上置く
　　③ これを30～60分ほどくり返す

■「パッチ」：医療用と異なり，就寝前に剥がすことに注意

　　ニコチン製剤の「パッチ」は，不眠の副作用を起こしやすい傾向にあります[4]．医療用の薬は24時間貼り続けますが，**OTCは就寝前に剥がす必要があります**[5]．また，「パッチ」を貼ったままサウナに入ったり，貼った部分をカイロやカーペットなどで温めたりすると，皮膚から「ニコチン」の吸収が促進され，副作用を起こすリスクが高くなります．副作用を感じると，禁煙治療の継続率は著しく悪化するため，正しい使用方法を丁寧に指導する必要があります．

こぼれ話 サウナやカーペットで温められると吸収が促進されるのは「ニコチン」製剤に限りません．痛み止めをはじめとしてさまざまな貼り薬が医療用・OTC問わず使われているため，注意が必要です．

■ 参考文献

1）Cahill K, et al：Pharmacological interventions for smoking cessation: an overview and network meta-analysis. Cochrane Database Syst Rev：CD009329, 2013 ［PMID：23728690］

2）岩永 譲，他：ニコチンガムの不適切な使用により生じたと考えられた口腔粘膜潰瘍の1例．日本口腔外科学会誌，56：95-97，2010

3）ニコレット・ニコチネルガム 各Webサイトに掲載されている使用方法

4）ニコチネルTTS 添付文書

5）ニコチネルパッチ 添付文書

💡 豆知識

受動喫煙の大きな影響と，日本の政策

　副流煙を吸い込む「受動喫煙」でも，肺がんのリスクは1.2〜1.4倍に高まることが報告されています[1]．公共の場や飲食店などでも完全禁煙が進んでいない日本は，世界でも受動喫煙の機会が非常に多い国で，WHO（世界保健機関）からも「時代遅れ」と指摘されています．

1）Kim CH, et al：Exposure to secondhand tobacco smoke and lung cancer by histological type: a pooled analysis of the International Lung Cancer Consortium (ILCCO)．Int J Cancer, 135：1918-1930, 2014 ［PMID：24615328］

サードハンド・スモーク（三次喫煙）のリスク

　長くタバコの煙に曝されていた部屋では，いま喫煙が行われていなくともタバコの匂いを感じることがあります．これは，壁紙やカーテン・衣服などにタバコの匂いが残っているからですが，このとき壁紙や布生地に残留しているのは「匂い」だけでなく，「ニコチン」や「ニトロソアミン」といった有害物質も含まれていることがわかっています．

　こうした残留物は，長期間にわたって大気中に再放出されるため，人体への永続的な悪影響（三次喫煙：thirdhand smoke）が危惧されています[1]．

1）Jacob P 3rd, et al：Thirdhand smoke: new evidence, challenges, and future directions. Chem Res Toxicol, 30：270-294, 2017 ［PMID：28001376］

こぼれ話　飲食店や職場で禁煙を進め受動喫煙の機会を減らすと，住民の血圧が15年で1.14〜1.52 mmHgほど低下するという調査報告があります（J Am Heart Assoc, 7：e009829, 2018 ［PMID：30571595］）．

Q2 どんな人でも，病院に行けば保険を使った禁煙治療ができる？

A：☒ 一定の基準を満たす人だけ

　　健康保険等を使った禁煙治療は，一定の条件を満たした人しか受けることはできません．しかし，保険適用の条件は満たさなくとも，自由診療（自費）で禁煙治療を受けることもできます．OTCでは禁煙に成功しない場合は，禁煙外来への受診を勧めるようにしてください．

■ 保険適用による禁煙治療のための6つの条件

　　禁煙治療では，**以下の6項目すべてに該当していること**が，**保険適用の条件**になります．特に，医療用の薬にはOTCの「ニコチン」製剤よりも禁煙成功率の高い薬があります（☞ p.403）．以下の条件を満たすような場合には，近くの禁煙外来を日本禁煙学会のWebサイト（www.jstc.or.jp）から探し，受診を勧めることも選択肢になります．

1	外来通院ができる
2	過去1年間に，保険適用による禁煙治療を受けたことがない
3	直ちに禁煙を開始する意志がある
4	35歳以上の場合，1日の喫煙本数×喫煙年数（ブリンクマン指数）が200以上
5	TDSによるニコチン依存度テストで，5点以上
6	禁煙治療を受けることについて，文書により同意している

◆ TDSによるニコチン依存度テスト

　　禁煙治療の保険適用を検討する際の基準の1つに，「TDS（Tobacco Dependence Screener）」というニコチン依存度テストがあります．このテストは，WHOの「国際疾病分類第10版（ICD-10）」や，アメリカ精神医学会の「精神疾患の分類と診断の手引き 第4版（DSM-IV）」に準拠したもので，精神医学的な見地からニコチン依存症を診断することを目的に開発されています[1]．全10問の設問のうち，5個以上「はい」があると，「ニコチン依存症」と診断される可能性があります[2]．

Tobacco Dependence Screener：TDSニコチン依存度テスト	
1	吸うつもりの本数よりも，ずっと多くタバコを吸ってしまうことがある
2	禁煙やタバコの本数を減らそうと試みて，できなかったことがある
3	禁煙やタバコの本数を減らそうとしたときに，タバコが欲しくてたまらなくなることがある
4	禁煙やタバコの本数を減らそうとしたときに，「イライラ・神経質・落ち着かない・集中できない・ゆううつ・頭痛・眠気・胃のむかつき・脈が遅い・手のふるえ・食欲や体重の増加」のどれかが起こった
5	上のようなときに，その症状を消すために，タバコを再び吸いはじめることがあった
6	重い病気になった際，タバコはよくないとわかっていながら，吸うことがあった
7	タバコが原因で，自分に健康問題が起きているとわかっていても，吸うことがあった
8	タバコが原因で，自分に精神的問題（喫煙によって神経質になったり，不安・抑うつになったりすること）が起きているとわかっていても，吸うことがあった
9	自分はタバコに依存していると感じることがある
10	タバコが吸えない仕事や付き合いを避けることが，何度かある

■ 参考文献

1）Kawakami N, et al：Development of a screening questionnaire for tobacco/nicotine dependence according to ICD-10, DSM-III-R, and DSM-IV. Addict Behav, 24：155-166, 1999 [PMID：10336098]
2）厚生労働省 e-ヘルスネット：TDSニコチン依存度テスト

Q3 病院でもらえる禁煙補助薬の方が，成功率が高い？

A:◎ より成功率の高い薬がある

医療用として使われる禁煙補助薬『チャンピックス（一般名：バレニクリン）』は，タバコを嫌いにさせる効果があり，「ニコチン」製剤よりも禁煙成功率が高い薬です．また，同じ「ニコチン」のパッチ製剤でも，医療用の『ニコチネルTTS』はOTCより「ニコチン」供給量が多く設定されています．

■ 禁煙成功率の差

医療用にしかない「バレニクリン」は，タバコの満足感を弱めることで欲求を減らし，自然に喫煙量を減らしていく作用のある禁煙補助薬です[1]．『チャンピックス』を使った禁煙の成功率は，「ニコチン」のガム製剤の1.38～2.13倍，パッチ製剤の1.22～1.87倍，それぞれ高いとされています[2]．

しかし，「ニコチン」製剤と比べると，吐き気や不眠症・異常な夢・頭痛といった不快な副作用も多く[1]，扱いが難しいという欠点もあります．そのため，効果や副作用の兼ね合い，飲み薬と貼り薬どちらがよいか，あるいは治療にかかる費用などの観点から使いやすい方を選べるようになっています．

医療用として使われる禁煙補助薬

	ニコチネルTTS	チャンピックス
使用方法	貼り薬（パッチ製剤）	飲み薬（錠剤）
禁煙開始日	使用をはじめた初日から禁煙開始	服用1週間後から禁煙開始
長所	不快な副作用が少ない，安価	禁煙成功率が高い

■ パッチ製剤の「ニコチン」含有量の差

医療用の『ニコチネルTTS』は24時間貼り続けて使ううえに，OTCより「ニコチン」供給量の多い製剤から使いはじめるため，依存が強い場合でも高い成功率を期待することができます．

		規格	ニコチン		使用時期
			含有量（1枚）	供給量（24時間）	
OTC	ニコチネル	20	35 mg	14 mg	禁煙開始～6週目
		10	17.5 mg	7 mg	7～8週目
医療用	ニコチネルTTS	30	52.5 mg	21 mg	禁煙開始～4週目
		20	35 mg	14 mg	5～6週目
		10	17.5 mg	7 mg	7～8週目

■ 参考文献

1）チャンピックス錠　インタビューフォーム

2）Cahill K, et al：Pharmacological interventions for smoking cessation: an overview and network meta-analysis. Cochrane Database Syst Rev：CD009329, 2013 [PMID：23728690]

こぼれ話 「ニコチン」のパッチ製剤と「バレニクリン」で，禁煙成功率に差はないとする報告もあります（JAMA, 315：371-379, 2016 [PMID：26813210]）．

Q4 禁煙すると，いつも飲んでいる薬で副作用が出ることがある？

A：⊙ タバコによる相互作用がなくなり，薬の作用が強まることがある

禁煙をはじめると，タバコによる相互作用の影響が消え，いつも飲んでいる薬で急に副作用が出ることがあります．禁煙を始める際は，服用中の薬を確認し，必要に応じて主治医と相談するよう指導してください．

■ タバコによる代謝酵素の誘導

タバコには，薬の代謝分解にかかわる「CYP1A2」などの酵素を誘導する（増やす）作用があります．そのため，喫煙者では一部の薬の代謝・分解が強まっており，非喫煙者と比べて用量が多くなっている場合があります．禁煙すると代謝・分解は元に戻りますが，このとき薬の量をそのままにしていると，過量投与になる可能性があります．

実際，「CYP1A2」で代謝される喘息治療薬の「テオフィリン（☞ p.100）」は，喫煙者の治療には非喫煙者の1.5倍近くの量の薬が必要とされています[1]．そのため，**同じ量を服用したまま禁煙をはじめると，必要以上に血中濃度が上昇し，中毒症状を起こす恐れ**があります．

喫煙者は，「タバコを吸っている状況に適した量」で薬が処方されているため，禁煙をはじめる前に一度，薬の変更や投与量の調節を行う必要があるかどうかを主治医と相談することが勧められます．

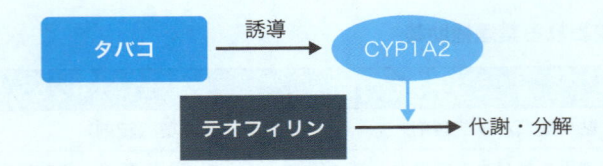

禁煙によって，効果や安全性に影響が出る恐れのある薬剤の例（あくまで一例です）

喘息の治療薬	『テオドール（一般名：テオフィリン)』
抗凝固薬	『ワーファリン（一般名：ワルファリン)』
高血圧・狭心症・不整脈の治療薬	『インデラル（一般名：プロプラノロール)』
抗不整脈薬	『メキシチール（一般名：メキシレチン)』
	『タンボコール（一般名：フレカイニド)』
利尿薬	『ラシックス（一般名：フロセミド)』
糖尿病の治療薬	インスリン注射
抗うつ薬	『トフラニール（一般名：イミプラミン)』
	『ルボックス，デプロメール（一般名：フルボキサミン)』
統合失調症の治療薬	『ジプレキサ（一般名：オランザピン)』
	『クロザリル（一般名：クロザピン)』
抗がん剤	『タルセバ（一般名：エルロチニブ)』
抗HIV薬	『ノービア（一般名：リトナビル)』

■ 参考文献
1）テオドール錠　インタビューフォーム

こぼれ話 喫煙者が禁煙を始めたことで起こる「テオフィリン」中毒は，病院薬剤師が主人公の漫画「アンサングシンデレラ」でも大きなテーマとして扱われています．

Q5 禁煙をはじめたら太ったり，咳や口内炎・便秘が増える？

A：○ どれも，結構な頻度で起こりうる

禁煙をはじめると，太ってしまうことがよくあります．しかし，その体重増加による悪影響は，喫煙を続けることよりもはるかに小さく，禁煙を中断する理由とはなりません．

また，禁煙後に咳や口内炎・便秘などの症状が出ることもありますが，いずれも一時的なもので，自然に消失します．禁煙治療の副作用だと思い込んで治療そのものを中断してしまうことがないよう，あらかじめ説明しておく必要があります．

■ 禁煙で体重が増えても，喫煙を続けるより悪影響は小さい

「禁煙すると太る」とよく言われますが，平均で4.1 kgほど体重が増える[1] ことがわかっています．しかし，こうした体重増加の悪影響は喫煙の害と比べると小さく，たとえ10.0 kg近く増えてしまったとしても，**禁煙によって得られるメリットの方がはるかに大きく上回る**[2]，とされています．メタボリックシンドロームなどの問題が強調されている現代社会では，「禁煙しても太ってしまったら意味がない」と言って喫煙を再開してしまう人も少なくないため，注意が必要です．

体重が増える理由はいろいろと示唆されていますが，味覚が回復して食事を美味しく感じるようになること，口寂しさで間食が増えてしまう (☞ p.400) ことなどが考えられています．

禁煙によって 体重が増えたことによる害		喫煙を続けることの害

■ 一過性の咳や口内炎・便秘に注意

禁煙後の症状として，「イライラする」といった症状は有名ですが，他にも咳や口内炎・便秘といった症状が現れることもあります．しかし，いずれの症状も，**身体が元の健康な状態に戻る際の一時的なもの**で，基本的に時間経過とともに自然消失します．あらかじめ，その理由や対応を伝えておくようにしてください．

咳：禁煙後1〜2週間ほどで，繊毛組織の修復・咳反射の感受性回復などにより，一時的に咳が出やすくなることがあります．時間経過とともに自然治癒します[3]．

口内炎：禁煙後2週間以内に，約40 %（5人に2人）が経験します．喫煙によって角質化していた口腔粘膜が正常に戻り，潰瘍を自覚できるようになったことが要因と考えられています[4]．必要に応じて口内炎の薬 (☞ p.316) を使います．

便秘：禁煙後4週間ほどの間に，約17 %（6人に1人）が経験します[5]．自律神経が改善される際，一時的にバランスが崩れることで起こるとされていますが，基本的に運動や緩下剤 (☞ p.189) で対応できます．

■ 参考文献

1）Tian J, et al：The association between quitting smoking and weight gain: a systematic review and meta-analysis of prospective cohort studies. Obes Rev, 16：883-901, 2015 [PMID：26114839]

2）Hu Y, et al：Smoking cessation, weight change, type 2 diabetes, and mortality. N Engl J Med, 379：623-632, 2018 [PMID：30110591]

3）Warner DO, et al：Cough following initiation of smoking abstinence. Nicotine Tob Res, 9：1207-1212, 2007 [PMID：17978996]

4）McRobbie H, et al：The relationship between smoking cessation and mouth ulcers. Nicotine Tob Res, 6：655-659, 2004 [PMID：15370162]

5）Hajek P, et al：Stopping smoking can cause constipation. Addiction, 98：1563-1567, 2003 [PMID：14616182]

医療用の医薬品にはこんなものがある

「ニコチン」製剤よりも成功率の高い禁煙補助薬

商品名	●『チャンピックス（一般名：バレニクリン）』
特徴	● タバコによる満足感を減らすことで，喫煙量を減らす禁煙補助薬です． ●「ニコチン」製剤よりも禁煙成功率が高い（☞ p.403）薬です．

OTCよりも「ニコチン」供給量の多いパッチ製剤

商品名	●『ニコチネルTTS（一般名：ニコチン）』
特徴	● 禁煙開始から4週目までの間，OTCよりも多い1日21 mgの「ニコチン」供給量が得られます（☞ p.403）． ● OTCと異なり，24時間貼り続けて使用します．

 豆知識

加熱式・電子タバコは安全か？

　非燃焼・加熱式タバコや電子タバコは，従来のタバコと比べて「健康リスクが少ない」とされています．しかし，煙に含まれる有害物質を比較すると，「ホルムアルデヒド」などはほぼ同等，「アセナフテン」はむしろ3倍近く多いなど，決して有害物質が少ないわけではありません[1]．そのため，日本呼吸器学会は「健康リスクが少ない」・「受動喫煙の危険が少ない」とする根拠は乏しく，煙が出ないことから禁煙エリアでも吸えるといった安易な考え方に対して注意喚起を行っています[2]．

　また，iQOSのポリマーフィルム・フィルターから，毒性の高い「グリコロニトリル（ホルムアルデヒドシアノヒドリン）」が放出されていることも報告されており[3]，日本禁煙学会も緊急警告を出しています[4]．

1）Auer R, et al：Heat-not-burn tobacco cigarettes：smoke by any other name. JAMA Intern Med, 177：1050-1052, 2017 [PMID：28531246]
2）日本呼吸器学会：非燃焼・加熱式タバコや電子タバコに対する日本呼吸器学会の見解
3）Davis B, et al：iQOS：evidence of pyrolysis and release of a toxicant from plastic. Tob Control, 28：34-41, 2019 [PMID：29535257]
4）日本禁煙学会：緊急警告 (2)「アイコスは，青酸に変化する恐れのあるフォルムアルデヒドシアンヒドリンを発生させることが確認されました．」

 こぼれ話　1カ月に6〜10本程度の「少量の喫煙」であっても，死亡リスクの上昇と関連していることが報告されています（JAMA Netw Open, 3：e206436, 2020 [PMID：32492162].

第19章 にきびの薬

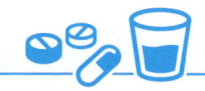

薬を使う目的

にきび（尋常性ざ瘡）は，思春期によく起こる吹き出物のことです．基本的に自然治癒しますが，精神衛生に悪影響を及ぼし，炎症が強いと痕が残る恐れもあるため，洗顔などとともに薬物治療も並行して行います．

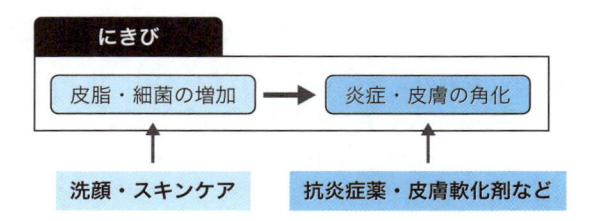

セルフメディケーションの位置づけ

にきび（尋常性ざ瘡）治療のOTCには肌色の外用剤があり，今ある症状を隠す目的で使うのに便利です．しかし，薬としては医療用のものと比べてかなり古く，あまり効果的なものがありません．そのため，OTCはごく軽症のもの，皮膚科に行けない状況での一時的な緊急措置として考え，確実な治療は病院受診を勧めた方が無難です．

特に，「たかがにきびで皮膚科を受診するなんて…」と考えている人は多いため，治療の選択肢は正確に伝える必要があります．

	分類	効果	副作用	
選択肢	抗炎症薬	中	低	軽～中等度の炎症が起きている場合に，選択肢になる
選択肢	皮膚軟化剤	中	低	治療方法の1つとして，選択肢になる
選択肢	酸化亜鉛	中	低	害が少なく，患部の保護に役立つ
選択肢	漢方薬	中	低	他の治療方法で効果が得られない場合に，選択肢になる
注意	殺菌剤	低	中	OTCに配合されている殺菌剤の治療効果は定かではない
推奨	洗顔・スキンケア	高	低	洗顔は，薬物治療よりも優先すべき「にきび治療」の基本

薬理作用

- **抗炎症薬**：炎症を鎮めます．

- **皮膚軟化剤**：角質を柔らかくさせ，皮膚の角化を治療します．

- **酸化亜鉛**：皮膚を覆って保護し，傷ついた組織の修復を助けます．

- **殺菌剤**：にきびの原因菌が増殖するのを防ぎます．

こぼれ話 にきび治療では，皮膚科が予約困難なために利便性重視でOTC医薬品が選ばれる傾向にあります（J Clin Aesthet Dermatol, 5：32-40, 2012 ［PMID：22808307]）．

病院受診のトリアージ

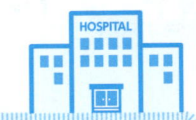

「にきびの治療薬」を求める人の中から，こんな人を見つける

⊙ 10歳未満の子ども

⊙ にきびの数が多い，炎症がひどい

1 10歳未満の子ども

にきび（尋常性ざ瘡）が「青春のシンボル」とよばれるのは，性ホルモンのバランスが崩れる12〜13歳ころに発症することが多いからです．成長には個人差がありますが，通常10歳未満で発症することは稀です．もし10歳未満の「にきび」を相談された場合には，内分泌異常などの可能性を考え，病院受診を勧めた方が無難です[1]．

2 にきびの数が多い，炎症がひどい

軽症でないにきび（尋常性ざ瘡）は，OTCで十分に治療できない恐れがあります．**顔の片側に6個以上の皮疹があるような場合，化膿している場合，しこりがある場合などは，皮膚科受診を勧める必要があります．**

緊急 3 そもそも，「にきび」ではない

顔に出来物ができるのは，「にきび」だけではありません．「みずぶくれ（水疱）」ができているものや，**発熱・倦怠感，眼の充血や違和感，口内炎，喉の痛み，排尿痛**などを伴っている場合 (☞ p.292) は，すぐに病院を受診する必要があります．

「にきび」の重症度の目安[2]

	炎症性皮疹の数
軽症	片顔に5個以下
中等症	片顔に6〜20個
重症	片顔に21〜50個
最重症	片顔に51個以上

■ 参考文献

1）American Acne and Rosacea Society. : Evidence-based recommendations for the diagnosis and treatment of pediatric acne. Pediatrics, 131 Suppl 3 : S163-S186, 2013 ［PMID : 23637225］

2）Acne Study Group : Establishment of grading criteria for acne severity. J Dermatol, 35 : 255-260, 2008 ［PMID : 18477223］

こぼれ話　にきび治療で病院受診をするのは男性で14.6％，女性で16.8％しかおらず，特に女性は継続通院する割合が33.3％と非常に少ないという調査結果があります（日本臨床皮膚科医会雑誌，34：732-741，2017）．

使い分けフローチャート

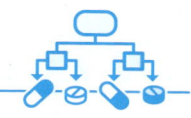

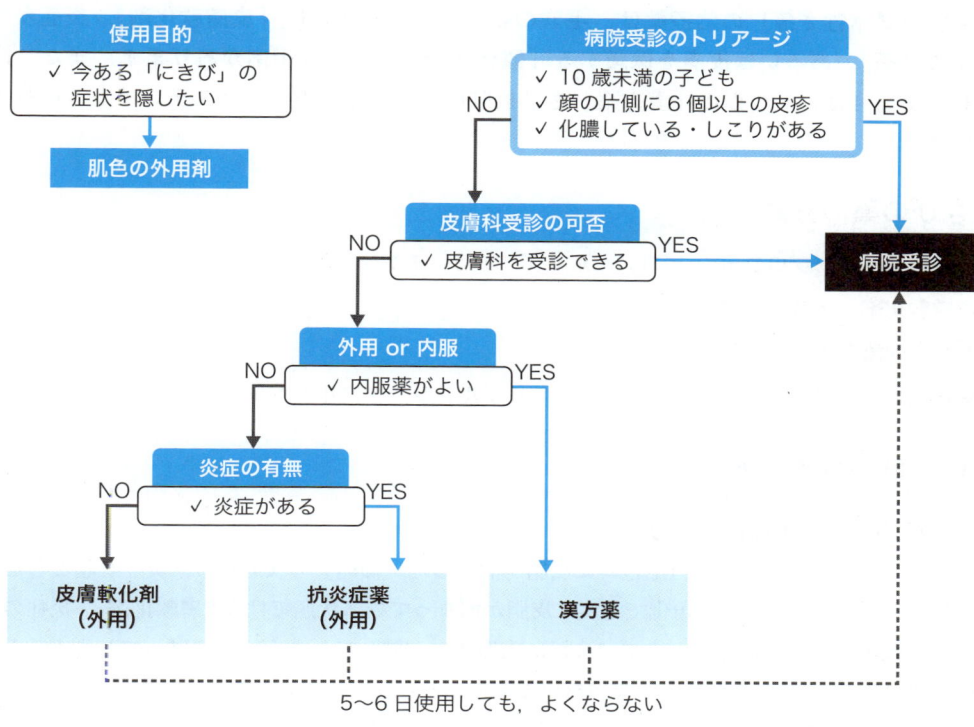

```
使用目的
✓ 今ある「にきび」の
  症状を隠したい
        ↓
肌色の外用剤
```

```
病院受診のトリアージ
✓ 10歳未満の子ども
✓ 顔の片側に6個以上の皮疹
✓ 化膿している・しこりがある
NO                    YES
```

```
皮膚科受診の可否
NO  ✓ 皮膚科を受診できる  YES → 病院受診
```

```
外用 or 内服
NO  ✓ 内服薬がよい  YES
```

```
炎症の有無
NO  ✓ 炎症がある  YES
```

皮膚軟化剤（外用）	抗炎症薬（外用）	漢方薬

5〜6日使用しても，よくならない

●基本方針●

にきび（尋常性ざ瘡）の治療は，皮膚科を受診して行った方が確実です．そのため，OTCはごく軽症なもの，あるいは皮膚科を受診できない場合の一時的な措置として扱います．その際，洗顔とスキンケアを基本に，「皮膚軟化剤」・「抗炎症薬」の外用剤，もしくは「漢方薬」を選択肢として考えます．

◆ **確実な治療をしたい** ────────→ 皮膚科の受診を勧める（☞ p.415）

◆ **今ある「にきび」を隠したい** ────→ 肌色の外用剤（☞ p.415）

◆ **内服薬で治療したい** ──────→ 漢方薬（☞ p.417）

◆ **炎症が起きている** ────────→ 抗炎症薬の入った薬，ステロイドは×（☞ p.416）

◆ **5〜6日使用しても，よくならない** ── 皮膚科を受診

こぼれ話 病院で処方された外用薬を使用している場合，症状を隠す以外の目的であえてOTCの外用薬を使う必要はありません．もし追加で何か使いたいという場合には「漢方薬」がよい選択肢になります（☞ p.417）．

分類と特徴

にきび（尋常性ざ瘡）の治療薬は，毛穴の詰まりだけの場合は「皮膚軟化剤」，炎症がある場合は「抗炎症薬」，あるいは皮膚を保護する「酸化亜鉛」などの外用剤があります．また，内服薬で治療したい場合はいくつかの「漢方薬」も選択肢になります．ただし「ステロイド」の外用薬は使用しません．

にきびの薬の分類

抗炎症薬：イブプロフェン ピコノール，グリチルレチン類

皮膚軟化剤：硫黄（イオウ）

収斂・保護薬：酸化亜鉛

殺菌剤：イソプロピルメチルフェノール，レゾルシン，クロルヘキシジン

使い分けのポイント

● にきびの状態による使い分け

にきびは一般的に，毛穴（毛包）に皮脂が溜まった「面皰」の状態から，炎症を起こした「炎症性皮疹」に至ります．皮膚の角化で毛穴に皮脂が溜まっている状態では「皮膚軟化剤」，炎症のある状態では「抗炎症薬」が適しています．また，衣服や髪が触れてしまう，手で触ってしまうことは悪化の原因になるため，「酸化亜鉛」で皮膚を保護することも選択肢になります．

ただし，「面皰」の時点からOTCの外用剤よりも，医療用の「過酸化ベンゾイル」や「アダパレン」といった薬 (☞ p.415) の方が効果は高く，治療方法として推奨されています．

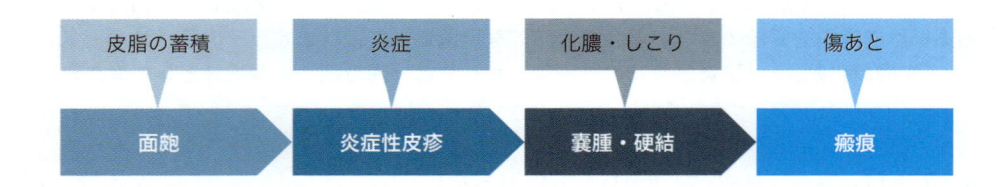

皮脂の蓄積 → 面皰 → 炎症 → 炎症性皮疹 → 化膿・しこり → 嚢腫・硬結 → 傷あと → 瘢痕

💡 豆知識

にきびの治療に食事制限は△

にきびの治療に際し，画一的な食事制限はガイドラインでも推奨されていません[1]．「チョコレート」などの食べものがにきびを悪化させるとして槍玉に挙がることもありますが，臨床試験ではそのような根拠は示されていません[2]．薬剤師や登録販売者のひとことは，時に重く受け止められてしまうことがあります．好物を無理に我慢させて強いストレスを感じさせることがないよう，表現には十分に気をつけなければなりません．

ただし，糖分の摂り過ぎはにきびとの関連も指摘されている[3]ため，食べ過ぎに対しても同様に注意する必要があります．

1）林伸和，他：尋常性痤瘡治療ガイドライン2017．日本皮膚科学会雑誌，127：1261-1302，2017

2）Fulton JE Jr, et al：Effect of chocolate on acne vulgaris. JAMA, 210：2071-2074, 1969 [PMID：4243053]

3）Kucharska A, et al：Significance of diet in treated and untreated acne vulgaris. Postepy Dermatol Alergol, 33：81-86, 2016 [PMID：27279815]

■ 主なにきびの薬（外用）

成分名 / 商品名	抗炎症薬		皮膚軟化剤	収斂・保護薬	殺菌剤			ビタミン	保湿剤	香料	
	イブプロフェン ピコノール	グリチルレチン類	硫黄（イオウ）	酸化亜鉛	イソプロピルメチルフェノール	レゾルシン	クロルヘキシジン	トコフェロール	ヒアルロン酸	香料	
エバユース にきび薬	●										
フレッシング アクネ クリーム	●									●	
DHC にきびクリーム	●				●						
メンソレータム アクネス25 メディカルクリーム	●				●						
ペアアクネ クリーム W	●				●					●	
イハダ アクネキュア クリーム	●				●					●	微香性
アポスティー クリーム	●				●			●	●		
アンナザルベ・エース		●	●			●					
クレアラシルH3		●	●			●		●			肌色
ピンプリットN		●	●	●		●					肌色
ビフナイトn		●	●		●					●	
メンソレータム アクネス ニキビ治療薬		●	●			●		●			
エスカメル			●			●				●	肌色
オロナインH軟膏							●			●	

こぼれ話 以前は皮膚軟化剤の「サリチル酸エタノール」を含有するOTC医薬品もありましたが，副作用が多いことからガイドラインでも「非推奨」とされ（尋常性痤瘡治療ガイドライン2017），現在は販売されていません．

■ 主な有効成分の特徴

以下は各成分を単独で使用した場合の情報であり，実際の商品を選ぶ際には「一緒に配合された他の成分」の短所やリスクも考慮する必要があります．

イブプロフェンピコノール ibuprofen piconol　　NSAIDs（非ステロイド性抗炎症薬）

商品例 エバユースにきび薬，ペアアクネクリームWなど 医療用 スタデルム	

長　所	● 医療用の『スタデルム』と同じ成分．炎症性のにきびに対して治療効果が報告されている[1] ● 軽症〜中等症の「炎症性皮疹」に対し，ガイドラインでも選択肢の1つにあげられている[2]
短　所	● ガイドラインでの推奨度は「C1：選択肢の1つ」で，「A：強く推奨」と評価される医療用の薬より大きく劣る[2]
本成分の 留意点	授乳中 ▶ 可　　ガイドラインの推奨：C1
妊娠中	△	NSAIDsは外用でも内服と同様の副作用報告があり，特に後期は避ける[3]
授乳中	L1	内服でも，授乳に問題ないとされている[4]

グリチルレチン酸 glycyrrhetinic acid　　消炎薬

商品例 アンナザルベ・エース，ピンプリットN，ビフナイトnなど 医療用 なし	

長　所	● 生薬の「甘草（カンゾウ）」に含まれる成分で，抗炎症作用がある
短　所	●「イブプロフェンピコノール」と異なり，ガイドラインでは抗炎症薬として選択肢にはあげられていない[2]
本成分の 留意点	ガイドライン：記載なし
妊娠・授乳中	－	情報不足

硫黄（イオウ） sulfur　　皮膚軟化剤

商品例 アンナザルベ・エース，クレアラシルH3，ピンプリットN，ビフナイトnなど 医療用 なし	

長　所	● 脱脂作用や角質軟化作用，抗菌作用があり[5]，ガイドラインでも選択肢の1つにあげられている[2] ● 耐薬品性に優れている[5]ため，化粧などと組み合わせての使用もしやすい
短　所	● 古くから皮膚疾患に使われてきた薬で，目立った副作用はないが有効性のデータも乏しい[6] ● ガイドラインでの推奨度は「C1：選択肢の1つ」で，「A：強く推奨」と評価される医療用の薬より大きく劣る[2]
本成分の 留意点	ガイドラインの推奨：C1
妊娠・授乳中	－	情報不足

イソプロピルメチルフェノール isopropyl methyl phenol　　殺菌剤

商品例 ビフナイトn，ペアアクネクリームW，アポスティークリームなど 医療用 なし	

長　所	● 化粧品などの添加物としても使われている，低刺激性の殺菌剤
短　所	● in vitroの研究でアクネ菌に対する抗菌作用は一部示されているが，にきびの治療効果は報告されていない
本成分の 留意点	ガイドライン：記載なし
妊娠・授乳中	－	情報不足

レゾルシン resorcin	殺菌剤／皮膚軟化剤

商品例	メンソレータムアクネス ニキビ治療薬
医療用	なし

長　所	● 殺菌・角質溶解作用を期待し，「硫黄」との組合わせでよく用いられる[7]
短　所	● 1980年代に効果が数件報告されているが，現在はガイドライン等でも選択肢にはあげられていない[2]
本成分の留意点	**ガイドライン：記載なし**
妊娠・授乳中	－ 　情報不足

■ **参考文献**

1 ）竹村司，他：非ステロイド外用剤イブプロフェンピコノールクリームの尋常性痤瘡に対する臨床効果の検討―二重盲検法による―．基礎と臨床，19：1807-1814，1985

2 ）林伸和，他：尋常性痤瘡治療ガイドライン2017．日本皮膚科学会雑誌，127：1261-1302，2017

3 ）「薬物治療コンサルテーション 妊娠と授乳（改訂2版）」（伊藤真也，村島温子/編），南山堂，2014

4 ）「母乳とくすりハンドブック（改訂3版）」（大分県地域保健協議会大分県「母乳と薬剤」研究会/編），大分県地域保健協議会．2017

5 ）American Acne and Rosacea Society：Evidence-based recommendations for the diagnosis and treatment of pediatric acne. Pediatrics, 131 Suppl 3：S163-S186, 2013 ［PMID：23637225］

6 ）Gupta AK & Nicol K：The use of sulfur in dermatology. J Drugs Dermatol, 3：427-431, 2004 ［PMID：15303787］

7 ）Decker A & Graber EM：Over-the-counter Acne Treatments: A Review. J Clin Aesthet Dermatol, 5：32-40, 2012 ［PMID：22808307］

💡 **豆知識**

化粧は，QOL改善の手段として重要

　にきびで最も大きな問題は，見た目の問題から自尊心などの精神面に悪影響を及ぼし，生活の質（QOL）を大きく下げてしまうことです[1]．その際，治療が適切に行えていれば「化粧品」の使用が治療を妨害することはないとされています[2]．このことから，にきびがあるときには「化粧品」などを用いて症状を隠すことは，非常に重要な対策になります[3]．

　ただし，その際は刺激の少ないもの，特ににきび患者への使用テストが行われている「ノンコメドジェニック（non-comedogenic）」の商品を選ぶことが重要です[3]．

　また洗顔の際にも，あまり洗浄力の強い洗顔料を使うと，皮脂を落とし過ぎて刺激につながる可能性がある[4]ため，注意が必要です．

1 ）Dalgard F, et al：Self-esteem and body satisfaction among late adolescents with acne: results from a population survey. J Am Acad Dermatol, 59：746-751, 2008 ［PMID：19119094］

2 ）Hayashi N, et al：Make-up improves the quality of life of acne patients without aggravating acne eruptions during treatments. Eur J Dermatol, 15：284-287, 2005 ［PMID：16048760］

3 ）林伸和，他：尋常性痤瘡治療ガイドライン2017．日本皮膚科学会雑誌，127：1261-1302，2017

4 ）Mukhopadhyay P：Cleansers and their role in various dermatological disorders. Indian J Dermatol, 56：2-6, 2011 ［PMID：21572782］

第19章 にきびの薬

こぼれ話　「エキナセア」というハーブが，にきびや風邪の予防・治療に使われることがありますが，現在のところ明確な効果は示されていません（厚生労働省「統合医療」情報発信サイト）．

■ にきびの薬に配合されているその他の成分

クロルヘキシジン chlorhexidine　　殺菌剤

商品例 オロナインH軟膏
作用 患部を清潔にする

特徴	• 手指の消毒によく使われる殺菌剤で，患部を清潔にして二次感染を防ぐ
注意点	• 粘膜や眼・耳に障害を起こす可能性がある[1]ため，**顔への使用は控えるべき**とされている[2] • 国内でも，重篤なアレルギー反応である「アナフィラキシー」が報告されていることに注意[3]

トコフェロール tocopherol　　ビタミンE

商品例 アポスティークリーム，クレアラシルH3など
作用 皮膚の血流促進

特徴	• 医療用の『ユベラ』に使われている成分で，肌荒れや乾燥肌など軽度の皮膚症状に使われる
注意点	• 化粧品や多くの外用剤にも使われているが，皮膚疾患への効果は定かではない[4]

ヒアルロン酸 hyaluronic acid　　保湿剤

商品例 アポスティークリームなど
作用 皮膚の乾燥を防ぐ

特徴	• 外用によって皮膚の弾性・水分保持量を改善できることが報告されている[5]
注意点	• 乾燥はさまざまな皮膚トラブルの原因だが，保湿によってにきびが改善するという報告は今のところない[6]

■ 参考文献

1）0.02% グルコジンW水　添付文書
2）Totoraitis K, et al：Topical approaches to improve surgical outcomes and wound healing: a review of efficacy and safety. J Drugs Dermatol, 16：209-212, 2017 [PMID：28301615]
3）刑部敦，他：わが国におけるクロルヘキシジングルコン酸塩によるアナフィラキシー発生についての文献的考察．日本環境感染学会誌，30：127-134，2015
4）Keen MA & Hassan I：Vitamin E in dermatology. Indian Dermatol Online J, 7：311-315, 2016 [PMID：27559512]
5）Pavicic T, et al：Efficacy of cream-based novel formulations of hyaluronic acid of different molecular weights in anti-wrinkle treatment. J Drugs Dermatol, 10：990-1000, 2011 [PMID：22052267]
6）林伸和，他：尋常性痤瘡治療ガイドライン2017．日本皮膚科学会雑誌，127：1261-1302，2017

こぼれ話 化粧品の使用を安易に中止するよう指示するとQOLが大きく低下する原因にもなるため注意が必要です．どの化粧品がよいかは，化粧品の専門家・プロに相談するのがよいと考えられます．

現場で役立つQ&A

Q1 OTCでも，にきびは治療できる？

A：△「今あるにきびを隠す」のには便利な製剤もあるが，確実な治療は難しい

OTCのにきび治療薬は，医療用のものと比べて古く，あまり効果的なものがありません．そのため，確実な治療をしたい場合には皮膚科を受診するのが基本です．しかし，ごく軽症のものや，「肌色」の外用剤を使って「今あるにきびを隠したい」ような場合には，便利な選択肢になります．

■ にきび治療薬の選択肢〜OTCと医療用の薬の差

にきび治療薬にはいろいろなものがありますが，現在のところ，ガイドラインで推奨された治療をOTCで行うことはできません[1]．そのため，確実な治療を行うためには，皮膚科を受診する必要があります．

推奨度	薬剤		説明	OTC	医療用
A（強く推奨）	過酸化ベンゾイル		にきび治療の第一選択薬（☞ p.419）		○
	アダパレン				○
	抗菌薬（内服・外用）		一部の内服・外用抗菌薬がA〜Bで推奨 ※内服の抗菌薬はOTCに存在しない ※推奨されている外用の抗菌薬はOTCに存在しない（☞ p.416）	無	
B（推奨）	抗菌薬（内服）				○
C1（選択技の1つ）	イブプロフェン（外用）		炎症が軽症〜中等症であれば選択肢に	○	○
	イオウ（外用）		炎症の有無にかかわらず，にきび全般で選択肢に	○	無
	漢方薬	荊芥連翹湯	炎症の有無にかかわらず，にきび全般で選択肢に	○	○
		清上防風湯 十味敗毒湯	炎症がある場合の選択肢に（☞ p.417）	○	○
	洗顔・化粧		1日2回の洗顔が効果的，化粧も可（☞ p.413）	–	–
C2（推奨しない）	ステロイド（外用）		ステロイド外用は効果がない（☞ p.416）	○	○
	NSAIDs（内服）		効果があるという根拠に乏しい	○	○
	ビタミン（内服）		害は少ないので試してもよいが，推奨はされていない	○	○
	一律の食事制限		極端な食事制限はデメリットも大きい（☞ p.410）	–	–

■ OTCのにきび治療薬の使いどころ

にきびは，特に生命にかかわる疾患ではありませんが，見た目の問題から自尊心などの精神面に悪影響を及ぼし，生活の質（QOL）を大きく下げ得ることが最大の問題です[2]．

OTCのにきび治療薬には「肌色」の塗り薬（☞ p.418）があるため，**今できているにきびを隠す目的で使う**こともできます．こうしたOTCならではの製剤特性は，薬の効果と区別してうまく活用することが大切です．

■ 参考文献

1）林伸和，他：尋常性痤瘡治療ガイドライン2017．日本皮膚科学会雑誌，127：1261-1302，2017

2）Dalgard F, et al：Self-esteem and body satisfaction among late adolescents with acne: results from a population survey. J Am Acad Dermatol, 59：746-751, 2008 ［PMID：19119094］

第19章 にきびの薬

Q2 にきびに「ステロイド」の外用薬を使ってもよい？

A： ☒ 使ってはいけない

「ステロイド」の外用薬で，にきびを治療することはできません．顔に「ステロイド」外用薬を長期的に使うことは副作用のリスクも高いため，間違った使い方をしないよう注意が必要です．

■ にきびに対する「ステロイド」外用薬の効果

「ステロイド」外用薬には炎症を抑える作用があるため，にきびの炎症が一時的に改善する可能性はあります．しかし，皮脂の詰まりや細菌の増殖といった根本的な問題を解決することはできないため，**にきびに「ステロイド」外用薬を塗布しても治療効果は得られません**[1,2]．このことから，OTCだけでなく医療用の「ステロイド」外用薬にも「にきび（尋常性ざ瘡）」は効能・効果，適応症に含まれていません[3,4]．

特に，顔など皮膚の薄い部位への「ステロイド」外用薬の使用は副作用のリスクも高い（☞ p.282）ため，使用は控えるべきとされています[5]．皮膚のトラブルには何でも「ステロイド」外用薬を使おうとするタイプの人もいるため，注意が必要です．

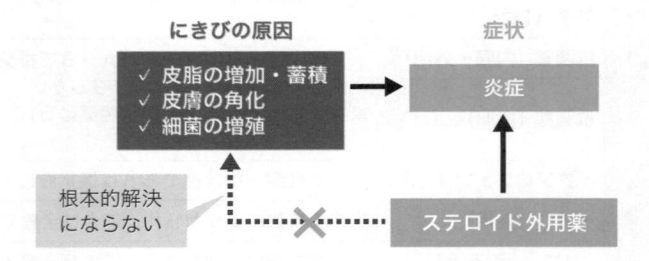

■ 抗菌薬の配合された「ステロイド」外用薬は，選択肢になるか？

OTCの「ステロイド」外用薬には一部，抗菌薬の配合された製剤もあります．しかし，OTCとして使われている抗菌薬は，にきびに効果が認められていたり，ガイドラインで推奨されたりしているものとは異なります[5]．そのため，たとえ抗菌薬の配合された塗り薬であっても，にきびの治療に使うことはできません．

にきび治療に推奨されている抗菌薬（外用）		OTCの「ステロイド」外用薬に配合されている抗菌薬	
抗菌薬	商品の例	抗菌薬	商品の例
クリンダマイシン	ダラシンT ゲル	オキシテトラサイクリン	テラ・コートリル軟膏a
ナジフロキサシン	アクアチム クリーム	フラジオマイシン	ベトネベートN軟膏AS
オゼノキサシン	ゼビアックス ローション		フルコートf

■ 参考文献

1）Hull SM & Cunliffe WJ：The use of a corticosteroid cream for immediate reduction in the clinical signs of acne vulgaris. Acta Derm Venereol, 69：452-453, 1989 ［PMID：2572120］

2）Guerrier CJ & Thornton EJ：Double-blind comparison of two similar lotion formulations, one without and the other with hydrocortisone acetate ('Actinac') in the treatment of acne vulgaris. Curr Med Res Opin, 6：377-379, 1980 ［PMID：6444861］

3）ロコイダンクリーム 添付文書

4）ロコイド軟膏 添付文書

5）林伸和，他：尋常性痤瘡治療ガイドライン2017．日本皮膚科学会雑誌，127：1261-1302, 2017

Q3 にきびは「漢方薬」でも治療できる？

A：△ 優先すべき治療は他にあるが，選択肢にはなる

「漢方薬」は，にきび治療の選択肢の1つとして考えることができます．しかし，選択肢としての優先順位はそれほど高くないため，あくまで補助的な使い方に留め，皮膚科での治療を放棄してしまう原因にならないような説明が必要です．

■ にきびに対する「漢方薬」の効果

「漢方薬」のなかでも，『荊芥連翹湯』と『清上防風湯』は「にきび」に，『十味敗毒湯』は「化膿性皮膚疾患」に対する効能・効果が認められており，ガイドラインでも炎症性の「にきび」に対して「C1：選択肢の1つ」と評価 (☞ p.415) されています[1]．

にきび治療に使われる漢方薬の例

	ガイドラインでの評価		使い分けのポイント[2]
	炎症性	面皰	
荊芥連翹湯	C1	C1	皮膚が浅黒い / 筋肉質 / 手足に汗をかきやすい / 化膿しやすい
清上防風湯	C1	–	顔が赤い / 便秘気味
十味敗毒湯	C1	C2	顔に限らず全身の皮膚疾患 / 痒みを伴う

C1：選択肢の1つとして推奨する / C2：行ってもよいが推奨しない / –：言及なし

■ 皮膚科での治療に「物足りなさ」を感じる人に，「漢方薬」を選択肢として提示する際の注意

にきびの治療は，満足度があまり高くないのが実情です[1]．そのため，OTCの「にきび治療薬」を求める人の中には，皮膚科での治療に「物足りなさ」を感じている人も少なくありません．

しかし，特に「にきび治療薬」においては，OTCが医療用の薬よりも優れているということはなく (☞ p.415)，OTCへの切り替えが功を奏することは基本的にないと考えられます．このことから，まずは皮膚科での治療をしっかりと続けること，何らかの要因でそれが難しい場合には改めて医師と相談し，治療方針を見直すことが重要です．

しかし，セルフメディケーションの現場では，こうした誠実な対応だけではあまり評価・感謝されず，むしろ「せっかく相談したのに…」と不満を抱かれてしまう原因にもなります．そういった際には，**皮膚科での治療の効果を底上げする目的で，前述のような「漢方薬」の併用を提示**することが，薬剤師や登録販売者からできるよい提案の1つになります．

ただし，「漢方薬」はあくまで選択肢の1つであって，治療の中心として皮膚科での治療と置き換えられるものではありません．「漢方薬」を勧める際には，それが補助的なものであることを伝え，皮膚科での治療を自己判断で中断しないよう指導する必要があります．

■ 参考文献

1）林伸和，他：尋常性痤瘡治療ガイドライン2017．日本皮膚科学会雑誌，127：1261–1302，2017
2）「漢方常用処方解説（第60版）」（髙山宏世/編著），三考塾，2017

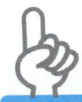 製剤上の特徴をもつOTC医薬品

エバユース にきび薬
第一三共ヘルスケア

◉ お勧めポイント
- ↳ 抗炎症薬「イブプロフェンピコノール」だけの製剤
- ↳ 殺菌剤や香料などを含まず，刺激などの副作用リスクが少ない

成分（100 g中）
- ●抗炎症：イブプロフェン ピコノール 3.0 g

ペアアクネクリームW
ライオン

◉ お勧めポイント
- ↳ 抗炎症薬「イブプロフェンピコノール」に殺菌剤を配合した製剤
- ↳ 透明なクリームで植物系の香りがする，大人でも使いやすいクリーム剤

成分（100 g中）
- ●抗炎症：イブプロフェン ピコノール 3.0 g ●殺菌：イソプロピルメチルフェノール

ピンプリットN
資生堂

◉ お勧めポイント
- ↳ 肌色の外用剤なので，患部を隠しながら治療できる
- ↳ 油分を含まないため，べたつかない
- ↳ 皮膚を保護する「酸化亜鉛」が配合された製剤

成分（100 g中）
- ●抗炎症：グリチルレチン酸 ●皮膚軟化：イオウ 4.0 g ●殺菌：レゾルシン 2.0 g
- ●収斂保護：酸化亜鉛 2.0 g

エスカメル
佐藤製薬

◉ お勧めポイント
- ↳ 古くからよく使われている「イオウ」と「レゾルシン」の組合わせ
- ↳ 2.5〜10％程度で使われる「イオウ」製剤のなかで，日本のOTCでは濃度が最も高い8％

成分（100 g中）
- ●皮膚軟化：イオウ 8.0 g ●殺菌：レゾルシン 2.0 g

こぼれ話 推奨される1日の洗顔の回数には諸説ありますが，1回より1日2回の方がよく，しかし4回以上になると負担が大きく継続できなくなるという研究報告があります（Pediatr Dermatol, 23：421-427, 2006 [PMID：17014635]）．

医療用の医薬品にはこんなものがある

現在のにきび（尋常性ざ瘡）治療の第一選択薬（外用剤）

商品名	● 『ベピオ（一般名：過酸化ベンゾイル）』
特徴	● ガイドラインでも軽症から最重症まで，炎症の有無にかかわらず，寛解の維持にまで最も高い「推奨度A」に評価されている，にきび治療の第一選択薬です． ● 海外ではOTCとしても販売されています．

現在のにきび（尋常性ざ瘡）治療の第一選択薬（外用剤）

商品名	● 『ディフェリン（一般名：アダパレン）』
特徴	● 「過酸化ベンゾイル」と同様，にきび治療の第一選択薬として使われている外用剤です． ● 海外でもOTCとしては販売されていません．

「過酸化ベンゾイル」と「アダパレン」の配合薬

商品名	● 『エピデュオ（一般名：過酸化ベンゾイル + アダパレン）』
特徴	● 「過酸化ベンゾイル」と「アダパレン」の配合薬です． ● それぞれを単独で使うよりも効果的であることが報告されています[1]．

にきび治療に使える「抗菌薬」の外用剤

商品名	● 『ダラシンT（一般名：クリンダマイシン）』 ● 『アクアチム（一般名：ナジフロキサシン）』 ● 『ゼビアックス（一般名：オゼノキサシン）』
特徴	● にきび（尋常性ざ瘡）に保険適用のある，抗菌薬の外用剤です． ● 耐性菌を増やさないために，炎症のある時期に最長でも3カ月までの使用が原則とされています[2]．

■ 参考文献

1）Adapalene–BPO Study Group：Adapalene–benzoyl peroxide, a unique fixed–dose combination topical gel for the treatment of acne vulgaris: a transatlantic, randomized, double–blind, controlled study in 1670 patients. Br J Dermatol, 161：1180–1189, 2009 [PMID：19466959]

2）林伸和, 他：尋常性痤瘡治療ガイドライン2017．日本皮膚科学会雑誌，127：1261–1302，2017

第19章 にきびの薬

こぼれ話 にきび治療は，2008年に「アダパレン」，2015年に「過酸化ベンゾイル」といった非常に効果の高い薬が登場したことで，ここ10年で大きく様変わりしています．

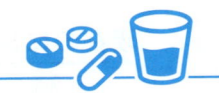

薬を使う目的

「うがい」は，水を含んで口や喉を洗浄する行為のことで，日本特有の風習です．その際に水に混ぜて使うのが「うがい薬」で，炎症を抑えることを目的にしたものと，殺菌・消毒・消臭を目的にしたものとがあるため，状況に応じて使い分ける必要があります．

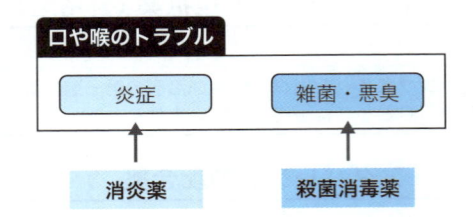

セルフメディケーションの位置づけ

OTCの消炎薬や殺菌消毒薬は，「うがい薬」の他にも「スプレー剤」や「トローチ剤」といった剤形でも販売されているため，患者の希望や状況に応じた使い分けができます．

なお，風邪やインフルエンザの感染予防に関しては，基本的に水道水での「うがい」で十分です．うがい薬を使う習慣のある人以外，あえて積極的に勧める必要はありません．特に，「ポビドンヨード」の長期連用はリスクがあるため注意が必要です．

	分類	効果	副作用	
選択肢	消炎薬	低	低	塗り薬（☞p.316）と同様，口や喉の炎症を抑える際の選択肢になる
選択肢	殺菌消毒薬（セチルピリジニウム）	低	低	「スプレー剤」や「のど飴」としても使えて便利
注意	殺菌消毒薬（ポビドンヨード）	低	中	殺菌作用はあるが「うがい薬」としての有用性には疑問があり，長期連用にもリスクがあることに注意

薬理作用

● 消炎薬

炎症を抑え，口内炎や咽頭炎による潰瘍や痛みを軽減させます．

● 殺菌消毒薬

口や喉の微生物を死滅させ，増殖を防ぎます．

こぼれ話　「ポリビニルピロリドン（Poly Vinyl Pyrrolidone）」を，「ポリビニルピロリドン」と略すため「ポビドン」です．「ポピドン」ではありません．

病院受診のトリアージ

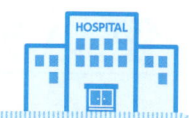

「うがい薬」を求める人の中から，こんな人を見つける

⚠️ 「扁桃周囲膿瘍」や「心筋梗塞」など緊急性の高い疾患

⚠️ 溶血性連鎖球菌による細菌性の「急性咽頭炎」

⚠️ 異物を誤飲した際にできた外傷の悪化

緊急 1 唾液を飲み込んでも痛くない「喉の痛み」

通常，風邪などで喉が痛む際は「唾液を飲み込む」と痛みが強まります．唾液を飲み込んでも喉の痛みが強まらないときは，喉ではなく頸部の痛みを疑う必要があります．寝違えた，捻ったなどの明らかなケガをした覚えがない場合，心筋梗塞などの痛みを「頸部の痛み」として感じている可能性もあります．

緊急 2 口を開けにくい，息苦しさがある

口の中の扁桃に膿が溜まって腫れ上がる「扁桃周囲膿瘍」や，喉頭蓋の細菌感染症である「喉頭蓋炎」は，重症化すると気道を圧迫し，呼吸できなくなる恐れがあります．この「扁桃周囲膿瘍」や「喉頭蓋炎」では，喉の痛みに伴って口を開けにくい・息苦しいといった症状が現れるのが特徴です．こういった兆候がある場合は，すぐに病院受診を勧める必要があります．

3 「口内炎」に，発熱や倦怠感を伴っている

口内炎は，時にウイルスや真菌による感染症，薬物アレルギーなどの症状として現れることがあります．発熱や倦怠感を伴っている場合には，病院を受診する必要があります (☞p.317)．

緊急 4 口や喉だけでなく，眼や鼻・陰部など全身の粘膜に症状がある

薬物アレルギーの「スティーブンス・ジョンソン症候群 (☞p.324)」では，口の中だけでなく，眼や鼻・喉・陰部などの粘膜にも症状が現れます．口や喉の違和感や痛みに，**眼の充血や違和感・排尿痛**などを伴っている場合は，すぐに病院を受診する必要があります．

5 最近，異物を誤飲したことがある

異物を誤飲した経験が直近にある場合，そのときに生じた外傷が悪化している可能性があります．喉に魚の骨が刺さった場合，その骨を目視できるのであればピンセットで除去することも選択肢ですが，骨がとれない，あるいは骨が目視できないが1〜2日経っても喉の痛み・違和感が続くような場合は，病院で診てもらった方が無難です．

※第4章 総合感冒薬のトリアージ，特に「Centor Score (☞p.120)」も参照してください．

第20章 うがい薬

こぼれ話 突発的な「喉・頸部の痛み」も，大動脈解離などの可能性があります．「突然，首のあたりで何かが剥がれた，ちぎれた，潰れた」ような違和感を覚えた場合は，すぐに病院受診を勧めた方が無難です．

使い分けフローチャート

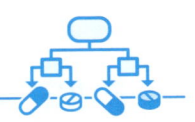

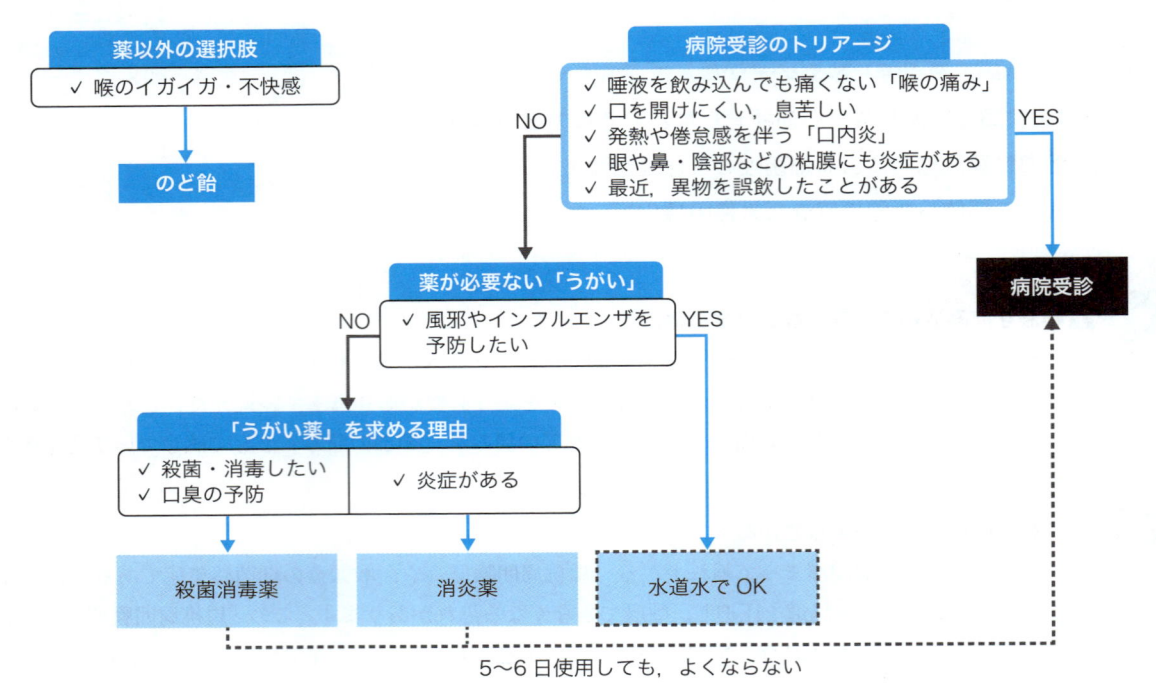

薬以外の選択肢
✓ 喉のイガイガ・不快感

↓

のど飴

NO ←

病院受診のトリアージ
✓ 唾液を飲み込んでも痛くない「喉の痛み」 ✓ 口を開けにくい，息苦しい ✓ 発熱や倦怠感を伴う「口内炎」 ✓ 眼や鼻・陰部などの粘膜にも炎症がある ✓ 最近，異物を誤飲したことがある

→ YES

病院受診

薬が必要ない「うがい」
✓ 風邪やインフルエンザを予防したい

NO ← → YES

「うがい薬」を求める理由
✓ 殺菌・消毒したい ✓ 口臭の予防	✓ 炎症がある

殺菌消毒薬 ／ 消炎薬 ／ 水道水で OK

5〜6日使用しても，よくならない

●基本方針●

風邪やインフルエンザの予防には，基本的に水道水の「うがい」でよく，薬を使う必要はありません．口や喉の消毒には「殺菌消毒薬」，炎症がある場合には「アズレン」を使います．口内炎には専用の薬から選んだ方が，種類は豊富です．なお，喉のイガイガ・不快感には，「のど飴」のような薬以外の選択肢からアプローチすることも大切です．

◆ **風邪やインフルエンザを予防したい** ——→ 水道水のうがいでOK（☞ p.427）

◆ **インフルエンザを予防したい** ——→ ワクチン接種が最も効果的（☞ p.430）

◆ **口の中を殺菌消毒したい** ——→ 殺菌消毒薬（☞ p.427）

◆ **口や喉の炎症に効くうがい薬が欲しい** ——→ 消炎薬（☞ p.427）

◆ **妊娠・授乳中** ——→ 「ポビドンヨード」や「ヨウ素」は避ける（☞ p.429）

◆ **昔から「ポビドンヨード」の愛好家だ** ——→ 長期連用に注意（☞ p.425）

◆ **喉のイガイガ・不快感を解消したい** ——→ 「のど飴」でもよい（☞ p.431）

◆ **口内炎が痛い** ——→ 口内炎の薬（☞ p.316），「アズレン」・「セチルピリジニウム」のうがい薬

◆ **喉が痛い** ——→ 解熱鎮痛薬（☞ p.18），漢方薬の「桔梗湯」（☞ p.423）

こぼれ話　スギ花粉症に比べ，イネ科の花粉症では喉の痒み・イガイガ・乾燥といった喉の症状が出やすい（8.2 % vs 44.0 %）ことが報告されています（耳鼻咽喉科臨床，90：25–29, 1997）.

分 類 と 特 徴

　うがい薬の主な成分は，消炎薬の「アズレン」と，殺菌消毒薬の「セチルピリジニウム」・「ポビドンヨード」です．薬の作用は全く異なるため，何を目的とした「うがい」なのかを確認することが重要です．

うがい薬の分類

消炎薬	アズレンスルホン酸（カミツレ抽出物）
殺菌消毒薬	セチルピリジニウム，ポビドンヨード

使い分けのポイント

●「うがい」の目的による使い分け

　口や喉の炎症には「消炎薬」，口や喉の殺菌には「殺菌消毒薬」を使いますが，風邪の予防などを目的に行う日常的な「うがい」は水道水で十分です．

●剤形による使い分け

　口や喉の消炎，殺菌消毒を目的にした「うがい」であれば，「うがい薬」に限らず「スプレー剤」や「トローチ剤」でも対応できます．場合によっては「のど飴」のようなものから選ぶことも必要です．

豆知識

「桔梗湯」での「うがい」

　お湯に溶かした「桔梗湯」を服用すると，10〜30分程度で痛みが和らぐという報告があり[1]，「桔梗湯」は風邪で喉が痛む際によく使われてきました．しかし最近，この効果は「プラセボ」とほとんど変わらないという知見も得られており[2]，あまり大きな効果は期待できないのかもしれません．ただ，単回使用では副作用がほとんどない[2]ため，OTCでは痛み止めなどが合わない場合の選択肢として考えます．

　なお，「桔梗湯」は「甘草（カンゾウ）」の含有量も多いため，偽アルドステロン症 (☞ p.440) の副作用には注意が必要です．

1）Ishimaru N, et al：Rapid effects of Kikyo-to on sore throat pain associated with acute upper respiratory tract infection. J Complement Integr Med, 11：51-54, 2013 [PMID：24356393]

2）Ishimaru N, et al：Kikyo-to vs. placebo on sore throat associated with acute upper respiratory tract infection：a randomized controlled trial. Intern Med, 58：2459-2465, 2019 [PMID：31178508]

こぼれ話　「トローチ」は，口の中で徐々に溶解・崩壊させて，口腔・咽頭に適用する製剤のことで，薬の名前ではなく「錠」や「カプセル」と同じ剤形を指します．

■ 主なうがい薬

商品名	消炎薬 アズレン	殺菌消毒薬 セチルピリジニウム	殺菌消毒薬 ポビドンヨード	抗炎症薬 グリチルリチン酸類	清涼剤 メントール	
うがい薬 浅田飴 AZ うがい薬	●				●	
パブロン うがい薬 AZ	●				●	
DHC アズレンうがい薬	●				●	
AZ & CPC うがい薬	●	●			●	AZ/CPC 配合
新コルゲンコーワ うがいぐすり		●		●	●	
テピカ うがい薬 CP		●		●	●	ピーチ味 / ミント味
ルル うがい薬 a		●		●	●	
イソジン うがい薬			●		●	
明治 うがい薬			●		●	
ケンエー うがい薬			●		●	
スプレー クールスロート	●					メントール不使用
浅田飴 AZ のどスプレー S	●				●	
コウナキッズ	●	●添				メントール不使用，AZ/CPC 配合
ストナ のどスプレー	●	●			●	AZ/CPC 配合
のどぬーるスプレー クリアミント a		●			●	
浅田飴 のどクールスプレー			●		●	
カイゲン のどスプレー			●		●	
のどぬーる スプレー B			※		●	※成分は「ヨウ素」
トローチ・飴 パブロン トローチ AZ	●	●		●	●	AZ/CPC 配合
ヴィックス メディケイテッド ドロップ		●			●	
アイス トローチ		●			●	冷感のあるトローチ
ピタス のどトローチ		●			●	上顎に貼り付けるタイプ
明治 G トローチ		●		●	●	桔梗エキス配合
ツムラ漢方トローチ「桔梗湯」	漢方薬の「桔梗湯 (☞ p.432)」のトローチ剤					
ベンザブロック トローチ	鎮咳薬の「デキストロメトルファン (☞ p.96)」を配合					

口内炎の薬には，「アズレン」の軟膏や，「ステロイド」の軟膏・パッチ剤がある (☞ p.316)
AZ/CPC：アズレン，セチルピリジニウム配合
添：添加物としての配合

■ 主な有効成分の特徴

以下は各成分を単独で使用した場合の情報であり，実際の商品を選ぶ際には「一緒に配合された他の成分」の短所やリスクも考慮する必要があります．

アズレン azulene　消炎薬

商品例 浅田飴AZうがい薬，クールスロート，パブロントローチAZなど
医療用 アズノールうがい液

長所	• カミツレ（Matricaria chamomilla）由来の消炎成分[1] • 口腔内の炎症に対し，痛みや潰瘍数を減らす効果がある[2]
短所	• 暗青色をした物質[1]のため，薬液が青色になってしまう • 喉の痛みに対して「うがい薬」や「スプレー剤」・「トローチ剤」として使用した際の効果は，定かでない[3]
本成分の留意点	妊娠・授乳中 ▶ 可
妊娠中	○ 嚥下しなければ影響しないが，内服薬も特に制限はされていない[1]
授乳中	○ 乳汁への移行は微量で，服用した際の悪影響も考えにくい[4]

セチルピリジニウム cetylpyridinium　殺菌消毒薬

商品例 ルルうがい薬，ヴィックスメディケイテッドドロップなど
医療用 セチルピリジニウム塩化物トローチ2mg「イワキ」

長所	• 口腔環境を整えるための殺菌・消毒薬で，鎮咳薬やのど飴にも配合されている（☞ p.102） • 口内炎による痛み[5]や，口臭の予防効果[6]が報告されている
短所	• インフルエンザウイルスに対する活性も報告されている[7]が，実際の予防効果は認められていない
本成分の留意点	妊娠・授乳中 ▶ 可
妊娠中	－ オーストラリア基準で「A」とされている
授乳中	－ 安全とする情報はないが，特にリスクも報告されていない

ポビドンヨード povidone iodine　殺菌消毒薬

商品例 イソジンうがい薬，カイゲンのどスプレー，浅田飴のどクールスプレーなど
医療用 イソジンガーグル液

長所	• 『イソジン』として有名な殺菌消毒薬．さまざまな細菌・ウイルスに対する活性をもつ[8]
短所	• 風邪の予防効果では，水道水による「うがい」に劣る可能性が指摘されている[9] • 何年も日常的に使用していた場合，ヨウ素誘発性の甲状腺機能低下症を起こすリスクがある[10]
本成分の留意点	妊娠・授乳中 ▶ 注意
妊娠中	△ 胎盤を容易に通過することから，うがい薬であっても注意が必要[11, 12]
授乳中	L4 甲状腺機能への影響から，過度な使用は控える[4]

「ヨウ素」の製剤は，妊娠・授乳中の使用は禁忌の扱いになっています．

こぼれ話 「アズレン」の由来は，スペイン語の「azul：青い」です．白いカモミールの花から抽出した精油が青かったこと，炭化水素としては例外的に鮮やかな青色をしていることなど，その青さが特徴的だったことから名付けられました．

■ 参考文献

1）アズノールうがい液　インタビューフォーム

2）Seyyedi SA, et al：The therapeutic effects of chamomilla tincture mouthwash on oral aphthae: A Randomized Clinical Trial. J Clin Exp Dent, 6：e535–e538, 2014 [PMID：25674322]

3）Scottish Intercollegiate Guidelines Network：Management of sore throat and indications for tonsillectomy. Guideline No. 117

4）「母乳とくすりハンドブック（改訂3版）」（大分県地域保健協議会大分県「母乳と薬剤」研究会/編），大分県地域保健協議会，2017

5）Altenburg A, et al：The treatment of chronic recurrent oral aphthous ulcers. Dtsch Arztebl Int, 111：665–673, 2014 [PMID：25346356]

6）Winkel EG, et al：Clinical effects of a new mouthrinse containing chlorhexidine, cetylpyridinium chloride and zinc–lactate on oral halitosis. A dual–center, double–blind placebo–controlled study. J Clin Periodontol, 30：300–306, 2003 [PMID：12694427]

7）Popkin DL, et al：Cetylpyridinium chloride (CPC) exhibits potent, rapid activity against influenza viruses in vitro and in vivo. Pathog Immun, 2：252–269, 2017 [PMID：28936484]

8）イソジンガーグル液　添付文書

9）Great Cold Investigators–I.：Prevention of upper respiratory tract infections by gargling: a randomized trial. Am J Prev Med, 29：302–307, 2005 [PMID：16242593]

10）Sato K, et al：Povidone iodine–induced overt hypothyroidism in a patient with prolonged habitual gargling: urinary excretion of iodine after gargling in normal subjects. Intern Med, 46：391–395, 2007 [PMID：17409604]

11）「薬物治療コンサルテーション 妊娠と授乳 改訂2版」（伊藤真也, 村島温子/編），南山堂，2014

12）愛知県薬剤師会：妊娠・授乳と薬 対応基本手引き（改訂2版）

■ うがい薬に配合されているその他の成分

グリチルリチン酸二カリウム dipotassium glycyrrhizinate　抗炎症薬

商品例 新コルゲンコーワうがいぐすり，ルルうがい薬a，パブロントローチ AZ
作用 粘膜の炎症を抑える

特　徴	• 生薬「甘草」の主成分で，抗炎症効果がある
注意点	• 過剰摂取は「偽アルドステロン症」のリスクになる[1]
類似薬	グリチルレチン酸，グリチルリチン酸

メントール l-menthol　清涼・芳香剤

商品例 パブロンうがい薬 AZ，イソジンうがい薬，明治Gトローチなど
作用 使用した際に爽快感が得られる

特　徴	• 「ハッカ」や「ミント」に含まれる精油で，ガムや歯磨き粉の味付け・香り付けにも使われている添加物 • 使用した際の爽快感・清涼感が得られ，喉での爽快感を得る目的では1800年代から使用されている[2]
注意点	• 刺激を感じることがある
類似薬	ハッカ油，ユーカリ油，チョウジ油

■ 参考文献

1）厚生労働省：重篤副作用疾患別対応マニュアル「偽アルドステロン症」

2）Fox N.：Effect of camphor, eucalyptol and menthol on the vascular state of the mucous membrane. Arch Otolaryngol, 6：112–122, 1927

現場で役立つ Q&A

Q1 風邪やインフルエンザの予防には、「うがい薬」を使った方がよい？

A：△ 水道水での「うがい」で十分

風邪やインフルエンザの予防に、「うがい薬」が効果を示すという根拠はありません。そのため、あえて「うがい薬」を使う必要はなく、基本的に水道水での「うがい」で十分です。

■「うがい」による感染予防の効果

「うがい」は日本特有の習慣で、風邪などの感染症予防を目的に広く行われています。実際、水道水での「うがい」でも、1回に15秒の丁寧な「うがい」を1日に少なくとも3回以上行うことで、風邪などの上気道感染症になる割合を減らせることが報告されています[1]。そのため日本では、インフルエンザの予防方法として「ワクチン接種」(☞p.430)や「手洗い」と併せて、「うがい」も行うことが推奨されています[2]。

■「うがい薬」を使ったときの効果

感染予防を目的に使う「うがい薬」には、殺菌消毒薬の「ポビドンヨード」と「セチルピリジニウム」があります。

「ポビドンヨード」を使った「うがい」は古くから習慣的に行われていますが、実際に風邪の発症率を検討した研究では、水道水での「うがい」よりも風邪の予防効果が劣る可能性が指摘されています[1]。これは、「ポビドンヨード」が病原性のウイルスだけでなく、喉の常在菌も殺菌してしまうことで、「うがい」による効果を相殺してしまうことが主な要因と考えられています。また安全性については、10年以上、日常的に「ポビドンヨード」のうがい薬を使用していた人が、ヨウ素誘発性の甲状腺機能低下症を起こしたことも報告されています[3]。

一方、「セチルピリジニウム」に目立ったリスクは指摘されていませんが、報告されているのは口内炎[4]や口臭予防[5]に対する効果が主で、感染予防の効果はよくわかっていません。

このことから、感染予防を目的にする場合には水道水の「うがい」で十分で、あえて「うがい薬」を使う必要性は低いと言えます。

殺菌消毒薬	感染予防の効果	大きなリスク
ポビドンヨード	水道水に劣る可能性[1]	長期連用で甲状腺への影響[3]
セチルピリジニウム	情報不足	特に報告なし

■緑茶は、「うがい」に使うより美味しく飲むもの

緑茶による「うがい」は、インフルエンザの感染リスクを軽減するという報告があります[6]。しかし、緑茶は摂取量が多い人ほどインフルエンザに罹りにくいという研究結果もある[7]ため、どうせなら美味しく飲んだ方がよいと思われます。

その他、お酒での「うがい」なども話題になることがありますが、水での「うがい」より優れるといった根拠は今のところありません。

こぼれ話：「紅茶でインフルエンザを予防できるというメディアを騒がせたこともありますが、あくまで実験レベルでウイルス活性に影響を及ぼす可能性が示唆されただけで、実際の予防効果は示されていないため、拡大解釈には注意が必要です。

■ 参考文献

1) Great Cold Investigators-I. : Prevention of upper respiratory tract infections by gargling: a randomized trial. Am J Prev Med, 29 : 302-307, 2005 ［PMID : 16242593］

2) 厚生労働省：インフルエンザの基礎知識

3) Sato K, et al : Povidone iodine-induced overt hypothyroidism in a patient with prolonged habitual gargling: urinary excretion of iodine after gargling in normal subjects. Intern Med, 46 : 391-395, 2007 ［PMID : 17409604］

4) Altenburg A, et al : The treatment of chronic recurrent oral aphthous ulcers. Dtsch Arztebl Int, 111 : 665-673, 2014 ［PMID : 25346356］

5) Winkel EG, et al : Clinical effects of a new mouthrinse containing chlorhexidine, cetylpyridinium chloride and zinc-lactate on oral halitosis. A dual-center, double-blind placebo-controlled study. J Clin Periodontol, 30 : 300-306, 2003 ［PMID : 12694427］

6) Ide K, et al : Effects of green tea gargling on the prevention of influenza infection: an analysis using bayesian approaches. J Altern Complement Med, 23 : 116-120, 2017 ［PMID : 27627647］

7) Park M, et al : Green tea consumption is inversely associated with the incidence of influenza infection among schoolchildren in a tea plantation area of Japan. J Nutr, 141 : 1862-1870, 2011 ［PMID : 21832025］

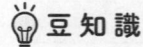
豆知識

ワクチン忌避は，WHOも危惧する「世界の10大リスク」

　現在，インフルエンザに限らず麻疹（はしか）や風疹など，多くの感染症はワクチン接種によって防ぐことができます．しかし，SNS上を賑わせる不正確な医療情報によって公衆衛生は危険に曝され，WHO（世界保健機関）も「ワクチン接種を躊躇してしまうこと（Vaccine Hesitancy）」を2019年の「世界の10大リスク」の1つとして挙げています[1]．

　特に持病がなく医師などの専門家と頻繁に接する機会のない人にとって，OTCを購入する際に接する薬剤師や登録販売者は，数少ない医療の専門家です．相談を受けた際には，正確な情報提供を行うことが大切です．

1) WHO : 10 threats to global health in 2019

こぼれ話　塩素系物質の空気中への噴霧は，感染対策に効果がないばかりか，眼や皮膚・呼吸器に有害であると世界保健機関（WHO）も注意喚起を行っています．

Q2 妊娠・授乳中は，うがい薬やスプレー剤で対処した方がよい？

A：✗ うがい薬やスプレー剤でも，使い過ぎに注意

妊娠・授乳中は薬を使えないからと，風邪の予防や対処に「うがい薬」や「スプレー剤」を使う人は少なくありません．しかし，「ポビドンヨード」の使い過ぎは母体や胎児に悪影響を及ぼす恐れがあり，飲み薬よりもリスクが高くなることがあります．

■ 「ヨウ素」を含むスプレー剤を連用するリスク

喉に噴きつける「スプレー剤」は，基本的に噴霧した液剤をそのまま飲み込むことになります．特に，「ヨウ素」は胎盤を容易に通過し胎児に移行する[1]ことから，過剰摂取には注意が必要です．そのため，妊婦では2,000 µg（＝2 mg）が1日の耐用上限量とされています[2]が，一部の「スプレー剤」では数回の噴霧でこの上限を上回る恐れがあります．

スプレー剤で摂取する「ヨウ素」の目安量

商品名	含有量	噴霧量[3]	ヨウ素の摂取量
のどぬーるスプレーB	ヨウ素 0.5 g/100 mL	1回噴霧 0.1 mL	0.5 mg×噴霧回数

「ポビドンヨード」に含まれる「ヨウ素」は10％です

■ 妊娠・授乳中でも，使える薬はある

妊娠・授乳中は，すべての薬を使えなくなるわけではなく，時期や薬の種類によっては十分に選択肢になるものがあります（☞ p.14）．

むしろ，「ヨウ素」の含まれたスプレー剤を大量に使う方がかえってハイリスクになってしまうこともあるため，「うがい薬やスプレー剤であれば安心」といった誤った認識で使わないよう注意が必要です．

なお，インフルエンザの予防については，妊娠中でもワクチン接種（☞ p.430）を行うことができます[4]．胎児への影響を気にするのであれば，「うがい薬」での対処よりもワクチン接種を勧める方が合理的です．

妊娠・授乳中でも使える風邪・インフルエンザの薬との比較

	薬剤	妊娠中	授乳中
うがい薬	ポビドンヨード	注意[1]	L4
インフルエンザの治療薬	『タミフル（一般名：オセルタミビル）』 『リレンザ（一般名：ザナミビル）』	B1	L2
解熱鎮痛薬	アセトアミノフェン	A	L1
	イブプロフェン	C	L1

妊娠中の安全性評価：オーストラリア基準（☞ p.14）
授乳中の安全性評価：Medications and Mothers' Milk 17th ed（☞ p.15）

■ 参考文献

1）愛知県薬剤師会：妊娠・授乳と薬 対応基本手引き（改訂2版）
2）厚生労働省：日本人の食事摂取基準（2015年版）
3）小林製薬：「のどぬーるスプレー」に関するQ&A
4）国立成育医療研究センター：妊娠中のお薬Q&A「妊娠中にインフルエンザワクチンを接種できますか？」

第20章 うがい薬

Q3 インフルエンザの予防に，ワクチン接種より効果的なものがある？

A：❌ 現状，「ワクチン接種」が最も効果的な予防法

インフルエンザが流行すると，さまざまな予防法がメディアやインターネットで紹介されます．しかし，現時点で最も効果的な予防法は「ワクチン接種」で，それを上回る臨床効果が認められたものはありません．質問を受けた際には正確な情報提供が必要です．

■ ワクチン接種で，感染・発症のリスクを60％ほど減らせる

インフルエンザのワクチンで得られる「感染・発症を防ぐ効果」は，シーズンによって多少の変動はありますが，平均するとおよそ60％程度です[1,2]．これは，**「100人中10人が発症する事態」を「100人中4人が発症する事態」にまで抑える**，という意味です．

ワクチンの予防効果が100％ではないため，「予防接種を受けたのに発症した」という人が出てきてしまうのはしかたないことですが，こうした少数の体験談に惑わされず，正確な予防効果を把握しておくことが大切です．

■ ワクチン接種で防げる「重症化」の意味

また，ワクチンを接種していると，もし感染・発症してしまっても，インフルエンザが重症化するリスクを50〜70％ほど軽減することもできます[3,4]．

このとき注意すべきは，「重症化」の意味です．多くの人は，インフルエンザを発症すると38℃以上の高熱が出て，強い筋肉痛や関節痛を感じるため，「重症化」したように思います．しかし，ワクチンが防ぐ「重症化」とは，**死亡や入院など，生命を脅かされる事態に陥ること**を指します．

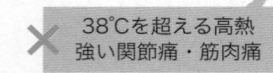

インフルエンザの重症化

❌ 38℃を超える高熱　強い関節痛・筋肉痛

⭕ 死亡・入院など，生命を脅かされる事態

■ インフルエンザを防ぐ最も効果的な方法は「ワクチン接種」

インフルエンザが流行するとさまざまな予防法がメディアやインターネット上を賑わせますが，その効果の根拠は非常に乏しいものがほとんどです．**WHO（世界保健機関）が，「毎シーズンのワクチン接種」を最も効果的なインフルエンザの予防法としている**[5] ことは，念頭に置いて対応する必要があります．

■ 参考文献

1）Katayose M, et al：The effectiveness of trivalent inactivated influenza vaccine in children over six consecutive influenza seasons. Vaccine, 29：1844–1849, 2011 ［PMID：21195802］
2）Jain VK, et al：Vaccine for prevention of mild and moderate-to-severe influenza in children. N Engl J Med, 369：2481–2491, 2013 ［PMID：24328444］
3）Flannery B, et al：Influenza vaccine effectiveness against pediatric deaths: 2010–2014. Pediatrics, 139：doi:10.1542/peds.2016-4244, 2017 ［PMID：28557757］
4）HAIVEN Study Investigators：Prevention of influenza hospitalization among adults in the US, 2015–16: Results from the US Hospitalized Adult Influenza Vaccine Effectiveness Network（HAIVEN）. J Infect Dis：doi:10.1093/infdis/jiy723, 2018 ［PMID：30561689］
5）WHO：How can I avoid getting the flu?

こぼれ話　秋〜冬には空間除菌のCMも増えますが，実際の生活環境に近い乾燥条件下では効果が得られないことが報告されている（日本環境感染学会誌，31：310–313, 2016）など，確実な予防にはなり得ません．

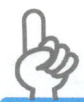

製剤上の特徴をもつOTC医薬品

浅田飴 AZ うがい薬
浅田飴

◉ **お勧めポイント**
- ↳ ヨウ素を含まない，「アズレン」単独の「うがい薬」
- ↳ 1本で250回分と大容量のため，家族で使える

成分(100 mL)
- ●消炎：アズレン0.5 g

クールスロート
森下仁丹

◉ **お勧めポイント**
- ↳ ヨウ素を含まない，「アズレン」単独の「スプレー剤」
- ↳ 1本6 mLと少量で，持ち運び・使い切りしやすい
- ↳ 口内炎の治療 (☞ p.316) にも使える

成分(1 mL)
- ●消炎：アズレン0.2 mg

AZ & CPC うがい薬
ジャパンメディック

◉ **お勧めポイント**
- ↳ 消炎薬の「アズレン」と殺菌消毒薬の「セチルピリジニウム」を配合した「うがい薬」
- ↳ 炎症にも消毒にも，1本で両方使える

成分(100 mL)
- ●消炎：アズレン0.5 g
- ●殺菌消毒：セチルピリジニウム1.25 g
- ●清涼：メントール

コウナキッズ
丹平製薬

◉ **お勧めポイント**
- ↳ 消炎薬の「アズレン」と殺菌消毒薬の「セチルピリジニウム」を配合した「スプレー剤」
- ↳ メントールを含まず，甘い「ブドウ味」で子どもに使いやすい
- ↳ 口内炎の治療 (☞ p.316) にも使える

成分(100 g)
- ●消炎：アズレン0.02 g
- ●殺菌消毒：セチルピリジニウム（添加物として）

のどぬーるスプレー クリアミントa
小林製薬

◉ **お勧めポイント**
- ↳ ヨウ素を含まない，「セチルピリジニウム」の「スプレー剤」
- ↳ 妊娠・授乳中でも使える「のどぬーるスプレー」のシリーズ

成分(100 mL)
- ●殺菌消毒：セチルピリジニウム0.3 g
- ●清涼：メントール

第20章 うがい薬

こぼれ話 風邪などの感染症予防に対する効果は，「うがい」よりも「手洗い」の方が多く報告されているため，どちらかをより念入りに行うのであれば「手洗い」の方がお勧めです．

ヴィックス メディケイテッド ドロップ

大正製薬

◉ **お勧めポイント**

↳「セチルピリジニウム」が成分の「のど飴」で，12種のフレーバーがある

↳喉の不快感の解消に，薬以外の選択肢として

成分(1粒)
- ●殺菌消毒：セチルピリジニウム0.3〜0.5 mg（フレーバーによって異なる）
- ●清涼：メントール

アイス トローチ

日本臓器製薬

◉ **お勧めポイント**

↳ひんやりとした冷感がある「トローチ剤」

↳ノンシュガー（はちみつ味以外）のため，糖分が気になる人でも使いやすい（6 kcal/粒）

成分(1粒)
- ●殺菌消毒：セチルピリジニウム1 mg
- ●清涼：メントール

ピタス のどトローチ

大鵬薬品

◉ **お勧めポイント**

↳上あごに貼り付けるタイプの，薄い「トローチ剤」

↳「のど飴」や「トローチ剤」を使えないビジネスシーン等でも，周りに気づかれず使える

成分(1個)
- ●殺菌消毒：セチルピリジニウム1.38 mg
- ●清涼：メントール

ツムラ漢方トローチ「桔梗湯」

ツムラ

◉ **お勧めポイント**

↳喉の痛みに使われる漢方薬 (☞ p.423)

↳お湯に溶かしたり，「うがい」をしたりする必要のない，便利な「トローチ剤」

成分(6個)
- ●生薬：カンゾウ1.5 g
- ●生薬：キキョウ1.0 g

こぼれ話 適切な口腔ケアを行うことで，高齢者の「誤嚥性肺炎」は減らすことができます（J Am Geriatr Soc, 50：430-433, 2002 [PMID：11943036]）．

医療用の医薬品にはこんなものがある

「アズレン」を薄めて使う，うがい薬

商品名	• 『アズノールうがい液（一般名：アズレン）』
特徴	• OTCと同じ「アズレン」のうがい薬で，適宜薄めて使用します．

殺菌消毒薬「デカリニウム」のトローチ剤

商品名	• 『SPトローチ（一般名：デカリニウム）』
特徴	• 病院で処方されることのある「トローチ剤」です． • OTCの「セチルピリジニウム」が合わない場合の選択肢になります．

殺菌消毒薬「ドミフェン」のトローチ剤

商品名	• 『オラドール（一般名：ドミフェン）』
特徴	• 病院で処方されることのある「トローチ剤」です． • OTCの「セチルピリジニウム」が合わない場合の選択肢になります．

 豆知識

「プラセボ」より優れた効果がない≠使う価値がない

　OTC医薬品の中には，確かに効果の根拠に乏しいものも少なくありません．中には，臨床試験で有効成分を含まない「プラセボ（偽薬）」と同程度の効果しかないことが示されたものもあります．しかし，「プラセボ」より優れていないからといって，その薬は使う価値がないとは限りません．
　例えば，乗り物酔いの治療として「プラセボを使う」ことは，「何の対処もしない」ことよりも症状を大きく緩和する[1]ことが報告されていますが，こうした効果を得るためには，何かを「プラセボ」として使う必要があります．この時，目立った副作用がなく，値段も安価なものであれば，OTC医薬品を「プラセボ代わり」に使うことも選択肢になります．もちろん，OTC医薬品は「薬」である以上，「ガム」や「のど飴」のような食品と比べれば副作用のリスクは高い傾向にあります．しかし，「薬であること」を薬剤師や登録販売者が上手に利用し，「プラセボ効果」を最大限に引き出すことができるのであれば，それを使う価値があると思います．

1）Horing B, et al：Reduction of motion sickness with an enhanced placebo instruction: an experimental study with healthy participants. Psychosom Med, 75：497-504, 2013 [PMID：23697466]

第20章 うがい薬

虫除け

主な成分

ディート（DEET）	アメリカの軍用として開発された，最も有名な虫除け剤．30％のものまで販売されている．
イカリジン	日本では2015年から販売が始まった新しい成分．年齢制限や匂いがなく，使いやすい．
その他，ハーブ等	天然のハーブなどから採取された，虫除け効果をもつ成分．

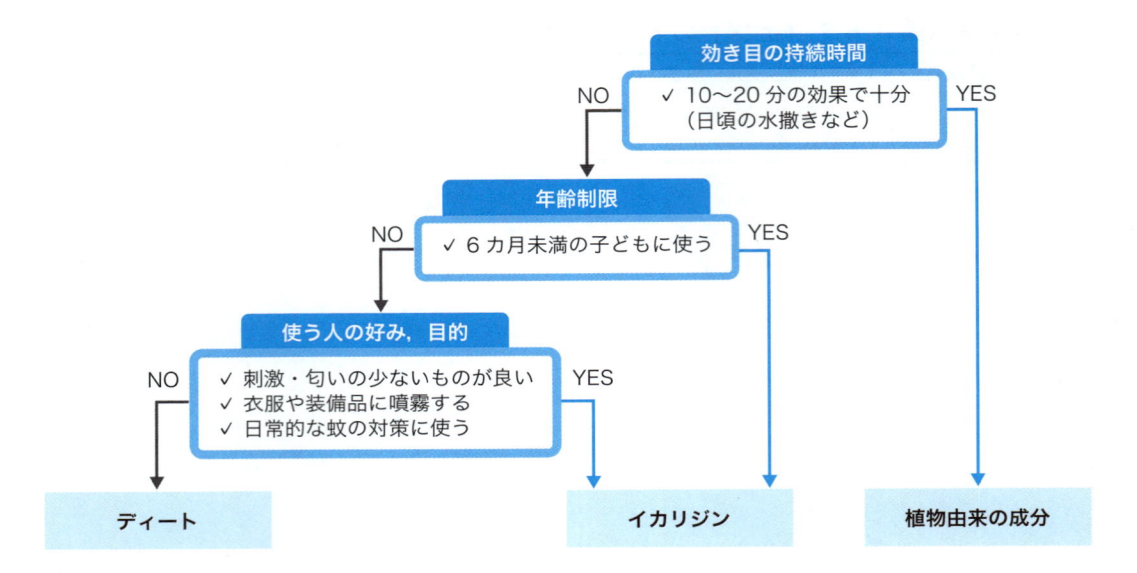

使い分けのポイント

- 効果の持続時間は，20％以上の「ディート」で最長10時間[1]，「イカリジン」で約6〜8時間，植物由来の成分で20分程度[2]とされています．
- 「ディート」はノミやサシバエにも有効で，本格的なアウトドアの際に有用です．
- 「イカリジン」は，蚊に対して「ディート」とほぼ同等の効果があり，刺激も少なめです[3]．
- 「ディート」はプラスチック製品や合成繊維を変色・変質させることがありますが，「イカリジン」はその心配がありません．

よくある疑問

- **「ディート」は子どもに使ってはいけない？**

　　厚生労働省の資料では，6カ月未満の乳児には使用禁止，2歳未満は1日1回，12歳未満は1日3回までを目安にするよう記載されています[4]．この目安の範囲内で使っている限りは，問題ないと考えられます．なお，薬剤による曝露をできるだけ減らすためには，以下のような工夫ができます．

 こぼれ話　10〜20分程度の保護効果を示す植物由来成分として，シトロネラ・スギ・ユーカリ・ペパーミント・レモングラス・ゼラニウムがあります．大豆油ベースの虫除けは，これらよりも効果が高めとされています（参考文献1）．

肌の露出の少ない服装をする	薬剤の使用量を減らす
指先や手・顔には使わない	目をこすったり指を舐めたりする可能性を考慮
ウェットティッシュタイプのものを使う	スプレーで噴霧した薬剤を吸い込むことを防ぐ
家に帰ったら肌を拭く	虫除けの効果が必要なくなった時点で薬剤を除去

製剤上の特徴をもつOTC医薬品

サラテクト やさしいティッシュ（虫除け）　　　　アース製薬

◉ **お勧めポイント**

↳「ディート」の製剤で，薬剤が飛び散らないウェットティッシュタイプ

↳スプレーでむせてしまう場合，車内など狭い空間で準備したい人に適する

↳アルコールや香料を含まないため，刺激が少ない

成分
- 虫除け：ディート 326.6 mg（1枚あたり）

サラテクト RICHRICH30　　　　アース製薬

◉ **お勧めポイント**

↳最も効果が高いとされる30％の「ディート」製剤

↳12歳以上にしか使えないが，確実に虫を避けたいときの選択肢

成分
- 虫除け：ディート30％

「ディート」はプラスチック製品や合成繊維の衣服を変色・変質させることがあることに注意

天使のスキンベープミスト プレミアム　　　　フマキラー

◉ **お勧めポイント**

↳年齢や使用回数に制限がない「イカリジン」製剤の虫除けスプレー

↳匂いや刺激も少ないため，「ディート」製剤を嫌がる子どもにも使える

成分
- 虫除け：イカリジン15.0％

■ **参考文献**

1）Lupi E, et al：The efficacy of repellents against Aedes, Anopheles, Culex and Ixodes spp. – a literature review. Travel Med Infect Dis, 11：374–411, 2013 [PMID：24201040]

2）Fradin MS & Day JF：Comparative efficacy of insect repellents against mosquito bites. N Engl J Med, 347：13–18, 2002 [PMID：12097535]

3）Scheinfeld N：Picaridin: a new insect repellent. J Drugs Dermatol, 3：59–60, 2004 [PMID：14964747]

4）厚生労働省：薬食安発第0824003号（平成17年8月24日）「ディートを含有する医薬品および医薬部外品に関する安全対策について」

第21章 その他

こぼれ話　蚊が媒介する病気は多く，ジカ熱・デング熱・マラリア・黄熱などがあります．ワクチンや治療薬があるものもありますが，蚊に刺されないことが大切です．

消毒液

主な成分と，効果のある微生物

| 区分 | 成分名 | 一般的な細菌 | ウイルス | | | | | 手指への使用 |
| | | | エンベロープあり | | エンベロープなし | | | |
			インフルエンザ[1]	麻疹[1,2]	アデノ[3]	ロタ[4]	ノロ[5]	
中水準	次亜塩素酸Na	○	○	○	○	○	○	×
	ポビドンヨード	○	○	○	○	○	-	△
	エタノール	○	○	○	△	△	-	○
低水準	ベンザルコニウム	○	○	△	×	×	×	○
	クロルヘキシジン	○	×	△	×	×	×	○

より広い微生物に作用する「高水準消毒薬」には，グルタラール製剤，フタラール製剤，過酢酸製剤があります．芽胞をつくる細菌にも有効で，主に医療機器の化学滅菌に使用します．

使い分けのポイント

- 「エタノール」は，ほとんどの微生物に効果がある手指消毒薬ですが，脱脂作用で手指が荒れることがあります．
- 「クロルヘキシジン」や「ベンザルコニウム」は，一般的な細菌に効果がある手指消毒薬で，刺激や副作用が少なめです．
- 「クロルヘキシジン」や「ポビドンヨード」は耳や眼に毒性があるため，顔には使用しない方がよいとされています[5]．
- 「ノロウイルス」の確実な消毒には「次亜塩素酸Ｎａ」が必要です[6]．
- 手荒れが気になる場合は，保湿成分の入ったものを選びます．
- 持ち運びに便利な「携帯タイプ」の消毒薬もあります．

よくある疑問

●「ノロウイルス」への対策は，「エタノール」の手指消毒薬でもできる？

「ノロウイルス」を確実に退治するためには，「次亜塩素酸Na」が必要です[6] が，「次亜塩素酸Na」は手指には使用できません．そのため，普段からの対策に使える効果的な手指消毒薬はありません．

しかし近年，「エタノール」に「有機酸」や「亜鉛化合物」などを配合することで，ノンエンベロープ・ウイルスにも効果が期待できる消毒薬が登場しています．流行期にはこういった商品を活用するのも選択肢の１つです．

確実な「ノロウイルス」の消毒に必要な「次亜塩素酸Na」の濃度[6]

直接の感染源（吐瀉物など）	2.0 %（20,000 ppm）
廃棄物・環境消毒	0.1 %（1,000 ppm）

 こぼれ話 麻疹は感染力が強く（空気感染），手洗いやマスクでは防げません．一方，ワクチンでは１回接種で95 %，２回接種で99 %が免疫を獲得できます（国立感染症研究所「麻疹Q&A」）．

- **「流水＋せっけんの手洗い」と「エタノールの手指消毒」の効果は変わらない**

通常の感染症予防において，「流水＋せっけんの手洗い」と「エタノールの手指消毒」に大きな差はありません[7]．新型コロナウイルス感染症（COVID–19）の感染対策として消毒用エタノールが人気ですが，しっかりと手洗いできる状況であれば無理に消毒用エタノールを使う必要はありません．なお，きちんと手洗いできない保育園児や幼稚園児の場合は，手指消毒の方が効果的という報告もあります[8]．

※正しい手洗いの方法：厚生労働省「手洗い」

https://www.mhlw.go.jp/content/10900000/000593494.pdf

- **消毒用の「エタノール」は濃度に注意**

「エタノール」は，濃度が高過ぎても低過ぎても消毒効果が得られません．また，濃度の単位も3種類が混在しているため，誤用に注意が必要です（詳しくは，https://www.fizz-di.jp/archives/1077343845.html）．

※日本薬局方「消毒用エタノール」の濃度を，3つの単位で表記した場合[9, 10]
- ・体積百分率：76.9〜81.4vol％（溶液100mL中に，エタノールが76.9〜81.4mL含まれる）
- ・質量百分率：69.9〜75.3w/w％（溶液100g中に，エタノールが69.9〜75.3g含まれる）
- ・質量対体積百分率：60.9〜64.7w/v％（溶液100mL中に，エタノールが60.9〜64.7g含まれる）

製剤上の特徴をもつOTC医薬品

手ピカスプレー
健栄製薬

◎ **お勧めポイント**
↳ 多くの細菌・ウイルスに効果がある「エタノール」の手指消毒薬
↳ 有機酸などの配合で，ノンエンベロープ・ウイルスにも効果が期待されている

成分
● 中水準：エタノール 76.9〜81.4 vol％

■ **参考文献**

1）川名林治，他：ポビドンヨード（PVP–I）によるウイルスの不活化に関する研究–市販の消毒剤との比較．臨床とウイルス，23：371–386，1998
2）丸石製薬 感染症対策学術情報 麻疹
3）野田雅博，他：消毒剤の殺ウイルス効果に関する検討．感染症学雑誌，74：664–669，2000
4）東京都福祉保健局：東京都感染症マニュアル2018
5）Totoraitis K, et al：Topical approaches to improve surgical outcomes and wound healing: a review of efficacy and safety. J Drugs Dermatol, 16：209–212, 2017 [PMID：28301615]
6）国立感染症研究所感染情報センター：ノロウイルス感染症とその対応・予防
7）Vessey JA, et al：Comparing hand washing to hand sanitizers in reducing elementary school students' absenteeism. Pediatr Nurs, 33：368–372, 2007 [PMID：17907739]
8）Azor-Martinez E, et al：Effectiveness of a Hand Hygiene Program at Child Care Centers: A Cluster Randomized Trial. Pediatrics, 142：e20181245, 2018 [PMID：30297500]
9）第十八改正日本薬局方
10）独立行政法人医薬品医療機器総合機構(PMDA)「エタノール換算表」

第21章 その他

こぼれ話　子どものワクチンについて知りたい場合は，日本小児科学会の「知っておきたいわくちん情報」が便利です．各ワクチンの接種年齢や効果・目的などがまとめられている，信頼できる情報源です．

痔 の 薬

主な成分と剤形

　基本的に「痔」の薬は，「ステロイド」や「抗ヒスタミン薬」・「局所麻酔薬」など，「痒み止め (☞ p.267)」に使われているものと同じです．期待できる効果や注意点なども共通していますが，「ステロイド」は粘膜に使用するため，最も弱い「V群：weak (☞ p.282)」ランクに相当する成分に限られています．

ステロイド	プレドニゾロン酢酸エステル，ヒドロコルチゾン酢酸エステル	炎症を強力に抑える
抗ヒスタミン薬	クロルフェニラミン，ジフェンヒドラミン	痒み・赤みを抑える
局所麻酔薬	リドカイン，ジブカイン，アミノ安息香酸エチル	痛み・痒みを麻痺させる
血管収縮薬	メチルエフェドリン，ナファゾリン，テトラヒドロゾリン	止血を促す
抗炎症薬	グリチルレチン酸	炎症を抑える
組織修復薬	アラントイン	皮膚・粘膜の修復を助ける
ビタミン	トコフェロール	抗炎症・血行促進作用がある
殺菌剤	ベンザルコニウム，クロルヘキシジン，セチルピリジニウム	細菌感染を抑える

坐剤	直腸内部に症状があるものに適する
軟膏	肛門部やその周辺に症状があるものに適する
注入軟膏	どちらにも使用できる．患部に触れずに注入できる

病院受診のトリアージ

「痔の薬」を求める人の中から，こんな人を見つける
- ◆ 膿が出る
- ◆ 発熱や強い痛みを伴う
- ◆ 痔かどうか怪しい(便に血が混じる)

　膿が出る場合，発熱や強い痛みを伴う場合には，外科的治療や感染症治療が必要になる可能性もあります．また，便に血が混じっているが「痔」かどうか怪しい場合には，**消化管出血**」や「**大腸がん**」などのリスクも考える必要があります．こういった場合はOTCで対応するのではなく，病院受診を勧めた方が無難です．

使い分けのポイント

- 「ステロイド」は抗炎症作用が強力で，痔の治療に効果的とされています[1]が，長期使用は避けます[2]．
- 「抗ヒスタミン薬」や「局所麻酔薬」を配合したOTCは，痒みや痛みといった不快感を和らげるのに効果的とされます[2]．
- 症状を詳しく聞きとりにくいケースは多いため，「坐剤」・「軟膏」・「注入軟膏」の使い勝手で選んでもらうことも選択肢の1つです．
- 10日ほど使っても症状が改善しない場合には，病院受診を勧めます．
- 便が硬くて困っている場合には「浸透圧性の便秘薬 (☞ p.199)」の併用も考えます．

こぼれ話　痔は，直腸や肛門部にいぼができる痔核（いぼ痔），皮膚が傷ついた裂肛（切れ痔），細菌感染で化膿する痔瘻に分類されます．痔核や裂肛のセルフメディケーションは基本的に同じです．

製剤上の特徴をもつOTC医薬品

ボラギノールA注入軟膏 武田コンシューマーヘルスケア

◉ **お勧めポイント**

↳ ステロイドの「プレドニゾロン酢酸エステル」を主体にした製剤

↳ 「メントール」などの刺激物を含まない

↳ 患部に手を触れることなく注入できる「注入軟膏」

成分(1個中)
- ●ステロイド：プレドニゾロン酢酸エステル 1 mg
- ●ビタミン：トコフェロール 50 mg
- ●局所麻酔：リドカイン 60 mg
- ●組織修復：アラントイン 20 mg

ボラギノールM軟膏 武田コンシューマーヘルスケア

◉ **お勧めポイント**

↳ 抗炎症成分に「グリチルレチン酸」を使った，「ステロイド」を含まない製剤

↳ 「ステロイド」に抵抗がある人の選択肢

成分(1 g中)
- ●抗炎症：グリチルレチン酸 15 mg
- ●ビタミン：トコフェロール 25 mg
- ●局所麻酔：リドカイン 30 mg
- ●組織修復：アラントイン 10 mg

亜鉛華軟膏 小堺製薬

◉ **お勧めポイント**

↳ 「痔」疾患にも選択肢になる[3] とされている，「酸化亜鉛」単独の製剤

↳ 塗布回数に上限がないため，何度も塗り直せる

↳ 「痔」専用の薬ではないため，購入するときの抵抗が少ない

成分(100 g中)
- ●収斂・保護：酸化亜鉛 20 g

間宮アロエ軟膏a 小林製薬

◉ **お勧めポイント**

↳ 「痔」疾患にも選択肢になる[3] とされている，「アロエ」単独の製剤

↳ 塗布回数に上限がないため，何度も塗り直せる

↳ 「痔」専用の薬ではないため，購入するときの抵抗が少ない

成分
- ●アロエ末，アロエ葉末

■ **参考文献**

1) Brown SR：Haemorrhoids：an update on management. Ther Adv Chronic Dis, 8：141–147, 2017 [PMID：28989595]

2) Acheson AG & Scholefield JH：Management of haemorrhoids. BMJ, 336：380–383, 2008 [PMID：18276714]

3) Enlarged hemorrhoids：How can you relieve the symptoms yourself？

こぼれ話 ステロイドを長期的に使用していると，稀にステロイド性皮膚炎や肛門周囲白癬症を生じることがあります．

漢方薬

OTCでよく使われる漢方薬

漢方薬では，同じ症状でも「証（体質のようなもの）」によって異なる薬を使うのが原則です．そのため，専門の勉強をしなければうまく使いこなすことはできません．しかし，以下のように適応症があるもの，臨床試験でも効果が示されているもの，診療ガイドラインで選択肢にあげられているものを少し知っておくと，提示できる選択肢は広がります．

アレルギー性鼻炎・花粉症	小青竜湯[1]，荊芥連翹湯
乾いた咳・湿った咳	（湿った咳）小青竜湯[2]　（乾いた咳：感染後咳嗽）麦門冬湯[3]
発熱・風邪	葛根湯，麻黄湯，麻黄附子細辛湯，香蘇散
インフルエンザ	（体力のある人）麻黄湯[4]
頭痛	呉茱萸湯[5]
筋肉痛・こむらがえり	芍薬甘草湯[6]
胃痛・胸やけ・消化不良	（胃の不快感）六君子湯[7]　（胸やけ・吐き気）半夏瀉心湯[8]
便秘	大黄甘草湯，麻子仁丸，乙字湯，防風通聖散，桃核承気湯　※ダイオウは刺激性
下痢	五苓散[9]
一時的な不眠，不安	抑肝散，抑肝散加陳皮半夏湯[10]，柴胡加竜骨牡蠣湯，半夏厚朴湯
皮膚の痒み・炎症	十味敗毒湯，消風散
にきび	（炎症性）荊芥連翹湯，十味敗毒湯，清上防風湯[11]　（面皰）荊芥連翹湯[11]
めまいを伴う耳鳴り	半夏厚朴湯[12]
二日酔い	五苓散，安中散，柴胡桂枝湯

詳しい使い分けについては，専門書を参考にしてください

よくある疑問

●「漢方薬」には副作用がない？

「漢方薬」は，確かに副作用の多い薬ではありませんが，リスクはゼロというわけではありません．実際，「小柴胡湯」による間質性肺炎で死亡例も起こっていることから，1996年には緊急安全性情報も発行されています[13]．また，「甘草（カンゾウ）」の使用量が増えると，それに比例して「偽アルドステロン症」を発症するリスクも高くなる[14] とされています．

> **偽アルドステロン症とは**
> 「偽アルドステロン症」とは，血圧を上昇させるホルモン「アルドステロン」が増加していないのに，高血圧やむくみが現れる症状のことです．生薬の「カンゾウ」やその主成分である「グリチルリチン」を含む医薬品の副作用として起こることもあります．特に高齢者や漢方薬を併用している人では「カンゾウ」の摂取量に注意が必要です．
> 初期症状：筋肉痛，足がつる，手足のだるさ・しびれ，こわばり，こむら返り[15]

カンゾウの摂取量と偽アルドステロン症の発症頻度推定値[14]

カンゾウの量	1.0 g	2.0 g	4.0 g	6.0 g
頻度推定値	1.0 %	1.7 %	3.3 %	11.1 %

こぼれ話　OTCの漢方薬で，最も副作用報告が多いのは『防風通聖散』，次に多いのは『葛根湯』という報告があります（日本東洋医学雑誌，67：184-190, 2016）.

●「漢方薬」であれば，ドーピング違反にならない？

「漢方薬」に使われている生薬には，ドーピングの禁止薬物が含まれていることがあります．特に「マオウ」や「ハンゲ」には「エフェドリン」，「チョウジ」には「ヒゲナミン」などの禁止薬物が含まれるため，これらを配合した漢方薬を服用することはできません．

そもそも「漢方薬」は，いろいろな動植物などの自然由来の生薬が原料になっていることから，そこに含有される成分をすべて特定して安全性を評価することは困難なため，いずれの製剤も「絶対に安全」とは言い切れません．こうした観点から，**ドーピング検査を受ける可能性のある人は，すべての「漢方薬」を避けた方が無難**です．

（参考）世界アンチ・ドーピング規程「禁止表国際基準 2019年1月1日発効」
薬剤師のためのアンチ・ドーピングガイドブック（2019年版）

●妊娠中でも，「漢方薬」なら安心？

「漢方薬」だからといって，妊娠中にも安全に使えるとは限りません．以下の生薬は子宮収縮作用がある，流産・早産のリスクを高める可能性があるとして，添付文書上は禁忌扱いになっています[16]．「生薬だから安全」，「自然由来の物質なら安心」という根拠のない油断は禁物です．

なお，授乳中に関しても安全性のデータは少ないですが，用量・用法を守った使い方であれば基本的に問題ないとされています[16,17]．ただし，成分がよくわからない商品に関しては十分な注意が必要です．

リスクのある作用	生薬
子宮収縮作用がある	ダイオウ，ボウショウ
流産・早産のリスクを高める	ボタンピ，トウニン，ゴシツ
副作用が出やすくなる	ブシ

■ 参考文献

1）大屋靖彦：スギ花粉症に対する小青竜湯の季節前投与の有効性について．漢方診療，10：42-48，1991

2）宮本昭正，他：TJ-19ツムラ小青竜湯の気管支炎に対するPlacebo対照二重盲検群間比較試験．臨床医薬，17：1189-1214，2001

3）Irifune K, et al：Antitussive effect of bakumondoto a fixed kampo medicine（six herbal components）for treatment of post-infectious prolonged cough: controlled clinical pilot study with 19 patients. Phytomedicine, 18：630-633, 2011 [PMID：21514123]

4）Yoshino T, et al：The use of maoto（Ma-Huang-Tang）, a traditional Japanese Kampo medicine, to alleviate flu symptoms：a systematic review and meta-analysis. BMC Complement Altern Med, 19：68, 2019 [PMID：30885188]

5）Odaguchi H, et al：The efficacy of goshuyuto, a typical Kampo（Japanese herbal medicine）formula, in preventing episodes of headache. Curr Med Res Opin, 22：1587-1597, 2006 [PMID：16870083]

6）戸田佳孝：経験と考察 芍薬甘草湯が変形性膝関節症患者の腓腹筋の筋硬度に与える影響．整形外科，66：521-524，2015

7）小松崎修：上腹部不定愁訴に対するツムラ六君子湯の臨床効果－対照薬との比較とくに薬剤投与前後における内視鏡像および胃粘膜生検組織像の検討を中心に－．漢方医学，17：120-131，1993

8）太田康幸，他：胃炎（急性胃炎および慢性胃炎の急性増悪）に対する医療用漢方製剤の多施設臨床評価－Gefarnateを対照薬とした比較試験－．診断と治療，78：2935-2946，1990

9）三浦陽子，他：感染性下痢症に対する漢方治療の効果に関する検討．産婦人科漢方研究のあゆみ，28：102-104，2011

10）Aizawa R, et al：Effects of Yoku-kan-san-ka-chimpi-hange on the sleep of normal healthy adult subjects. Psychiatry Clin Neurosci, 56：303-304, 2002 [PMID：12047606]

11）日本皮膚科学会：尋常性痤瘡治療ガイドライン2017．日皮会誌，127：1261-1302，2017

12）Ino T, et al：A randomized, double-blind, placebo-controlled clinical trial to evaluate the efficacy of hangekobokuto in adult patients with chronic tinnitus. 和漢医薬学雑誌，30：72-81, 2013

13）小柴胡湯の投与による重篤な副作用「間質性肺炎」について．医薬品副作用情報，No.137：8，1996

14）萬谷直樹，他：甘草の使用量と偽アルドステロン症の頻度に関する文献的調査．日本東洋医学雑誌，66：197-202，2015

15）医薬品医療機器総合機構（Pmda）：重篤副作用疾患別対応マニュアル　偽アルドステロン症

16）『薬物治療コンサルテーション 妊娠と授乳（改訂2版）』（伊藤真也，村島温子/編），南山堂，2014

17）『母乳とくすりハンドブック（第3版）』（大分県地域保健協議会大分県「母乳と薬剤」研究会/編），大分県地域保健協議会，2017

こぼれ話 ドーピングの禁止表国際基準は，毎年更新されます．新たに追加されるものや変更になるものがあるため，注意が必要です．

ビタミン類

主なビタミンの種類

脂溶性	ビタミンA		レチノール	妊娠中の過剰摂取に注意，ドライアイの点眼 (☞ p.339) にも使われる
	ビタミンD	D₂	エルゴカルシフェロール	「カルシウム」との併用で骨折リスク軽減効果が報告されている
		D₃	コレカルシフェロール	
	ビタミンE		トコフェロール	通常の食生活ではほとんど不足せず，補充はあまり必要ない
	ビタミンK		フィロキノン，メナキノン	抗凝固薬「ワルファリン」の作用を弱めるため，服用中の人には禁忌
水溶性	ビタミンB	B₁	チアミン	欠乏は口内炎の原因になる
		B₂	リボフラビン	欠乏は口内炎の原因になる．角膜炎の点眼 (☞ p.339) にも使われる
		B₆	ピリドキシン	つわり（妊娠悪阻）の吐き気に有効．欠乏は口内炎の原因になる
		B₁₂	シアノコバラミン	眼精疲労の点眼 (☞ p.340)．高齢者や肉を食べない人では欠乏しやすい
	ビタミンC		アスコルビン酸	野菜・果物を食べない人では欠乏しやすい
	葉酸		葉酸	妊娠を考える際にはあらかじめ補充しておくことが推奨

知っておきたいポイント

- 各種ビタミンの欠乏はさまざまな不調・失調の原因になりますが，過剰摂取すると副作用が起こることもあります．
- がんや心筋梗塞などの生活習慣病のリスクは，ビタミン摂取だけでは軽減できないことがわかっています[1]．
- 偏食・高齢者・妊婦など特定の集団においては，一部のビタミンを補充することが推奨されています[1]．

　以上のことから，偏食や持病，高齢，妊娠中など特定の状況にある人，口内炎やつわり（妊娠悪阻）といった症状には，一部のビタミンの補充が有効である場合もありますが，個人の食事内容や状況を考慮することなく多種多様なビタミンの定期摂取を勧めることは，あまり理に適っていません．

一部のビタミン類の摂取が推奨されるケース

● 妊娠予定・出産可能年齢の女性に対する「葉酸」

　通常，妊娠に気づくことのない妊娠1カ月の間に，十分量の「葉酸」を摂取することで，新生児の神経系の先天異常リスクを軽減できることが報告されています[2]．そのため，妊娠予定・妊娠を考えている女性は，妊娠に気づく前の段階から $400\,\mu g/$ 日の「葉酸」をサプリメント等で補充することが推奨されています[1,3,4]．

　なお，**妊娠中に「ビタミンA」を1日10,000 IU以上摂取すると奇形リスクが高まる**恐れがあります[3]．妊娠期の「葉酸」補充を目的にする場合は，「葉酸」以外の配合成分・量にも十分な注意が必要です．

● 50歳以上の人に対する「ビタミンB₁₂」

　50歳を超えると「ビタミンB₁₂」の吸収能が低下することから，アメリカでは50歳以上の女性はサ

こぼれ話　1日0.4mgの葉酸摂取で，神経管欠損のリスクを25～30％軽減できるとされていますが，神経管欠損の既往歴がある高リスク女性では4mg/日が推奨されています（Am J Clin Nutr, 85：285S-288S, 2007 [PMID：17209211]）．

プリメント等での摂取が推奨されています．日本人はアメリカ人よりも野菜や魚などの摂取量が多い傾向にあることから，50歳以上の全日本女性に推奨すべきかどうかは慎重に考える必要がありますが，「ビタミンB_{12}」欠乏リスクの高い胃炎や貧血のある人，肉類の摂取量が少ない人[1]にはよい選択肢になります．

● 閉経後の女性に対する「カルシウム」と「ビタミンD」

閉経後の女性が「カルシウム」と「ビタミンD」を補充することで，骨折リスクをわずかに軽減できるとされています[5]．ただし，「ビタミンD」単独ではほとんど効果がない点[5,6]，また「カルシウム」単独のサプリメント摂取は心筋梗塞のリスクを高めることがわかっている点[7]などには，注意が必要です．

ビタミン類の効果が期待できる例

●「口内炎」をくり返す人に対する，ビタミンB群

口内炎（☞p.316）をくり返す人のなかには，ビタミンB_1・B_2・B_6のいずれかの欠乏状態にある人が2～3割程度含まれるという報告があります[8]．塗り薬や貼り薬での治療が基本とされていますが，内服薬を併用する，内服薬で治療したいという場合にはビタミンB群の補充が選択肢になります．

● つわり（妊娠悪阻）に対する「ビタミンB6」

妊娠中の吐き気には，「ショウガ」や「ビタミンB_6」の効果が報告されています[9]．吐き気止めの薬はOTCに存在しないため，「ビタミンB_6」はよい選択肢になります．ただし，「ビタミンB_6」を高用量で長期連用すると神経障害を起こすリスクが指摘されている[10]ことや，妊娠中は「ビタミンA」の過剰摂取にも注意が必要です．

● 風邪と「ビタミンC」

日頃から「ビタミンC」の摂取量が十分な人は，風邪の罹病期間が短いことが知られています[11]．「ビタミンC」も食事で摂るのが基本ですが，特に過剰摂取のリスクも低い[1]ため，野菜や果物の摂取量が少なく，風邪をひくと長引くという人の場合は「ビタミンC」の補充も選択肢になります．ただし，風邪をひいてから「ビタミンC」を摂取しても，特に効果はありません[11]．

■ 参考文献

1) 厚生労働省：「統合医療」情報サイト マルチビタミン・ミネラル

2) Pitkin RM：Folate and neural tube defects. Am J Clin Nutr, 85：285S-288S, 2007 [PMID：17209211]

3) 「薬物治療コンサルテーション 妊娠と授乳（改訂2版）」（伊藤真也，村島温子/編），南山堂，2014

4) 「産婦人科診療ガイドライン−産科編2017」（日本産科婦人科学会，日本産婦人科医会/編監），日本産科婦人科学会，2017

5) Avenell A, et al：Vitamin D and vitamin D analogues for preventing fractures in post-menopausal women and older men. Cochrane Database Syst Rev, CD000227, 2014 [PMID：24729336]

6) Bolland MJ, et al：Effects of vitamin D supplementation on musculoskeletal health：a systematic review, meta-analysis, and trial sequential analysis. Lancet Diabetes Endocrinol, 6：847-858, 2018 [PMID：30293909]

7) Bolland MJ, et al：Effect of calcium supplements on risk of myocardial infarction and cardiovascular events：meta-analysis. BMJ, 341：c3691, 2010 [PMID：20671013]

8) Nolan A, et al：Recurrent aphthous ulceration：vitamin B1, B2 and B6 status and response to replacement therapy. J Oral Pathol Med, 20：389-391, 1991 [PMID：1941656]

9) Sridharan K & Sivaramakrishnan G：Interventions for treating nausea and vomiting in pregnancy：a network meta-analysis and trial sequential analysis of randomized clinical trials. Expert Rev Clin Pharmacol, 11：1143-1150, 2018 [PMID：30261764]

10) van Hunsel F, et al：Vitamin B6 in health supplements and neuropathy：case series assessment of spontaneously reported cases. Drug Saf, 41：859-869, 2018 [PMID：29737502]

11) Hemilä H & Chalker E：Vitamin C for preventing and treating the common cold. Cochrane Database Syst Rev, CD000980, 2013 [PMID：23440782]

こぼれ話 「その物質に何らかの薬理作用があること」と，「その物質をヒトが摂取すると実際に効果が得られること」と，「目の前の顧客にとってその物質を摂取することが有益だと判断すること」を，混同しないよう注意が必要です．

脂質異常症の薬

主な成分

成分名	作用	商品例
イコサペント酸エチル	中性脂肪を下げる効果がある，ω-3脂肪酸の成分	エパデールT
パンテチン	コレステロール値を下げる効果がある，ビタミンB₅	コレストン，ユンゲオール3
トコフェロール	ナッツ類や植物油などに含まれる，ビタミンE	

知っておきたいポイント

- 「イコサペント酸エチル」は，中性脂肪の値が150 mg/dL〜300 mg/dLの「境界領域」の人の，値の改善に使われます．
- 「パンテチン」は，総コレステロール・LDL-Cの値の改善に使われます．
- OTCでは，あくまで「**検査値を正常範囲に戻す**」ことを**目的**に使います．

よくある疑問

● コレステロールの値を下げることが，最終目標？

　コレステロールの値が高いことの問題は，心筋梗塞や脳卒中といった致死的な疾患が起こりやすくなることです[1]．そのため，中性脂肪や総コレステロール，LDL-Cの値が高い人は薬で治療を行い，こうした疾患を起こさないよう予防することが重要です．医療用の薬（例：HMG-CoA還元酵素阻害薬など）はこうした疾患予防を目的に長期的に使い続けますが，OTCでは単に「検査値を正常範囲に戻す」ことを目的に使います．それぞれの目的の違いには注意が必要です．

● 「イコサペント酸エチル」は，健康な人でもサプリメント感覚で使える？

　「イコサペント酸エチル」は，日本人を対象にした臨床試験で心筋梗塞などを減らす効果が報告されています[2]が，これは1日1,800 mgを5年間継続服用した研究です．OTCでは，あくまで「境界領域」の中性脂肪の値を下げる目的で使います．特に，持病のない健康な人が「イコサペント酸エチル」を3〜5年ほど服用しても，心血管疾患やがんのリスクは減らなかったことが報告されている[3]ため，検査値に異常のない人がわざわざ服用する必要はありません．

> 「イコサペント酸エチル」を使えるかどうかは，専用の「セルフチェックシート」を使うのが便利です
> →https://brand.taisho.co.jp/epadel-t/pdf/check_1.pdf

● 「パンテチン」や「ビタミンE（トコフェロール）」は，コレステロールを下げる効果がある？

　「パンテチン」は，1日600〜900 mgを16週間続けて服用した際に，総コレステロール値やLDL-C値を改善する効果が報告されています[4]が，OTCでは1日量が375 mgに抑えられています．この量を服用した際の効果は明確になっていません．

　また，「ビタミンE」は動脈硬化の進行抑制などを目的に配合されていますが，実際に心筋梗塞や脳卒中などの発症・死亡率を軽減するかどうかはまだ証明されておらず[5]，否定的な報告もあります[6]．

　このことから，OTCで検査値が改善しない場合にはその薬を使い続けるのではなく，病院で医療用の薬を処方してもらって確実な治療をはじめる必要があります．

こぼれ話　ω-3脂肪酸は「ドライアイ（☞p.329）」に効果的だとする仮説がありますが，二重盲検RCTではプラセボと変わらないという結果が示されています（N Engl J Med, 378：1681-1690, 2018 [PMID：29652551]）．

医療用の医薬品にはこんなものがある

医療用の「ω-3脂肪酸」製剤

商品名	●『エパデール（一般名：イコサペント酸エチル）』 ●『ロトリガ（一般名：イコサペント酸エチル＋ドコサヘキサエン酸』
特徴	● 医療用で使われている「ω-3脂肪酸」の薬です．

LDL-Cが高いタイプの脂質異常症に対する第一選択薬

商品名	●『クレストール（一般名：ロスバスタチン）』 ●『リピトール（一般名：アトルバスタチン）』 ●『リバロ（一般名：ピタバスタチン）』 ●『メバロチン（一般名：プラバスタチン）』
特徴	● LDLコレステロール（いわゆる悪玉）を減らす作用のある，HMG-CoA還元酵素阻害薬です． ● 高LDL-C血症の第一選択薬です[1]．

中性脂肪（TG）を下げる作用が強い，脂質異常症の治療薬

商品名	●『ベザトール（一般名：ベザフィブラート）』 ●『リピディル（一般名：フェノフィブラート）』
特徴	● 中性脂肪（トリグリセリド）を減らす作用が強力な，フィブラート系薬です． ● スタチンと並んで，有効性・安全性の確立した脂質異常症治療薬にあげられています[1]．

■ 参考文献

1）「動脈硬化性疾患予防のための脂質異常症診療ガイド2018」，日本動脈硬化学会，2018

2）Aung T, et al：Associations of omega-3 fatty acid supplement use with cardiovascular disease risks：meta-analysis of 10 trials involving 77, 917 individuals. JAMA Cardiol, 3：225-234, 2018 [PMID：29387889]

3）Manson JE, et al：Marine n-3 fatty acids and prevention of cardiovascular disease and cancer. N Engl J Med, 380：23-32, 2019 [PMID：30415637]

4）Evans M, et al：Pantethine, a derivative of vitamin B5, favorably alters total, LDL and non-HDL cholesterol in low to moderate cardiovascular risk subjects eligible for statin therapy：a triple-blinded placebo and diet-controlled investigation. Vasc Health Risk Manag, 10：89-100, 2014 [PMID：24600231]

5）厚生労働省：「統合医療」情報発信サイト ビタミンE

6）Dietary supplementation with n-3 polyunsaturated fatty acids and vitamin E after myocardial infarction：results of the GISSI-Prevenzione trial. Gruppo Italiano per lo Studio della Sopravvivenza nell'Infarto miocardico. Lancet, 354：447-455, 1999 [PMID：10465168]

💡 **豆知識**

コレステロールの摂取基準が撤廃された理由

　2015年の「日本人の食事摂取基準」から，これまで定められたコレステロール値の基準が撤廃されています．これは，コレステロール値が高くなる理由は人によってさまざまで，一概に食事からの摂取量を減らせば解決するものではない，というのが理由の1つです．特に，肉や乳製品・卵などの食品が悪者扱いされて極端に忌避されると，逆に栄養の偏りの方が大きなデメリットになります．

　食事や栄養に関してはさまざまな説が出回りますが，基本的に「いろいろなものをバランスよく」を超える考え方はないという認識をしておくのがお勧めです．

第21章 その他

こぼれ話　「美味しいものを食べてこその人生」と考えている人にとって，食事制限はたとえ健康には有益であっても，人生にとっては必ずしも良いものとは限りません．相手の「価値観」に寄り添って考えることが大切です．

事項索引
（重要語/医薬品一般名・成分名）

商品名索引

医…医療用医薬品

数字・欧文

和文

事項索引（重要語／医薬品一般名・成分名）

商品名索引

事項索引（重要語／医薬品一般名・成分名）

商品名索引

Profile

著者

児島 悠史 Yushi Kojima

薬剤師 / 薬学修士 / 日本薬剤師会 JPALS 6
2011 年に京都薬科大学大学院を修了後, 薬局薬剤師として活動.「誤解や偏見から生まれる悲劇を, 正しい情報提供と教育によって防ぎたい」という理念のもと, ブログ「お薬 Q&A ～ Fizz Drug Information (https://www.fizz-di.jp/)」や Twitter「@Fizz_DI」を使って科学的根拠に基づいた医療情報の発信・共有を行うとともに, 薬剤師が医学論文を日常業務に役立てる方法について大学や薬剤師会主催の研修会で講演するほか, 医療情報を扱うテレビ・ラジオ番組への出演や監修, 雑誌の連載にも携わる. 近著に「薬局ですぐに役立つ薬の比較と使い分け 100 (羊土社)」.

利益相反 (COI)
特定の製薬企業との利害関係, 開示すべき利益相反関係にある製薬企業は一切ありません.

監修

坂口 眞弓 Mayumi Sakaguchi

共立薬科大学卒業後, 東京大学医学部附属病院勤務を経て, 現在, 浅草で 3 つの薬局 (みどり薬局・みすじ薬局・ゆうま薬局) を開設. 業務の傍ら, 千葉大学大学院で, 博士 (薬学) 取得. 博士論文の研究テーマは「新しい薬局の役割」であり, 現在も研究を続けている.
東京薬科大学客員教授. 日本プライマリ・ケア連合学会理事, 日本アプライド・セラピューティクス学会理事, 東京生薬協会監事, 浅草薬剤師会監事, 日本女性薬局経営者の会副会長.
著書に「薬剤師研修ハンドブック (南山堂)」,「ここが知りたかった OTC 医薬品の選び方と勧め方 (南江堂)」,「ここが知りたかった薬局で気づく疾患シグナル 見分け方とつなぎ方 (南江堂)」.

執筆協力

神田 佳典 Keisuke Kanda

明治薬科大学卒業後, 調剤薬局に勤務.「自分が接する患者さん全員が誰かの家族」,「本人にも家族にも後悔が残らないように」という思いで現場に立つとともに, EBM 実践を目指す NPO 法人「AHEADMAP (https://aheadmap.or.jp)」で広報部を担当, PharmaTribune 誌の連載「アツい薬局をつくったる」を執筆するなど, 薬局外の活動にも従事. また,「自分が得た知識を後輩薬剤師に伝える」ことを目的に, ブログ『けいしゅけのブログ薬局 情報館 (https://keisyuke-blogyakkyoku.xyz/)』や Twitter (@keisyukeblog) を活用した情報発信も行っている.

※ 本書発行後の更新・追加情報を，弊社のホームページにてご覧いただけます．

羊土社ホームページ
「OTC医薬品の比較と使い分け」のページ
https://www.yodosha.co.jp/yodobook/book/9784758109437/

「発行後の更新情報」をご覧下さい．

OTC医薬品の比較と使い分け

2019 年 12 月 5 日　第 1 刷発行
2024 年 5 月 30 日　第 5 刷発行

著　者	児島悠史
監　修	坂口眞弓
執筆協力	神田佳典
発行人	一戸裕子
発行所	株式会社 羊 土 社
	〒 101-0052
	東京都千代田区神田小川町 2-5-1
	TEL　　03（5282）1211
	FAX　　03（5282）1212
	E-mail　eigyo@yodosha.co.jp
	URL　　www.yodosha.co.jp/
装　幀	羊土社デザイン室
印刷所	株式会社加藤文明社印刷所

© YODOSHA CO., LTD. 2019
Printed in Japan

ISBN978-4-7581-0943-7